21世纪高等学校规划教材

医学高等数学

（第2版）

刘浪 马俊 主编

21st Century University
Planned Textbooks

U0300162

人民邮电出版社
北京

图书在版编目（CIP）数据

医学高等数学 / 刘浪，马俊主编. -- 2版. -- 北京：
人民邮电出版社，2015.7（2021.9重印）
21世纪高等学校规划教材
ISBN 978-7-115-39916-8

Ⅰ. ①医… Ⅱ. ①刘… ②马… Ⅲ. ①医用数学—高
等学校—教材 Ⅳ. ①R311

中国版本图书馆CIP数据核字(2015)第162069号

内 容 提 要

本书自 1983 年出版至今、历经多次修订，内容从微积分到线性代数，从微分方程到概率论，涵盖了当今大学基础数学的各主要门类，书中所有定理都进行了严格的数学证明，这是本书的重要特点。

本书共 12 章，内容包括集合论初步，函数、极限与连续，导数与微分，不定积分，定积分，无穷级数，多元函数微分学，多元函数积分学，常微分方程，线性代数初步，概率论和数理统计。每章后备有练习题（包括基本题和补充题），书后附有不定积分表和各种数理统计分布表。本书有英文译本。

本书可供医药高等院校五年制、七年制本科及研究生各专业使用，也可作为普通高等院校的高等数学教材。

◆ 主　编　刘浪　马俊
　　责任编辑　邹文波
　　责任印制　沈蓉　彭志环
◆ 人民邮电出版社出版发行　北京市丰台区成寿寺路 11 号
　　邮编　100164　电子邮件　315@ptpress.com.cn
　　网址　http://www.ptpress.com.cn
　　国铁印务有限公司印刷
◆ 开本：787×1092　1/16
　　印张：22.75　　　　　　　　2015 年 7 月第 2 版
　　字数：568 千字　　　　　　 2021 年 9 月北京第 9 次印刷

定价：49.80 元

读者服务热线：(010)81055256　印装质量热线：(010)81055316
反盗版热线：(010)81055315

本书编委会

主　编：刘　浪　马　俊

主　审：张惠安

副主编：魏先训

编　者：易非易　赵　廉　唐燕妮　高媛媛

　　　　项　炬　邓松海　朱惠延

序

  数学从来是人类智力训练和精神遗产的一个重要组成部分.在当今,数学又是从事现代医学教学、科研不可缺少的工具.

  由湖南医科大学等六所医科院校联合编写的《医用高等数学》将数学理论、方法与医学应用有机地融为一体,真正做到了逻辑条理通达严谨,取材内容生动活泼,语言文字简洁流畅,堪称一本在医学领域内难以多得的数学著作.

  人们经历了近200年的不断探索,终于把极限概念建立在坚实的数学基础上,最终体现为寥寥数语的"$\varepsilon-\delta$"语言.它是一把打开微积分门扉的钥匙,且贯串微积分始终.然而初学者往往不能一下子领悟它,于是就有所谓"形象化"的描述.该教材采用了平行的两种描述极限的方式:形象直观的定义与严格的数学定义,犹如设置两块跳板过河,既相互独立,又相互映照,相得益彰,形成了该教材特有的风格.

  该教材内容充实.从微积分到线性代数,从微分方程到概率论,覆盖了当今大学基础数学的各主要门类,形成了有特色的医用高等数学.本书可作为本科生、进修生及研究生的教材,也可供生物科学和医学工作者参考.

  当前,数学教育的改革势在必行.我国在近几年开展的"全国大学生数学模型竞赛"生机勃勃,已有越来越多的院校参加,学生不论专业,面对同一套试题.这就给教师提出一个值得深省的问题,如何提高学生解决实际问题的能力.教材中构造的大量医学数学模型无疑是对学生一种良好的启迪与训练.

  任重而道远,愿在我国医学田园中辛勤耕耘的数学工作者,培育出更多更美的科技之花.

侯振挺

九八三年四月

第 2 版　前言

本书自 1983 年出版至今,历经多次修订.1995 年我们与原湖南医科大学、中国医科大学、沈阳医学院、衡阳医学院、湖南中医学院、白求恩医科大学等院校的同仁多次讨论,达成了基本共识,构建了现今的内容框架."模糊数学""计算机知识"等内容不再出现在"医用高等数学"教材之中.

由于引进了"集合论初步"一章内容,微积分的全部定理得到严格论证,这是本书的重要特点之一.

本书具有姐妹篇英文译本——"Higher Mathematics for Medical Science",这是本书的另一特色.

全书共 12 章,内容包括集合论,函数、极限与连续,导数与微分,不定积分,定积分,无穷级数,多元函数微分学,多元函数积分学,常微分方程,线性代数初步,概率论和数理统计.每章后备有练习题(包括基本题和补充题),书后附有不定积分表和各种数理统计分布表.

此次修订得到了长沙医学院董事长何彬生教授、长沙医学院教务长周启良教授的关怀和支持,此外张浩伟博士、倪小娟博士和易义珍教授提供了具体帮助,在此谨致谢忱.

华中科技大学陆传务教授、魏尧生教授的专著《微积分与场论初步》给本书很深的教益,在此感激致谢.

中国医科大学赵廉教授曾为本书尽心尽力,深表敬仰之情.

刘浪　马俊

2015 年 5 月

目　　录

第一章　集合论初步

1.1　集　合　论

集合论是由 Boole(1815～1864)和 Cantor(1845～1918)于 19 世纪的晚期发展起来的,它对于 20 世纪的数学产生了深刻的影响.它把许多看来不相关的概念统一起来了,并且有助于用一种巧妙的和系统的方式把许多概念引导到逻辑的基础上.

在数学中,"集"这个词是用来表示看做单独一个实体的一组对象,即一组具有一个共同性质 P 的对象.组中的个体对象叫做集的元素或成员,并称这些元素属于集或包含于集中,也称集含有它的元素或由它的元素组成.

我们主要将对数学对象的集感兴趣,如数集、曲线集、几何图形集等.

集通常用大写字母 $A,B,\cdots,Z$ 表示,元素记为字母 $a,b,\cdots,z$.我们用特殊的记号 $x\in S$ 表示"x 是 S 的一个元素"或"x 属于S".如果 x 不属于S,则写成 $x\notin S$.例如,所有正数的集记为$S=\{x\mid x>0\}$,式中 $x>0$ 是所谓的性质 P.

把一个集与另一个集联系起来的第一个基本概念是集的相等性.

定义 1　二集 A、B 称为相等(或一样),如果它们恰好由相同的元素组成,这时写 $A=B$. 如果二集合之一含有一个不在另一集中的元素,则称二集不相等,写成 $A\neq B$.

例如,按这个定义,集 $A=\{2,4,6,8\}$ 和 $B=\{2,6,8,4\}$ 是相等的;集 $C=\{2,4,6,8\}$ 和 $D=\{2,2,4,4,6,8\}$ 也是相等的.

由一个给定集 S,我们可以构成新的集,叫做 S 的子集.

定义 2　一个集 B 称为一个集 C 的一个子集,并写作 $B\subseteq C$,只要 B 的每个元素都是 C 的一个元素,我们也称 B 含于C 或 C 含有 B,关系$\subseteq$ 称为集的包含关系.

命题 $B\subseteq C$ 不排除 $C\subseteq B$ 的可能性.事实上,我们可有 $B\subseteq C$ 和 $C\subseteq B$ 两者,但是,这只有当 B 和 C 含有相同的元素时才发生.换句话说,

$$B=C \text{ 当且仅当 } B\subseteq C \text{ 和 } C\subseteq B.$$

如果 $B\subseteq C$,但 $B\neq C$,则称 B 是 C 的一个真子集,并写成 $B\subset C$ 以指出这点.

在集合论的所有应用中,事先有一个给定集,而且我们仅仅论及这个给定集的子集.基础集 S 可因应用的不同而变化,它在每个具体的问题中将被看做泛集.

记号$\{x\mid x\in S, x \text{ 满足} P\}$将表示 S 中的一个集,其中的所有元素满足性质 P,当所涉及的泛集是明确的,我们就略去 S 的解释而写成$\{x\mid x \text{ 满足} P\}$,这读作"所有 x 构成的集,使得 x 满足P".例如,所有正实数的集能够标志作$\{x\mid x>0\}$,这时的泛集都知道是所有实数构成的集.自然,字母 x 是哑符号,可以用其他方便的符号来代替.所以,可写成

$$\{x\mid x>0\}=\{y\mid y>0\}=\{t\mid t>0\}$$

等

一个集不含有任何东西,是可能的,这个集叫做空集,将记为符号$\varnothing$.我们将把$\varnothing$看做是每个集的一个子集.

为了避免逻辑上的困难,我们必须区别 x 与集$\{x\}$,后者的仅有的元素是 x.特别,空集$\varnothing$

与集$\{\varnothing\}$是不一样的.事实上,空集$\varnothing$不含有元素,而集$\{\varnothing\}$含有一个元素$\varnothing$.

图表常帮助我们看清集与集之间的关系.例如,我们可把一个集想像为一个平面域,而集的每个元素看做域中的一个点.这样,S的子集可想象为S内部点的集合.

如图1—1所示,由两个给定的集A和集B,能构成一个新的集,叫做A和B的并集,这个新集记为符号$A\cup B$(读作:"A并B"),它被定义为这些元素构成的一个集,它们是在A中,在B中,或在A,B两者中.也就是说,$A\cup B$是至少属于集A,B之一的元素构成的集.

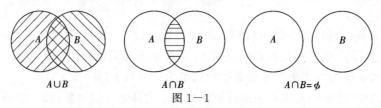

$$A\cup B \qquad\qquad A\cap B \qquad\qquad A\cap B=\phi$$

图1—1

同样,A和B的交记为$A\cap B$(读作:"A交B"),它被定义为A和B中那些公共元素构成的集.如果两集A和B没有公共的元素,则其交是空集$\varnothing$.如果$A\cap B=\varnothing$,称两集A和B不相交.

如果A和B为两集,差$A-B$(也叫做B关于A的补集)定义为不在B中的所有A中的元素构成的一个集.所以,由定义,有

$$A-B=\{x\mid x\in A,\text{且}\ x\notin B\}.$$

不难证明对于集的并和交,下列法则成立.

(1)交换律:$A\cup B=B\cup A$,$A\cap B=B\cap A$.

(2)结合律:$A\cap(B\cap C)=(A\cap B)\cap C$,$A\cup(B\cup C)=(A\cup B)\cup C$.

(3)分配律:$A\cap(B\cup C)=(A\cap B)\cup(A\cap C)$,$A\cup(B\cap C)=(A\cup B)\cap(A\cup C)$.

其他:$A\cap A=A$,$A\cup A=A$,$A\cap\varnothing=\varnothing$,$A\cup\varnothing=A$,

$$A\cup(A\cap B)=A,A\cap(A\cup B)=A,A-(B\cap C)=(A-B)\cup(A-C).$$

例 1.1 用定义证明:$A-(B\cap C)=(A-B)\cup(A-C)$.

证明 对于任一个$x\in A-(B\cap C)$,我们有三种可能情况:即$x\in(A-B)\cap(A-C)$;$x\in A-B,x\notin A-C$;或$x\in A-C,x\notin A-B$.因此,我们总有$x\in(A-B)\cup(A-C)$.

反之,如果任意$x\in(A-B)\cup(A-C)$,则有上面三种可能情况.所以,得到$x\in A-(B\cap C)$.因而

$$x\in A-(B\cap C)\Leftrightarrow x\in(A-B)\cup(A-C),$$

即
$$A-(B\cap C)=(A-B)\cup(A-C).$$

1.2 数集的上确界和下确界

在微积分中,数集是大量出现的.因此我们讨论实数集的一些基本性质如下:

设S是一非空实数集,并且有一个数b,使得对于S的每个元素x,有$x\leqslant b$,就称S上围于b.数b叫做S的一个上界.为方便起见,我们把"对于S中每个x,有$x\leqslant b$"记为"$x\leqslant b,\forall x\in S$".如果一个上界$b$也是$S$的元素,则$b$叫做$S$的最大元或极大元,这样的$b$最多有一个.如果它存在,则写成$b=\max S$.没有上界的集叫上无界.

用一个例子来说明这些说法的意义.

例 1.2 区间(a,b),$[a,b]$,$[a,b)$和$(a,b]$都是有上界的,且$[a,b]$,$(a,b]$两者有公共的

极大元 b，即 $\max[a,b]=\max(a,b]=b$. $(a,b),[a,b)$ 两者没有极大元.区间 $(a,+\infty)$ 和 $(-\infty,\infty)$ 都是无上界的.

一些集是上有界的,但没有极大元.对于这些集,有一个取代极大元的概念,这叫做集的最小上界,它被定义如下.

定义 3 一个数 b 叫做一个非空集的最小上界,如果 b 有下列两个性质:

(1) b 是 S 的一个上界;

(2) 没有小于 b 的数是 S 的上界.

如果 S 有极大元,这个极大元也是 S 的最小上界.但是,如果 S 没有极大元,则它仍然有最小上界.例如,集 $S=\{x\mid 0\leqslant x<1\}$ 上有界,但它没有极大元.它仍然有最小上界 1.

不难证明一个集的最小上界是唯一的.

习惯上,用上确界 supremum(简写为 sup)这个更加确切的词来称最小上界.我们将采用这个约定并写作 $b=\sup S$ 以表示 b 是 S 的最小上界或上确界这个事实.

现在我们准备叙述实数系的最小上界公理(完备性公理).

公理 上有界的每个非空的实数集有一上确界.即有一实数 b,使得 $b=\sup S$.

这个公理是微积分理论的一个逻辑基础.

我们再一次强调 $\sup S$ 未必是 S 的一个元素.事实上, $\sup S$ 属于 S 当且仅当 S 有极大元 $\max S$,这时 $\max S=\sup S$.

下界、下有界、最小元(或极小元)等说法的定义可同样地表述,读者应自己来表述这些说法.如果 S 有极小元,则记为 $\min S$.

定义 4 一个数 l 叫做 S 的最大下界(或下确界),如果(1) l 是 S 的一个下界;(2)没有大于 l 的数是 S 的下界.

集 S 的下确界,当它存在时,是唯一确定的,记为 $\inf S$.如果 S 有极小元,则 $\min S=\inf S$.

用上述公理,能证下列命题:

每个下有界的非空集 S 有一最大下界,即有一个实数 l,使得 $l=\inf S$.

命 $-S$ 表示 S 的所有元的负号的元素构成的集,则 $-S$ 是非空和上有界的.公理告诉我们,有一个数 b,它是 $\sup(-S)$,即 $b=\sup(-S)$,容易验证 $-b=\inf S$,因为 $\inf S=-\sup(-S)$.

例 1.3 假定 $S=\left\{\left(1+\dfrac{1}{n}\right)^n\mid n\text{ 是一正整数}\right\}$,求 $\inf S$ 和 $\sup S$.

解 当 $n=1$ 时, $\left(1+\dfrac{1}{n}\right)^n=\left(1+\dfrac{1}{1}\right)^1=2$;

当 $n=2$ 时, $\left(1+\dfrac{1}{2}\right)^2=1+1+\dfrac{1}{2!}\left(1-\dfrac{1}{2}\right)$;

当 $n=3$ 时, $\left(1+\dfrac{1}{3}\right)^3=1+1+\dfrac{1}{2!}\left(1-\dfrac{1}{3}\right)+\dfrac{1}{3!}\left(1-\dfrac{1}{3}\right)\left(1-\dfrac{2}{3}\right)$;

……

一般地,对任意 n,有

$$\left(1+\dfrac{1}{n}\right)^n=1+1+\dfrac{1}{2!}\left(1-\dfrac{1}{n}\right)+\dfrac{1}{3!}\left(1-\dfrac{1}{n}\right)\left(1-\dfrac{2}{n}\right)+\cdots+\dfrac{1}{n!}\left(1-\dfrac{1}{n}\right)\left(1-\dfrac{2}{n}\right)\cdots\left(1-\dfrac{n-1}{n}\right)$$

因此, $2\leqslant\left(1+\dfrac{1}{n}\right)^n$.逐项比较 $\left(1+\dfrac{1}{n+1}\right)^{n+1}$ 和 $\left(1+\dfrac{1}{n}\right)^n$,得 $\left(1+\dfrac{1}{n+1}\right)^{n+1}>\left(1+\dfrac{1}{n}\right)^n$.

另外,有

$$\left(1+\frac{1}{n}\right)^n < 1+1+\frac{1}{2!}+\cdots+\frac{1}{n!} < 1+1+\frac{1}{2}+\frac{1}{2^2}+\cdots+\frac{1}{2^{n-1}}$$

$$=1+\frac{1-\left(\dfrac{1}{2}\right)^n}{1-\dfrac{1}{2}}=1+2\left[1-\left(\frac{1}{2}\right)^n\right]=3-\frac{1}{2^{n-1}} < 3.$$

我们终于证明了 $2\leqslant\left(1+\dfrac{1}{n}\right)^n$，$\left\{\left(1+\dfrac{1}{n}\right)^n\right\}$ 单调递增，且 $\left(1+\dfrac{1}{n}\right)^n < 3$.所以得出结论 $\min S = \inf S = 2$，$\sup S$ 存在(但不属于 S)，且 $\sup S \leqslant 3$.在后面的章节中，我们将会知道 $\sup S$ 是个无理数，近似等于 2.718，故 $\max S$ 不存在.$\sup S$ 是微积分中的一个重要数，叫欧拉数 e.

关于上确界和下确界有一些基本性质，我们取作下面的定理.

定理 1 命 h 是任一正数，又命 S 是实数集.i)如果 S 有 $\sup S$，则 S 中存在某个 x，使得 $x > \sup S - h$.ii)如果 S 有 $\inf S$，则 S 中存在某个 x，使得 $x < \inf S + h$.

证明 如果有 $x \leqslant \sup S - h$，$\forall x \in S$，则 $\sup S - h$ 是 S 的一个上界，但 $\sup S - h < \sup S$，这由 $\sup S$ 的定义是不可能的.所以对于 S 中的某个 x，必有 $x > \sup S - h$.这便证明了 i).ii)的证明类似于 i)的证明.

定理 2 可加性.已知 R 的两非空子集 A 和 B，命 C 是集 $C = \{a+b \mid a \in A, b \in B\}$，式中 R 是所有实数构成的集.i)如果 $\sup A$ 和 $\sup B$ 存在，则 $\sup C$ 存在，且 $\sup C = \sup A + \sup B$.ii)如果 $\inf A$ 和 $\inf B$ 存在，则 $\inf C$ 存在，且 $\inf C = \inf A + \inf B$.

证明 假定 $\sup A$ 和 $\sup B$ 存在.如果 $c \in C$，则 $c = a + b$，式中 $a \in A$，$b \in B$.所以.$c \leqslant \sup A + \sup B$.因此 $\sup A + \sup B$ 是 C 的一个上界.这表明 C 有上确界，且 $\sup C \leqslant \sup A + \sup B$.现在命 n 为任一正整数.由定理 1，有某个 $a \in A$ 和某个 $b \in B$，使得 $a > \sup A - \dfrac{1}{n}$，$b > \sup B - \dfrac{1}{n}$，把这两个不等式加起来，得

$$a+b > \sup A + \sup B - \frac{2}{n} \text{ 或 } \sup A + \sup B < a+b+\frac{2}{n} \leqslant \sup C + \frac{2}{n}.$$

既然 $a+b=c\leqslant\sup C$，所以我们已经证明了

$$\sup C \leqslant \sup A + \sup B < \sup C + \frac{2}{n}, \forall n \geqslant 1.$$

因为 n 是任意的，故得 $\sup C = \sup A + \sup B$，这便证明了 i).ii)的证明类似于 i)的证明.

定理 3 给定 R 的两非空子集 S 和 T，使得对于 $\forall s \in S$ 和 $\forall t \in T$，有 $s \leqslant t$，则 $\sup S$ 和 $\inf T$ 存在，且满足不等式 $\sup S \leqslant \inf T$.

证明 因为 $s \leqslant t$，$\forall s \in S$，$\forall t \in T$，故任一 t 是 S 的一个上界，所以 $\sup S$ 存在，并且满足 $\sup S \leqslant t$，$\forall t \in T$，因而 $\sup S$ 是 T 的一个下界，故 $\inf T$ 存在，且不小于 $\sup S$，换句话说，有 $\sup S \leqslant \inf T$，即为所证.

习 题 一

1.用列举法标出下列实数集

$A = \{x \mid x^2 - 1 = 0\}$; $\qquad B = \{x \mid (x-1)^2 = 0\}$; $\qquad C = \{x \mid x+8=9\}$;

$D = \{x \mid x^3 - 2x^2 + x = 2\}$; $\qquad E = \{x \mid (x+8)^2 = 9^2\}$; $\qquad F = \{x \mid (x^2+16x)^2 = 17^2\}$.

2.对于题 1 的集，注意到 $B \subseteq A$，列出存在于 A, B, C, D, E, F 间的所有包含关系.

3. 命 $A=\{1\}$，$B=\{1,2\}$，讨论下列命题的有效性(证明一些命题是真的，并解释其他一些为什么是不真的)．

  (1) $A\subset B$，   (2) $A\subseteq B$，   (3) $A\in B$，

  (4) $1\in A$，   (5) $1\subseteq A$，   (6) $1\subset B$．

4. 解题 3，如果 $A=\{1\}$ 和 $B=\{\{1\},\{1\}\}$．

5. 已知集 $S=\{1,2,3,4\}$，展示出 S 的所有子集，共有 16 个，包括 $\varnothing$ 和 S．

6. 已知下列 4 个集：$A=\{1,2\}$，$B=\{\{1\},\{2\}\}$，$C=\{\{1\},\{1,2\}\}$，$D=\{\{1\},\{2\},\{1,2\}\}$，

  讨论下列命题的有效性(证明一些命题是真的，并解释其他命题为什么是假的)．

  (1) $A=B$，   (2) $A\subseteq B$，   (3) $A\subset C$，   (4) $A\in C$，

  (5) $A\subset D$，   (6) $B\subset C$，   (7) $B\subset D$，   (8) $B\in D$．

7. 证明集相等性的下列性质

  (1) $\{a,a\}=\{a\}$； (2) $\{a,b\}=\{b,a\}$； (3) $\{a\}=\{b,c\}$，当且仅当 $a=b=c$．

  证明题 8～题 19 中的集关系．

8. 交换律　$A\cup B=B\cup A$，$A\cap B=B\cap A$．

9. 结合律　$A\cup(B\cup C)=(A\cup B)\cup C$；$A\cap(B\cap C)=(A\cap B)\cap C$．

10. 分配律　$A\cap(B\cup C)=(A\cap B)\cup(A\cap C)$；$A\cup(B\cap C)=(A\cup B)\cap(A\cup C)$．

11. $A\cup A=A$，$A\cap A=A$．

12. $A\subseteq A\cup B$，$A\cap B\subseteq A$．

13. $A\cup\varnothing=A$，$A\cap\varnothing=\varnothing$．

14. $A\cup(A\cap B)=A$，$A\cap(A\cup B)=A$．

15. 如果 $A\subseteq C$ 和 $B\subseteq C$，则 $A\cup B\subseteq C$．

16. 如果 $C\subseteq A$ 和 $C\subseteq B$，则 $C\subseteq A\cap B$．

17. (1) 如果 $A\subset B$ 和 $B\subset C$，证明 $A\subset C$．   (2) 如果 $A\subseteq B$ 和 $B\subseteq C$，证明 $A\subseteq C$．

  (3) 如果 $A\subset B$ 和 $B\subseteq C$，你能得出什么结论？ (4) 如果 $x\in A$ 和 $A\subseteq B$，$x\in B$ 必定是真的吗？

  (5) 如果 $x\in A$ 和 $A\in B$，$x\in B$ 必定是真的吗？

18. 找出下列集合，ϕ，$\{\phi\}$、$\{\{\phi\}\}$ 两两之间的所有关系。

19. 命 $\mathscr{F}$ 是一个集类 $\mathscr{F}=\{A_1,A_2,\cdots,A_n\}$，则 $B-\bigcup\limits_{A_i\in\mathscr{F}}A_i=\bigcap\limits_{A_i\in\mathscr{F}}(B-A_i)$ 和 $B-\bigcap\limits_{A_i\in\mathscr{F}}A_i=\bigcup\limits_{A_i\in\mathscr{F}}(B-A_i)$．

20. 证明下两式中的一个总是对的，而另一个有时是错的．

  (1) $A-(B-C)=(A-B)\cup C$，   (2) $A-(B\cup C)=(A-B)-C$．

21. 证明 $\sup\{x_n+y_n\}\leqslant\sup\{x_n\}+\sup\{y_n\}$，$\inf\{x_n\cdot y_n\}\geqslant\inf\{x_n\}\inf\{y_n\}$，如果所有的上确界和下确界均存在，式中 x_n，$y_n\geqslant0$．

22. 设 $A=(-\infty,-5)\cup(5+\infty)$，$B=(-10,3)$，写出 $A\cup B$，$A\cap B$，$A-B$ 及 $B-A$ 的表达式。

第二章 函数、极限与连续

　　函数是高等数学的研究对象之一．有关函数概念及其特性，读者已在中学学过一些，因此本章是在总结的基础上对某些方面再做适当深化拓广．同时介绍曲线的直线化，这是将非线性问题变成线性问题的一个重要方法．

　　极限是高等数学的一个重要工具，高等数学中几乎所有的重要概念都离不开它，并且有了它才能使有些初等数学不能解决的问题得到解决．

　　函数的连续性是可微的必要条件，它又是保证可以积分的充分条件，因此连续函数是高等数学研究对象的主要函数，在本章将介绍函数连续、间断概念，并提出连续函数在闭区间上的一些性质，为后继章节做好准备．

2.1* 函　　数

一、变量、常量、区间

　　宇宙中的一切事物都是处在不间断的运动变化之中．把在某个运动过程中变化着的量称为变量（variable），而保持不变状态的量称为常量（constant）．如对每个具体人来说，在年龄的增长过程中，身高、体重都是变量，但器官个数是常量；再如在圆的半径增加过程中，圆的周长、面积都是变量，而其周长与直径之比却是常量（即圆周率）．

　　常量（也称常数）可以看成是一个特殊的变量，即在某个运动过程中，量皆取相同的值．

　　我们常用字母 $x, y, z, t, \cdots$ 与 $a, b, c, d, \cdots$ 分别表示变量与常量．

　　除特别声明者外，本书所说的数都是实数．将全体实数组成的集合称为实数集，表记为 R．则变量的变化范围是 R 的子集，其中许多可用所谓区间（interval）来表示，现将各种区间的定义、名称、符号及图像列如表 2—1（a 与 b 是两个实数，$a < b$）所列．

表 2—1　　　　　　　　　各种区间及其表示

定　义	名　　称	符　　号	图　　像
$\{x \mid a < x < b\}$	开区间	(a, b)	
$\{x \mid a \leqslant x \leqslant b\}$	闭区间	$[a, b]$	
$\{x \mid a < x \leqslant b\}$	左开右闭区间	$(a, b]$	
$\{x \mid a \leqslant x < b\}$	左闭右开区间	$[a, b)$	
$\{x \mid a < x\}$	无穷区间	$(a, +\infty)$	
$\{x \mid a \leqslant x\}$	无穷区间	$[a, +\infty)$	
$\{x \mid x < a\}$	无穷区间	$(-\infty, a)$	
$\{x \mid x \leqslant a\}$	无穷区间	$(-\infty, a]$	

除表 2－1 所列出的各区间外,还有几个特殊区间要求熟悉:区间 $(-\infty,+\infty)=$ $\{x\mid-\infty<x<+\infty\}=R$,开区间 $(a-\delta,a+\delta)=\{x\mid|x-a|<\delta\}$(其中 δ 是某个正数)称为点 a 的 δ 邻域(neighbour hood).记作 $U(a,\delta)$ 或 $N(a,\delta)$.而称 $\{x\mid0<|x-a|<\delta\}$ 为点 a 的去心的 δ 邻域,记作 $U_0(a,\delta)$.

二、函数概念

在某个变化过程中,常常有两个或几个变量同时变化,而且它们的变化是互相联系着的,这就需引出函数概念.

定义 1 如果对于非空数集 D 中的任意 x,按照某一确定的对应关系 f 都有 R 中唯一一个实数 y 与之对应,则称对应关系 f 是定义在数集 D 上的函数(function).记为

$$f:D\to R$$

x 称为自变量(independent variable),y 称为因变量(dependent variable)或 x 的函数值,D 称为定义域(domain of definition),函数值的集合称为值域(range),可记为 $f(D)$.

习惯上,我们把变量 x、y 之间的函数关系记作

$$y=f(x),$$

在不引起混淆时也称 y 是 x 的函数.

在学习函数定义时,应注意它有两个要素,即定义域和对应规则.只有这两者确定后,函数才算完全确定.例如

$$f(x)=\lg x^2\quad\text{和}\quad g(x)=2\lg x$$

不能认为是同一函数,因为它们的定义域不同.

定义域就是使得函数有意义的自变量的全体.因此在实际问题中定义域是由问题的实际意义确定的,但当我们只是在数学上一般地研究由某一具体解析式所规定的函数时,则定义域由解析式本身确定.

例 2.1 求函数 $y=\dfrac{1}{\sqrt{2-x^2}}+\arcsin\left(\dfrac{1}{2}x-1\right)$ 的定义域.

解 此函数是函数 $\dfrac{1}{\sqrt{2-x^2}}$ 与函数 $\arcsin\left(\dfrac{x}{2}-1\right)$ 的和,故它的定义域是这两个函数定义域的交集.要使得函数 $\dfrac{1}{\sqrt{2-x^2}}$ 有意义,必须使 $2-x^2>0$,即 $|x|<\sqrt{2}$,因此其定义域为 $(-\sqrt{2},\sqrt{2})$.对于函数 $\arcsin\left(\dfrac{x}{2}-1\right)$,必须使 $\left|\dfrac{x}{2}-1\right|\leqslant1$,即 $0\leqslant x\leqslant4$,因此其定义域为 $[0,4]$.故函数 $y=\dfrac{1}{\sqrt{2-x^2}}+\arcsin\left(\dfrac{x}{2}-1\right)$ 的定义域为 $(-\sqrt{2},\sqrt{2})\bigcap[0,4]=[0,\sqrt{2})$.

例 2.2 设 $f(u)=\sqrt{4-u^2}$,$u=\varphi(x)=x+1$,求复合函数 $f[\varphi(x)]$ 的定义域.

解 易知 $f(u)=\sqrt{4-u^2}$ 的定义域为 $|u|\leqslant2$,即 $[-2,2]$,$\varphi(x)=x+1$ 的定义域为 $(-\infty,+\infty)$,值域为 $(-\infty,+\infty)$.为了使 $f(u)=\sqrt{4-u^2}$ 有意义,必须将 x 取在 $[-3,1]$ 才能使 $u=\varphi(x)=x+1$ 的值域在 $[-2,2]$ 内,故 $f[\varphi(x)]$ 的定义域为 $[-3,1]$.

对应规则 f 具有广泛的意义,不仅它的表达形式有很多,而且它的性质给今后讨论或运算带来不少说法,学习时要多加注意,下面我们还要详细讨论.

三、函数的表示法及特性

1.函数的表示法

函数概念中的对应规则有很多表达形式,一般可分为下面 3 种.

(1)解析法

将自变量和因变量之间的对应关系用数学式子表达出来的方法称为解析法.如半径为 R 的球的体积可表为 $V = \dfrac{4}{3}\pi R^3$.又如在生物学、肿瘤学及流行病学中常用的生长模型 $N(t) = \dfrac{M}{1 + Ae^{-\lambda_0 t}}$,其中 M、A、λ_0 均为常数.它表示生物群体的大小 N 随着时间 t 的变化规律.

解析表示法的优点是形式简明,便于进行理论研究.

(2)列表法

列表法是用表格列出一系列自变量的值与对应的因变量的值,以示其间的对应关系.如诊断糖尿病,可做葡萄糖耐糖量试验,其办法是先测被试者清晨空腹的静脉血糖一次,然后让其口服一次葡萄糖(按体重每千克1.75g),再隔1,2,3小时,各测一次血糖.假定对两位被试者测得结果如表2-2所列.

表2-2　　　　　　　　　　　　　　　　血糖含量表

口服葡萄糖后时间 t(小时)	0(空腹)	1	2	3
1 号被试者血糖水平 y_1(mg%)	100	150	120	95
2 号被试者血糖水平 y_2(mg%)	150	230	210	190

医生根据以往资料,可以从函数表格中的数据确诊 1 号被试者为正常人,2 号被试者血糖值高,为糖尿病患者.

这种表示法的优点在于知道了表上自变量的值,不经演算就能立即得到对应的函数值,缺点是不能得出函数的任意值,亦不便于理论推导.

(3)图像法

图像法是把自变量与因变量之间的函数关系借助图形表示出来.如检查心脏病常用心电图.心电图是将心肌活动过程所产生于体表的电位差随时间记录下来的图像,典型心电图由 P 波、P-R 段、QRS 波群、ST 段、T 波组成,如图 2-1 所示.图 2-2 所示为一患者心电图,由于 T 波倒置,可确定为冠状动脉供血不足.

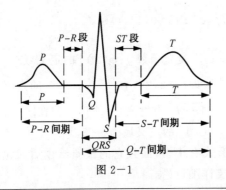

图 2-1

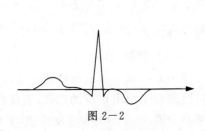

图 2-2

图像法的优点是直观性强,但不便于作理论推导和演算.

最后还得提一下分段函数的概念.在定义域内的不同区间内由不同解析式表示的函数叫分段函数.如某公共汽车票价与里程的函数关系可表为

$$f(x) = \begin{cases} 1.0 \text{元,当 } 0 < x \leqslant 3\text{km;} \\ 1.6 \text{元,当 } 3 < x \leqslant 5\text{km;} \\ 2.1 \text{元,当 } 5 < y \leqslant 7\text{km.} \end{cases}$$

在求分段函数的函数值时,应将不同范围内自变量的值代入相应的函数表达式,如乘坐 4 千米(约 4 站)则应付 1.6 元,即 $f(4) = 1.6$ 元.

2.函数的几种特性

(1) 单值性与多值性

自变量 x 取定义域内一个值时,按函数定义只有一个确定的值与之对应,我们就说此函数是单值的,如 $y = x^2$、$y = \sin x$、$y = e^x$ 都是单值的.但有时亦遇到如抛物线 $y^2 = 2px$,$p > 0$(或 $y = \pm\sqrt{2px}$),圆周 $y^2 = r^2 - x^2$(或 $y = \pm\sqrt{r^2 - x^2}$),对一个 x 有两个 y 与之对应,有时亦把它称为多值函数.由于我们研究的函数是单值的,遇到多值函数时是将其分成几个单值函数处理,如圆周分成上半圆周和下半圆周处理(即分成 $y = \sqrt{r^2 - x^2}$ 和 $y = -\sqrt{r^2 - x^2}$ 处理).

(2) 函数的有界性

设函数的定义域为 D,数集 $X \subset D$,若存在一个正数 M,使得对于任何 $x \in X$,总有

$$|f(x)| \leqslant M \quad [\text{或} -M \leqslant f(x) \leqslant M],$$

则说 $f(x)$ 在 X 上为有界函数(bounded function).若这样的 M 不存在,则称函数 $f(x)$ 在 X 上无界.

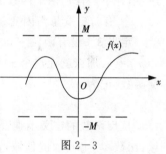

图 2—3

例如 $y = \sin x$,$y = \cos x$ 在区域 $(-\infty, +\infty)$ 上都是有界函数,因为存在 $M = 1$,对于任何 $x \in (-\infty, +\infty)$ 都有 $|\sin x| \leqslant 1$,$|\cos x| \leqslant 1$ 成立.而 $y = \tan x$,$y = \cot x$ 在 $\left(0, \dfrac{\pi}{2}\right)$ 都不是有界函数,因找不到那样一个正数 M,使得对于 $\left(0, \dfrac{\pi}{2}\right)$ 内的所有 x,其函数值的绝对值都小于 M,这点如图 2—3 中所示.要注意,我们说的是函数值有界而不是定义域有界,所以 $y = \sin x$ 在 $(-\infty, +\infty)$ 内是有界的.另外 M 只要存在,个数就不唯一,如 2,3,3.5,…都可作为正弦函数的 M.

(3) 函数的奇偶性

设函数 $f(x)$ 的定义域 D 关于原点对称(即若 $x \in D$,则必有 $-x \in D$).若函数 $y = f(x)$ 在定义域内满足 $f(-x) = f(x)$,则称 $f(x)$ 为偶函数(even function).若函数 $f(x)$ 在定义域内满足 $f(-x) = -f(x)$,则称 $f(x)$ 为奇函数(odd function).如 $y = x^2$、$y = \cos x$ 为偶函数,$y = x^3$、$y = \sin x$ 为奇函数,$y = \sin x + \cos x$ 既非奇函数,也非偶函数.偶函数的图形关于 y 轴对称,奇函数的图形关于原点对称.

(4) 函数的增减性

设函数 $y = f(x)$,$x \in D$,区间 $I \subset D$.若在 I 中任取 x_1, x_2,当 $x_1 < x_2$ 时,有 $f(x_1) < f(x_2)$ 成立,则称 $f(x)$ 在区间 I 上是单调增加的.反之,任取 $x_1 < x_2$ 有 $f(x_1) > f(x_2)$,则称 $f(x)$ 在区间 I 上是单调减少的.

在定义域 D 上单调增加函数和单调减少函数统称为单调函数(monotone function).若函数在某区间内是单调的,这个区间称为单调区间.

如 $y=x^2$ 在区间 $(0,+\infty)$ 上是单调增加函数,在 $(-\infty,0]$ 上是单调减少函数,而在 $(-\infty,+\infty)$ 上不是单调函数.

(5) 函数的周期性

设函数 $y=f(x),x\in D$,若存在非零常数 T,使得对定义域中任意 x,都有

$$f(x+T)=f(x)$$

成立,则称函数 $y=f(x)$ 为周期函数(periodic function).T 为 $f(x)$ 的周期.通常所说的周期是指最小正周期.

3.复合函数与反函数

① 有时因变量 y 与自变量 x 的联系不是直接的,而是通过另外的变量间接联系起来的.

定义 2 设 y 是 u 的函数 $y=f(u)$,而 u 又是 x 的函数 $u=\varphi(x)$,且函数 $u=\varphi(x)$ 的值域全部包含在函数 $y=f(u)$ 的定义域内,则函数 $y=f[\varphi(x)]$ 叫做 x 的复合函数(composite function),其中 x 称为自变量,u 称为中间变量.

例如 $y=\mathrm{e}^{\cos x+1}$ 是由 $y=\mathrm{e}^u,u=\cos x+1$ 所构成的复合函数.

$y=\sqrt[3]{\lg a^x}\ (a>0,a\neq1)$ 是由 $y=\sqrt[3]{u},u=\lg v,v=a^x$ 3 个函数构成的复合函数.

学习复合函数时要会将一个复合函数分解为若干个简单函数的复合,这里说的简单函数是指基本初等函数或常数与基本初等函数(在下一段介绍)经四则运算得出的函数.并且还应注意,并不是任何两个函数都可以复合成复合函数.(为什么?)

② 有时自变量与因变量的依赖关系可以相互交换,所以下面给出反函数概念.

定义 3 设有函数 $y=f(x),x\in D$,如果对于任意 $y\in f(D)$ 有唯一一个 $x\in D$,使得 $f(x)=y$,那么就让这个 x 与 y 对应,则在 $f(D)$ 上定义了一个新函数,称为函数 $y=f(x)$ 的反函数,记为

$$x=f^{-1}(y),\quad y\in f(D).$$

从反函数的定义不难看到,函数 $y=f(x)$ 的定义域,正好是它的反函数 $x=f^{-1}(y)$ 的值域;函数 $y=f(x)$ 的值域,正好是它的反函数 $x=f^{-1}(y)$ 的定义域.按照对应关系 f 来说,D 与 $f(D)$ 之间必须是一一对应的,为了保证这种一一对应关系,即使得函数 $y=f(x),x\in D$ 的反函数存在,只要函数 $f(x)$ 在 D 上是单调的.

例如函数 $y=a^x\ (0<a\neq1)$ 的定义域是 R,值域是 $(0,+\infty)$,是单调函数,所以有反函数存在,反函数为 $x=\log_a y,y\in(0,+\infty)$.

要注意,人们在使用符号时,习惯上总是将 x 作自变量,y 作因变量.因此一般来说,函数 $y=f(x)$ 的反函数不是写作 $x=f^{-1}(y)$,而是写为 $y=f^{-1}(x)$,如 $y=a^x$ 的反函数不是写作 $x=\log_a y$,而是写为 $y=\log_a x$,本来函数 $y=f(x)$ 的图形与反函数 $x=f^{-1}(y)$ 的图形是同一个,但当 x 和 y 互换位置后,函数 $y=f(x)$ 的图形与反函数 $y=f^{-1}(x)$ 的图形就不同了,是关于直线 $y=x$ 对称的(见图 2-4),因此反函数的定义和习惯表示法在学习时要注意区别.

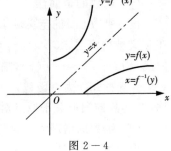

图 2-4

四、初等函数

1.基本初等函数

幂函数、指数函数、对数函数、三角函数和反三角函数等称为基本初等函数,这些函数在中学都已学过,但为了今后的学习和查阅方便,把这些函数的表达式、定义域、图像和一些简单性质列如表 2-3 所列.

表 2-3 　　　　　　　　　　　　基本初等函数表

函数名称	表达式	定义域	图　像	简 单 性 质
幂函数	$y=x^{\alpha}$	α 取值不同函数的定义域不同		图像都经过(1,1)点,α 为偶数时,图形关于 y 轴对称 α 为奇数时,图形关于原点对称 α 为负数时,图形在原点间断
指数函数	$y=a^{x}$ $\begin{pmatrix}a>0\\a\neq1\end{pmatrix}$	$(-\infty,+\infty)$		图形都经过点(0,1) 当 $a>1$ 时,a^{x} 为增函数 当 $0<a<1$ 时,a^{x} 为减函数
对数函数	$y=\log_{a}x$ $\begin{pmatrix}a>0\\a\neq0\end{pmatrix}$	$(0,+\infty)$		图形都经过点(1,0) 当 $a>1$ 时,$\log_{a}x$ 为增函数 当 $0<a<1$ 时,$\log_{a}x$ 为减函数
三角函数	$y=\sin x$	$(-\infty,+\infty)$		奇函数,有界函数周期 $T=2\pi$
	$y=\cos x$	$(-\infty,+\infty)$		偶函数,有界函数周期 $T=2\pi$
	$y=\tan x$	$x\in R$ $x\neq k\pi+\dfrac{\pi}{2}$		奇函数,周期 $T=\pi$
	$y=\cot x$	$x\in R$ $x\neq k\pi$		奇函数,周期 $T=\pi$

续表

函数名称	表达式	定义域	图 像	简单性质
反三角函数	$y = \arcsin x$	$[-1,1]$		奇函数,增函数
	$y = \arccos x$	$[-1,1]$		非奇非偶,减函数
	$y = \arctan x$	$(-\infty,+\infty)$		奇函数,增函数
	$y = \text{arccot}\, x$	$(-\infty,+\infty)$		非奇非偶,减函数

2.初等函数

由常数和基本初等函数经过有限次的四则运算和复合所得到的函数统称为初等函数(elementary function).

例如多项式 $P(x) = a_0 x^n + a_1 x^{n-1} + \cdots + a_{n-1} x + a_n$,有理函数 $R(x) = \dfrac{P(x)}{Q(x)}$,其中 $P(x)$,$Q(x)$ 为多项式,以及 $y = \log_a x + \dfrac{e^{\sin\sqrt{x}} - 1}{x^2}$ 等都是初等函数.但是分段函数,如

$$f(x) = \begin{cases} -1 & \text{当 } x < 0; \\ 0 & \text{当 } x = 0; \\ 1 & \text{当 } x > 0. \end{cases}$$

就不是初等函数.

由于实际的需要,有必要将函数概念进一步拓宽.例如,若把定义域和值域均由实数集推广到复数集,这种对应规则,叫复变函数.若把定义域和值域都改为任意的集合,在这两个集合上定义的对应规则称为映射.如病情的"轻""中""重"分别对应着"+""++""+++",这是所谓的一一映射.以上这些"拓广了的函数"概念,实际上很有用,但已超出本书范围,这里不再讨论.

五、曲线的直线化

曲线直线化的基本方法就是通过对坐标轴上度量尺度的变换,使得一个在原坐标系下的曲线,化成在新坐标系下的直线.

例 2.3 化 $y = \dfrac{1}{x}$ 为直线.

解 设 $X = \dfrac{1}{x}$,$Y = y$.即将横坐标轴由原来的普通度量尺换成了现在的倒数度量尺,纵坐标轴仍用普通度量尺,则 $y = \dfrac{1}{x}$ 在新坐标系上就成了直线 $Y = X$.

在生产尤其是医药学科中,较多见的是幂函数和指数函数(或对数函数),有时为了简化对问题的研究,常用变数代换法,将这类函数化为线性函数.

例 2.4 某些实验数据经判定,其经验公式是幂函数 $y = \dfrac{1}{2} x^2 (x > 0)$.它的图形在普通坐标纸上是一条抛物线.

现在将其线性化,对上式两边同时取常用对数,得 $\lg y = \lg \dfrac{1}{2} + 2\lg x = 2\lg x - 0.3010$,令 $Y = \lg y, X = \lg x$ 得 $Y = 2X - 0.3010$.显然这是斜率为 2,截距为 -0.3010 的直线方程.可见,此幂函数如果在横轴和纵轴均用对数尺度的双对数坐标纸上作图必是一条直线.所以,如实验数据在双对数坐标纸上作图,其图形呈直线的话,则其经验公式是幂函数.

例 2.5　一次静脉注射某药后,血药浓度随时间的变化规律可用一个具有负指数的指数函数来刻画.设 $C(t)$ 表示时刻 t 的血药浓度,C_0 表示 $t = 0$ 时的血药浓度,k 为消除速率常数,则

$$C(t) = C_0 e^{-kt},$$

它的图形在普通坐标纸上是一条指数曲线,欲将其线性化,对上式两边同时取常用对数,得

$$\lg C(t) = \lg C_0 - kt \lg e = \lg C_0 - 0.4343kt,$$

令　$Y = \lg C(t)$,得

$$Y = \lg C_0 - 0.4343kt.$$

显然这是一以 $-0.4343k$ 为斜率,以 $\lg C_0$ 为截距的直线方程.如果在横轴是时间 t(普通尺),纵轴是 $\lg C(t)$(对数尺)的对数坐标纸上作图,必是一条直线,所以,如果实验数据在单对数坐标纸上作图,其图形呈直线的话,则其经验公式是指数函数.

可见曲线的直线化是将非线性问题变成线性问题处理的有效方法之一.

2.2　极　限

为了掌握变量的变化规律,有时不仅要考察变量在变化过程中的取值情况,还要从它的变化过程中判断它的变化趋势,现在分两种情况进行讨论.

一、列极限

1.数列

定义 4　一个定义在正整数集合上的函数 $a_n = f(n)$(称为整标函数),当自变量按正整数 $1, 2, 3, \cdots$ 依次增大的顺序取值时,函数值按相应的顺序排成一串数

$$a_1, a_2, a_3, \cdots, a_n, \cdots$$

称为一个无穷数列,简称数列(sequence),记作 $\{a_n\}$.数列中的每一个数称为数列的项,第 n 项 a_n 称为数列的一般项.

数列的例子:

$$\left\{ \dfrac{1}{n} \right\} : 1, \dfrac{1}{2}, \dfrac{1}{3}, \cdots, \dfrac{1}{n}, \cdots$$

$$\left\{ \dfrac{(-1)^{n-1}}{n} \right\} : 1, -\dfrac{1}{2}, \dfrac{1}{3}, \cdots, (-1)^{n-1} \dfrac{1}{n}, \cdots$$

$$\left\{ \dfrac{n}{n+1} \right\} : \dfrac{1}{2}, \dfrac{2}{3}, \dfrac{3}{4}, \cdots, \dfrac{n}{n+1}, \cdots$$

$$\{ (-1)^{n-1} \} : 1, -1, 1, -1, \cdots, (-1)^{n-1}, \cdots$$

由这些例子可以看出:随着 n 逐渐增大时,它们有着各自的变化趋势.下面,我们先对几个具体数列的变化趋势做些分析,并由此引出数列极限的概念.

2.数列的极限

我们知道,半径为 r 的圆内接正多边形的面积 $S_n = f(n)$ (n 为正多边形的边数),当 n 越来越大时,S_n 就越来越接近圆的面积.当 n 无限增大时,S_n 就无限地接近圆的面积.这时,我们说 S_n 以圆面积为极限.下面再举几个例子:

① $\{a_n = 1 + \dfrac{1}{n}\}$: $2, \dfrac{3}{2}, \dfrac{4}{3}, \cdots, 1 + \dfrac{1}{n}, \cdots$ 如图 2-5 所示.

② $\{a_n = 1 - \dfrac{1}{n}\}$: $0, \dfrac{1}{2}, \dfrac{2}{3}, \cdots, 1 - \dfrac{1}{n}, \cdots$ 如图 2-6 所示.

③ $\{a_n = 1 + (-1)^n \dfrac{1}{n}\}$: $0, \dfrac{3}{2}, \dfrac{2}{3}, \cdots, 1 + (-1)^n \dfrac{1}{n}, \cdots$ 如图 2-7 所示.

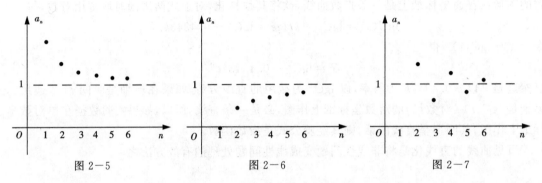

图 2-5   图 2-6   图 2-7

这 3 个数列,当 n 无限增大时,a_n 都无限地接近于 1,即"当 n 无限增大时,a_n 与 1 的差无限地接近于 0".

显然,数列①的取值总大于 1,因此数列①与 1 的差总大于 0；数列②的取值总小于 1,因此数列②与 1 的差总小于 0；而数列③的取值时而小于 1,时而大于 1,因此数列③与 1 的差时而小于 0,时而大于 0.为了能够将这 3 种情形统一考虑,我们用 $|a_n - 1|$(即数轴上 a_n 与 1 的距离)来表示 a_n 与 1 的差."a_n 与 1 的差无限地接近于 0"可用"$|a_n - 1|$ 可以任意小"来刻画."$|a_n - 1|$ 可以任意小"就是说:不论事先指定一个多么小的正数,在 n 无限增大的变化过程中,总有那么一个时刻,在那个时刻以后,$|a_n - 1|$ 小于事先指定的小正数.

下面以数列①为例,来说明"当 n 无限增大时,$|a_n - 1|$ 可以任意小".数列②、③的讨论完全相同.对于

$$|a_n - 1| = \left| \left(1 + \dfrac{1}{n} \right) - 1 \right| = \left| \dfrac{1}{n} \right| = \dfrac{1}{n},$$

如果指定一个小正数,例如 $\dfrac{1}{10}$,要使 $|a_n - 1| < \dfrac{1}{10}$,即 $\dfrac{1}{n} < \dfrac{1}{10}$,则只要取 $n > 10$ 就可以了；也就是说,从数列的第 11 项开始,以后各项都满足 $|a_n - 1| < \dfrac{1}{10}$.

如果再指定一个更小的正数,例如 $\dfrac{1}{100}$,要使得 $|a_n - 1| < \dfrac{1}{100}$,即 $\dfrac{1}{n} < \dfrac{1}{100}$,则只要取 $n > 100$ 就可以了；也就是说,从数列的第 101 项开始,以后各项都满足 $|a_n - 1| < \dfrac{1}{100}$.

由此可见,对于数列①,不论事先指定一个多么小的正数 ε,在 n 无限增大的变化过程中,总存在着一个正整数 N,使得对于 $n > N$ 时的一切 a_n,都有 $|a_n - 1| < \varepsilon$.此时,我们说数列①

以 1 为极限.

经上面的分析,我们可将数列的极限抽象为下面的严格定义:

定义 5　如果对于任意给定的正数 ε(不论它多么小),总存在正整数 N,使得对于 $n>N$ 时的一切 a_n,不等式

$$|a_n-A|<\varepsilon$$

都成立,则称当 n 趋于无穷大时,数列 $\{a_n\}$ 以常数 A 为极限(limit),或者称数列 $\{a_n\}$ 收敛(convergence)于 A,记为

$$\lim_{n\to\infty}a_n=A \quad 或 \quad a_n\to A(n\to\infty).$$

定义 5 可以简单表述为

$$\lim_{n\to\infty}a_n=A\Leftrightarrow\forall\varepsilon>0,\exists N\in Z^+,$$

当 $n>N$ 时,有 $|a_n-A|<\varepsilon$.

如果数列没有极限,就说数列是发散(divergence)的.

注意:定义中正数 ε 可以任意给定是很重要的,因为只有这样,不等式 $|a_n-A|<\varepsilon$ 才能表达出 a_n 与 A 无限接近的意思.此外还应注意到:定义中的正整数 N 是与任意给定的正数 ε 有关的,它可以随着 ε 的给定而选定.

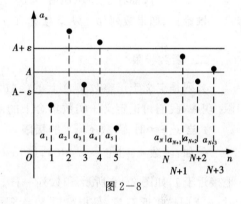

图 2-8

我们给"数列 a_n 以 A 为极限"一个几何解释:

对任意给定的 $\varepsilon>0$,总存在一个正整数 N,使数列 a_n 从第 $N+1$ 项起,以后的一切项 $a_{N+1},a_{N+2},\cdots$ 都落在点 A(纵轴上)的 ε 邻域 $(A-\varepsilon,A+\varepsilon)$ 以内.因此,如果 a_n 收敛于 A,则不论正数 ε 多么小,即不论区间 $(A-\varepsilon,A+\varepsilon)$ 多么小,$(A-\varepsilon,A+\varepsilon)$ 内总包含 a_n 的无穷多项,而 $(A-\varepsilon,A+\varepsilon)$ 外最多含有 a_n 的有限个项.如图 2-8 所示.

数列极限的定义并未直接提供如何去求数列的极限,以后要讲极限的求法,而现在只举几个说明极限概念的例子.

例 2.6　利用定义证明 $\lim\limits_{n\to\infty}\dfrac{n}{n+3}=1$.

分析:对任意给定的 $\varepsilon>0$,欲使 $|a_n-1|=\left|\dfrac{n}{n+3}-1\right|<\varepsilon$,即 $\dfrac{3}{n+3}<\varepsilon$,有 $n+3>\dfrac{3}{\varepsilon}$,只要 $n>\dfrac{3}{\varepsilon}-3$,可知应取 $N\geqslant\dfrac{3}{\varepsilon}-3$.

证明　对任给的无论多么小的 $\varepsilon>0$,都可以找到正整数 $N\geqslant\dfrac{3}{\varepsilon}-3$,当 $n>N$ 时,就有

$$\left|\dfrac{n}{n+3}-1\right|<\varepsilon,\quad 即\quad \lim_{n\to\infty}\dfrac{n}{n+3}=1.$$

例 2.7　证明 $\lim\limits_{n\to\infty}\dfrac{1}{2^n}=0$.

分析:对任意给定的 $\varepsilon>0$,欲使 $|a_n-0|=\left|\dfrac{1}{2^n}-0\right|<\varepsilon$,即 $2^n>\dfrac{1}{\varepsilon}$,只要 $n>\log_2\dfrac{1}{\varepsilon}$,可知

应取 $N \geqslant \log_2 \dfrac{1}{\varepsilon}$.

证明 任给 $\varepsilon > 0$，都可以找到正整数 $N \geqslant \log_2 \dfrac{1}{\varepsilon}$，当 $n > N$ 时，就有

$$\left| \frac{1}{2^n} - 0 \right| < \varepsilon, \quad 即 \quad \lim_{n \to \infty} \frac{1}{2^n} = 0.$$

数列发散有两种情况：(1)数列有界但不趋于一个固定数，此种数列称为振荡数列．如数列 $\{(-1)^{n-1}\}$ 便是．(2)数列无界，如 $\{n^2\}$，$\{(1 + (-1)^n)n^2\}$ 都属于此种情况．

3. 收敛数列的性质

下面不做证明地给出收敛数列的三条性质.

定理 1 （极限的唯一性）如果数列 $\{a_n\}$ 收敛，那么它的极限唯一.

定理 2 （收敛数列的有界性）如果数列 $\{a_n\}$ 收敛，那么数列 $\{a_n\}$ 一定有界.

定理 3 （收敛数列的保号性）如果数列 $\lim_{n \to \infty} a_n = A$，且 $A > 0$(or $A < 0$)，那么存在正整数 N，当 $n > N$ 时，都有 $a_n > 0$(or $a_n < 0$).

推论： 如果数列 $\{a_n\}$ 从某项起有 $a_n \geqslant 0$(or $a_n \leqslant 0$)，且 $\lim_{n \to \infty} a_n = A$，那么 $a \geqslant 0$(or $a \leqslant 0$).

二、函数极限

数列是定义于正整数集合上的函数，它的极限只是一种特殊的函数（即整标函数）的极限．现在，我们讨论定义于实数集合上的函数 $y = f(x)$ 的极限．

1.当 $x \to \infty$ 时，函数 $f(x)$ 的极限

例如：函数 $y = 1 + \dfrac{1}{x}(x \neq 0)$，当 $|x|$ 无限增大时，y 无限地接近于 1，如图 2—9 所示．和数列一样，"当 $|x|$ 无限地增大时，y 无限地接近于 1"，是指"当 $|x|$ 无限增大时，$|y - 1|$ 可以任意地小"．即对于任意给定的 $\varepsilon > 0$，要使

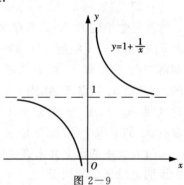

$$|y - 1| = \left| \left(1 + \frac{1}{x} \right) - 1 \right| = \left| \frac{1}{x} \right| < \varepsilon,$$

只要取 $|x| > \dfrac{1}{\varepsilon}$ 就可以了．亦即当 x 进入 $\left(-\infty, -\dfrac{1}{\varepsilon} \right)$ 或 $\left(\dfrac{1}{\varepsilon}, +\infty \right)$ 时，$|y - 1| < \varepsilon$ 恒成立．这时，我们就称 x 趋于无穷大时，$y = 1 + \dfrac{1}{x}$ 以 1 为极限.

图 2—9

定义 6 设函数 $f(x)$ 当 $|x|$ 大于某一正数时有定义，如果对于任意给定的正数 ε（不论它多么小），总存在着正数 M，使得对于适合不等式 $|x| > M$ 的一切 x，所对应的函数值 $f(x)$ 都满足不等式

$$|f(x) - A| < \varepsilon,$$

则常数 A 就叫做函数 $f(x)$ 当 $x \to \infty$ 时的极限，记作

$$\lim_{x \to \infty} f(x) = A \quad 或 \quad f(x) \to A (当 x \to \infty).$$

定义 6 可以简单表述如下：

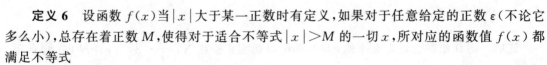

$$\lim_{x \to \infty} f(x) = A \Leftrightarrow \forall \varepsilon > 0, \exists M > 0$$

当 $|x|>M$ 时,总有

$$|f(x)-A|<\varepsilon.$$

如果 x 从某一时刻起,往后总是取正值且无限增大(记作 $x\to+\infty$),那么只要把上面定义中的 $|x|>M$ 改为 $x>M$,就可得到 $\lim\limits_{x\to+\infty}f(x)=A$ 的定义;同样,如果 x 从某一时刻起,往后总是取负值且 $|x|$ 无限增大(记作 $x\to-\infty$),那么只要把上面定义中的 $|x|>M$ 改为 $x<-M$,便可得到 $\lim\limits_{x\to-\infty}f(x)=A$ 的定义.

从几何上来说,$\lim\limits_{x\to\infty}f(x)=A$ 的意义是:作直线 $y=A-\varepsilon$ 和 $y=A+\varepsilon$,则总有一个正数 M 存在,使得当 $x<-M$ 或 $x>M$ 时,函数 $y=f(x)$ 的图形位于这两条直线之间(见图 2—10).

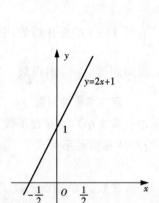

图 2—10

例 2.8　证明　$\lim\limits_{x\to\infty}\dfrac{4x+7}{x}=4.$

分析:设 $f(x)=\dfrac{4x+7}{x}$,对任意给定的 $\varepsilon>0$,欲使 $|f(x)-4|=\left|\dfrac{4x+7}{x}-4\right|<\varepsilon$,即 $\dfrac{7}{|x|}<\varepsilon$,只要 $|x|>\dfrac{7}{\varepsilon}$,故应取 $M=\dfrac{7}{\varepsilon}$.

$a_n\geqslant 0(\text{or } a_n\leqslant 0)$,且 $\lim\limits_{x\to\infty}a_n=A$,那么 $a\geqslant 0(\text{or } a\leqslant 0)$.

证明　任给 $\varepsilon>0$,取 $M=\dfrac{7}{\varepsilon}>0$,当 $|x|>M$ 时,就有

$$|f(x)-4|=\left|\dfrac{4x+7}{x}-4\right|<\varepsilon,\quad \text{即}\quad \lim\limits_{x\to\infty}\dfrac{4x+7}{x}=4.$$

2.当 $x\to x_0$ 时函数 $f(x)$ 的极限

对于函数 $y=f(x)$,除研究 $x\to\infty$ 时 $f(x)$ 的极限以外,还需要研究 x 趋于某个常数 x_0 时,$f(x)$ 的变化趋势.先看下面两个例子.

例 2.9　函数 $y=f(x)=2x+1$,定义于 $(-\infty,+\infty)$,如图 2—11 所示,我们考察当 x 趋于 $\dfrac{1}{2}$ 时,将这个函数的变化趋势如表 2—4 所示.

表 2—4

x	0	0.1	0.3	0.4	0.49	…	0.5	…	0.51	0.6	0.9	1
$f(x)$	1	1.2	1.6	1.8	1.98	…	2	…	2.02	2.2	2.8	3

不难看出,当 x 越来越接近 $\dfrac{1}{2}$ 时,$f(x)$ 与 2 的差就越来越接近于 0,当 x 充分接近 $\dfrac{1}{2}$ 时,$|f(x)-2|$ 可以任意小.因此,对于任意给定的 $\varepsilon>0$,要使 $|f(x)-2|=|(1+2x)-2|=|2x-1|=2\left|x-\dfrac{1}{2}\right|<\varepsilon$,只要取 $\left|x-\dfrac{1}{2}\right|<\dfrac{\varepsilon}{2}$ 就可以了.这就是说,当 x 进入 $x=\dfrac{1}{2}$ 的 $\dfrac{\varepsilon}{2}$ 邻域 $\left(\dfrac{1}{2}-\dfrac{\varepsilon}{2},\dfrac{1}{2}+\dfrac{\varepsilon}{2}\right)$ 内时,

$$|f(x)-2|<\varepsilon$$

恒成立.这时我们称当 x 趋于 $\dfrac{1}{2}$ 时,$y=f(x)=2x+1$ 以 2 为极限.

例 2.10 函数 $y=f(x)=\dfrac{4x^2-1}{2x-1}$,定义于 $\left(-\infty,\dfrac{1}{2}\right)\cup$

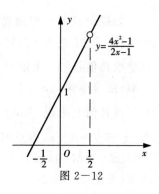

图 2—12

$\left(\dfrac{1}{2},+\infty\right)$,如图 2—12 所示.我们也考察当 x 趋于 $\dfrac{1}{2}$ 时,这个函数

的变化趋势.显然,表 2—4 中的数值,除 $x=\dfrac{1}{2}$,$y=2$ 这一对数值之

外,其他数值均适用于这个函数.可见,当 x 充分接近 $\dfrac{1}{2}$ 时 $y=$

$\dfrac{4x^2-1}{2x-1}$ 与 2 的差的绝对值也可以任意小.因为,对于任意给定的 ε

>0,当 x 进入 $\left(\dfrac{1}{2}-\dfrac{\varepsilon}{2},\dfrac{1}{2}\right)\cup\left(\dfrac{1}{2},\dfrac{1}{2}+\dfrac{\varepsilon}{2}\right)$ 时,

$$|f(x)-2|<\varepsilon$$

恒成立.因此,当 x 趋于 $\dfrac{1}{2}$ 时,$y=\dfrac{4x^2-1}{2x-1}$ 亦以 2 为极限.

由上面两个例子可以看出,我们研究 x 趋于 $\dfrac{1}{2}$ 时函数 $f(x)$ 的极限,是指 x 充分接近于

$\dfrac{1}{2}$ 时 $f(x)$ 的变化趋势,而不是求 $x=\dfrac{1}{2}$ 时 $f(x)$ 的函数值.因此,研究 x 趋于 $\dfrac{1}{2}$ 时 $f(x)$ 的极

限问题与 $x=\dfrac{1}{2}$ 时函数 $f(x)$ 是否有定义无关.

定义 7 设函数 $f(x)$ 在点 x_0 的某一去心邻域内有定义,如果对于任意给定的正数 ε(不论它多么小),总存在正数 δ,使得对于适合不等式 $0<|x-x_0|<\delta$ 的一切 x,对应的函数值 $f(x)$ 都满足不等式

$$|f(x)-A|<\varepsilon,$$

那么常数 A 就叫做函数 $f(x)$ 当 $x\to x_0$ 时的极限,记作

$$\lim_{x\to x_0}f(x)=A \qquad 或 \qquad f(x)\to A,(当\ x\to x_0).$$

定义可以简单表述为

$$\lim_{x\to x_0}f(x)=A\Leftrightarrow \forall\varepsilon>0,\exists\delta>0$$

当 $x\in(x_0,\delta_1)$时,总有

$$|f(x)-A|<\varepsilon.$$

注意 1:定义中的 ε 刻画 $f(x)$ 与常数 A 的接近程度,δ 刻画 x 与 x_0 的接近程度,ε 是任意给定的,δ 是随 ε 而确定的.

注意 2:定义中 $|x-x_0|<\delta$ 表示 x 与 x_0 的距离小于 δ,$0<|x-x_0|$ 表示 $x\neq x_0$,因此,$0<|x-x_0|<\delta$ 表示 $x\in(x_0-\delta,x_0)\cup(x_0,x_0+\delta)$.

$x\to x_0$ 时 $f(x)$ 以 A 为极限的几何解释如下:对于任意给定的 $\varepsilon>0$,总存在一个 $\delta>0$,当点 $(x,f(x))$ 的横坐标 x 进入$(x_0-\delta,x_0)\cup(x_0,x_0+\delta)$ 时,纵坐标 $y=f(x)$ 全部落入区间$(A-\varepsilon,A+\varepsilon)$ 之内.此时,$y=f(x)$ 的图形介于平行直线 $y=A-\varepsilon$ 与 $y=A+\varepsilon$ 之间的带

形区域之内,如图 2-13 所示.

例 2.11　证明　$\lim\limits_{x\to x_0}C=C$($C$ 为常数).

证明　这里 $|f(x)-A|=|C-C|=0$,因此对于任意给定的正数 ε,可任取一正数 δ,当 $0<|x-x_0|<\delta$ 时,能使不等式

$$|f(x)-A|=0<\varepsilon$$

成立,所以　$\lim\limits_{x\to x_0}C=C$.

例 2.12　证明　$\lim\limits_{x\to x_0}x=x_0$.

证明　这里 $|f(x)-A|=|x-x_0|$,因此对于任意给定的正数 ε,总可取 $\delta=\varepsilon$,当 $0<|x-x_0|<\delta$ 时,能使不等式

$$|f(x)-A|=|x-x_0|<\varepsilon$$

成立,所以　$\lim\limits_{x\to x_0}x=x_0$.

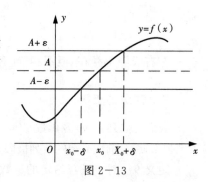

图 2-13

3.函数极限的性质

下面不做证明的给出函数极限的三条性质

定理 4　(函数极限的唯一性):如果 $\lim\limits_{x\to x_0}f(x)$ 存在,那么这极限唯一.

定理 5　(函数极限的局部有界性):如果 $\lim\limits_{x\to x_0}f(x)=A$,那么存在常数 $M>0$ 和 $\delta>0$,使得当 $0<|x-x_0|<\delta$ 时,有 $|f(x)|\leqslant M$.

定理 6　(函数极限的局部保号性):如果 $\lim\limits_{x\to x_0}f(x)=A$,且 $A>0$(or $A<0$)那么存在常数 $\delta>0$,使得当 $0<|x-x_0|<\delta$ 时,有 $f(x)>0$(or $f(x)<0$).

推论：　如果在 x_0 的某去心邻域内 $f(x)\geqslant0$(or $f(x)\leqslant0$)而且 $\lim\limits_{x\to x_0}f(x)=A$,那么 $A\geqslant0$(or $A\leqslant0$)

4.左极限与右极限

前面讲了 $x\to x_0$ 时 $f(x)$ 的极限,在那里 x 是既从 x_0 的左侧也从 x_0 的右侧趋于 x_0 的.但是,有时我们还需要知道 x 仅从 x_0 的左侧($x<x_0$)或仅从 x 的右侧($x>x_0$)趋于 x_0 时,$f(x)$ 的变化趋势.于是就引进了左极限与右极限的概念.

定义 8　如果当 x 从 x_0 的左侧($x<x_0$)趋于 x_0 时 $f(x)$ 以 A 为极限,即对于任意给定的 $\varepsilon>0$,总存在一个正数 δ,使当 $0<x_0-x<\delta$ 时,

$$|f(x)-A|<\varepsilon$$

恒成立,则称 A 为 $x\to x_0$ 时 $f(x)$ 的左极限(limit on the left),记作

$$\lim\limits_{x\to x_0-0}f(x)=A\quad 或\quad f(x_0-0)=A.$$

如果当 x 从 x_0 的右侧($x>x_0$)趋于 x_0 时 $f(x)$ 以 A 为极限,即对于任意给定的 $\varepsilon>0$,总存在一个正数 δ,使当 $0<x-x_0<\delta$ 时

$$|f(x)-A|<\varepsilon$$

恒成立,则称 A 为 $x\to x_0$ 时 $f(x)$ 的右极限(limit on the right),记作

$$\lim\limits_{x\to x_0+0}f(x)=A\quad 或\quad f(x_0+0)=A.$$

根据左右极限的定义,显然可得下列定理.

定理 7　$\lim\limits_{x\to x_0}f(x)=A$ 成立的充分必要条件是

$$\lim_{x \to x_0 - 0} f(x) = \lim_{x \to x_0 + 0} f(x) = A.$$

例 2.13　设 $f(x) = \begin{cases} 1, & x < 0; \\ x, & x \geq 0, \end{cases}$ 研究当 $x \to 0$ 时，$f(x)$ 的

极限是否存在？

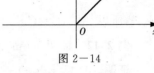

图 2-14

解　当 $x < 0$ 时

$$\lim_{x \to 0-0} f(x) = \lim_{x \to 0-0} 1 = 1,$$

而当 $x > 0$ 时

$$\lim_{x \to 0+0} f(x) = \lim_{x \to 0+0} x = 0,$$

左右极限都存在，但不相等．所以由定理 7 可知，$\lim\limits_{x \to 0} f(x)$ 不存在，如图 2-14 所示．

三、变量的极限

我们把数列 $f(n)$ 及函数 $f(x)$ 概括为"变量 y"，把 $n \to \infty$，$x \to \infty$，$x \to x_0$ 概括为"某个变化过程中"．那么，综合前面介绍的数列极限与函数极限的概念，可以概括出一般变量极限的定义．

定义 9　对于任意给定的正数 ε（不论多么小），在变量 y 的变化过程中，总有那么一个时刻，在那个时刻以后，

$$|y - A| < \varepsilon$$

恒成立，则称变量 y 以 A 为极限（或称 y 在此变化过程中收敛于 A）．记作

$$\lim y = A.$$

注意：（1）如果变量 y 是数列 $y_n = f(n)$，则定义中"变量 y 的变化过程"是指"$n \to \infty$"；"总存在那么一个时刻"是指"总存在一个正整数 N"；"在那个时刻以后"是指"当 $n > N$ 时"；而"$\lim y = A$"应为"$\lim\limits_{n \to \infty} y_n = A$"．

（2）如果变量 y 为定义在实数集合的函数 $y = f(x)$，而研究的变化过程是 $x \to \infty$，则定义中"总有那么一个时刻"是指"总存在一个正数 M"；"在那个时刻以后"是指"当 $|x| > M$ 时"；而"$\lim y = A$"应为"$\lim\limits_{x \to \infty} f(x) = A$"．

（3）如果变量 y 为定义在实数集合的函数 $y = f(x)$，而研究的变化过程是 $x \to x_0$，则定义中"总有那么一个时刻"是指"总存在一个正数 δ"；"在那个时刻以后"是指"当 $0 < |x - x_0| < \delta$ 时"；而"$\lim y = A$"应为"$\lim\limits_{x \to x_0} f(x) = A$"．

四、无穷大量与无穷小量

1. 无穷大量

我们讨论 $y = \dfrac{1}{x-1}$ 当 $x \to 1$ 时的变化趋势．当 x 越来越接近 1 时，$\left| \dfrac{1}{x-1} \right|$ 就越来越大．因此，在 x 无限接近 1 的过程中，$\left| \dfrac{1}{x-1} \right|$ 就可以任意大．"任意大"就是不论事先指定一个多么大的正数，总有那么一个时刻，在那个时刻以后，变量的绝对值就可以大于那个事先指定的大正数．

显然，对任意给定的大正数 E（无论多么大），要使 $\left| \dfrac{1}{x-1} \right| > E$，只要 $|x-1| < \dfrac{1}{E}$ 就可以了．此时，我们称当 $x \to 1$ 时，$y = \dfrac{1}{x-1}$ 是一个无穷大量．

定义 10 如果对于任意给定的正数 E(无论多么大),变量 y 在其变化过程中,总有那么一个时刻,在那个时刻以后,不等式

$$|y| > E$$

恒成立,则称变量 y 是无穷大量(infinity),或称变量 y 趋于无穷大.记作

$$\lim y = \infty.$$

例如:

$$\lim_{x \to 1} \frac{1}{x-1} = \infty.$$

可以证明

$$\lim_{x \to 1} \frac{1}{(x-1)^2} = +\infty; \quad \lim_{x \to 0+0} \lg x = -\infty; \quad \lim_{x \to \infty} x^2 = +\infty.$$

2.无穷小量

定义 11 以 0 为极限的变量,称为无穷小量.亦即,对于任意给定的正数 ε(不论多么小),如果在变量 y 的变化过程中,总有那么一个时刻,在那个时刻以后,不等式

$$|y| < \varepsilon$$

恒成立,则称变量 y 为无穷小量(infinitesimal).

例 2.14 因为 $\lim\limits_{x \to \infty} \dfrac{1}{2^n} = 0$,所以当 $n \to \infty$ 时,变量 $y = \dfrac{1}{2^n}$ 为无穷小量.

例 2.15 因为 $\lim\limits_{x \to \infty} \dfrac{1}{x} = 0$,所以当 $x \to \infty$ 时,变量 $y = \dfrac{1}{x}$ 为无穷小量.

例 2.16 因为 $\lim\limits_{x \to 0} x^2 = 0$,所以当 $x \to 0$ 时,$y = x^2$ 为无穷小量.

学习无穷小量时要注意:无穷小量是个变量(0 除外),不能把很小很小的量作为无穷小量,如 0.0001 不是无穷小量.逐渐变大的量也可能是无穷小量,如 $f(n) = -\dfrac{1}{n}$ 在 $n \to \infty$ 时是无穷小量,还要注意无穷小量必须与变化过程联系起来,如 $f(x) = \sin x$,当 $x \to 0$ 时是无穷小量,但在 $x \to \dfrac{\pi}{2}$ 时就不是无穷小量.

定理 8 变量 y 以 A 为极限的充要条件是:变量 y 可以表示为 A 与一个无穷小量的和.

证明 (必要性)

如果 $\lim y = A$,根据定义 9,有:对任意给定的 $\varepsilon > 0$,总有那么一个时刻,在那个时刻以后,不等式

$$|y - A| < \varepsilon$$

恒成立,因此,如果将 $y - A$ 作为一个整体,则由定义 11,它是一个无穷小量,记为 α,则 $y - A = \alpha$,即 $y = A + \alpha$,所以 y 是 A 与无穷小量的和.

(充分性的证明请读者完成.)

定理 9 如果变量 α 是无穷小量,变量 y 是有界变量,则 αy 是无穷小量.

证明 设 y 在某一时刻之后是有界变量,所以,存在一个正数 M,在这一时刻之后,恒有

$$|y| < M, \tag{2-2-1}$$

又因为 α 是无穷小量,故对于任意给定的 $\varepsilon > 0$,总有那么一个时刻,在那个时刻以后,恒有

$$|\alpha| < \frac{\varepsilon}{M}. \tag{2-2-2}$$

显然,在上述两个时刻中较晚的那个时刻以后,式(2-2-1)与式(2-2-2)都成立.因此,在那个较晚的时刻以后,恒有

$$|\alpha y| = |\alpha| \, |y| < M \cdot \frac{\varepsilon}{M} = \varepsilon$$

成立,这就证明了 αy 是无穷小量.

推论 常量与无穷小量的乘积仍是无穷小量.

例 2.17 求 $\lim\limits_{x \to 0} x \sin \dfrac{1}{x}$.

解 因为 $\left| \sin \dfrac{1}{x} \right| \leqslant 1$,所以 $\sin \dfrac{1}{x}$ 是有界变量;又因为 $\lim\limits_{x \to 0} x = 0$,所以当 $x \to 0$ 时,$x \sin \dfrac{1}{x}$ 是有界变量与无穷小量的乘积.于是,由定理 5 可知,$x \sin \dfrac{1}{x}$ 是无穷小量.所以

$$\lim_{x \to 0} x \sin \frac{1}{x} = 0.$$

3. 无穷小量与无穷大量的关系

定理 10 在变量的变化过程中:

(1)如果 y 是无穷大量,则 $\dfrac{1}{y}$ 是无穷小量;

(2)如果 $y(\neq 0)$ 是无穷小量,则 $\dfrac{1}{y}$ 是无穷大量.

证明 (1)设 y 是无穷大量,则对于任意给定的 $\varepsilon > 0$,总有那么一个时刻,在那个时刻以后,恒有

$$|y| > \frac{1}{\varepsilon} \quad \text{即} \quad \left| \frac{1}{y} \right| < \varepsilon,$$

因此,$\dfrac{1}{y}$ 是无穷小量.

同理可证(2).

4. 无穷小量的阶

无穷小量虽然都是趋于零的变量,但不同的无穷小量趋于零的速度却不一定相同,有时可能差别很大.

例如,当 $x \to 0$ 时,$x, 2x, x^2$ 都是无穷小量,但它们趋于零的速度却不一样.列表 2-5 比较.

表 2-5

x	1	0.5	0.1	0.01	0.001	...	→	0
$2x$	2	1	0.2	0.02	0.002	...	→	0
x^2	1	0.25	0.01	0.0001	0.0000001	...	→	0

显然,x^2 比 x 与 $2x$ 趋于零的速度快得多.快慢是相对的,是相互比较而言的,下面通过比较两个无穷小量趋于 0 的速度引入无穷小量阶的概念.

定义 12 设 α、β 是同一变化过程中的两个无穷小量,而 $\lim \dfrac{\beta}{\alpha}$ 也是在这个变化过程中的极限.

（1）如果 $\lim \dfrac{\beta}{\alpha}=0$，则称 β 是比 α 较高阶的无穷小量，记作 $\beta=o(\alpha)$；

（2）如果 $\lim \dfrac{\beta}{\alpha}=C\neq 0(C$ 为常数$)$，则称 β 与 α 是同阶无穷小量.特别当 $C=1$ 时，称 β 与 α 是等价无穷小量，记作 $\alpha\sim\beta$；

（3）如果 $\lim \dfrac{\beta}{\alpha}=\infty$，则称 β 是比 α 较低阶的无穷小量.

这里所说的"阶"是无穷小量收敛于零的速度快慢的一种度量.因此所谓"同阶"就是自变量变化到某一时刻以后，两个无穷小量收敛于零的速度"差不多"；所谓"等价"就是指两个无穷小量收敛于零的速度"基本相同"；所谓"β 是比 α 较高阶的无穷小量"是指 β 收敛于零的速度要比 α 收敛于零的速度"快得多".

例如，因为 $\lim\limits_{x\to 0}\dfrac{x}{2x}=\dfrac{1}{2}$，所以，当 $x\to 0$ 时，x 与 $2x$ 是同阶无穷小量；因为 $\lim\limits_{x\to 0}\dfrac{x^2}{x}=\lim\limits_{x\to 0}x=0$，所以，当 $x\to 0$ 时，x^2 是比 x 较高阶的无穷小量；显然 x 是比 x^2 较低阶的无穷小量.

五、极限运算法则

前面介绍了极限的定义，由极限的定义只能验证某个常数是否是某个变量的极限，而不能求出一个变量的极限.那么，怎样求一个变量的极限呢？下面我们介绍一下变量极限的运算法则，并利用这些法则去求一些变量的极限.

定理 11 在某一变化过程中，如果变量 $x(t)$ 与变量 $y(t)$ 分别以 A 与 B 为极限，则变量 $x(t)\pm y(t)$ 以 $A\pm B$ 为极限.

证明 设变化过程为 $t\to t_0$，则 $\lim\limits_{t\to t_0}x(t)=A$，$\lim\limits_{t\to t_0}y(t)=B$.

$$\forall\varepsilon>0,\exists\delta_1>0,\text{当}\ 0<|t-t_0|<\delta_1\ \text{时，有}\ |x(t)-A|<\frac{\varepsilon}{2}\quad(2-2-3)$$

同时 $\exists\delta_2>0$，当 $0<|t-t_0|<\delta_2$ 时，有 $|y(t)-B|<\dfrac{\varepsilon}{2}$ $\qquad(2-2-4)$

取 $\delta=\min(\delta_1,\delta_2)$，故当 $0<|t-t_0|<\delta$ 时，$(2-2-3)$ 与 $(2-2-4)$ 同时成立.
则有

$$|(x(t)+y(t))-(A+B)|\leqslant|x(t)-A|+|y(t)-B|<\frac{\varepsilon}{2}+\frac{\varepsilon}{2}=\varepsilon.$$

因此，$\lim\limits_{t\to t_0}(x(t)+y(t))=A+B$.同样可证 $\lim\limits_{t\to t_0}(x(t)-y(t))=A-B$.

推论 两个无穷小量的代数和仍为无穷小量.

定理 12 在某个变化过程中，如果变量 x 与变量 y 分别以 A 与 B 为极限，则变量 xy 以 AB 为极限.即有 $\lim xy=\lim x\cdot\lim y=AB$（证明从略）.

推论 1 两个无穷小量的乘积仍为无穷小量.

推论 2 如果 $\lim y$ 存在，而 C 为常数，则 $\lim Cy=C\lim y$.

推论 3 如果 $\lim y$ 存在，且 n 为正整数，则 $\lim y^n=(\lim y)^n$.

推论 4 如果 $\lim y$ 存在，且 n 是正整数，则 $\lim y^{\frac{1}{n}}=(\lim y)^{\frac{1}{n}}$ 也成立.

证明 由推论 3，有 $\lim y^n=(\lim y)^n$，

即 $$\lim y=(\lim y^n)^{\frac{1}{n}},$$

令
$$x = y^n, \qquad 即 \quad y = x^{\frac{1}{n}},$$
代入上式即得
$$\lim x^{\frac{1}{n}} = \lim y = (\lim y^n)^{\frac{1}{n}} = (\lim x)^{\frac{1}{n}}.$$

定理 13 在某一变化过程中,如果变量 x 与变量 y 分别以 A 与 B 为极限,且 $B \neq 0$,则变量 $\frac{x}{y}$ 以 $\frac{A}{B}$ 为极限.即有 $\lim \dfrac{x}{y} = \dfrac{\lim x}{\lim y} = \dfrac{A}{B}$.

证明 因为 $\lim x = A, \lim y = B$,由定理 4 得 $x = A + \alpha, y = B + \beta$,其中 α 及 β 为同一变化过程中的无穷小量.设
$$\gamma = \frac{x}{y} - \frac{A}{B},$$
则
$$\gamma = \frac{A+\alpha}{B+\beta} - \frac{A}{B} = \frac{1}{B(B+\beta)}(B\alpha - A\beta).$$
上式表示,γ 可看做两个变量的乘积,其中 $B\alpha - A\beta$ 是无穷小量.下面我们证明另一个变量 $\dfrac{1}{B(B+\beta)}$ 在某一时刻之后是有界量.

由于 β 是无穷小量,又因为 $B \neq 0$,因此根据无穷小的定义,对于正数 $\dfrac{|B|}{2}$,总有那么一个时刻,在那个时刻以后,恒有
$$|\beta| < \frac{|B|}{2}.$$
于是
$$|B+\beta| \geqslant |B| - |\beta| > \frac{|B|}{2},$$
从而
$$|B(B+\beta)| = |B| \, |B+\beta| > \frac{|B|^2}{2},$$
所以
$$\left| \frac{1}{B(B+\beta)} \right| < \frac{2}{|B|^2}.$$
这就证明了 $\dfrac{1}{B(B+\beta)}$ 在某一时刻之后是有界量.

因此,根据定理 5,γ 是无穷小量.但
$$\frac{x}{y} = \frac{A}{B} + \gamma,$$
所以再由定理 4,得
$$\lim \frac{x}{y} = \frac{A}{B} = \frac{\lim x}{\lim y}.$$

利用这些定理可求下面几个变量的极限.

例 2.18 求 $\lim\limits_{x \to 1}(3x^2 - 2x + 1)$.

解 $\lim\limits_{x \to 1}(3x^2 - 2x + 1) = 3(\lim\limits_{x \to 1} x)^2 - 2\lim\limits_{x \to 1} x + \lim\limits_{x \to 1} 1 = 3 - 2 + 1 = 2.$

例 2.19 求 $\lim\limits_{x \to 2} \dfrac{2x^2 + x - 5}{3x + 1}$.

解 因为 $\lim\limits_{x\to 2}(2x^2+x-5)=2(\lim\limits_{x\to 2}x)^2+\lim\limits_{x\to 2}x-\lim\limits_{x\to 2}5=2\times2^2+2-5=5$,

$\lim\limits_{x\to 2}(3x+1)=3\lim\limits_{x\to 2}x+\lim\limits_{x\to 2}1=3\times2+1=7\neq0$.

所以
$$\lim_{x\to 2}\frac{2x^2+x-5}{3x+1}=\frac{5}{7}.$$

由例 2.18 与例 2.19 可以看出:若 $f(x)$ 为多项式函数或当 $x\to x_0$ 时分母极限不为 0 的分式函数,根据极限运算法则可以得出

$$\lim_{x\to x_0}f(x)=f(x_0).$$

例 2.20 求 $\lim\limits_{x\to 2}\dfrac{5x}{x^2-4}$.

解 因为 $\lim\limits_{x\to 2}(x^2-4)=0$,所以不能直接用定理 9 求此分式的极限,但 $\lim\limits_{x\to 2}5x=10\neq0$,所以我们可以求出

$$\lim_{x\to 2}\frac{x^2-4}{5x}=\frac{\lim\limits_{x\to 2}(x^2-4)}{\lim\limits_{x\to 2}5x}=\frac{0}{10}=0.$$

这就是说,当 $x\to2$ 时,$\dfrac{x^2-4}{5x}$ 为无穷小量.因此由定理 6 可知 $\dfrac{5x}{x^2-4}$ 为无穷大量,所以

$$\lim_{x\to 2}\frac{5x}{x^2-4}=\infty.$$

例 2.21 求 $\lim\limits_{n\to\infty}\dfrac{2n^2-2n+3}{3n^2+1}$.

解 将分子分母同除以 n^2,得

$$\lim_{n\to\infty}\frac{2n^2-2n+3}{3n^2+1}=\lim_{n\to\infty}\frac{2-\dfrac{2}{n}+\dfrac{3}{n^2}}{3+\dfrac{1}{n^2}},$$

因为

$$\lim_{n\to\infty}\left(2-\frac{2}{n}+\frac{3}{n^2}\right)=\lim_{n\to\infty}2-\lim_{n\to\infty}\frac{2}{n}+\lim_{n\to\infty}\frac{2}{n^2}=2,\lim_{n\to\infty}\left(3+\frac{1}{n^2}\right)=\lim_{n\to\infty}3+\lim_{n\to\infty}\frac{1}{n^2}=3,$$

所以
$$\lim_{n\to\infty}\frac{2n^2-2n+3}{3n^2+1}=\frac{\lim\limits_{n\to\infty}\left(2-\dfrac{2}{n}+\dfrac{3}{n^2}\right)}{\lim\limits_{n\to\infty}\left(3+\dfrac{1}{n^2}\right)}=\frac{2}{3}.$$

例 2.22 求 $\lim\limits_{x\to\infty}\dfrac{4x^3+2x^2-1}{3x^4+1}$.

解 将分子分母同除以 x^4,得

$$\lim_{x\to\infty}\frac{4x^3+2x^2-1}{3x^4+1}=\lim_{x\to\infty}\frac{\dfrac{4}{x}+\dfrac{2}{x^2}-\dfrac{1}{x^4}}{3+\dfrac{1}{x^4}}=\frac{0+0-0}{3+0}=0.$$

例 2.23 求 $\lim\limits_{x\to\infty}\dfrac{4x^3+1}{5x^2+6x}$.

解 将分子分母同除以 x^3,得

$$\lim_{x \to \infty} \frac{4x^3 + 1}{5x^2 + 6x} = \lim_{x \to \infty} \frac{4 + \dfrac{1}{x^3}}{\dfrac{5}{x} + \dfrac{6}{x^2}} = \infty.$$

总结例 2.21、例 2.22 和例 2.23 的结果可得出如下规律:

$$\lim_{x \to \infty} \frac{a_0 x^n + a_1 x^{n-1} + \cdots + a_n}{b_0 x^m + b_1 x^{m-1} + \cdots + b_m} = \begin{cases} \dfrac{a_0}{b_0}, & n = m; \\ 0, & n < m; \\ \infty, & n > m. \end{cases}$$

其中 $a_i(i = 0, 1, 2, \cdots, n), b_j(j = 0, 1, 2, \cdots, m)$ 为常数,且 $a_0 \neq 0, b_0 \neq 0; m, n$ 为非负整数.

例 2.24 求 $\lim\limits_{x \to 3} \dfrac{x-3}{x^2-9}$.

解 因为 $x \to 3$ 时,$x \neq 3$,故可约去分子分母中的公因子 $(x-3)$,所以

$$\lim_{x \to 3} \frac{x-3}{x^2-9} = \lim_{x \to 3} \frac{x-3}{(x-3)(x+3)} = \lim_{x \to 3} \frac{1}{x+3} = \frac{1}{6}.$$

例 2.25 求 $\lim\limits_{x \to 4} \dfrac{\sqrt{x}-2}{x-4}$.

解
$$\lim_{x \to 4} \frac{\sqrt{x}-2}{x-4} = \lim_{x \to 4} \frac{(\sqrt{x}-2)(\sqrt{x}+2)}{(x-4)(\sqrt{x}+2)}$$

$$= \lim_{x \to 4} \frac{x-4}{(x-4)(\sqrt{x}+2)} = \lim_{x \to 4} \frac{1}{\sqrt{x}+2} = \frac{1}{4}.$$

例 2.26 已知 $f(x) = \begin{cases} x-1, & x < 0; \\ \dfrac{x^2+3x-1}{x^3+1}, & x \geqslant 0, \end{cases}$ 求 $\lim\limits_{x \to 0} f(x)$, $\lim\limits_{x \to +\infty} f(x)$, $\lim\limits_{x \to -\infty} f(x)$.

解 $\lim\limits_{x \to 0-0} f(x) = \lim\limits_{x \to 0-0} (x-1) = -1$, $\lim\limits_{x \to 0+0} f(x) = \lim\limits_{x \to 0+0} \dfrac{x^2+3x-1}{x^3+1} = -1$.

所以 $\lim\limits_{x \to 0} f(x) = -1$, $\lim\limits_{x \to +\infty} f(x) = \lim\limits_{x \to +\infty} \dfrac{x^2+3x-1}{x^3+1} = 0$, $\lim\limits_{x \to -\infty} f(x) = \lim\limits_{x \to -\infty} (x-1) = -\infty$.

六、两个重要极限

1.极限存在的准则

定理 14 (准则Ⅰ) 假定对于某个 $N(x_0)$(或 $|x| > M$,无穷的邻域)中所有的 x,有 $f(x) \leqslant g(x) \leqslant h(x)$.如果 $\lim\limits_{\substack{x \to x_0 \\ (x \to \infty)}} f(x) = \lim\limits_{\substack{x \to x_0 \\ (x \to \infty)}} h(x) = l$,则 $\lim\limits_{\substack{x \to x_0 \\ (x \to \infty)}} g(x) = l$.这个原理叫做挤压原理.

证明 任给 $\varepsilon > 0$,因为 $\lim\limits_{\substack{x \to x_0 \\ (x \to \infty)}} f(x) = l$,总存在 $\delta_1 > 0$(或 $M_1 > 0$),

当 $0 < |x - x_0| < \delta_1$(或 $|x| > M_1$)时,有 $|f(x) - l| < \varepsilon$,故 $l - \varepsilon < f(x)$.

又因为 $\lim\limits_{\substack{x \to x_0 \\ (x \to \infty)}} h(x) = l$,总存在 $\delta_2 > 0$(或 $M_2 > 0$),

当 $0 < |x - x_0| < \delta_2$(或 $|x| > M_2$),有 $|h(x) - l| < \varepsilon$,故 $h(x) < l + \varepsilon$.取 $\delta = \min(\delta_1, \delta_2)$(或取 $M = \max(M_1, M_2)$),

当 $0<|x-x_0|<\delta$（或 $|x|>M$）时，$l-\varepsilon<f(x)$ 与 $h(x)<l+\varepsilon$ 同时成立. 又因为 $f(x)\leqslant g(x)\leqslant h(x)$，故 $l-\varepsilon<g(x)<l+\varepsilon$，即 $|g(x)-l|<\varepsilon$.

例 2.27　证明　$\lim\limits_{x\to0}\sin x=0$.

证明　当 $|x|<\dfrac{\pi}{2}$ 时，$0\leqslant|\sin x|\leqslant|x|$，由 $\lim\limits_{x\to0}|x|=0$，根据定理 10 得 $\lim\limits_{x\to0}\sin x=0$.

例 2.28　证明　$\lim\limits_{x\to0}\cos x=1$.

证明　$0\leqslant1-\cos x=2\sin^2\dfrac{x}{2}\leqslant2\cdot\left(\dfrac{x}{2}\right)^2=\dfrac{1}{2}x^2$，由 $\lim\limits_{x\to0}\dfrac{1}{2}x^2=0$，根据定理 10 得

$$\lim_{x\to0}(1-\cos x)=0,\quad\text{即}\quad\lim_{x\to0}\cos x=1.$$

下面，给出一个判定数列极限存在的准则.

设数列 $y_n=f(n)$.如果对任何正整数 n，恒有 $f(n)\leqslant f(n+1)$，则 $f(n)$ 为单调增加数列；如果对任何正整数 n，恒有 $f(n)\geqslant f(n+1)$，则 $f(n)$ 为单调减少数列.如果存在两个常数 m 和 $M(m<M)$，使对任何正整数 n，恒有 $m\leqslant f(n)\leqslant M$，则 $f(n)$ 为有界数列.

定理 15（准则 $\mathbb{I}$）　如果数列 $y_n=f(n)$ 是单调有界的，则 $\lim\limits_{n\to\infty}f(n)$ 一定存在.

证明　我们只讲述单调上升的情形（下降的情形同样可以证明）.

首先假定 $f(n)$ 上有界，则必存在上确界 $A=\sup\{f(n)\}$.于是 $f(n)\leqslant A,\forall n$.我们要证明这个数 A 就是 $f(n)$ 的极限.实际上，回忆一下上确界的性质，我们知道：$\forall\varepsilon>0$，总可求得变量的这样一个数值，譬如说 $f(N)$，使得 $f(N)>A-\varepsilon$.因为 $f(n)$ 是单调上升的，即当 $n>N$ 时，$f(n)\geqslant f(N)$，更加有 $f(n)>A-\varepsilon$ 所以对 $n>N$ 的所有 n，有 $0\leqslant A-f(n)<\varepsilon$，因而 $|f(n)-A|<\varepsilon$，由此推得

$$\lim_{n\to\infty}f(n)=A.$$

例如　$y_n=1-\dfrac{1}{n}$ 当 $n=1,2,3,4,\cdots$ 时，$y_n=0,\dfrac{1}{2},\dfrac{2}{3},\dfrac{3}{4},\cdots$.显然，$y_n$ 是单调增加的，且 $y_n<1$.所以，由定理 11 可知，$\lim\limits_{n\to\infty}y_n$ 存在.我们知道 $\lim\limits_{n\to\infty}\left(1-\dfrac{1}{n}\right)=1$.

2.两个重要极限

① $\lim\limits_{x\to0}\dfrac{\sin x}{x}=1$.

现在来证明 $\lim\limits_{x\to0}\dfrac{\sin x}{x}=1$.

先证当 $x>0$ 时有 $\lim\limits_{x\to0+0}\dfrac{\sin x}{x}=1$ 成立.作一单位圆（见

图 2-15），设圆心角 $\angle AOB=x\left(0<x<\dfrac{\pi}{2}\right)$，点 A 处的切线与

OB 的延长线相交于 D，又 $AC\perp OB$，则 $\sin x=AC$，$x=\overset{\frown}{AB}$，

$\tan x=AD$，并从图 2-15 中看到下面关系

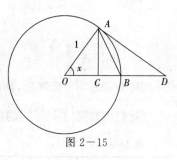

图 2-15

$$\triangle AOB\text{ 的面积}<\text{扇形 }AOB\text{ 的面积}<\triangle AOD\text{ 的面积},$$

故有 $$\frac{1}{2}\sin x < \frac{1}{2}x < \frac{1}{2}\tan x,$$

即 $$\sin x < x < \tan x,$$

则有 $$1 < \frac{x}{\sin x} < \frac{1}{\cos x} \quad \text{或} \quad \cos x < \frac{\sin x}{x} < 1$$

因为 $$\lim_{x\to 0+0}\cos x = 1 \quad \text{和} \quad \lim_{x\to 0+0} 1 = 1,$$

于是根据定理 10 有 $$\lim_{x\to 0+0}\frac{\sin x}{x} = 1.$$

其次当 $x < 0$ 时,设 $x = -y$,显然当 $x \to 0-0$ 时,有 $y \to 0+0$,于是

$$\lim_{x\to 0-0}\frac{\sin x}{x} = \lim_{y\to 0+0}\frac{\sin(-y)}{(-y)} = \lim_{y\to 0+0}\frac{\sin y}{y} = 1,$$

由于左右极限存在且相等,故 $\lim\limits_{x\to 0}\dfrac{\sin x}{x} = 1$ 成立.

例 2.29 求 $\lim\limits_{x\to 0}\dfrac{\tan x}{x}$.

解 $$\lim_{x\to 0}\frac{\tan x}{x} = \lim_{x\to 0}\frac{\sin x}{x\cos x} = \frac{\lim\limits_{x\to 0}\dfrac{\sin x}{x}}{\lim\limits_{x\to 0}\cos x} = 1.$$

例 2.30 求 $\lim\limits_{x\to 0}\dfrac{\sin mx}{\sin nx}$($m,n$ 为非零常数).

解 $$\lim_{x\to 0}\frac{\sin mx}{\sin nx} = \lim_{x\to 0}\frac{\sin mx}{mx} \cdot \frac{nx}{\sin nx} \cdot \frac{m}{n},$$

将 mx 与 nx 分别看成新变量 s 与 t,即令 $s = mx, t = nx$,则当 $x \to 0$ 时,有 $s \to 0, t \to 0$,于是有

$$\lim_{x\to 0}\frac{\sin mx}{\sin nx} = \frac{m}{n} \cdot \lim_{x\to 0}\frac{\sin mx}{mx} \cdot \lim_{x\to 0}\frac{1}{\dfrac{\sin nx}{nx}} = \frac{m}{n}\lim_{s\to 0}\frac{\sin s}{s} \cdot \lim_{t\to 0}\frac{1}{\dfrac{\sin t}{t}} = \frac{m}{n} \cdot 1 \cdot \frac{1}{1} = \frac{m}{n}.$$

例 2.31 求 $\lim\limits_{x\to 0}\dfrac{1-\cos x}{x^2}$.

解 $$\lim_{x\to 0}\frac{1-\cos x}{x^2} = \lim_{x\to 0}\frac{2\sin^2\dfrac{x}{2}}{x^2} = \lim_{x\to 0}\frac{\sin^2\dfrac{x}{2}}{2\left(\dfrac{x}{2}\right)^2} = \frac{1}{2}\left(\lim_{x\to 0}\frac{\sin\dfrac{x}{2}}{\dfrac{x}{2}}\right)^2 = \frac{1}{2}.$$

② $\lim\limits_{n\to\infty}\left(1+\dfrac{1}{n}\right)^n = e$.

其中 e 是一个无理数,其值为:$e \approx 2.718281828459045\cdots$.

我们将数列 $\left(1+\dfrac{1}{n}\right)^n$ 的值列如表 2—6 所列.

表 2—6

n	1	2	3	…	10	…	100	…	1000	…	10000	…
$\left(1+\dfrac{1}{n}\right)^n$	2	2.25	2.37	…	2.594	…	2.705	…	2.717	…	2.718	…

由表 2—6 可以看出：当 $n \to \infty$ 时，$\left(1+\dfrac{1}{n}\right)^n$ 的变化趋势是稳定的.下面我们证明这个极限是存在的.

证明　由 1.2 中的例 1.3 知 $\left(1+\dfrac{1}{n}\right)^n$ 单调递增，且 $\left(1+\dfrac{1}{n}\right)^n < 3$.根据定理 11（准则 Ⅱ）$\lim\limits_{n \to \infty}\left(1+\dfrac{1}{n}\right)^n$ 一定存在.这个极限是一个无理数，通常用字母 e 表示.即

$$\lim_{n \to \infty}\left(1+\frac{1}{n}\right)^n = \mathrm{e}.$$

可以证明，当 x 取实数而趋向 $+\infty$ 或 $-\infty$ 时，也有

$$\lim_{x \to \infty}\left(1+\frac{1}{x}\right)^x = \mathrm{e}. \tag{2-2-5}$$

式（2—2—5）也可以写成

$$\lim_{\alpha \to 0}(1+\alpha)^{\frac{1}{\alpha}} = \mathrm{e}.$$

用 e 做底的对数，叫做自然对数.x 的自然对数记作 $\ln x$.在高等数学中经常用到以 e 为底的对数 $y = \ln x$ 和以 e 为底的指数函数 $y = \mathrm{e}^x$.

例 2.32　求　$\lim\limits_{m \to \infty} A_0\left(1+\dfrac{r}{m}\right)^{mt}$.

解　令 $n = \dfrac{m}{r}$，则当 $m \to \infty$ 时，$n \to \infty$，所以

$$\lim_{m \to \infty} A_0\left(1+\frac{r}{m}\right)^{mt} = A_0\left[\lim_{n \to \infty}\left(1+\frac{1}{n}\right)^n\right]^{rt} = A_0\mathrm{e}^{rt}.$$

若 r 表示人口的年增长率，A_0 表示原有人口，则 $A_0\mathrm{e}^{rt}$ 表示 t 年后的人口总数.上面这个极限反映了现实世界中一些事物生长或消失的数量规律，细胞的繁殖、放射性元素的衰变、物体的冷却、复利率等都属于这种模型.

例 2.33　求　$\lim\limits_{x \to \infty}\left(1-\dfrac{2}{x}\right)^x$.

解　$$\lim_{x \to \infty}\left(1-\frac{2}{x}\right)^x = \lim_{x \to \infty}\left[1+\left(-\frac{2}{x}\right)\right]^{\left(-\frac{x}{2}\right)\cdot(-2)},$$

令 $\alpha = -\dfrac{2}{x}$，当 $x \to \infty$ 时，$\alpha \to 0$.所以

$$\lim_{x \to \infty}\left(1-\frac{2}{x}\right)^x = \left[\lim_{\alpha \to 0}(1+\alpha)^{\frac{1}{\alpha}}\right]^{-2} = \mathrm{e}^{-2}.$$

例 2.34　求　$\lim\limits_{x \to \infty}\left(\dfrac{x^2+1}{x^2-1}\right)^{x^2}$.

解法 1　$\lim\limits_{x \to \infty}\left(\dfrac{x^2+1}{x^2-1}\right)^{x^2} = \lim\limits_{x \to \infty}\left(\dfrac{1+\dfrac{1}{x^2}}{1-\dfrac{1}{x^2}}\right)^{x^2} = \dfrac{\lim\limits_{x^2 \to \infty}\left(1+\dfrac{1}{x^2}\right)^{x^2}}{\left[\lim\limits_{-x^2 \to \infty}\left(1+\dfrac{1}{-x^2}\right)^{-x^2}\right]^{-1}} = \dfrac{\mathrm{e}}{\mathrm{e}^{-1}} = \mathrm{e}^2.$

解法 2　$\lim\limits_{x \to \infty}\left(\dfrac{x^2+1}{x^2-1}\right)^{x^2} = \lim\limits_{x \to \infty}\left(1+\dfrac{2}{x^2-1}\right)^{x^2}$

$$= \left[\lim_{\frac{x^2-1}{2} \to \infty} \left(1 + \frac{2}{x^2-1}\right)^{\frac{x^2-1}{2}} \right]^2 \cdot \lim_{x \to \infty} \left(1 + \frac{2}{x^2-1}\right) = e^2 \cdot 1 = e^2.$$

七、无穷小的比较

在前面我们知道,当 $x \to 0$ 时,$5x$,$2x^2$,$\sin x$ 都是无穷小,而 $\lim\limits_{x \to 0} \dfrac{5x}{2x^2} = \infty$,$\lim\limits_{x \to 0} \dfrac{2x^2}{5x} = 0$,$\lim\limits_{x \to 0} \dfrac{\sin x}{5x} = \dfrac{1}{5}$.两个无穷小之比的极限的各种不同情况,反映了不同的无穷小趋于零的"快慢"程度.由前面的定义 12 可知,可用阶来衡量这种不同.在这些不同阶的情况中,我们用得最多的是等价无穷小,即如果 $\lim \dfrac{\beta}{\alpha} = 1$,称 β 与 α 是等价无穷小,记为 $\alpha \sim \beta$.

下面我们给出一个关于等价无穷小的结论.

定理 16 设 $\alpha \sim \alpha'$,$\beta \sim \beta'$ 且 $\lim \dfrac{\beta'}{\alpha'}$ 存在,则 $\lim \dfrac{\beta}{\alpha} = \lim \dfrac{\beta'}{\alpha'}$

证: $\lim \dfrac{\beta}{\alpha} = \lim \left(\dfrac{\beta}{\beta'} \cdot \dfrac{\beta'}{\alpha'} \cdot \dfrac{\alpha'}{\alpha} \right)$

$$= \lim \dfrac{\beta}{\beta'} \lim \dfrac{\beta'}{\alpha'} \lim \dfrac{\alpha'}{\alpha} = \lim \dfrac{\beta'}{\alpha'}.$$

例 2.35 求 $\lim\limits_{x \to 0} \dfrac{\sin x}{x^3 + 3x}$.

解 当 $x \to 0$ 时 $\sin x \sim x$

所以 $\lim\limits_{x \to 0} \dfrac{\sin x}{x^3 + 3x} = \lim\limits_{x \to 0} \dfrac{x}{x^3 + 3x} = \lim\limits_{x \to 0} \left(\dfrac{1}{x^2 + 3} \right) = \dfrac{1}{3}$.

例 2.36 求 $\lim\limits_{x \to 0} \dfrac{(1+x^2)^{\frac{1}{3}} - 1}{\cos x - 1}$.

解 当 $x \to 0$ 时 $(1+x^2)^{\frac{1}{3}} - 1 \sim \dfrac{1}{3}x^2$ $\cos x - 1 \sim -\dfrac{1}{2}x^2$

所以 $\lim\limits_{x \to 0} \dfrac{(1+x^2)^{\frac{1}{3}} - 1}{\cos x - 1} = \lim\limits_{x \to 0} \dfrac{\dfrac{1}{3}x^2}{-\dfrac{1}{2}x^2} = -\dfrac{2}{3}$.

2.3 函数的连续性

现实世界中很多变量的变化是连续不断的,如气温、生物的生长、血液的流动等等都是随着时间连续变化的,这种现象反映在数学上就是函数的连续性,现在用数学方法把它描述出来,并进一步研究它的性质,为后面学习微分、积分打好理论基础.

下面我们先引入函数改变量的概念与记号.

一、函数改变量(或称函数增量)

定义 13 设变量 t 从它的初值 t_1 改变到终值 t_2,终值与初值之差 $t_2 - t_1$,称为变量 t 的改变量,记作 $\Delta t = t_2 - t_1$.

注意 改变量可以是正的,也可以是负的.

设有函数 $y=f(x)$. 当自变量 x 从 x_0 改变到 $x_0+\Delta x$ 时,函数 y 相应的改变量为 Δy,如图 2-16 所示,则 $\Delta y=f(x_0+\Delta x)-f(x_0)$.

例 2.37 正方形的边长 x 产生一个 Δx 的改变量,如图 2-17 所示,问面积 y 改变了多少?

解 边长为 x 时,正方形的面积为 $y=x^2$;如果边长为 $x+\Delta x$,则面积为 $y+\Delta y=(x+\Delta x)^2$.因此,面积的改变量为 $\Delta y=(x+\Delta x)^2-x^2=2x\cdot\Delta x+(\Delta x)^2$.

如果边长由 2m 改变为 2.05m,面积改变多少?

此时,$x=2\text{m}$,$\Delta x=0.05\text{m}$,所以 $\Delta y=2\times2\times0.05+(0.05)^2=0.2025(\text{m}^2)$,因为 $\Delta y>0$,所以面积增加了 0.2025m^2.

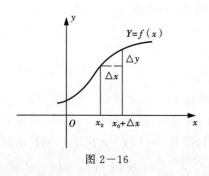

图 2-16

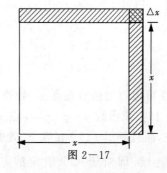

图 2-17

如果边长由 2m 改变为 1.95m,面积改变多少?

此时 $x=2\text{m}$,$\Delta x=-0.05\text{m}$,所以 $\Delta y=2\times2\times(-0.05)+(-0.05)^2=-0.1975(\text{m}^2)$,因为 $\Delta y<0$,所以面积减少了 0.1975m^2.

二、连续函数的概念

气温是时间的函数,当时间变化不大时,气温的变化也不大;物体运动的路程是时间的函数,当时间变化不大时,路程的变化也不大;金属丝的长度是温度的函数,当温度变化不大时,长度的变化也不会大,等等.

对于函数 $y=f(x)$ 定义域内的一点 x_0,如果自变量 x 在点 x_0 处取得极其微小的改变量 Δx 时,函数 y 的相应改变量 Δy 也极其微小,且当 Δx 趋于 0 时,Δy 也趋于 0,则称函数 $y=f(x)$ 在点 x_0 处是连续的,如图 2-18 所示.而对如图 2-19 所示的函数来说,在点 x_0 处不满足这个条件,所以,它在 x_0 处不连续.

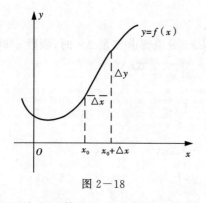

图 2-18

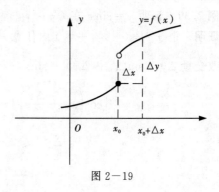

图 2-19

下面给出函数在一点处连续的定义.

定义 14 设函数 $y=f(x)$ 在点 x_0 的某个邻域内有定义，如果当自变量 x 在点 x_0 处取得的改变量 Δx 趋于 0 时，函数相应的改变量 Δy 也趋于 0，即

$$\lim_{\Delta x \to 0} \Delta y = 0, \quad 或写作 \quad \lim_{\Delta x \to 0}[f(x_0 + \Delta x) - f(x_0)] = 0,$$

则称函数 $f(x)$ 在点 x_0 连续(continuity).

例 2.38 证明函数 $y=x^2$ 在给定点 x_0 处连续.

证明 当 x 从 x_0 处产生一个改变量 Δx 时，函数 $y=x^2$ 的相应改变量为

$$\Delta y = (x_0 + \Delta x)^2 - x_0^2 = 2x_0 \cdot \Delta x + (\Delta x)^2,$$

因为

$$\lim_{\Delta x \to 0} \Delta y = \lim_{\Delta x \to 0}[2x_0 \cdot \Delta x + (\Delta x)^2] = 0,$$

所以 $y=x^2$ 在给定点 x_0 处连续.

在定义 14 中，令 $x=x_0+\Delta x$，即 $\Delta x = x - x_0$，则 $\Delta x \to 0$ 时，$x \to x_0$，

且

$$\Delta y = f(x_0 + \Delta x) - f(x_0) = f(x) - f(x_0),$$

因而 $\lim_{\Delta x \to 0} \Delta y = 0$ 可以改写为 $\lim_{x \to x_0}[f(x) - f(x_0)] = 0$，

即

$$\lim_{x \to x_0} f(x) = f(x_0).$$

因此，可以写出函数在点 x_0 处连续的另一种等价定义.

定义 15 设函数 $y=f(x)$ 在点 x_0 的某个邻域内有定义，如果当 $x \to x_0$ 时，函数 $f(x)$ 的极限存在，而且等于 $f(x)$ 在点 x_0 处的函数值 $f(x_0)$，即有 $\lim_{x \to x_0} f(x) = f(x_0)$，则称函数 $f(x)$ 在点 x_0 连续. 即对于每个给定的 $\varepsilon > 0$，存在一个 $\delta > 0$，使得当 $|x - x_0| < \delta$ 时，有 $|f(x) - f(x_0)| < \varepsilon$.

因此，求连续函数在某点的极限，只需求出函数在该点的函数值即可.

前面例 2.36 已证明 $y=x^2$ 在点 x_0 处连续，故有 $\lim_{x \to x_0} x^2 = x_0^2$.

定义 16 设函数 $y=f(x)$ 在点 x_0 的左邻域 $(x_0 - \delta, x_0]$ 内有定义，如果 $\lim_{x \to x_0 - 0} f(x) = f(x_0)$ 成立，则称 $f(x)$ 在点 x_0 处左连续(continuity on the left).同理，设函数 $f(x)$ 在点 x_0 的右邻域 $[x_0, x_0 + \delta)$ 内有定义，如果 $\lim_{x \to x_0 + 0} f(x) = f(x_0)$ 成立，则称 $f(x)$ 在点 x_0 处右连续(continuity on the right).

定义 17 如果函数 $y=f(x)$ 在开区间 (a,b) 内每一点都连续，则称函数 $f(x)$ 在 (a,b) 内连续.如果函数 $y=f(x)$ 在开区间 (a,b) 内连续，且在 a 点右连续，在 b 点左连续，则称函数 $f(x)$ 在闭区间 $[a,b]$ 上连续.

如前面例 2.36 中已证明 $y=x^2$ 在给定点 x_0 处连续，而点 x_0 显然可以是 $(-\infty, +\infty)$ 内的任意点.因此，$y=x^2$ 在 $(-\infty, +\infty)$ 内连续.

例 2.39 证明 $y=\sin x$ 在 $(-\infty, +\infty)$ 内连续.

证明 设 x_0 是 $(-\infty, +\infty)$ 内任意一点.当 x 从 x_0 处得改变量 Δx 时，函数 y 取得相应的改变量 $\Delta y = \sin(x_0 + \Delta x) - \sin x_0 = 2\sin \dfrac{\Delta x}{2} \cdot \cos\left(x_0 + \dfrac{\Delta x}{2}\right)$，

因为

$$\left|\cos\left(x_0 + \frac{\Delta x}{2}\right)\right| \leqslant 1, \quad \left|\sin \frac{\Delta x}{2}\right| \leqslant \frac{|\Delta x|}{2},$$

所以

$$|\Delta y| \leqslant 2 \cdot \frac{|\Delta x|}{2} \cdot 1 = |\Delta x|,$$

即

$$-|\Delta x| \leqslant \Delta y \leqslant |\Delta x|,$$

因而

$$\lim_{\Delta x \to 0} \Delta y = 0,$$

所以 $y = \sin x$ 在点 x_0 处连续. 又因为 x_0 是 $(-\infty, +\infty)$ 内任意一点, 所以 $y = \sin x$ 在 $(-\infty, +\infty)$ 内连续.

同理可证 $y = \cos x$ 在 $(-\infty, +\infty)$ 内连续.

由函数在一点 x_0 处连续的定义及 $\lim\limits_{x \to x_0} x = x_0$, 有

$$\lim_{x \to x_0} f(x) = f(x_0) = f(\lim_{x \to x_0} x),$$

这就是说, 对于连续函数, 极限符号与函数符号可以交换.

例如, 求 $\lim\limits_{x \to \frac{\pi}{2}} \sin x$, 因为 $y = \sin x$ 在任意一点都连续, 所以有

$$\lim_{x \to \frac{\pi}{2}} \sin x = \sin(\lim_{x \to \frac{\pi}{2}} x) = \sin \frac{\pi}{2} = 1.$$

三、函数的间断点

由函数 $f(x)$ 在点 x_0 连续的定义, 我们知道, 如果函数 $f(x)$ 有下列 3 种情形之一:

(1) 在 $x = x_0$ 的邻近有定义, 但在 $x = x_0$ 没有定义;

(2) 虽在 $x = x_0$ 有定义, 但 $\lim\limits_{x \to x_0} f(x)$ 不存在;

(3) 虽在 $x = x_0$ 有定义, 且 $\lim\limits_{x \to x_0} f(x)$ 存在, 但 $\lim\limits_{x \to x_0} f(x) \neq f(x_0)$.

则函数 $f(x)$ 在点 x_0 为不连续 (discontinuity), 而点 x_0 称为函数 $f(x)$ 的不连续点 (discontinuity point) 或间断点.

下面举例来说明函数间断点的几种常见类型.

例 2.40 考察 $y = \dfrac{1}{x}$ 在点 $x = 0$ 处的连续性.

解 因为函数 $y = \dfrac{1}{x}$ 在点 $x = 0$ 处没有定义, 所以 $y = \dfrac{1}{x}$ 在 $x = 0$ 处间断, 又因为 $\lim\limits_{x \to 0} \dfrac{1}{x} = \infty$, 我们称 $x = 0$ 为函数 $\dfrac{1}{x}$ 的无穷间断点. 如图 $2-20$ 所示.

例 2.41 函数 $y = \sin \dfrac{1}{x}$ 在点 $x = 0$ 没有定义; 当 $x \to 0$ 时, 函数值在 -1 与 $+1$ 之间变动无限多次 (见图 $2-21$), 所以点 $x = 0$ 叫做函数 $\sin \dfrac{1}{x}$ 的振荡间断点.

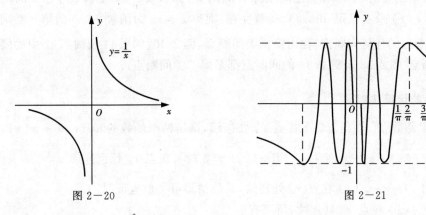

图 $2-20$ 图 $2-21$

例 2.42 函数 $y = \dfrac{x^2 - 1}{x - 1}$ 在点 $x = 1$ 没有定义, 所以函数在点 $x = 1$ 为不连续, 如图 $2-22$

所示,但这里 $\lim\limits_{x \to 1} \dfrac{x^2-1}{x-1} = \lim\limits_{x \to 1}(x+1) = 2$.

例 2.43 函数

$$y = f(x) = \begin{cases} x, & x \neq 1; \\ 2, & x = 1. \end{cases}$$

这里 $\lim\limits_{x \to 1} f(x) = \lim\limits_{x \to 1} x = 1$,但 $f(1) = 2$,所以

$$\lim\limits_{x \to 1} f(x) \neq f(1),$$

因此,点 $x = 1$ 是函数 $f(x)$ 的间断点,如图 $2-23$ 所示.

例 2.44 函数

$$f(x) = \begin{cases} x-1, & x < 0; \\ 0, & x = 0; \\ x+1, & x > 0. \end{cases}$$

这里当 $x \to 0$ 时,

左极限:$\lim\limits_{x \to 0-0} f(x) = \lim\limits_{x \to 0-0}(x-1) = -1$;

右极限:$\lim\limits_{x \to 0+0} f(x) = \lim\limits_{x \to 0+0}(x+1) = 1$.

左极限与右极限都存在,但不相等,故极限 $\lim\limits_{x \to 0} f(x)$ 不存在,所以点 $x = 0$ 是函数 $f(x)$ 的间断点.如图 $2-24$ 所示.因为 $y = f(x)$ 的图形在 $x = 0$ 处产生跳跃现象,所以我们称 $x = 0$ 为函数 $f(x)$ 的跳跃间断点.

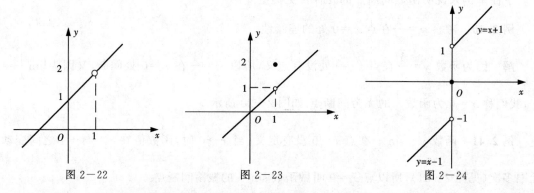

图 $2-22$ 图 $2-23$ 图 $2-24$

上面举了一些间断点的例子.通常把间断点分成两类:如果 $x = x_0$ 是函数 $f(x)$ 的间断点,但左极限 $\lim\limits_{x \to x_0-0} f(x)$ 及右极限 $\lim\limits_{x \to x_0+0} f(x)$ 都存在,则称 $x = x_0$ 为函数 $f(x)$ 的第一类间断点;不是第一类间断点的任何间断点,称为第二类间断点,例 2.40、例 2.41 及例 2.42 中的间断点都是第一类间断点.例 2.38 及例 2.39 的间断点都是第二类间断点.

四、连续函数的运算法则

定理 17 如果函数 $f(x)$ 与 $g(x)$ 在点 x_0 处连续,则这两个函数的和 $f(x) + g(x)$,差 $f(x) - g(x)$,积 $f(x) \cdot g(x)$,商 $\dfrac{f(x)}{g(x)}$[当 $g(x_0) \neq 0$ 时],在点 x_0 处也连续.

证明 只证明 $f(x) + g(x)$ 在点 x_0 处连续,其他情形可类似地证明.

因为 $f(x)$ 与 $g(x)$ 在点 x_0 处连续,所以有

$$\lim\limits_{x \to x_0} f(x) = f(x_0), \quad \lim\limits_{x \to x_0} g(x) = g(x_0),$$

因此,根据极限运算法则有

$$\lim_{x \to x_0}[f(x)+g(x)]=\lim_{x \to x_0}f(x)+\lim_{x \to x_0}g(x)=f(x_0)+g(x_0),$$

所以,$f(x)+g(x)$ 在点 x_0 处连续.

利用定理 12 可以证明:

(1)多项式函数 $y=a_0x^n+a_1x^{n-1}+\cdots+a_{n-1}x+a_n$ 在 $(-\infty,+\infty)$ 内连续;

(2)分式函数

$$y=\frac{a_0x^n+a_1x^{n-1}+\cdots+a_{n-1}x+a_n}{b_0x^m+b_1x^{m-1}+\cdots+b_{m-1}x+b_m}$$

除分母为 0 的点不连续外,在其他点处都连续.

例如,因 $\tan x=\dfrac{\sin x}{\cos x}$,而 $\sin x$ 和 $\cos x$ 都在区间 $(-\infty,+\infty)$ 内连续,且 $\cos\left(k\pi+\dfrac{\pi}{2}\right)=0$,故由定理 12 知 $\tan x$ 在$(-\infty,+\infty)$ 内除去 $k\pi+\dfrac{\pi}{2}(k=0,\pm1,\pm2,\cdots)$ 外是连续的.

定理 18 如果函数 $y=f(x)$ 在某区间上单调增加(或减少)且连续,则它的反函数 $y=f^{-1}(x)$ 也在对应的区间上单调增加(或减少)且连续.(证明从略)

例如,由于 $y=\sin x$ 在闭区间 $\left[-\dfrac{\pi}{2},\dfrac{\pi}{2}\right]$ 上单调增加且连续,所以它的反函数 $y=\arcsin x$ 在闭区间$[-1,1]$上也是单调增加且连续的.

定理 19 设函数 $u=\varphi(x)$,当 $x \to x_0$ 时极限存在且等于 a,即 $\lim\limits_{x \to x_0}\varphi(x)=a$,而函数 $y=f(u)$ 在点 $u=a$ 连续,则复合函数 $y=f[\varphi(x)]$ 当 $x \to x_0$ 时的极限也存在且等于 $f(a)$,即

$$\lim_{x \to x_0}f[\varphi(x)]=f(a). \tag{2-3-1}$$

例 2.45 求 $\lim\limits_{x \to 0}\cos(1+x)^{\frac{1}{x}}$.

解 $y=\cos(1+x)^{\frac{1}{x}}$ 可看做由 $y=\cos u$ 与 $u=(1+x)^{\frac{1}{x}}$ 复合而成,因 $\lim\limits_{x \to 0}(1+x)^{\frac{1}{x}}=e$,而函数 $y=\cos u$ 在点 $u=e$ 点连续,所以$\lim\limits_{x \to 0}\cos(1+x)^{\frac{1}{x}}=\cos[\lim\limits_{x \to 0}(1+x)^{\frac{1}{x}}]=\cos e$.

定理 20 设函数 $u=\varphi(x)$ 在点 $x=x_0$ 连续,且 $\varphi(x_0)=u_0$,而函数 $y=f(u)$ 在点 $u=u_0$ 连续,则复合函数 $y=f[\varphi(x)]$ 在点 $x=x_0$ 也是连续的.

证明 只要在定理 14 中令 $a=u_0=\varphi(x_0)$,这就表示 $\varphi(x)$ 在点 x_0 连续,于是由式 $(2-3-1)$ 得 $\lim\limits_{x \to x_0}f[\varphi(x)]=f(u_0)=f[\varphi(x_0)]$,这就证明了复合函数 $f[\varphi(x)]$ 在点 x_0 连续.

例 2.46 讨论函数 $y=\sin\dfrac{1}{x}$ 的连续性.

解 函数 $y=\sin\dfrac{1}{x}$ 可看做是由 $y=\sin u$ 及 $u=\dfrac{1}{x}$ 复合而成,$\sin u$ 当 $-\infty<u<+\infty$ 时是连续的,$\dfrac{1}{x}$ 当 $-\infty<x<0$ 和 $0<x<+\infty$ 时是连续的,根据定理 15,函数 $\sin\dfrac{1}{x}$ 在无限区间$(-\infty,0)$ $\bigcup(0,+\infty)$ 上是连续的.

可以证明:

(1)基本初等函数在它们的定义域内是连续的;

（2）一切初等函数在其定义区间内都是连续的.

例 2.47 求 $f(x) = \dfrac{\mathrm{e}^{x^2}\cos x}{\arcsin(1+x)}$ 在 $x \to 0$ 时的极限.

解 因为 $f(x)$ 为初等函数,且 $x=0$ 是定义区间内的点,所以 $f(x)$ 在 $x=0$ 点连续.因而有 $\lim\limits_{x\to 0} f(x) = f(0)$,即 $\lim\limits_{x\to 0} f(x) = \lim\limits_{x\to 0} \dfrac{\mathrm{e}^{x^2}\cos x}{\arcsin(1+x)} = \dfrac{\mathrm{e}^0\cos 0}{\arcsin 1} = \dfrac{1}{\dfrac{\pi}{2}} = \dfrac{2}{\pi}$.

五、闭区间上连续函数的性质

定理 21 如果 f 在 $[a,b]$ 上连续,则 f 在 $[a,b]$ 上有界.

证明 我们利用不断分割的方法通过反证法来论证.假定 f 在 $[a,b]$ 上是无界的.命 c 为 $[a,b]$ 的中点.因为 f 在 $[a,b]$ 上无界,故至少在子区间 $[a,c]$ 和 $[c,b]$ 的一个上是无界的.命 $[a_1,b_1]$ 是 $[a,b]$ 使 f 为无界的那一半.如果 f 在二个半区间 $[a,c]$ 和 $[c,b]$ 上都是无界的,则令 $[a_1,b_1]$ 表左边的那一半区间 $[a,c]$.现在继续重复二分手续,记 $[a_{n+1},b_{n+1}]$ 为 $[a_n,b_n]$ 使 f 无界的那一半区间.如果 f 在 $[a_n,b_n]$ 的两个半区间上都是无界的,则约定选左一半区间为 $[a_{n+1},b_{n+1}]$.因为每一区间的长度都是前者的一半,我们注意到 $[a_n,b_n]$ 的长为 $\dfrac{b-a}{2^n}$.命 A 为这样构成的最左端点 $a,a_1,a_2,\cdots$ 的集,并命 α 为 A 的上确界,则 α 位于 $[a,b]$ 中.由 f 在 α 处的连续性,有一形为 $(\alpha-\delta,\alpha+\delta)$ 的区间,在其中有 $|f(x)-f(\alpha)|<1$.如果 $\alpha=a$,则这个区间有形为 $[a,a+\delta]$,如果 $\alpha=b$,则区间有形为 $(b-\delta,b)$.上述不等式蕴涵 $|f(x)|<1+|f(\alpha)|$,故 f 在这个区间上有界.但是当 n 充分大,使得 $\dfrac{b-a}{2^n}<\delta$ 时,区间 $[a_n,b_n]$ 包含在 $(\alpha-\delta,\alpha+\delta)$ 中,所以 f 在 $[a_n,b_n]$ 上也是有界的,这与 f 在 $[a_n,b_n]$ 上无界这个事实矛盾.这个矛盾便完成了证明.

注:如果区间不是闭的,则定理的结论未必为真,例如函数 $f(x) = \dfrac{1}{x}$ 在 $(0,a]$ 上对于任何 $a>0$ 连续,但它在 $(0,a]$ 上就不是有界的,因为当 x 从右边接近于 0 时,$f(x)$ 的值将变得任意大.

定理 22 （最大值最小值定理） 如果 f 在闭区间 $[a,b]$ 上连续,则至少存在两点 ξ 和 $\eta \in [a,b]$,使得对于所有的 $x \in [a,b]$,有

$f(x) \leqslant f(\xi)$（记为 M）和 $f(x) \geqslant f(\eta)$（记为 m）.式中的 M 和 m 叫 f 在 $[a,b]$ 上的最大值和最小值(见图 2—25).

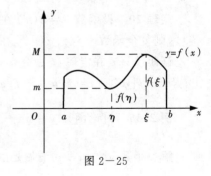

图 2—25

证明 由定理 16,既然 $f(x)$ 在 $[a,b]$ 上有界,故 $M = \sup\{f(x) \mid \forall x \in [a,b]\}$ 存在.假设对于 $\forall x \in [a,b]$ 有

$f(x) < M$,则新函数 $\varphi(x) = \dfrac{1}{M-f(x)} > 0$ 在 $[a,b]$ 上也是

连续的,且在 $[a,b]$ 上有界.假定 $\varphi(x) \leqslant \mu$,则得 $f(x) \leqslant M - \dfrac{1}{\mu} < M$,即 $M - \dfrac{1}{\mu}$ 是集 $\{f(x)\}$ 的一个上界,这是不可能的,因为已知 M 是 $\sup\{f(x)\}$.这证明至少有一点 $\xi \in [a,b]$,使得 $f(\xi)$

$=M.$ 同样,可证 $f(\eta)=m=\inf\{f(x)\,|\,\forall x\in[a,b]\}$,式中 $\eta\in[a,b]$.

定理 23(根的存在定理)　命 f 在 $[a,b]$ 上连续,并假定 $f(a)$ 和 $f(b)$ 异号,则至少一点 $\xi\in(a,b)$ 使得 $f(\xi)=0$.

证明　这个定理在几何上是明显的.事实上,我们可用定理 16 的证明中的同样方法来证明定理.让我们构造区间序列

$$[a,b]\supset[a_1,b_1]\supset\cdots\supset[a_n,b_n],b_n-a_n=\frac{1}{2}(b_{n-1}-a_{n-1})=\cdots=\frac{1}{2^n}(b-a),$$

使得 $f(a_n)<0(>0)$ 和 $f(b_n)>0(<0)$.因为 $\lim\limits_{n\to\infty}(b_n-a_n)=0$,故有

$$\lim_{n\to\infty}a_n=\lim_{n\to\infty}b_n=\xi\in[a,b].$$

现在 f 在 ξ 处是连续的,且由 a_n 和 b_n 的性质,故有 $\lim\limits_{n\to\infty}f(a_n)=f(\xi)\leqslant 0$ 和 $\lim\limits_{n\to\infty}f(b_n)=f(\xi)\geqslant 0$,所以有

$$\lim_{n\to\infty}f(a_n)=\lim_{n\to\infty}f(b_n)=f(\xi)=0.$$

在图 2—26 中,连续曲线 $y=f(x)$ $(f(a)<0,f(b)>0)$ 与 x 轴相交于点 ξ 处,所以有 $f(\xi)=0$.

定理 24(介值定理)　命 f 在 $[a,b]$ 上连续,在 $[a,b]$ 中选两个任意点 $x_1<x_2$,使得 $f(x_1)\neq f(x_2)$,则对于 $f(x_1)$ 和 $f(x_2)$ 之间的每个值,皆可找到 $[x_1,x_2]$ 中一个点使 f 取得该值.

证明　设 $f(x_1)<f(x_2)$,并命 μ 为介乎 $f(x_1)$ 和 $f(x_2)$ 之间的任一数,则新函数 $g(x)=f(x)-\mu$ 在 $[x_1,x_2]$ 上连续,并且有 $g(x_1)<0,g(x_2)>0$.在 $[x_1,x_2]$ 上对 $g(x)$ 应用定理 18,我们有 $g(\xi)=0$,式中 $\xi\in[x_1,x_2]$.但是这意味着 $f(\xi)=\mu$,因而证明完毕.

这一点从图 2—27 中也很容易看出,因为连续的函数 $f(x)$ 值从 $f(a)$ 连续变到 $f(b)$ 时,至少穿过直线 $y=\mu$ 一次(这里 $x_1=a,x_2=b$).

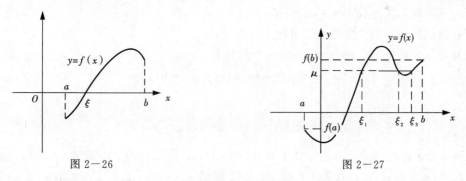

图 2—26　　　　　　　　　　图 2—27

例 2.48　证明方程 $x^3-3x^2-x+3=0$ 在区间 $(-2,0),(0,2),(2,4)$ 内各有一个实根.

证明　设 $f(x)=x^3-3x^2-x+3$,可计算出 $f(-2)<0,f(0)>0,f(2)<0,f(4)>0$.于是根据根的存在定理可知:存在 $\xi_1\in(-2,0),\xi_2\in(0,2),\xi_3\in(2,4)$,使得 $f(\xi_1)=0,f(\xi_2)=0,f(\xi_3)=0$.这表明 ξ_1,ξ_2,ξ_3 为给定方程的实根.由于三次方程只有 3 个根,所以各区间内只存在一个实根.

六*、函数的一致连续性

在前面的定义 14′ 中,数 δ 总是与 ε 和 x_0 有关.如果 δ 仅依赖于 ε,而与 x_0 无关,那么 f 的连续称为一致连续.

现在我们就来讨论这个问题.

设 f 在闭区间 $[a,b]$ 上连续, 又命 $M(f)$ 和 $m(f)$ 分别表示 f 在 $[a,b]$ 上的最大值和最小值. 我们称差 $M(f)-m(f)$ 为 f 在 $[a,b]$ 上的跨距. 我们注意到 f 在 $[a,b]$ 的任一子区间上跨距不超过 f 在 $[a,b]$ 上的跨距.

以下我们证明区间 $[a,b]$ 能分割成子区间, 使得 f 在每个子区间上的跨距是任意小. 更确切地说, 我们有下面的定理, 叫连续函数的小跨距定理, 通常又叫做一致连续定理.

定理 25 设 f 在闭区间 $[a,b]$ 上连续. 于是对于每个 $\varepsilon>0$, 存在 $[a,b]$ 的一个分割, 分 $[a,b]$ 为有限个子区间, 使得 f 在每个区间上的跨距小于 ε.

证明 我们用反证法证明. 用相继分割法, 假定定理是假的, 即假定对于某个 ε, 比如说, $\varepsilon=\varepsilon_0$, 区间 $[a,b]$ 不能分割为有限个子区间, 在其中 f 的跨距小于 ε_0. 命 c 为 $[a,b]$ 的中点, 于是对同一个 ε_0, 定理至少在子区间 $[a,c]$ 和 $[c,b]$ 之一是假的(如果定理在两子区间 $[a,c]$ 和 $[c,b]$ 上为真, 则定理在整个区间 $[a,b]$ 上为真). 命 $[a_1,b_1]$ 是 $[a,b]$ 的那个区间, 在其上定理对于 ε_0 是假的. 如果在两个半子区间上都是假的, 则命 $[a_1,b_1]$ 表左边的一半 $[a,c]$. 现在继续重复这个两分法手续, 记 $[a_{n+1},b_{n+1}]$ 为 $[a_n,b_n]$ 的那一半, 在其上定理对 ε_0 是假的, 如果定理在 $[a_n,b_n]$ 上两个半子区间上都是假的, 则约定选左边的一半为 $[a_{n+1},b_{n+1}]$. 注意到 f 在每个这样构成的子区间 $[a_n,b_n]$ 上的跨距至少是 ε_0.

命 A 表示这样构成的最左边端点 $a,a_1,a_2,\cdots$ 构成的集合, 并命 $\alpha=\sup A$. 于是 $\alpha\in[a,b]$. 由 f 在 α 的连续性, 存在一个区间 $(\alpha-\delta,\alpha+\delta)$, f 在其上的跨距小于 ε_0. 但是当 n 充分大, 使得 $\dfrac{b-a}{2^n}<\delta$ 时, 区间 $(\alpha-\delta,\alpha+\delta)$ 包含区间 $[a_n,b_n]$, 故 f 在 $[a_n,b_n]$ 上的跨距也小于 ε_0, 这与 f 在 $[a_n,b_n]$ 上跨距至少是 ε_0 这个事实矛盾. 这个矛盾完成了定理的证明.

以上定理可等价地叙述如下:

对于每个 $\varepsilon>0$, 存在一个 $\delta>0$, 它仅仅依赖于 ε, 使得对于任意两点 $a_1,a_2\in[a,b]$, 当 $|a_1-a_2|<\delta$ 时, 有 $|f(a_1)-f(a_2)|<\varepsilon$.

现在我们证明这两个命题是等价的.

设对于给定的 $\varepsilon>0$, 存在 $[a,b]$ 的一个分割 P:
$$P=\{a=x_0,x_1,\cdots,x_n=b\},$$
使得
$$M_i-m_i<\frac{\varepsilon}{2},\ i=1,2,\cdots,n,$$
其中在第 i 个子区间 $[x_{i-1},x_i]$ 上, $M_i=\max\{f(x)\},m_i=\min\{f(x)\}$. 命 $\delta=\min(x_i-x_{i-1})$, $(i=1,2,\cdots,n)$, 它仅与 ε 有关. 于是, 对于任意的 $a_1,a_2\in[a,b]$, $a_1<a_2$, 当 $a_2-a_1=|a_2-a_1|<\delta$ 时, 只有两个可能情况: 即对某个 i, 有 $[a_1,a_2]\subseteq[x_{i-1},x_i]$ 或 $[a_1,a_2]\subset[x_{i-1},x_i]\bigcup[x_i,x_{i+1}]$.

若 $[a_1,a_2]\subseteq[x_{i-1},x_i]$, 则 $|f(a_1)-f(a_2)|\leqslant M_i-m_i<\dfrac{\varepsilon}{2}<\varepsilon$.

若 $[a_1,a_2]\subset[x_{i-1},x_i]\bigcup[x_i,x_{i+1}]$, 则
$$\begin{aligned}|f(a_1)-f(a_2)|&=|f(a_1)-f(x_i)+f(x_i)-f(a_2)|\\&\leqslant|f(a_1)-f(x_i)|+|f(x_i)-f(a_2)|\\&\leqslant(M_i-m_i)+(M_{i+1}-m_{i+1})<\frac{\varepsilon}{2}+\frac{\varepsilon}{2}=\varepsilon,\end{aligned}$$

即 $|f(a_1)-f(a_2)|<\varepsilon$. 这意味着, 对于任何情况, 我们总有

$$|f(a_1) - f(a_2)| < \varepsilon, \text{若} |a_1 - a_2| < \delta.$$

反之，设对于给定的 $\varepsilon > 0$，存在一个 δ，它仅与 ε 有关，使得对于任意的 $a_1, a_2 \in [a, b]$，若 $|a_1 - a_2| < \delta$，则 $|f(a_1) - f(a_2)| < \varepsilon$.

由此，我们将证明存在 $[a, b]$ 的一个分割 P 满足以上定理的条件.

让我们把 $[a, b]$ 分成等长部分，每部分的长为 $\delta - \delta_1 > 0, \delta_1 > 0$. 我们得到 $[a, b]$ 的一个分割 P：

$$P = \{a = x_0, x_1, \cdots, x_p = b\}, \quad x_i - x_{i-1} = \delta - \delta_1, \quad i = 1, 2, \cdots, p.$$

在每个 $[x_{i-1}, x_i]$ 中，假定

$$M_i = f(a_{i1}), m_i = f(a_{i2}), a_{i1}, a_{i2} \in [x_{i-1}, x_i], i = 1, 2, \cdots, p.$$

因为 $|a_{i1} - a_{i2}| \leqslant |x_{i-1} - x_i| = \delta - \delta_1 < \delta$，故有

$$M_i - m_i = f(a_{i1}) - f(a_{i2}) = |f(a_{i1}) - f(a_{i2})| < \varepsilon, i = 1, 2, \cdots, p.$$

这意味着 f 在任一 $[x_{i-1}, x_i]$ 上的小跨距均小于 ε. 因而分割 P 即为所求.

由上述定理，我们知道，如果 f 在闭区间 $[a, b]$ 上连续，则对于每个 $\varepsilon > 0$，有一个 $\delta > 0$，仅仅依赖于 ε，使得对任何一固定点 $x_0 \in [a, b]$，当 $|x - x_0| < \delta$ 时，有 $|f(x) - f(x_0)| < \varepsilon$. 这意味着 f 在 x_0 处连续. 所以若 f 在一区间上一致连续，则 f 必在此区间上连续. 但其逆未必为真. 例如，函数 $f(x) = \sin \dfrac{1}{x}$ 仅仅在 $\left(0, \dfrac{2}{\pi}\right]$ 上连续，但在 $\left(0, \dfrac{2}{\pi}\right]$ 上不一致连续. 因为对于任何一给定的 $\varepsilon > 0$，命 $x_1 = \dfrac{2}{(2n+1)\pi}, x_2 = \dfrac{1}{n\pi}$，则对于任一整数 n 有 $f(x_1) = \sin(2n+1)\dfrac{\pi}{2} = \pm 1, f(x_2) = \sin n\pi = 0$，因而 $|f(x_1) - f(x_2)| = 1$. 所以，对于 $|x_1 - x_2| = 1/[n(2n+1)\pi]$，不管如何小，$|f(x_1) - f(x_2)| < \varepsilon$ 不真.

同样，函数 $f(x) = \dfrac{1}{x}$ 在 $(0, 1]$ 上是连续的，但在 $(0, 1]$ 上不是一致连续的. 另外，它在 $(0, 1]$ 上还是无界的. 但是对于不含 0 的区间 (a, b)，f 在 (a, b) 上是一致连续的. 为方便计，我们假定 $a > 0$，于是对于任何 $\varepsilon > 0$，有

$$|f(x_1) - f(x_2)| = \left| \dfrac{1}{x_1} - \dfrac{1}{x_2} \right| = \dfrac{1}{|x_1 x_2|} |x_2 - x_1| < \dfrac{1}{a^2} |x_2 - x_1| < \varepsilon,$$

只要 $|x_2 - x_1| < \delta = a^2 \varepsilon, \forall x_1, x_2 \in (a, b)$.

同样，我们可证明函数 $f(x) = x^3$ 在任一有限开区间 (a, b) 上是一致连续的.

习 题 二

(一)基本题

1.理想气体状态方程 $PV = RT$ 在不同过程中，哪些是常量？哪些是变量？变量间的函数关系如何？

2.已知 $f(x) = \begin{cases} 1 + x^2, & \text{当 } x \leqslant 0 \text{ 时;} \\ 2^x, & \text{当 } x > 0 \text{ 时,} \end{cases}$ 求 $f(-2); f(0); f(2)$.

3.设 $f(x) = \dfrac{x}{1+x}$，求 $f[f(x)]$.

4.求下列函数定义域：

(1) $y = \sqrt{x^2 - 3x + 2}$；

(2) $y = \dfrac{\sqrt{\ln(2+x)}}{x(x+4)}$；

(3) $y = \dfrac{\sqrt{x}}{\sin x}$;

(4) $y = \dfrac{1}{\sqrt{(x-2)(x+3)}} + \lg(x+1)$.

5. 将下列函数分解成几个简单函数的复合.

(1) $y = \left(\arctan \dfrac{1-x}{1+x}\right)^{2}$;

(2) $y = f\left(\sin \dfrac{x}{1+x^{2}}\right)$.

6. 函数 $y = f(x)$ 的图形如图 2－28 所示,试写出 $f(x)$ 的表达式.

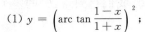

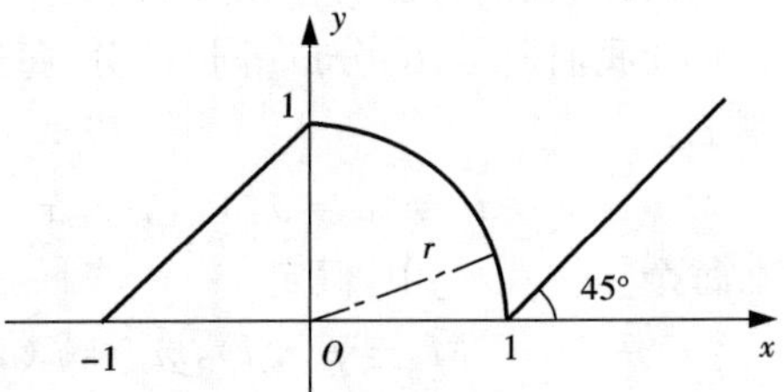

图 2－28

7. 设细菌原有数为 N_0,每天的繁殖率为 r,问经过 x 天后细菌个数为多少?(建立出函数关系)

8. 通过适当变换,把下列函数转化为线性函数.

(1) $y = \sqrt{x}$;　　　　(2) $y = a + \dfrac{b}{x}$;　　　　(3) $y = a\,\mathrm{e}^{bx}$.

9. 指出下列函数的极限是否存在:

(1) $\dfrac{\sin x}{1+\cos x}$ $(x \to 0)$; (2) $\dfrac{4+5x}{x}$ $(x \to 0)$; (3) $\mathrm{e}^{x}\sin x$ $(x \to +\infty)$; (4) $\mathrm{e}^{x}\sin x$ $(x \to -\infty)$.

10. 证明 $\lim\limits_{x \to 0}\dfrac{x}{|x|}$ 不存在.

11. 求下列极限:

(1) $\lim\limits_{n \to \infty}\left(\dfrac{1}{n^{2}} + \dfrac{2}{n^{2}} + \cdots + \dfrac{n}{n^{2}}\right)$;

(2) $\lim\limits_{n \to \infty}\dfrac{n}{\sqrt{n^{2}+1} + \sqrt{n^{2}-1}}$;

(3) $\lim\limits_{n \to \infty}(\sqrt{n+1} - \sqrt{n})$;

(4) $\lim\limits_{x \to \infty}\dfrac{\sin x}{x}$;

(5) $\lim\limits_{x \to 0}x \cdot \sin \dfrac{1}{x}$;

(6) $\lim\limits_{x \to \infty}\dfrac{x+1}{x}$;

(7) $\lim\limits_{x \to \infty}\left(1 + \dfrac{1}{x}\right)\left(x - \dfrac{3}{x}\right)$;

(8) $\lim\limits_{x \to 0}\dfrac{\sqrt{1+x^{2}}}{x}$;

(9) $\lim\limits_{x \to \frac{\pi}{2}}(2\sin x - \cos x + \cot x)$;

(10) $\lim\limits_{x \to \infty}\left(2 - \dfrac{1}{x} + \dfrac{2}{x^{2}}\right)^{3}$;

(11) $\lim\limits_{x \to 2}\left(\dfrac{12}{8-x^{3}} - \dfrac{1}{2-x}\right)$;

(12) $\lim\limits_{x \to 9}\dfrac{\sqrt{x}-3}{x-9}$;

(13) $\lim\limits_{x \to \infty}\dfrac{2x^{3} - x^{2} + 5}{3x^{2} - 2x - 1}$;

(14) $\lim\limits_{x \to 0}\dfrac{\tan 2x}{\sin 5x}$;

(15) $\lim\limits_{x \to 0}\dfrac{1 - \cos 2x}{x}$;

(16) $\lim\limits_{x \to 0}\dfrac{2\arcsin x}{3x}$;

(17) $\lim\limits_{x \to \infty}\left(1 - \dfrac{1}{x}\right)^{x}$;

(18) $\lim\limits_{x \to 0}\sqrt[x]{1-2x}$;

(19) $\lim\limits_{x \to 0}\left(\dfrac{1+\tan x}{1+\sin x}\right)^{\frac{1}{\sin x}}$;

(20) $\lim\limits_{x \to 1}(1 + \sin \pi x)^{\cot \pi x}$;

(21) $\lim\limits_{x \to 0}\dfrac{\ln(1+x)}{x}$;

(22) $f(x) = \begin{cases} \dfrac{\sin 2x}{x}, & \text{当 } x < 0 \text{ 时;} \\[2mm] \dfrac{x^{2}}{1-\cos x}, & \text{当 } x > 0 \text{ 时,} \end{cases}$ 求 $\lim\limits_{x \to 0}f(x)$.

12. 0.00001 是否为无穷小量? 1000^{1000} 是否为无穷大量? 0 是否为无穷小量? 为什么?

13. 逐渐增大的量能否为无穷小量? 逐渐减小的量是否一定为无穷小量? 时而增大时而减小的量能否为无穷小量?

14. 下列各题中,哪些是无穷小量? 哪些是无穷大量?

(1) $\dfrac{\sin x}{1+\cos x}$ $(x \to 0)$; (2) $\dfrac{\arctan x}{1+x^{2}}$ $(x \to \infty)$; (3) $x^{2}\cos x$ $(x \to 0)$; (4) $\mathrm{e}^{x}\sin x$ $(x \to \infty)$.

15. 比较下列无穷小量的阶：

    (1) 当 $x \to 1$ 时，$1-x$；$1-\sqrt[3]{x}$；$2(1-\sqrt{x})$；

    (2) 当 $x \to 0$ 时，$\ln(1+x)$； x； $\tan x$.

16. 求下列函数的极限

    (1) $\lim\limits_{x \to 1} \dfrac{x^2-1}{\sqrt{3-x}-\sqrt{1+x}}$ (2) $\lim\limits_{x \to \infty} (1+\dfrac{3}{x})^{2x}$

    (3) $\lim\limits_{x \to \infty} (\dfrac{2x+3}{2x+1})^{x+1}$ (4) $\lim\limits_{x \to \frac{\pi}{2}} (1+a\cot^2 x)^{\tan 2x}$

    (5) $\lim\limits_{x \to \infty} (\dfrac{1+x}{x})^{2x}$ (6) $\lim\limits_{x \to 0} \dfrac{\sin x - \tan x}{(\sqrt[3]{1+x^2}-1)(\sqrt{1+\sin x}-1)}$

    (7) $\lim\limits_{x \to \infty} x(\sqrt{x^2+1}-x)$ (8) $\lim\limits_{x \to 0} (\dfrac{\tan x - \sin x}{x^3})$

17. 求下列函数的间断点，并确定它们的类型.

    (1) $y = \dfrac{x+3}{x^2-1}$ (2) $y = \dfrac{x}{\sin x}$ (3) $y = (1+x)^{\frac{1}{x}}$

    (4) $y = \dfrac{x^2-1}{x^2-3x+2}$ (5) $y = x \cdot \cos\dfrac{1}{x}$

18. 自己作三个函数，分别满足以下条件，写出方程并作图.

    (1) $\lim\limits_{x \to 2+0} f(x) = 3$ 及 $\lim\limits_{x \to 2-0} f(x) = 1$；

    (2) $\lim\limits_{x \to 2+0} f(x) = 3$ 及 $f(x)$ 在 $x=2$ 处连续；

    (3) $f(x)$ 在 $x=0$ 处的左右极限均不存在.

19. 若函数 $f(x)$ 在点 x_0 处连续，能否断定当 $x \to x_0$ 时，$f(x)$ 必有极限存在？又当 $x \to x_0$ 时，$f(x)$ 有极限存在，能否断定 $f(x)$ 在 x_0 处连续？

20. 求函数 $f(x) = \dfrac{x^3+2x^2+\sin x}{x^2-x-2}$ 的连续区间.

21. 设 $f(x) = \begin{cases} x^2, & \text{当 } x \leqslant 2 \text{ 时；} \\ a+x, & \text{当 } x > 2 \text{ 时，} \end{cases}$ (1)a 为何值时，$f(x)$ 在 $x=2$ 处连续？(2)画出 $f(x)$ 的图像.

22. 根据连续函数在闭区间上的性质，证明 $x^5-3x=1$ 至少有一个根介于 1 和 2 之间.

23. 雌性小鼠的生长曲线为 $\omega(t) = \dfrac{26}{1+30e^{-\frac{2}{3}t}}$，其中 $\omega(t)$ 表示体重，以克(g)为单位，t 表示出生后的时间，以

    周为单位，求(1)小鼠出生时的体重；(2)可能达到最大的体重；(3)什么时候体重是最大体重的一半.

(二)补充题

1. 用区间表示变量的变化范围：

    (1)$2 < x \leqslant 6$； (2)$x \geqslant 0$； (3)$x^2 < 9$； (4)$|x-3| \leqslant 4$.

2. 下列各题中，函数 $f(x)$ 和 $g(x)$ 是否相同？为什么？

    (1) $f(x) = \lg x^2$，$g(x) = 2\lg x$；   (2) $f(x) = x$，$g(x) = \sqrt{x^2}$；

    (3) $f(x) = \sqrt[3]{x^4-x^3}$，$g(x) = x\sqrt[3]{x-1}$.

3. 下列函数中哪些是偶函数，哪些是奇函数，哪些既非奇函数又非偶函数？

    (1) $y = x^2(1-x^2)$；   (2) $y = 3x^2-x^3$；   (3) $y = \dfrac{1-x^2}{1+x^2}$；

    (4) $y = x(x-1)(x+1)$；   (5) $y = \sin x - \cos x + 1$；   (6) $y = \dfrac{a^x+a^{-x}}{2}$.

4. 试证下列函数在指定区间内的单调性：

(1) $y=x^2,(-1,0)$;　(2) $y=\lg x,(0,+\infty)$;　(3) $y=\sin x,\left(-\dfrac{\pi}{2},\dfrac{\pi}{2}\right)$.

5.下列各函数中哪些是周期函数? 对于周期函数,指出其周期:

(1) $y=\cos(x-2)$;　(2) $y=\cos 4x$;　(3) $y=1+\sin\pi x$;

(4) $y=x\cos x$;　　　(5) $y=\sin^2 x$.

6.求下列函数的反函数:

(1) $y=\sqrt[3]{x+1}$;　(2) $y=\dfrac{1-x}{1+x}$.

7.观察下列数列的变化趋势,写出它们的极限:

(1) $a_n=\dfrac{1}{2^n}$;　(2) $a_n=2+\dfrac{1}{n^2}$;　(3) $a_n=\dfrac{n-1}{n+1}$;　(4) $a_n=n(-1)^n$.

8.若 $\lim\limits_{x\to 1}\dfrac{x^2+ax+b}{1-x}=5$,求 a、b 的值.

9.已知 $f(x)=\dfrac{px^2-2}{x^2+1}+3qx+5$,当 $x\to\infty$ 时,p、q 取何值 $f(x)$ 为无穷小量? p、q 取何值 $f(x)$ 为无穷大量?

10.下列函数 $f(x)$ 在 $x=0$ 处是否连续? 为什么?

(1) $f(x)=\begin{cases} x^2\sin\dfrac{1}{x} & x\neq 0, \\ 0 & x=0; \end{cases}$　(2) $f(x)=\begin{cases} \mathrm{e}^{-\frac{1}{x^2}} & x\neq 0, \\ 0 & x=0; \end{cases}$

(3) $f(x)=\begin{cases} \dfrac{\sin x}{|x|} & x\neq 0, \\ 1 & x=0; \end{cases}$　(4) $f(x)=\begin{cases} \mathrm{e}^x & x\leqslant 0, \\ \dfrac{\sin x}{x} & x>0. \end{cases}$

11.用定义证明:

(1) $\sqrt[3]{x}$ 在 $[0,1]$ 上是一致连续的.

(2) $\sin x^2$ 在 $(-\infty,\infty)$ 上不是一致连续的,但在 $[0,a]$ 上是一致连续的.

(3) $\sin\dfrac{1}{x}$ 在 $(0,1)$ 上不是一致连续的,但在 $(a,1)(a>0)$ 上是一致连续的.

12.如果 f 在 $(-\infty,\infty)$ 上连续,则 f 在任一有限开区间上一致连续.

13.如果 f 在 (a,b) 上一致连续,则 f 在 (a,b) 上有界.

14.如果在区间 I 上,f 和 g 一致连续,则 $f\pm g$ 在 I 上也一致连续.

15.如果 f 在 $[a,+\infty)$ 上连续,且 $\lim\limits_{x\to\infty}f(x)=b$,则 f 在 $[a,+\infty)$ 上一致连续.

第三章 导数与微分

在生产实践和科学实验中,经常需要研究某个变量相对另一个变量变化程度的快慢和变化数量的大小,前者通常叫变化率问题,后者叫变化量问题,导数概念是变化率问题在数学上抽象化的结果,微分概念是变化量问题近似计算的结果.

本章主要学习导数、微分的概念,进而导出计算导数的法则与公式,在此基础上简略讨论微分学的基本理论及它们的应用.

3.1 导数的概念

一、引出导数概念的实例

1. 瞬时速度

人们在日常生活中说物体的运动速度通常是指物体在一段时间内运动的平均速度,但随着科学技术的发展,仅仅知道物体的平均速度是不够的,时常要考虑物体在某一瞬间的速度,即所谓的瞬时速度. 现在给出物体的瞬时速度的定义,并提供计算瞬时速度的一个具体方法.

如果物体作非匀速运动,其运动规律是 $s = f(t)$,其中 t 是时间, s 是距离.怎样求它在 $t = t_0$ 的瞬时速度呢?

当时间从 t_0 变到 t 时,物体所走过的路程为 $\Delta s = f(t) - f(t_0)$,于是,在 $\Delta t = t - t_0$ 这一段时间内物体的平均速度为

$$\bar{v} = \frac{\Delta s}{\Delta t} = \frac{f(t_0 + \Delta t) - f(t_0)}{\Delta t},$$

显然这个平均速度可以看做是物体在 t_0 时刻的瞬时速度的近似值.如果 Δt 较大,那么由 t_0 到 t 这段时间内物体的速度可能改变很大;如果 Δt 较小,物体的速度可能不会有很大变化;当 Δt 越小,即 t 越接近 t_0 ,平均速度就越接近物体在 t_0 时的瞬时速度.若极限

$$v = \lim_{\Delta t \to 0} \frac{\Delta s}{\Delta t} = \lim_{\Delta t \to 0} \frac{f(t_0 + \Delta t) - f(t_0)}{\Delta t}$$
$$= v(t_0)$$

存在,我们自然把此极限称为物体在 t_0 时的瞬时速度,显然,当物体作匀速运动时,结论仍然成立.上式也同时提供了计算瞬时速度的方法.

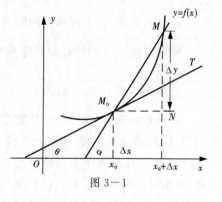

图 3—1

2. 切线的斜率

要研究曲线 $y = f(x)$ 在某一点 $M_0(x_0, y_0)$ 处的切线的斜率,先在曲线上另取一点 $M(x_0 + \Delta x, y_0 + \Delta y)$,作割线 $M_0 M$,如图 3—1 所示.当点 M 沿着曲线趋向于点 M_0 时,割线 $M_0 M$ 就趋向于极限位置——直线 $M_0 T$,我们称此直线 $M_0 T$ 为曲线在点 M_0 处的

切线.在图 3—1 中,记割线 M_0M 的倾角为 α,切线 M_0T 的倾角为 θ,则在三角形 M_0NM 中, $\angle MM_0N = \alpha$,所以

$$\tan\alpha = \frac{\Delta y}{\Delta x} = \frac{f(x_0 + \Delta x) - f(x_0)}{\Delta x}.$$

当 $\Delta x \to 0$ 时,点 M 沿曲线趋近于点 M_0,此时割线变为切线,而割线的斜率也就变为切线的斜率 $\tan\theta$.因而

$$\tan\theta = \lim_{\Delta x \to 0}\tan\alpha = \lim_{\Delta x \to 0}\frac{\Delta y}{\Delta x} = \lim_{\Delta x \to 0}\frac{f(x_0 + \Delta x) - f(x_0)}{\Delta x}.$$

二、导数的定义

在上述的两个例子中,一个是物理学中的瞬时速度,一个是几何学中的切线斜率,两者的实际意义完全不同.但是,它们却有着相同的数学形式,即函数改变量 Δy 与自变量的改变量 Δx 之比的极限(当 $\Delta x \to 0$ 时).这样就有下面的导数概念:

定义 1 设函数 $y = f(x)$ 在 x_0 点的某个邻域内有定义,当自变量在 x_0 处取得改变量 Δx 时,函数 $f(x)$ 取得相应的改变量 $\Delta y = f(x_0 + \Delta x) - f(x_0)$.如果当 $\Delta x \to 0$ 时, $\frac{\Delta y}{\Delta x}$ 的极限存在, 即

$$\lim_{\Delta x \to 0}\frac{\Delta y}{\Delta x} = \lim_{\Delta x \to 0}\frac{f(x_0 + \Delta x) - f(x_0)}{\Delta x},$$

则称函数 $y = f(x)$ 在 x_0 点处有导数(可导),该极限值为 $f(x)$ 在 x_0 点的导数(derivative), 记作

$$f'(x_0), \quad y'\Big|_{x=x_0}, \quad \frac{\mathrm{d}y}{\mathrm{d}x}\Big|_{x=x_0}, \quad \frac{\mathrm{d}f(x)}{\mathrm{d}x}\Big|_{x=x_0}.$$

如果极限不存在,则说函数 $y = f(x)$ 在 x_0 点不可导.

上面我们讲的是函数在某一点 x_0 处可导.若 $y = f(x)$ 在区间 (a,b) 中每一点都可导,则称函数 $f(x)$ 在区间 (a,b) 上可导.此时,对于区间 (a,b) 内每一点 x,都有一个导数值 $f'(x)$ 与它对应,这样就定义了一个新的函数,这个新的函数称为函数 $y = f(x)$ 在区间 (a,b) 内对 x 的导函数(derived function),简称为导数,记作

$$f'(x), \quad y', \quad \frac{\mathrm{d}y}{\mathrm{d}x}, \quad \frac{\mathrm{d}f}{\mathrm{d}x}.$$

由导数的定义,上面两个问题可分别地说成:

瞬时速度 v 是物体运动时路程函数 $s = f(t)$ 关于时间 t 的导数,即 $v = s' = \lim\limits_{\Delta t \to 0}\dfrac{\Delta s}{\Delta t}$.

切线的斜率 $\tan\theta$ 是曲线 $y = f(x)$ 的纵坐标 y 关于横坐标 x 的导数,即 $\tan\theta = \lim\limits_{\Delta x \to 0}\dfrac{\Delta y}{\Delta x}$.

由导数的定义可以看出,导数实质上就是描述了一个变量 y (因变量)相对于另一个变量 x (自变量)的变化快慢,也就是变量 y 关于变量 x 的变化率.即导数可以在广泛意义上理解为"速度".这样凡是属于变化率问题都与导数相联系.例如,化学反应速度、放射物质的蜕变速度、细胞增殖速度等等都可以归结为导数问题.

根据导数的定义,计算函数 $y = f(x)$ 的导数应按下列步骤进行.

(1)当自变量 x 处有改变量 Δx 时,函数 $y = f(x)$ 相应地有改变量

$$\Delta y = f(x + \Delta x) - f(x).$$

（2）计算函数的改变量 Δy 与自变量的改变量 Δx 的比值

$$\frac{\Delta y}{\Delta x} = \frac{f(x + \Delta x) - f(x)}{\Delta x}.$$

（3）求自变量的改变量 $\Delta x \to 0$ 时 $\dfrac{\Delta y}{\Delta x}$ 的极限（如果存在）

$$y' = \lim_{\Delta x \to 0} \frac{\Delta y}{\Delta x} = \lim_{\Delta x \to 0} \frac{f(x + \Delta x) - f(x)}{\Delta x}.$$

例 3.1 求 $y = C$（C 为常数）的导数.

解 （1）给 x 以改变量 Δx，则 $\Delta y = f(x + \Delta x) - f(x) = C - C = 0$.

（2）计算比值 $\dfrac{\Delta y}{\Delta x}$ 得 $\dfrac{\Delta y}{\Delta x} = \dfrac{0}{\Delta x} = 0$.

（3）求比值 $\dfrac{\Delta y}{\Delta x}$ 的极限得 $y' = \lim\limits_{\Delta x \to 0} \dfrac{\Delta y}{\Delta x} = 0$，即 $y' = (C)' = 0$，这就是说，常数的导数等于零.

三、导数的几何意义及物理意义

有了导数的定义，再联系到前面讲过的两个实例，就可得导数的几何意义和物理意义.

导数的几何意义：函数 $y = f(x)$ 在点 $x = x_0$ 处的导数 $f'(x_0)$ 等于函数 $y = f(x)$ 的曲线在点 $M_0(x_0, f(x_0))$ 处切线的斜率.

导数的物理意义：物体运动的路程函数 $s = f(t)$ 在 $t = t_0$ 处的导数 $f'(t_0)$ 就是物体在 t_0 时的瞬时速度.

定义 2 若极限 $\lim\limits_{\Delta x \to 0+0} \dfrac{\Delta y}{\Delta x} = \lim\limits_{\Delta x \to 0+0} \dfrac{f(x_0 + \Delta x) - f(x_0)}{\Delta x}$ 存在，则称此极限为函数 $f(x)$ 在点 x_0 的右导数（derivative on the right），并记为 $f'(x_0 + 0)$.

若极限 $\lim\limits_{\Delta x \to 0-0} \dfrac{\Delta y}{\Delta x} = \lim\limits_{\Delta x \to 0-0} \dfrac{f(x_0 + \Delta x) - f(x_0)}{\Delta x}$ 存在，则称此极限为函数 $f(x)$ 在点 x_0 的左导数（derivative on the left），并记为 $f'(x_0 - 0)$.

因此，函数 $f(x)$ 在点 x_0 可导的充要条件是：$f'(x_0 + 0)$ 和 $f'(x_0 - 0)$ 存在并且相等.

四＊、函数的可导性和连续性的关系

函数的可导与连续有如下关系.

定理 1 如果函数 $f(x)$ 在点 x_0 可导，则函数 $f(x)$ 在点 x_0 连续.

证明 因为函数 $f(x)$ 在点 x_0 可导，从而等式 $\lim\limits_{\Delta x \to 0} \dfrac{\Delta y}{\Delta x} = f'(x_0)$ 成立，所以 $\lim\limits_{\Delta x \to 0} \Delta y = \lim\limits_{\Delta x \to 0} \dfrac{\Delta y}{\Delta x} \cdot \Delta x = f'(x_0) \cdot 0 = 0$，根据函数连续性的定义知 $f(x)$ 在点 x_0 处连续.

定理 1 表明：可导必连续. 然而这个定理的逆定理却不成立. 例如，函数 $f(x) = |x|$ 在 $x = 0$ 连续，但是它在点 $x = 0$ 处不可导. 事实上，设在 $x = 0$ 自变量 x 的改变量是 Δx，分别有

当 $\Delta x > 0$ 时，$\Delta y = f(\Delta x) - f(0) = |\Delta x| = \Delta x$，

$$\frac{\Delta y}{\Delta x} = \frac{\Delta x}{\Delta x} = 1,$$

$$f'(0+0) = \lim_{\Delta x \to 0+0} \frac{\Delta y}{\Delta x} = 1.$$

当 $\Delta x < 0$ 时，$\Delta y = f(\Delta x) - f(0) = |\Delta x| = -\Delta x$，

$$\frac{\Delta y}{\Delta x} = \frac{-\Delta x}{\Delta x} = -1,$$

$$f'(0-0) = \lim_{\Delta x \to 0-0} \frac{\Delta y}{\Delta x} = -1.$$

于是，$f'(0+0) \neq f'(0-0)$，则函数 $f(x) = |x|$ 在 $x = 0$ 不可导.

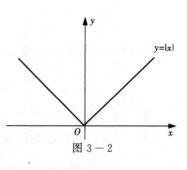

图 3 - 2

函数 $f(x) = |x|$ 的几何图像是一条折线，如图 3 - 2 所示，函数 $f(x) = |x|$ 在 $x = 0$ 不可导的几何意义是此折线在点 $(0,0)$ 不存在切线.

3.2　导数的计算

一、常数和几个基本初等函数的导数

下面我们根据导数定义求常数及几个基本初等函数的导数.

1. 常数的导数　$(C)' = 0$.

2. 幂函数的导数

设 $y = x^n$（n 为正整数），则有

$$\Delta y = (x + \Delta x)^n - x^n = x^n + C_n^1 \cdot x^{n-1} \cdot \Delta x + C_n^2 \cdot x^{n-2} \cdot (\Delta x)^2 + \cdots + (\Delta x)^n - x^n$$

$$= nx^{n-1} \cdot \Delta x + \frac{n(n-1)}{2!} \cdot x^{n-2} \cdot (\Delta x)^2 + \cdots + (\Delta x)^n,$$

所以　$\dfrac{\Delta y}{\Delta x} = nx^{n-1} + \dfrac{n(n-1)}{2!} \cdot x^{n-2} \cdot \Delta x + \cdots + (\Delta x)^{n-1},$

得　$\lim\limits_{\Delta x \to 0} \dfrac{\Delta y}{\Delta x} = n \cdot x^{n-1}$，即 $(x^n)' = nx^{n-1}.$

特别是，当 $n = 1$ 时，有 $(x)' = 1$. 即自变量对其自身的导数等于 1.

3. 正弦函数和余弦函数的导数

设　$y = \sin x$，则有 $\Delta y = \sin(x + \Delta x) - \sin x = 2\cos\left(x + \dfrac{\Delta x}{2}\right) \cdot \sin\dfrac{\Delta x}{2}$，

所以
$$\frac{\Delta y}{\Delta x} = \cos\left(x + \frac{\Delta x}{2}\right) \cdot \frac{\sin\dfrac{\Delta x}{2}}{\dfrac{\Delta x}{2}},$$

从而

$$\lim_{\Delta x \to 0} \frac{\Delta y}{\Delta x} = \lim_{\Delta x \to 0} \cos\left(x + \frac{\Delta x}{2}\right) \cdot \lim_{\frac{\Delta x}{2} \to 0} \frac{\sin\dfrac{\Delta x}{2}}{\dfrac{\Delta x}{2}} = \cos x,$$

即 $(\sin x)' = \cos x$，同理可证 $(\cos x)' = -\sin x$.

4.对数函数的导数

设　$y = \log_a x, (a > 0$ 且 $a \neq 1, x > 0)$，则有

$$\Delta y = \log_a(x + \Delta x) - \log_a x = \log_a \frac{x + \Delta x}{x} = \log_a \left(1 + \frac{\Delta x}{x}\right),$$

所以　$\dfrac{\Delta y}{\Delta x} = \dfrac{1}{\Delta x} \log_a \left(1 + \dfrac{\Delta x}{x}\right) = \dfrac{1}{x} \cdot \dfrac{x}{\Delta x} \log_a \left(1 + \dfrac{\Delta x}{x}\right) = \dfrac{1}{x} \log_a \left(1 + \dfrac{\Delta x}{x}\right)^{\frac{x}{\Delta x}},$

得　$\displaystyle \lim_{\Delta x \to 0} \frac{\Delta y}{\Delta x} = \lim_{\Delta x \to 0} \left[\frac{1}{x} \log_a \left(1 + \frac{\Delta x}{x}\right)^{\frac{x}{\Delta x}}\right]$

$$= \frac{1}{x} \log_a \left[\lim_{\Delta x \to 0} \left(1 + \frac{1}{\frac{x}{\Delta x}}\right)^{\frac{x}{\Delta x}}\right] = \frac{1}{x} \log_a \mathrm{e} = \frac{1}{x \ln a},$$

即 $(\log_a x)' = \dfrac{1}{x \ln a}$. 特别地当 $a = \mathrm{e}$ 时，有 $(\ln x)' = \dfrac{1}{x}$.

二、导数的四则运算法则

在导数的定义中，我们不仅阐明了导数概念的实质，也给出了根据定义求函数的导数的方法.但是，如果对于每一个函数，都直接按定义去求它的导数，那将是极为困难和复杂的.因此，希望找到一些基本公式与运算法则，借助它们来简化求导数的计算.

设函数 $u = u(x), v = v(x)$ 在点 x 处可导.

1.两个函数代数和的导数

$$(u \pm v)' = u' \pm v'. \tag{3-2-1}$$

证明　设 $y = u \pm v$，当 x 取得改变量 Δx 时，函数 u、v 及 y 的改变量依次为 Δu、Δv 及 Δy.因为

$$\Delta u = u(x + \Delta x) - u(x), \quad \Delta v = v(x + \Delta x) - v(x),$$

所以　$u(x + \Delta x) = u(x) + \Delta u, \quad v(x + \Delta x) = v(x) + \Delta v,$

由此　$\Delta y = [(u + \Delta u) \pm (v + \Delta v)] - (u \pm v) = \Delta u \pm \Delta v,$

从而　$\dfrac{\Delta y}{\Delta x} = \dfrac{\Delta u}{\Delta x} \pm \dfrac{\Delta v}{\Delta x},$

取极限，得

$$\lim_{\Delta x \to 0} \frac{\Delta y}{\Delta x} = \lim_{\Delta x \to 0} \left(\frac{\Delta u}{\Delta x} \pm \frac{\Delta v}{\Delta x}\right) = \lim_{\Delta x \to 0} \frac{\Delta u}{\Delta x} \pm \lim_{\Delta x \to 0} \frac{\Delta v}{\Delta x} = u' \pm v',$$

即　$(u \pm v)' = u' \pm v'.$

2.两个函数乘积的导数

$$(u \cdot v)' = u'v + uv'. \tag{3-2-2}$$

证明　设 $y = uv$，则有

$$\Delta y = (u + \Delta u)(v + \Delta v) - uv = uv + v \cdot \Delta u + u \cdot \Delta v + \Delta u \cdot \Delta v - uv,$$

从而　$\dfrac{\Delta y}{\Delta x} = \dfrac{v \cdot \Delta u + u \cdot \Delta v + \Delta u \cdot \Delta v}{\Delta x} = \dfrac{\Delta u}{\Delta x} v + u \dfrac{\Delta v}{\Delta x} + \Delta u \dfrac{\Delta v}{\Delta x},$

因为 $u(x)$ 在点 x 处可导，所以 $u(x)$ 在点 x 处连续，即当 $\Delta x \to 0$ 时，$\Delta u \to 0$，

$$\lim_{\Delta x \to 0} \frac{\Delta y}{\Delta x} = \lim_{\Delta x \to 0} \left(\frac{\Delta u}{\Delta x} v + u \frac{\Delta v}{\Delta x} + \Delta u \frac{\Delta v}{\Delta x}\right)$$

$$= \lim_{\Delta x \to 0} \frac{\Delta u}{\Delta x} \cdot v + u \cdot \lim_{\Delta x \to 0} \frac{\Delta v}{\Delta x} + \lim_{\Delta x \to 0} \Delta u \cdot \lim_{\Delta x \to 0} \frac{\Delta v}{\Delta x} = u'v + uv',$$

即
$$(uv)' = u'v + uv'.$$

当 $v = C$（C 为常数）时，则由上式得 $(Cu)' = Cu'$. $\qquad\qquad$ (3 − 2 − 3)

对于 3 个函数乘积的导数，若 $y = uvw$，并且 u'、v'、w' 都存在，则
$$y' = [(uv) \cdot w]' = (uv)'w + (uv)w' = u'vw + uv'w + uvw'.$$

3. 两个函数商的导数

$$\left(\frac{u}{v} \right)' = \frac{u'v - uv'}{v^2} \quad (v \neq 0). \qquad\qquad (3 − 2 − 4)$$

证法与上述 1、2 类似，读者自证。

例 3.2 求 $y = 5\log_2 x - 2x^4$ 的导数。

解 因为 $(\log_2 x)' = \dfrac{1}{x \ln 2}$，$(x^4)' = 4x^3$，所以

$$y' = (5\log_2 x)' - (2x^4)' = 5(\log_2 x)' - 2(x^4)' = 5 \cdot \frac{1}{x \ln 2} - 2 \cdot 4x^3 = \frac{5}{x \ln 2} - 8x^3.$$

例 3.3 求 $y = x \sin x$ 的导数。

解 $y' = (x \sin x)' = (x)' \sin x + x (\sin x)' = \sin x + x \cos x.$

例 3.4 求 $y = \tan x$ 的导数。

解 $y' = (\tan x)' = \left(\dfrac{\sin x}{\cos x} \right)' = \dfrac{(\sin x)' \cos x - \sin x (\cos x)'}{\cos^2 x}$

$$= \frac{(\cos x) \cos x - \sin x (-\sin x)}{\cos^2 x} = \frac{1}{\cos^2 x} = \sec^2 x,$$

同理可求得 $(\cot x)' = -\csc^2 x$.

例 3.5 求 $y = \sec x$ 和 $y = \csc x$ 的导数。

解 $y' = (\sec x)' = \left(\dfrac{1}{\cos x} \right)' = -\dfrac{(\cos x)'}{\cos^2 x} = \dfrac{\sin x}{\cos^2 x} = \dfrac{1}{\cos x} \cdot \dfrac{\sin x}{\cos x} = \sec x \tan x.$

同理可求得
$$(\csc x)' = -\csc x \cot x.$$

三、复合函数求导法则

我们经常遇到的函数往往是由几个基本初等函数构成的复合函数。因此，复合函数求导法则是求导运算经常应用的一个重要法则。

定理 2 若函数 $y = f(u)$ 和 $u = \varphi(x)$ 都可导，则复合函数 $y = f[\varphi(x)]$ 也可导，且

$$\{f[\varphi(x)]\}' = f'(u)\varphi'(x) \qquad\qquad (3 − 2 − 5)$$

或 $y'_x = y'_u \cdot u'_x$，也可写成 $\dfrac{\mathrm{d}y}{\mathrm{d}x} = \dfrac{\mathrm{d}y}{\mathrm{d}u} \cdot \dfrac{\mathrm{d}u}{\mathrm{d}x}$.

证明 设 x 有改变量 Δx，相应的函数 u 有改变量 Δu，从而函数 y 又有改变量 Δy，因为当 $\Delta u \neq 0$ 时有

$$\frac{\Delta y}{\Delta x} = \frac{\Delta y}{\Delta u} \cdot \frac{\Delta u}{\Delta x},$$

所以
$$\lim_{\Delta x \to 0} \frac{\Delta y}{\Delta x} = \lim_{\Delta x \to 0} \frac{\Delta y}{\Delta u} \cdot \lim_{\Delta x \to 0} \frac{\Delta u}{\Delta x},$$

因 $u = \varphi(x)$ 可导,则必连续.因此,当 $\Delta x \to 0$ 时,$\Delta u \to 0$.所以 $\lim\limits_{\Delta x \to 0} \dfrac{\Delta y}{\Delta u} = \lim\limits_{\Delta u \to 0} \dfrac{\Delta y}{\Delta u} = \dfrac{\mathrm{d}y}{\mathrm{d}u}$,

从而
$$\lim\limits_{\Delta x \to 0} \frac{\Delta y}{\Delta x} = \frac{\mathrm{d}y}{\mathrm{d}x} = \frac{\mathrm{d}y}{\mathrm{d}u} \cdot \frac{\mathrm{d}u}{\mathrm{d}x} = f'(u) \cdot \varphi'(x).$$

注:在此定理证明过程中要求 $\Delta u \neq 0$,但在自变量的变化过程中有可能 $\Delta u = 0$,不过可以换一种证法,在此情况下本定理亦成立.

此定理可推广到任意有限个函数构成的复合函数.下面以 3 个函数构成的复合函数为例给出求导法则:若 $y = f(u)$,$u = \varphi(v)$,$v = \psi(x)$ 都可导,则
$$\frac{\mathrm{d}y}{\mathrm{d}x} = \frac{\mathrm{d}y}{\mathrm{d}u} \cdot \frac{\mathrm{d}u}{\mathrm{d}v} \cdot \frac{\mathrm{d}v}{\mathrm{d}x},$$
或
$$y'_x = y'_u \cdot u'_v \cdot v'_x.$$

例 3.6 求 $y = \sin\sqrt[3]{x}$ 的导数.

解 $y = \sin u$,$u = \sqrt[3]{x}$,所以 $y' = (\sin u)'(\sqrt[3]{x})' = \cos u \cdot \dfrac{1}{3} \cdot \dfrac{1}{\sqrt[3]{x^2}} = \dfrac{1}{3\sqrt[3]{x^2}} \cos\sqrt[3]{x}$.

四、反函数的求导法则

为了求反函数的导数,这里首先研究反函数的求导法则.

定理 3 如果函数 $x = \varphi(y)$ 满足条件:

(1) 在某一点 y 的邻域内单调递增或递减,且连续;

(2) 在 y 点存在导数 $\varphi'(y)$,且 $\varphi'(y) \neq 0$.

则函数 $x = \varphi(y)$ 的反函数 $y = f(x)$ 在点 $x[x = \varphi(y)]$ 处可导,且有 $f'(x) = \dfrac{1}{\varphi'(y)}$.

定理 3 表明:反函数的导数等于原来函数的导数的倒数.

证明 由条件(1)知,在对应的邻域内函数 $x = \varphi(y)$ 存在反函数 $y = f(x)$,而且它也是单调(递增或递减)和连续的.给 x 一个增量 Δx,且 $\Delta x \neq 0$,由于 $f(x)$ 的单调性,就有
$$\Delta y = f(x + \Delta x) - f(x) \neq 0.$$
另外,又根据 $f(x)$ 的连续性,当 $\Delta x \to 0$ 时,有 $\Delta y \to 0$,现在对等式
$$\frac{\Delta y}{\Delta x} = \frac{1}{\dfrac{\Delta x}{\Delta y}} \quad (\Delta x \neq 0, \Delta y \neq 0)$$

两边取极限,故得
$$\lim\limits_{\Delta x \to 0} \frac{\Delta y}{\Delta x} = \lim\limits_{\Delta y \to 0} \frac{1}{\dfrac{\Delta x}{\Delta y}} = \frac{1}{\varphi'(y)}.$$

这不仅证明了反函数 $y = f(x)$ 在点 x 可导,而且给出了 $f'(x) = \dfrac{1}{\varphi'(y)}$.

有时为了明确指出对哪个变量的导数,常用下标标明,即 $y'_x = \dfrac{1}{x'_y}$.

例 3.7 求反正弦函数 $y = \arcsin x$ 的导数.

解 因为函数 $x = \sin y$ 在区间 $\left(-\dfrac{\pi}{2}, \dfrac{\pi}{2}\right)$ 内单调递增、连续和可导,且 $x'_y = \cos y > 0$,由定理

3 知反函数 $y = \arcsin x$ 在对应区间 $(-1,1)$ 内可导,且有

$$y'_x = \frac{1}{x'_y} = \frac{1}{\cos y} = \frac{1}{\sqrt{1-\sin^2 y}} = \frac{1}{\sqrt{1-x^2}}.$$

因此 $(\arcsin x)' = \dfrac{1}{\sqrt{1-x^2}}.$

同理可得 $(\arccos x)' = -\dfrac{1}{\sqrt{1-x^2}}.$

例 3.8 求反正切函数 $y = \arctan x$ 的导数.

解 因为正切函数 $x = \tan y$,在区间 $\left(-\dfrac{\pi}{2}, \dfrac{\pi}{2}\right)$ 内单调递增、连续、可导,且有 $x'_y = \sec^2 y > 0.$ 由定理 3 知,其反函数 $y = \arctan x$ 在对应区间 $(-\infty, +\infty)$ 内可导,且有

$$(\arctan x)' = y'_x = \frac{1}{x'_y} = \frac{1}{\sec^2 y} = \frac{1}{1 + \tan^2 y} = \frac{1}{1 + x^2}.$$

因此 $(\arctan x)' = \dfrac{1}{1+x^2}.$

同理可得 $(\text{arccot} x)' = -\dfrac{1}{1+x^2}.$

例 3.9 求指数函数 $y = a^x (a > 0$ 且 $a \neq 1)$ 的导数.

解 已知指数函数 $y = a^x$ 是对数函数 $x = \log_a y$ 的反函数,由 $(\log_a y)' = \dfrac{1}{y \ln a}$,则

$$y' = (a^x)' = \frac{1}{(\log_a y)'} = \frac{1}{\dfrac{1}{y \ln a}} = y \ln a = a^x \ln a,$$

即 $(a^x)' = a^x \ln a.$

特别地当 $a = e$ 时,有 $(e^x)' = e^x.$

五、隐函数的求导法则

表示函数 f(对应关系)的方法有多种,其中有这样一种,自变量 x 与因变量 y 之间的函数 f 是由方程 $F(x,y) = 0$ 所确定的,则称这种函数关系为隐函数(implicit function).

例如,方程 $F(x,y) = 2x - 3y - 1 = 0$ 确定一个函数.事实上,对任意 $x \in R$,由方程都能确定惟一一个 $y = \dfrac{2x-1}{3}$,再如方程 $F(x,y) = x^2 + y^2 - R^2 = 0$ 确定两个函数 $y = \pm\sqrt{R^2 - x^2}$,可以证明方程 $F(x,y) = e^y - xy = 0$ 也确定着函数关系,但却无法表示成 $y = f(x)$ 的形式.

注:$F(x,y) = 0$ 是方程,不能叫隐函数,一旦从方程 $F(x,y) = 0$ 中解出 $y = f(x)$ 的形式,它又叫显函数(explicit function)了.故隐函数是由方程确定的函数关系,它隐含在方程中.

由于从 $F(x,y) = 0$ 中不一定能解出 $y = f(x)$,因此有必要研究隐函数的求导方法.

可将 $F(x,y) = 0$ 看成是以 x 为自变量,以 y 为中间变量(因为 y 是 x 的函数,所以把 y 看做中间变量)的隐函数方程,直接从方程出发,将方程左端看成复合函数,再求导数,便可得到隐函数的导数.下面举例说明.

例 3.10 求方程 $e^y = xy$ 确定的隐函数 y 的导数.

解 方程两边对 x 求导,由复合函数求导法则(注意 y 是 x 的函数),有

$$\frac{\mathrm{d}}{\mathrm{d}x}(\mathrm{e}^y) = \frac{\mathrm{d}}{\mathrm{d}x}(xy),$$

得$(\mathrm{e}^y)' \cdot y'_x = x'y + xy'_x$, $\mathrm{e}^y y'_x = y + xy'_x$,

故 $y'_x = \dfrac{y}{\mathrm{e}^y - x}$.

例 3.11 求幂函数 $y = x^\alpha$(α 是实数,$x > 0$)的导数.

解 将 $y = x^\alpha$ 两端取对数得 $\ln y = \alpha \ln x$,将 y 看成 x 的函数,两端对 x 求导,得

$$\frac{1}{y} \cdot y'_x = \alpha \cdot \frac{1}{x}, \quad y'_x = y \cdot \frac{\alpha}{x} = x^\alpha \cdot \frac{\alpha}{x},$$

即

$$y'_x = \alpha x^{\alpha - 1}.$$

例如: $\left(\dfrac{1}{x^2}\right)' = (x^{-2})' = -\dfrac{2}{x^3}$; $(\sqrt[5]{x^2})' = (x^{\frac{2}{5}})' = \dfrac{2}{5}x^{-\frac{3}{5}} = \dfrac{2}{5\sqrt[5]{x^3}}$.

例 3.12 求 $y = (\tan x)^{\sin x}$ 的导数.

注意到 $(\tan x)^{\sin x}$ 既不是幂函数也不是指数函数,而是幂指函数,一般可用取对数的方法来完成,称为对数求导法.

解 两边取对数,得 $\ln y = (\sin x)(\ln \tan x)$. 然后,两边同时对 x 求导,得

$$\frac{1}{y} \cdot y'_x = \cos x(\ln \tan x) + \sin x \cdot \frac{\sec^2 x}{\tan x},$$

$$y'_x = y[\sec x + \cos x \cdot (\ln \tan x)] = (\tan x)^{\sin x}[\sec x + \cos x \cdot (\ln \tan x)].$$

例 3.13 求 $y = \sqrt[3]{\dfrac{(x-1)(x-2)}{(x-3)(x-4)}}$ 的导数.

解 两边取对数,得 $\ln y = \ln \sqrt[3]{\dfrac{(x-1)(x-2)}{(x-3)(x-4)}}$,

$$\ln y = \frac{1}{3}[\ln(x-1) + \ln(x-2) - \ln(x-3) - \ln(x-4)],$$

对上式两边求导

$$\frac{1}{y} \cdot y' = \frac{1}{3}\left(\frac{1}{x-1} + \frac{1}{x-2} - \frac{1}{x-3} - \frac{1}{x-4}\right),$$

$$y' = \frac{1}{3} \cdot y \cdot \left(\frac{1}{x-1} + \frac{1}{x-2} - \frac{1}{x-3} - \frac{1}{x-4}\right),$$

$$y' = \frac{1}{3}\sqrt[3]{\frac{(x-1)(x-2)}{(x-3)(x-4)}}\left(\frac{1}{x-1} + \frac{1}{x-2} - \frac{1}{x-3} - \frac{1}{x-4}\right).$$

前面我们讨论了幂函数、指数函数、对数函数、三角函数、反三角函数等基本初等函数求导公式,将它们集中起来,有如下的导数公式表:

(1) $(C)' = 0$,(C 是常数). (2) $(x^\alpha)' = \alpha x^{\alpha-1}$,($\alpha$ 为任意实数).

(3) $(a^x)' = a^x \ln a$. (4) $(\mathrm{e}^x)' = \mathrm{e}^x$.

(5) $(\log_a x)' = \dfrac{1}{x \ln a}$. (6) $(\ln x)' = \dfrac{1}{x}$.

(7) $(\sin x)' = \cos x$. (8) $(\cos x)' = -\sin x$.

(9) $(\tan x)' = \dfrac{1}{\cos^2 x} = \sec^2 x$. (10) $(\cot x)' = -\dfrac{1}{\sin^2 x} = -\csc^2 x$.

(11) $(\arcsin x)' = \dfrac{1}{\sqrt{1-x^2}}.$ (12) $(\arccos x)' = -\dfrac{1}{\sqrt{1-x^2}}.$

(13) $(\arctan x)' = \dfrac{1}{1+x^2}.$ (14) $(\operatorname{arccot} x)' = -\dfrac{1}{1+x^2}.$

(15) $(\sec x)' = \sec x \tan x.$ (16) $(\csc x)' = -\csc x \cot x.$

3.3 高 阶 导 数

函数 $f(x)$ 的导数 $f'(x)$(亦称为一阶导数)一般仍然是 x 的函数,如果 $f'(x)$ 还是可导的,则把 $f'(x)$ 的导数称为 $f(x)$ 的二阶导数(second derivative),记作 y'',$f''(x)$ 或 $\dfrac{\mathrm{d}^2 y}{\mathrm{d}x^2}$.

一般地,$n-1$ 阶导数 $f^{(n-1)}(x)$ 的导数叫做 $f(x)$ 的 n 阶导数,记作 $y^{(n)}$,$f^{(n)}(x)$ 或 $\dfrac{\mathrm{d}^n y}{\mathrm{d}x^n}$.

二阶及二阶以上的导数统称为高阶导数(higher-order derivative).

由函数的高阶导数定义知,求函数的 n 阶导数就是按求导法则和求导公式逐阶进行 n 次.

例 3.14 求 $y = a^x$ 的 n 阶导数.

解 $y' = a^x \ln a$,$y'' = a^x (\ln a)^2$,$\cdots$,$y^{(n)} = a^x (\ln a)^n$.

特别地有 $(\mathrm{e}^x)^{(n)} = \mathrm{e}^x$.

例 3.15 求 $y = \sin x$ 的 n 阶导数.

解 $y' = \cos x = \sin\left(x + \dfrac{\pi}{2}\right)$,$y'' = (\cos x)' = -\sin x = \sin\left(x + 2 \cdot \dfrac{\pi}{2}\right)$,

$y''' = (-\sin x)' = -\cos x = \sin\left(x + 3 \cdot \dfrac{\pi}{2}\right)$,$\cdots$

一般地可有 $y^{(n)} = \sin\left(x + n \cdot \dfrac{\pi}{2}\right)$.

类似地有 $(\cos x)^{(n)} = \cos\left(x + n \cdot \dfrac{\pi}{2}\right)$.

3.4 微 分

一、微分的概念

以上各节讨论了导数,即讨论了函数的改变量 Δy 与自变量的改变量 Δx 之比 $\dfrac{\Delta y}{\Delta x}$(当 $\Delta x \to 0$)的极限.在这个过程中,只是关心改变量之比的极限,而不是改变量的本身.然而在许多情况下,要考察在 Δx 很小时函数改变量 Δy 与 Δx 之间的其他关系.

例如,正方形的面积 S 是边长 x 的函数:$S = x^2$.对边长 x 给出一改变量 Δx,而面积 S 相应地有怎样的改变呢?如图3-3所示,函数的改变量

$$\Delta S = (x + \Delta x)^2 - x^2 = 2x \cdot \Delta x + (\Delta x)^2.$$

由此可见,在 ΔS 的表达式里,包括两部分:第一部分是面积改变量的主体部分,即 $2x \cdot \Delta x$,也就是关于 Δx 的线性部分(图 3-3 中的阴影部分);第二部分是 $(\Delta x)^2$,即图 3-3 中右上角的小方块部分.因为它是 Δx 的平方项,当 $\Delta x \to 0$ 时,它是 Δx 的高阶无穷小量,所以当 Δx 很小时,面积的改变量 ΔS 就可以用 $2x \cdot \Delta x$ 近似地代替,它们之间相差的仅仅是一个 Δx 的高阶无穷小.

对一般函数 $y = f(x)$ 也有相应的结论.设函数 $y = f(x)$ 在 x 点可导,即

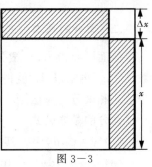

$$f'(x) = \lim_{\Delta x \to 0} \frac{\Delta y}{\Delta x}$$

存在,由极限与无穷小量之间的关系可得 $\dfrac{\Delta y}{\Delta x} = f'(x) + \alpha$ 或

$$\Delta y = f'(x) \cdot \Delta x + \alpha \cdot \Delta x.$$

其中 α 是 $\Delta x \to 0$ 时的无穷小量,显然,上式右端第二项 $\alpha \cdot \Delta x$ 是比 Δx 高阶的无穷小量,而第一项 $f'(x) \cdot \Delta x$ 是函数改变量的主要部分,是 Δx 的线性函数,我们把它称为函数的微分.

图 3−3

定义 3　函数 $y = f(x)$ 在点 x 的导数 $f'(x)$ 与自变量的改变量 Δx 之积称为函数 $y = f(x)$ 在点 x 的微分(differential),记为 $\mathrm{d}y$,即

$$\mathrm{d}y = f'(x)\Delta x. \tag{3-4-1}$$

特别地,自变量的微分　$\mathrm{d}x = (x)' \cdot \Delta x = \Delta x.$

于是 $f(x)$ 在点 x 的微分又可写成

$$\mathrm{d}y = f'(x)\mathrm{d}x. \tag{3-4-1'}$$

若以 $\mathrm{d}x$ 除以(3−4−1′)式两端,得 $\dfrac{\mathrm{d}y}{\mathrm{d}x} = f'(x)$,即函数的导数等于函数的微分 $\mathrm{d}y$ 与自变量微分 $\mathrm{d}x$ 之商.因此导数也称微商.函数在某点微分存在,则称函数在该点可微(differentiable),显然可导与可微的概念是一致的.

应该指出的是(3−4−1)式表明微分有如下两个特点:

(1)微分 $\mathrm{d}y$ 是关于自变量的改变量 Δx 的线性函数 $f'(x)\Delta x$(这时 x 是定数,Δx 是变数).

(2)$\mathrm{d}y$ 与函数的改变量 Δy 之差是关于 Δx 的高阶无穷小,即　$\dfrac{\Delta y - \mathrm{d}y}{\Delta x} = \dfrac{\alpha \cdot \Delta x}{\Delta x} \to 0$ (当 $\Delta x \to 0$ 时).

例 3.16　求 $y = 2^{\sin x}$ 在点 x 的微分.

解　　　　　　$\mathrm{d}y = (2^{\sin x})' \mathrm{d}x = 2^{\sin x} \cdot \ln 2 \cdot \cos x \, \mathrm{d}x.$

下面我们从几何图形上说明微分的几何意义.

设函数 $y = f(x)$,其函数曲线 如图 3−4 所示.在这条曲线上任取一点 $M(x, y)$,并由此作 x 轴的垂线 MP,在曲线 M 点附近另任取一点 $M'(x + \Delta x, y + \Delta y)$,再由此作 x 轴的垂线 $M'P'$,过点 M 作曲线的切线交 $M'P'$ 于 T 点,引直线 MN 平行于 x 轴与 $M'P'$ 交于 N,则由直角三角形 MNT 得

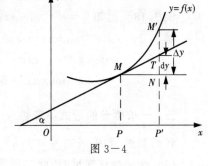

图 3−4

$$TN = MN \cdot \tan\alpha,$$

其中 α 为切线的倾角.因为 $\tan\alpha = f'(x)$,$MN = \Delta x$,就有

$$TN = f'(x) \cdot \Delta x = \mathrm{d}y.$$

由此,我们得到微分的几何意义:当曲线 $y = f(x)$ 在点 M 的横坐标 x 有一个改变量 Δx 时,相应的微分 $\mathrm{d}y$ 是曲线 $y = f(x)$ 过点 M 的切线的纵坐标的改变量.

在图 3−4 上,Δy 与 $\mathrm{d}y$ 之差就是 $M'T$.从直观可以看出,当 Δx 减小并趋于 0 时,$M'T$ 和 TN 都减小,且趋于 0.而 $M'T$ 趋于 0 的速度比 TN 更快.因此,用 $\mathrm{d}y$ 近似地代替 Δy,在几何上就相当于用切线的纵坐标的改变量代替曲线的纵坐标的改变量,这是以直代曲的理论根据.

二、微分的基本公式及运算法则

前面已经指出,求微分的运算实际上就是求导数的运算,因为由$(3-4-1')$式,函数的导数$f'(x)$再乘以dx就得到函数的微分dy.所以我们可以由导数公式和求导法则直接得到微分公式和微分运算法则.

微分的基本公式

(1) $y=C$,$dy=0$,其中C是常数.　　(2) $y=x^n$,$dy=nx^{n-1}dx$,其中n是实数.

(3) $y=a^x$,$dy=a^x\ln a\,dx$.　　　　　(4) $y=e^x$,$dy=e^x dx$.

(5) $y=\log_a x$,$dy=\dfrac{1}{x\ln a}dx$.　　　(6) $y=\ln x$,$dy=\dfrac{1}{x}dx$.

(7) $y=\sin x$,$dy=\cos x\,dx$.　　　　(8) $y=\cos x$,$dy=-\sin x\,dx$.

(9) $y=\tan x$,$dy=\dfrac{1}{\cos^2 x}dx=\sec^2 x\,dx$ (10) $y=\cot x$,$dy=-\dfrac{1}{\sin^2 x}dx=-\csc^2 x\,dx$.

(11) $y=\arcsin x$,$dy=\dfrac{1}{\sqrt{1-x^2}}dx$.　(12) $y=\arccos x$,$dy=-\dfrac{1}{\sqrt{1-x^2}}dx$.

(13) $y=\arctan x$,$dy=\dfrac{1}{1+x^2}dx$.　　(14) $y=\text{arccot}x$,$dy=-\dfrac{1}{1+x^2}dx$.

微分的四则运算

如果函数$u=u(x)$与$v=v(x)$可微,则

(1) $d(Cu)=C\,du$,其中C为常数.　　(2) $d(u\pm v)=du\pm dv$.

(3) $d(uv)=v\,du+u\,dv$.　　　　　　(4) $d\left(\dfrac{u}{v}\right)=\dfrac{v\,du-u\,dv}{v^2}$,$(v\neq 0)$.

在此只证明商的微分法则:

$$d\left(\frac{u}{v}\right)=\left(\frac{u}{v}\right)'dx=\frac{u'v-uv'}{v^2}dx=\frac{v(u'dx)-u(v'dx)}{v^2}=\frac{v\,du-u\,dv}{v^2}.$$

例 3.17　求$y=e^x+x^2\sin x$的微分.

解　$dy=d(e^x+x^2\sin x)=de^x+d(x^2\sin x)=e^x dx+\sin x\,d(x^2)+x^2 d(\sin x)$

$=e^x dx+2x\sin x\,dx+x^2\cos x\,dx=(e^x+2x\sin x+x^2\cos x)dx.$

例 3.18　已知$y=e^{-ax}\sin bx$,求dy.

解　$dy=d(e^{-ax}\sin bx)=\sin bx\,d(e^{-ax})+e^{-ax}d(\sin bx)$

$=\sin bx\,e^{-ax}(-a)dx+e^{-ax}\cos bx\cdot b\,dx$

$=-a\,e^{-ax}\sin bx\,dx+b\,e^{-ax}\cos bx\,dx=e^{-ax}(b\cos bx-a\sin bx)dx.$

三、一阶微分的形式不变性

我们知道,如果函数$y=f(u)$对u是可导的,则

(1) 当u是自变量时,此时函数的微分为

$$dy=f'(u)du.$$

(2) 当u不是自变量,而$u=\varphi(x)$为x的可导函数时,则y为x的复合函数.根据复合函数求导公式,y对x的导数为

$$\frac{dy}{dx}=f'(u)\varphi'(x),$$

于是 $$\mathrm{d}y = f'(u)\varphi'(x)\mathrm{d}x.$$
但是 $\varphi'(x)\mathrm{d}x$ 就是函数 $u = \varphi(x)$ 的微分,即
$$\mathrm{d}u = \varphi'(x)\mathrm{d}x,$$
所以 $$\mathrm{d}y = f'(u)\mathrm{d}u.$$

由此可见,对于函数 $y = f(u)$ 来说,不论 u 是自变量,还是自变量的可导函数,它的微分形式同样都是 $\mathrm{d}y = f'(u)\mathrm{d}u$,这就叫做一阶微分的形式不变性.注意高阶微分无此特性.

例 3.19 设 $y = \mathrm{e}^{ax+bx^2}$,求 $\mathrm{d}y$.

解 1 利用 $\mathrm{d}y = y'\mathrm{d}x$ 得
$$\mathrm{d}y = (\mathrm{e}^{ax+bx^2})'\mathrm{d}x = \mathrm{e}^{ax+bx^2}(ax+bx^2)'\mathrm{d}x = (a+2bx)\mathrm{e}^{ax+bx^2}\mathrm{d}x.$$

解 2 令 $u = ax + bx^2$,则 $y = \mathrm{e}^u$ 由微分形式的不变性得
$$\mathrm{d}y = (\mathrm{e}^u)'\mathrm{d}u = \mathrm{e}^u\mathrm{d}u = \mathrm{e}^{ax+bx^2}\mathrm{d}(ax+bx^2)$$
$$= \mathrm{e}^{ax+bx^2}(ax+bx^2)'\mathrm{d}x = (a+2bx)\mathrm{e}^{ax+bx^2}\mathrm{d}x.$$

四、高阶微分

函数 $y = f(x)$ 的高阶微分(higher-order diffential)的定义与高阶导数的定义完全类似,也是逐阶定义的.

定义 4 函数 $y = f(x)$ 的微分 $\mathrm{d}y = f'(x)\mathrm{d}x$ 的微分称为函数 $f(x)$ 的二阶微分(second order differential),记为 d^2y.一般情况,函数 $f(x)$ 的 $n-1$ 阶微分 $\mathrm{d}^{n-1}y$ 的微分,称为函数 $f(x)$ 的 n 阶微分,记作 d^ny.二阶以上的微分统称为高阶微分.

根据高阶微分的定义,函数 $y = f(x)$ 的各阶微分是
$$\mathrm{d}y = f'(x)\mathrm{d}x. \quad \mathrm{d}^2y = \mathrm{d}(\mathrm{d}y) = \mathrm{d}[f'(x)\mathrm{d}x] = [f'(x)\mathrm{d}x]'\mathrm{d}x = f''(x)\mathrm{d}x^2.$$
一般情况,$\mathrm{d}^ny = \mathrm{d}(\mathrm{d}^{n-1}y) = \mathrm{d}[f^{(n-1)}(x)\mathrm{d}x^{n-1}] = [f^{(n-1)}(x)\mathrm{d}x^{n-1}]'\mathrm{d}x = f^{(n)}(x)\mathrm{d}x^n.$
这里要注意的是 $\mathrm{d}x^n = (\mathrm{d}x)^n, \mathrm{d}x^n \neq \mathrm{d}(x)^n.$

例 3.20 求 $y = \cos\dfrac{x}{2}$ 的二阶微分.

解 $$\mathrm{d}y = \left(\cos\frac{x}{2}\right)'\mathrm{d}x = -\frac{1}{2}\sin\frac{x}{2}\mathrm{d}x,$$
$$\mathrm{d}^2y = \left(\cos\frac{x}{2}\right)''\mathrm{d}x^2 = -\frac{1}{4}\cos\frac{x}{2}\mathrm{d}x^2.$$

例 3.21 求 $y = \ln x$ 的三阶微分.

解 $$\mathrm{d}y = (\ln x)'\mathrm{d}x = \frac{1}{x}\mathrm{d}x,$$
$$\mathrm{d}^2y = (\ln x)''\mathrm{d}x^2 = -\frac{1}{x^2}\mathrm{d}x^2,$$
$$\mathrm{d}^3y = (\ln x)'''\mathrm{d}x^3 = \frac{2}{x^3}\mathrm{d}x^3.$$

五*、微分在近似计算和误差估计中的应用

1.近似计算公式

前面讲过,若函数 $y = f(x)$ 在 x_0 可微,则 $\Delta y = \mathrm{d}y + \alpha \cdot \Delta x$.当 $|\Delta x|$ 足够小时,略去高阶无穷小量就有 $\Delta y \approx \mathrm{d}y$.

因为 $$\Delta y = f(x_0 + \Delta x) - f(x_0), \quad dy = f'(x_0)\Delta x,$$

所以 $$f(x_0 + \Delta x) - f(x_0) \approx f'(x_0)\Delta x, \tag{3-4-2}$$

$$f(x_0 + \Delta x) \approx f(x_0) + f'(x_0)\Delta x. \tag{3-4-3}$$

设 $x = x_0 + \Delta x, \Delta x = x - x_0$, 则上式又可改写为

$$f(x) \approx f(x_0) + f'(x_0)(x - x_0).$$

利用(3-4-2)式可近似地计算函数的增量, 利用(3-4-3)式可近似地计算函数在某特定点附近的函数值.

例 3.22 计算 $\tan 31°$ 的近似值.

解 由(3-4-3)式, 有 $\tan(x + \Delta x) \approx \tan x + \dfrac{1}{\cos^2 x} \cdot \Delta x$.

令 $x = 30° = \dfrac{\pi}{6}, \Delta x = 1° = \dfrac{\pi}{180}$, 代入上式, 有 $\tan 31° \approx \tan 30° + \dfrac{1}{\cos^2 30°} \cdot \dfrac{\pi}{180}$.

已知 $\tan 30° = \dfrac{1}{\sqrt{3}} \approx 0.57735, \dfrac{1}{\cos^2 30°} \cdot \dfrac{\pi}{180} \approx 0.02327,$

则 $\tan 31° \approx 0.57735 + 0.02327 = 0.60062.$

由七位三角函数表中查得 $\tan 31°$ 的近似值是 0.6008606.

例 3.23 当 $|x|$ 充分小时, 证明近似公式 $\sqrt[n]{1+x} \approx 1 + \dfrac{x}{n}$ 成立.

证明 根据公式 $f(u_0 + \Delta u) \approx f(u_0) + f'(u_0) \cdot \Delta u$, 如果令 $u_0 = 0$ 得 $\Delta u = x$, 则有

$$f(x) = f(0) + f'(0)x. \tag{3-4-4}$$

设 $f(x) = \sqrt[n]{1+x}$, 则

$$f(0) = 1, \quad f'(x) = \frac{1}{n}(1+x)^{\frac{1}{n}-1}, \quad f'(0) = \frac{1}{n},$$

由(3-4-4)式有 $$\sqrt[n]{1+x} \approx 1 + \frac{x}{n}.$$

由(3-4-4)式可以推得几个常用的近似公式(当 $|x|$ 充分小时):

(1) $\sin x \approx x$.   (2) $\tan x \approx x$.   (3) $\dfrac{1}{1+x} \approx 1 - x$.

(4) $e^x \approx 1 + x$.   (5) $\ln(1+x) \approx x$.   (6) $(1+x)^n \approx 1 + nx$.

例 3.24 有直径为 10 厘米的金属球, 外面镀铜, 铜的厚度为 0.005 厘米, 求所用铜的体积的近似值.

解 半径为 R 的球的体积是 $V = \dfrac{4}{3}\pi R^3$, 故 $dV = 4\pi R^2 dR$.

将已知条件 $R = 5$ 厘米, $dR = \Delta R = 0.005$ 厘米, 代入上式得

$$\Delta V \approx dV = 4\pi \times 5^2 \times 0.005 = \frac{\pi}{2} \approx 1.57,$$

即铜体积的近似值为 1.57 厘米^3.

2.误差估计

如果某种量的准确数值为 A, 它的近似值为 a, 则 A 与 a 之差的绝对值 $|A - a|$ 叫做 a 的绝对误差, 而绝对误差与 $|a|$ 的比值 $\left| \dfrac{A-a}{a} \right|$ 叫做 a 的相对误差.

在计算 $y=f(x)$ 的函数值时，如果 x 有改变量 Δx，则函数相应的有改变量 Δy，可以这样说：如果自变量产生绝对误差 $|\Delta x|$ 时，函数的绝对误差是 $|\Delta y|$．因为

$$\Delta y \approx \mathrm{d}y,$$

所以计算函数的绝对误差可用

$$|\mathrm{d}y| = |f'(x)\Delta x|; \tag{3-4-5}$$

计算函数的相对误差可用

$$\left|\frac{\Delta y}{y}\right| = \left|\frac{f'(x)\Delta x}{f(x)}\right|. \tag{3-4-6}$$

例 3.25 多次测量血管直径的平均值是 $D=0.50$ 毫米，绝对误差的平均值为 0.04 毫米，试计算血管的截面积，并估计误差.

解 已知血管直径为 D 的截面积是 $S=\dfrac{1}{4}\pi D^2$．由题意 $D=0.5$ 毫米，$|\Delta D|=0.04$ 毫米.

$S=\dfrac{1}{4}\pi(0.5)^2 \approx 0.1964$．$S$ 的绝对误差 $|\Delta S|$ 由（3-4-5）式得：

$$|\Delta S| \approx |\mathrm{d}S| = |S'\cdot\Delta D| = \left|\frac{\pi}{2}D\cdot\Delta D\right| = \left|\frac{\pi}{2}\times 0.5\times 0.04\right| \approx 0.0314（毫米^2）;$$

S 的相对误差 $\left|\dfrac{\Delta S}{S}\right|$ 由（3-4-6）式得

$$\left|\frac{\Delta S}{S}\right| \approx \left|\frac{\mathrm{d}S}{S}\right| = \left|\frac{\frac{\pi}{2}D\cdot\Delta D}{\frac{\pi}{4}\cdot D^2}\right| = 2\cdot\left|\frac{\Delta D}{D}\right| = 2\times\frac{0.04}{0.50} = 16\%.$$

3.5 导数的应用

我们在前面已经给出了导数和微分的概念及其求法，在此基础上，本节将进一步研究导数和微分的应用，为了本节及今后学习的需要，我们先讨论中值定理，它是利用导数来研究函数的理论基础，是微分学的一个基本定理，并且它在实际应用中也有着重要的作用.

一、中值定理

定理 4（Rolle 定理） 设 f 在 $[a,b]$ 上连续并在 (a,b) 上可微，如果 $f(a)=f(b)$，则在 (a,b) 中至少存在一个数 ξ，使得 $f'(\xi)=0$.

证明 由于 f 在闭区间 $[a,b]$ 上连续，故 f 在 $[a,b]$ 中有极大值和极小值.如果极大值和极小值两者都出现在两端 a 和 b 上，那末 f 在 $[a,b]$ 上就是一个常数.因为 $f(a)=f(b)$，故在 $[a,b]$ 上，$f'(x)=0$.否则，若极大值和极小值中至少有一个出现在开区间 (a,b) 内的某一点处，设这点为 $\xi\in(a,b)$，且 $f(\xi)$ 为极大，则 $f(\xi+\Delta x)-f(\xi)\leqslant 0$.因而有 $\dfrac{f(\xi+\Delta x)-f(\xi)}{\Delta x}\begin{cases}\leqslant 0, \Delta x>0 \\ \geqslant 0, \Delta x<0\end{cases}$，故有 $f'(\xi)=\lim\limits_{\Delta x\to 0}\dfrac{f(\xi+\Delta x)-f(\xi)}{\Delta x}=0$.

定理 5（Lagrange 中值定理） 设 f 在 $[a,b]$ 上连续，在 (a,b) 上可微，则至少存在一点 $\xi\in(a,b)$，使得 $f'(\xi)=\dfrac{1}{b-a}(f(b)-f(a))$. $\tag{3-5-1}$

证明 Rolle 定理是 Lagrange 定理的特殊情况. Lagrange 定理在几何上意味着曲线 $y=f(x)$ 在区间 $[a,b]$ 上至少有一条切线平行于通过曲线两端点的弦 (见图 3-5).

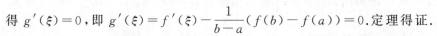

图 3-5

为了证明此定理,我们作一个新的函数 g,它满足 Rolle 定理的条件.

$$g(x)=f(x)-\frac{1}{b-a}(f(b)-f(a))x.$$

由于 $g(a)=g(b)=\frac{1}{b-a}(bf(a)-af(b))$,且 g 在 $[a,b]$ 上连续,在 (a,b) 上可微,故至少有一点 $\xi\in(a,b)$ 使

得 $g'(\xi)=0$,即 $g'(\xi)=f'(\xi)-\frac{1}{b-a}(f(b)-f(a))=0.$ 定理得证.

在 3.2 节中曾指出:"常数的导数等于零."它的逆命题也成立,即

推论 1 如果函数 $y=f(x)$ 在区间 (a,b) 内任意一点的导数 $f'(x)$ 都等于零,则函数 $y=f(x)$ 在区间 (a,b) 内是一个常数.

证明 在区间 (a,b) 内任取两点 x_1,x_2,不妨设 $x_1<x_2$,由式(3-5-1)有
$$f(x_2)-f(x_1)=f'(\xi)(x_2-x_1),(x_1<\xi<x_2).$$
由已知条件知,对任意 $x\in(a,b)$,有 $f'(x)=0$,于是
$$f(x_2)-f(x_1)=0,$$
即
$$f(x_2)=f(x_1).$$
由于 x_1,x_2 的任意性,就证明了在区间 (a,b) 内任意两点的函数值都是相等的.即 $f(x)$ 在 (a,b) 内为常数.

推论 2 如果两个函数 $f(x)$ 与 $g(x)$ 在区间 (a,b) 上每一点的导数都相等,则函数 $f(x)$ 与 $g(x)$ 在区间 (a,b) 内仅差一个常数.

证明 设 $\varphi(x)=f(x)-g(x)$,由题意知 $\varphi'(x)=f'(x)-g'(x)\equiv0$.

由推论 1 知,在区间 (a,b) 内 $\varphi(x)=C$(C 为常数),于是有
$$f(x)-g(x)=C \quad 或 \quad f(x)=g(x)+C.$$

定理 6(Cauchy 定理) 设函数 f 和 g 在 $[a,b]$ 上连续,在 (a,b) 上可微,且设 $g'(x)\neq0$,则在 (a,b) 中至少存在一点 ξ 使得

$$\frac{f(b)-f(a)}{g(b)-g(a)}=\frac{f'(\xi)}{g'(\xi)}, \quad \xi\in(a,b).$$

证明 让我们作一个新的函数 h:$h(x)=(f(b)-f(a))g(x)-(g(b)-g(a))f(x)$.这函数 h 满足 Rolle 定理条件,即 h 在 $[a,b]$ 上连续,在 (a,b) 中可微,而且 $h(a)=h(b)$.因此,在 (a,b) 中至少存在一点 ξ 使得 $h'(\xi)=0$,也就是说
$(f(b)-f(a))g'(\xi)-(g(b)-g(a))f'(\xi)=0$,因为 $g'(x)\neq0$,所以 $g(b)-g(a)\neq0$.否则,对于函数 g Rolle 定理成立.这样,在 (a,b) 中至少存在一点 d 使得 $g'(d)=0$,但这与 $g'(x)\neq0$ 矛盾.因此,我们得到:

$$\frac{f(b)-f(a)}{g(b)-g(a)}=\frac{f'(\xi)}{g'(\xi)},\xi\in(a,b).$$

定理的几何意义仍然表示弦 AB 与在 $[a,b]$ 上的曲线 AB 的一切线平行.正如 Lagrange 定理那

样.这是因为当曲线若由参数方程 $x=g(t),y=f(t)$ 来表示时,则 $\dfrac{f(b)-f(a)}{g(b)-g(a)}$ 是弦的斜率,且 $\dfrac{f'(\xi)}{g'(\xi)}$ $=\dfrac{\mathrm{d}y}{\mathrm{d}x}\Big|_{t=\xi}$ 是切线在 $t=\xi$ 处的斜率,这定理也叫中值定理,它可以作为Lagrange定理的一个推广.

利用中值定理可以很方便地证明一些常用不等式.

例 3.26 证明 $\dfrac{b-a}{1+b^2}<\arctan b-\arctan a<\dfrac{b-a}{1+a^2}$. $(0<a<b)$

证明 函数 $\arctan x$ 在 $[a,b]$ 上满足中值定理条件,有

$$\arctan b-\arctan a=(\arctan x)'\big|_{x=\xi}(b-a)=\frac{b-a}{1+\xi^2},a<\xi<b,$$

而

$$\frac{b-a}{1+b^2}<\frac{b-a}{1+\xi^2}<\frac{b-a}{1+a^2},$$

则

$$\frac{b-a}{1+b^2}<\arctan b-\arctan a<\frac{b-a}{1+a^2}.$$

还可以证明 $|\sin a-\sin b|\leqslant|a-b|$ 及 $x>0$ 时,$\dfrac{x}{1+x}<\ln(1+x)<x$ 等.(留作练习)

应当指出的是:在中值定理中,只肯定了点 $(\xi,f(\xi))$ 的存在性,没有指明点 ξ 的确切位置.

从物理上看,如果用 t 表示时间,$y=f(t)$ 表示一运动物体在时间 t 内所经过的路程,那么该物体在时间间隔 $\Delta t=b-a$ 走过的路程是 $f(b)-f(a)$.根据中值定理,存在时刻 $t=\xi$ $(a<\xi<b)$,而 $f'(\xi)$ 则是 $t=\xi$ 时刻的瞬时速度.也就是在时间间隔 $b-a$ 之内,至少有一时刻 ξ,在该时刻物体的瞬时速度等于平均速度.这一结论是符合人们的生活常识的.因为在时间间隔 $b-a$ 内,该物体的速度既不能总是小于平均速度,也不能总是大于平均速度,所以至少在某一时刻达到平均速度,一般地,在医学领域的各动力学所研究的一些变量的变化过程中,都可以说至少有一个时刻,在这个时刻的瞬时变化率等于平均变化率.这就是 Lagrange 中值定理在医学中的实际意义.

二、L′Hospital(洛必达)法则

如果当 $x\to a$(或 $x\to\infty$)时,若函数 $f(x)$ 与 $g(x)$ 均趋向零(或趋向无穷大),那么,$\lim\limits_{\substack{x\to a\\(x\to\infty)}}\dfrac{f(x)}{g(x)}$ 可能有各种不同的情况,通常把这种极限称为不定式,并分别记为 $\dfrac{0}{0}$ 或 $\dfrac{\infty}{\infty}$,例如极限 $\lim\limits_{x\to 0}\dfrac{\sin x}{x}$ 就是 $\dfrac{0}{0}$ 型不定式.对于这类极限,即使它存在也不能用商的极限运算法则.L′Hospital(洛必达)法则为我们提供了求不定式极限简便而有效的方法.

1. $\dfrac{0}{0}$ 型不定式

定理 7(洛必达法则) 设 L 是一个实数或 $\pm\infty$.

(1) 假设 f 和 g 在 (a,b) 可微,且对 $a<x<b,g'(x)\neq 0$.如果 $\lim\limits_{x\to a+}f(x)=\lim\limits_{x\to a+}g(x)=0$ 和 $\lim\limits_{x\to a+}\dfrac{f'(x)}{g'(x)}=L$,则 $\lim\limits_{x\to a+}\dfrac{f(x)}{g(x)}=\lim\limits_{x\to a+}\dfrac{f'(x)}{g'(x)}=L$.

如果 $\lim\limits_{x\to b-}f(x)=\lim\limits_{x\to b-}g(x)=0$ 和 $\lim\limits_{x\to b-}\dfrac{f'(x)}{g'(x)}=L$,则 $\lim\limits_{x\to b-}\dfrac{f(x)}{g(x)}=\lim\limits_{x\to b-}\dfrac{f'(x)}{g'(x)}=L$.

(2) 设 $c\in(a,b)$ 且 f 和 g 在 (a,b) 可微,c 点可能除外.假定对于 $a<x<b,g'(x)\neq 0$.如

果$\lim\limits_{x \to c} f(x) = \lim\limits_{x \to c} g(x) = 0$ 和 $\lim\limits_{x \to c} \dfrac{f'(x)}{g'(x)} = L$，则

$$\lim_{x \to c} \frac{f(x)}{g(x)} = \lim_{x \to c} \frac{f'(x)}{g'(x)} = L. \qquad (3-5-2)$$

证明 如果 f 和 g 在 a 处连续，则 $f(a) = g(a) = 0$. 否则，我们作新的函数 F 和 G 如下：

$$F(x) = \begin{cases} f(x), & x \neq a, \\ 0, & x = a; \end{cases} \qquad G(x) = \begin{cases} g(x), & x \neq a, \\ 0, & x = a. \end{cases}$$

F 和 G 在 $x = a$ 处都是连续的. 因此我们可以设 f 和 g 在 $x = a$ 处连续. 结果，当 $x \in (a, b)$ 时，f 和 g 在 $[a, x]$ 上连续，在 (a, x) 中可微. 由 Gauchy 定理我们就得到：

$$\frac{f(x) - f(a)}{g(x) - g(a)} = \frac{f'(c)}{g'(c)}, c \in (a, x) \quad 即 \frac{f(x)}{g(x)} = \frac{f'(c)}{g'(c)}, c \in (a, x).$$

因此，我们得到 $\lim\limits_{x \to a^+} \dfrac{f(x)}{g(x)} = \lim\limits_{x \to a^+} \dfrac{f'(c)}{g'(c)} = \lim\limits_{x \to a^+} \dfrac{f'(x)}{g'(x)} = L$. 这就证明了 $x \to a^+$ 的情况. 同样我们可以证明 $x \to b^-$ 的情况. 从（1）我们可以推出（2）. 我们可以使 f 和 g 在 c 处连续，那么由（1）就可以证明：$\lim\limits_{x \to c^+} \dfrac{f(x)}{g(x)} = \lim\limits_{x \to c^+} \dfrac{f'(x)}{g'(x)} = L$ 和 $\lim\limits_{x \to c^-} \dfrac{f(x)}{g(x)} = \lim\limits_{x \to c^-} \dfrac{f'(x)}{g'(x)} = L$. 于是，我们得

$$\lim_{x \to c} \frac{f(x)}{g(x)} = \lim_{x \to c} \frac{f'(x)}{g'(x)} = L.$$

对于 $x \to \infty$ 的情况，法则可叙述如下：

如果 f 和 g 对 $|x| > N > 0$ 是可微的，$g'(x) \neq 0$，$\lim\limits_{x \to \infty} f(x) = 0$，$\lim\limits_{x \to \infty} g(x) = 0$ 和 $\lim\limits_{x \to \infty} \dfrac{f'(x)}{g'(x)} = L$，则 $\lim\limits_{x \to \infty} \dfrac{f(x)}{g(x)} = \lim\limits_{x \to \infty} \dfrac{f'(x)}{g'(x)} = L$. 实际上，对 $x \to \infty$ 的情况，让我们取 $x = \dfrac{1}{t}$，则 $x \to \infty$ 的情况成为 $t \to 0$.

2. $\dfrac{\infty}{\infty}$ 型不定式

定理 8 如果函数 $f(x)$ 和 $g(x)$ 满足：

(1) $\lim\limits_{x \to a} f(x) = \infty$，$\quad \lim\limits_{x \to a} g(x) = \infty$；

(2) 在点 a 某邻域内（但 a 点可以除外），$f'(x)$ 及 $g'(x)$ 都存在，且 $g'(x) \neq 0$；

(3) $\lim\limits_{x \to a} \dfrac{f'(x)}{g'(x)}$ 存在（或为无穷大），

则

$$\lim_{x \to a} \frac{f(x)}{g(x)} = \lim_{x \to a} \frac{f'(x)}{g'(x)}. \qquad (3-5-3)$$

需要指出的是在 L'Hospital 法则中，将 $x \to a$ 换成 $x \to \infty$ 时，定理中的结论仍然成立.

例 3.27 求 $\lim\limits_{x \to 0} \dfrac{\ln\cos x}{x}$. $\left(\dfrac{0}{0} 型\right)$

解 $\lim\limits_{x \to 0} \dfrac{\ln\cos x}{x} = \lim\limits_{x \to 0} \dfrac{(\ln\cos x)'}{(x)'} = \lim\limits_{x \to 0} \left(-\dfrac{\dfrac{\sin x}{\cos x}}{1}\right) = 0.$

例 3.28 求 $\lim\limits_{x \to \frac{\pi}{2}} \dfrac{\ln\sin x}{(\pi - 2x)^2}$. $\left(\dfrac{0}{0} 型\right)$

解 $\lim\limits_{x \to \frac{\pi}{2}} \dfrac{\ln\sin x}{(\pi - 2x)^2} = \lim\limits_{x \to \frac{\pi}{2}} \dfrac{(\ln\sin x)'}{[(\pi - 2x)^2]'} = \lim\limits_{x \to \frac{\pi}{2}} \dfrac{\cot x}{-4(\pi - 2x)}$.

不难发现,上式的右端的极限又是 $\dfrac{0}{0}$ 型,再次应用公式(3-5-2),得

$$\lim\limits_{x \to \frac{\pi}{2}} \dfrac{\cot x}{-4(\pi - 2x)} = \lim\limits_{x \to \frac{\pi}{2}} \dfrac{(\cot x)'}{[-4(\pi - 2x)]'} = \lim\limits_{x \to \frac{\pi}{2}} \dfrac{-\csc^2 x}{8} = \lim\limits_{x \to \frac{\pi}{2}} \dfrac{-1}{8\sin^2 x} = -\dfrac{1}{8},$$

于是有
$$\lim\limits_{x \to \frac{\pi}{2}} \dfrac{\ln\sin x}{(\pi - 2x)^2} = -\dfrac{1}{8}.$$

更一般地,如果 $\lim\limits_{x \to a} \dfrac{f'(x)}{g'(x)}, \lim\limits_{x \to a} \dfrac{f''(x)}{g''(x)}, \cdots, \lim\limits_{x \to a} \dfrac{f^{(n-1)}(x)}{g^{(n-1)}(x)}$ 皆为 $\dfrac{0}{0}$ 或 $\dfrac{\infty}{\infty}$ 型,且 $\lim\limits_{x \to a} \dfrac{f^{(n)}(x)}{g^{(n)}(x)}$ 存在,则

$$\lim\limits_{x \to a} \dfrac{f(x)}{g(x)} = \lim\limits_{x \to a} \dfrac{f^{(n)}(x)}{g^{(n)}(x)}.$$

由 L'Hospital 法则容易推出极限的重要公式之一:$\lim\limits_{x \to 0} \dfrac{\sin x}{x} = 1$.

例 3.29 求 $\lim\limits_{x \to +\infty} \dfrac{\ln x}{x^n}, (n > 0).$ $\left(\dfrac{\infty}{\infty}\text{型}\right)$

解 $\lim\limits_{x \to +\infty} \dfrac{\ln x}{x^n} = \lim\limits_{x \to +\infty} \dfrac{\dfrac{1}{x}}{n x^{n-1}} = \lim\limits_{x \to +\infty} \dfrac{1}{n x^n} = 0.$

例 3.30 求 $\lim\limits_{x \to +\infty} \dfrac{x^n}{e^{\lambda x}}, (n$ 为正整数$,\lambda > 0).$

解 连续应用 L'Hospital 法则 n 次,得
$$\lim\limits_{x \to +\infty} \dfrac{x^n}{e^{\lambda x}} = \lim\limits_{x \to +\infty} \dfrac{n x^{n-1}}{\lambda e^{\lambda x}} = \lim\limits_{x \to +\infty} \dfrac{n(n-1)x^{n-2}}{\lambda^2 e^{\lambda x}} = \cdots = \lim\limits_{x \to +\infty} \dfrac{n!}{\lambda^n e^{\lambda x}} = 0.$$

例 3.29 与例 3.30 说明,当 $x \to +\infty$ 时,对数函数 $\ln x$,幂函数 x^n,指数函数 $e^{\lambda x}$ 都趋于正无穷大.这三个函数之间比较,指数函数增长较快,幂函数次之,对数函数增长最慢.

3.其他不定式

除了上述两种类型外,还有不定式:$0 \cdot \infty, \infty - \infty, 0^0, 1^\infty, \infty^0$ 等.

(1) 当 $x \to 0$(或 $x \to \infty$ 时),如果 $f(x) \to 0, g(x) \to \infty$ 则由

$$f \cdot g = \dfrac{f}{\dfrac{1}{g}} \quad \text{或} \quad f \cdot g = \dfrac{g}{\dfrac{1}{f}},$$

可将不定式 $0 \cdot \infty$ 型化为不定式 $\dfrac{0}{0}$ 型或不定式 $\dfrac{\infty}{\infty}$ 型.

(2) 当 $x \to a$(或 $x \to \infty$ 时),如果 $f(x) \to \infty, g(x) \to \infty$,则由

$$f - g = \dfrac{\dfrac{1}{g} - \dfrac{1}{f}}{\dfrac{1}{f \cdot g}}$$

可将不定式 $\infty - \infty$ 化为不定式 $\dfrac{0}{0}$ 型.

（3）如果 $f(x)^{g(x)}$ 为不定式 $0^0, 1^\infty, \infty^0$. 可改写为 $[f(x)]^{g(x)} = e^{g(x) \cdot \ln f(x)}$，其中 $g(x)\ln f(x)$ 为不定式 $0 \cdot \infty$ 型，通过（1）又可化为 $\dfrac{0}{0}$ 型或 $\dfrac{\infty}{\infty}$ 型.

由于以上五种不定式均可化成 $\dfrac{0}{0}$ 型或 $\dfrac{\infty}{\infty}$ 型，因此，求它们的极限也可用 L'Hospital 法则.

例 3.31 求 $\lim\limits_{x \to 0+0} x \ln x.$（$0 \cdot \infty$ 型）

解 $\lim\limits_{x \to 0+0} x \ln x = \lim\limits_{x \to 0+0} \dfrac{\ln x}{\dfrac{1}{x}} \left(\dfrac{\infty}{\infty} 型\right) = \lim\limits_{x \to 0+0} \dfrac{\dfrac{1}{x}}{-\dfrac{1}{x^2}} = \lim\limits_{x \to 0+0} (-x) = 0.$

例 3.32 求 $\lim\limits_{x \to 1}\left(\dfrac{1}{\ln x} - \dfrac{1}{x-1}\right).$（$\infty - \infty$ 型）

解 $\lim\limits_{x \to 1}\left(\dfrac{1}{\ln x} - \dfrac{1}{x-1}\right) = \lim\limits_{x \to 1} \dfrac{x-1-\ln x}{(x-1)\ln x} \quad \left(\dfrac{0}{0} 型\right)$

$= \lim\limits_{x \to 1} \dfrac{1 - \dfrac{1}{x}}{\ln x + \dfrac{x-1}{x}} = \lim\limits_{x \to 1} \dfrac{x-1}{x \ln x + x - 1} \quad \left(\dfrac{0}{0} 型\right) \quad = \lim\limits_{x \to 1} \dfrac{1}{\ln x + 1 + 1} = \dfrac{1}{2}.$

例 3.33 求 $\lim\limits_{x \to 0+0} x^x.$（$0^0$ 型）

解 $\lim\limits_{x \to 0+0} x^x = \lim\limits_{x \to 0+0} e^{x \ln x} = e^{\lim\limits_{x \to 0+0} x \ln x}.$

由例 3.31 知 $\lim\limits_{x \to 0+0} x \ln x = 0$，得 $\lim\limits_{x \to 0+0} x^x = e^0 = 1.$

例 3.34 求 $\lim\limits_{x \to \infty}\left(1 + \dfrac{m}{x}\right)^x$，（$m$ 是常数）.（1^∞ 型）

解 $\lim\limits_{x \to \infty}\left(1 + \dfrac{m}{x}\right)^x = \lim\limits_{x \to \infty} e^{x \ln\left(1 + \frac{m}{x}\right)},$

其中 $\lim\limits_{x \to \infty} x \ln\left(1 + \dfrac{m}{x}\right) = \lim\limits_{x \to \infty} \dfrac{\ln\left(1 + \dfrac{m}{x}\right)}{\dfrac{1}{x}} \quad \left(\dfrac{0}{0} 型\right)$

$= \lim\limits_{x \to \infty} \dfrac{\dfrac{1}{1 + \dfrac{m}{x}}\left(-\dfrac{m}{x^2}\right)}{-\dfrac{1}{x^2}} = \lim\limits_{x \to \infty} \dfrac{m}{1 + \dfrac{m}{x}} = m.$

则 $\lim\limits_{x \to \infty}\left(1 + \dfrac{m}{x}\right)^x = \lim\limits_{x \to \infty} e^{x \ln\left(1 + \frac{m}{x}\right)} = e^m.$

特别地，当 $m = 1$ 时，有 $\lim\limits_{x \to \infty}\left(1 + \dfrac{1}{x}\right)^x = e.$

从上述例题看到，L'Hospital 法则是计算不定式极限的有力工具，但要注意并不是任意不定式都可以用 L'Hospital 法则求极限.

例 3.35 求 $\lim\limits_{x \to 0} \dfrac{x^2 \sin \dfrac{1}{x}}{\sin x}.$

解 如果用 L′Hospital 法则计算为

$$\lim_{x \to 0} \frac{x^2 \sin \dfrac{1}{x}}{\sin x} = \lim_{x \to 0} \frac{2x \sin \dfrac{1}{x} - \cos \dfrac{1}{x}}{\cos x},$$

等式右端振荡无极限. 事实上, 原极限可用下面的方法求得

$$\lim_{x \to 0} \frac{x^2 \sin \dfrac{1}{x}}{\sin x} = \lim_{x \to 0} \frac{x}{\sin x} \cdot \lim_{x \to 0} \left(x \sin \frac{1}{x} \right) = 0.$$

三、函数的增减性和极值

1. 函数的增减性

利用函数 $y = f(x)$ 的导数来判定函数在已知区间内是递增或递减的.

定理 9 （函数是递增或递减的必要条件）

若 (1) $f(x)$ 在 (a,b) 可导,

　　(2) $f(x)$ 在 (a,b) 递增（或递减）,

则对 (a,b) 内任何 x, 都存在 $f'(x) \geqslant 0$ 　$[f'(x) \leqslant 0]$.

证明 由导数定义有

$$f'(x) = \lim_{\Delta x \to 0} \frac{f(x + \Delta x) - f(x)}{\Delta x},$$

又假设函数 $f(x)$ 是递增的, 则 Δx 与 $f(x + \Delta x) - f(x)$ 的符号相同, 因此

$$\frac{f(x + \Delta x) - f(x)}{\Delta x} > 0.$$

当 $\Delta x \to 0$ 时, 由极限性质可知上式左边的极限不能为负, 就是 $f'(x) \geqslant 0$.

定理 9 的第二部分可以用同样方法证明.

定理 10（函数是递增或递减的充分条件）若在区间 (a,b) 内对任意的 x, 有 $f'(x) > 0[f'(x) < 0]$, 则在这区间内函数 $f(x)$ 是递增（或递减）的.

证明 假设函数 $f(x)$ 在区间 (a,b) 内对所有的 x, 有 $f'(x) > 0$, 我们在区间 (a,b) 内任取 x_1, x_2, 并假定 $x_1 < x_2$, 在区间 $[x_1, x_2]$ 上用中值定理, 可得

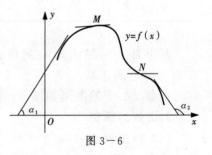

图 3-6

$$f(x_2) - f(x_1) = f'(\xi)(x_2 - x_1),$$

式中 ξ 是 x_1 与 x_2 之间的值.

由假设条件, 可知上式右边的两个因子都大于零, 所以

$$f(x_2) - f(x_1) > 0,$$

即当 $x_1 < x_2$ 时, 有 $f(x_1) < f(x_2)$. 由此可知函数 $f(x)$ 在 (a,b) 内是递增的.

注: 对 (a,b) 上有限个点有 $f'(x) = 0$ 定理 10 仍然成立. 证明时只要分段即可.

现在我们用导数的几何意义, 从函数图像上来考虑这两个定理.

假设函数 $y = f(x)$ 的图像如图 3-6 所示, 显然从左向右到点 M 为止的一段曲线是递增的. 但在这段曲线上所有点的切线的倾角都为锐角 α_1, 由于 $\tan\alpha_1 = f'(x)$, 因此 $f'(x) > 0$. 从点 M 起右边一段曲线是递减的. 由于这段曲线上除点 N 外所有点的切线都与 x 轴交成钝角 $\alpha_2(\tan\alpha_2 < 0)$, 因此, $f'(x) < 0$〔在点 N 处 $f'(x) = 0$〕.

反之,当函数 $y=f(x)$ 图形上的切线与 x 轴交成锐角 α_1 时,也就是 $f'(x) > 0$ 时,曲线是点 M 左边的一段,这段函数 $y=f(x)$ 是递增的.当切线与 x 轴交成钝角 α_2 时,也就是 $f'(x) < 0$ 时,曲线是 M 点右边一段,这段函数是递减的.

讨论可导函数的单调性可按以下步骤进行:

(1) 确定函数 $f(x)$ 的定义域;

(2) 令 $f'(x)=0$,求满足方程的实根;

(3) 用所求实根将定义域分成若干个开区间;

(4) 判别 $f'(x)$ 在每个开区间内的符号,即可确定函数 $f(x)$ 的单调性(或单调区间);

例 3.36 研究函数 $f(x)=x^3-6x^2+9x+16$ 的单调性.

解 该函数的定义域是 $(-\infty, +\infty)$,

$$f'(x)=3x^2-12x+9=3(x-1)(x-3),$$

令 $\qquad f'(x)=0$,其解是 $x_1=1$ 与 $x_2=3$,它以 $x=1,3$ 为界把定义域 $(-\infty, +\infty)$ 分成三个区间:

$$(-\infty, 1), \quad (1,3), \quad (3, +\infty)$$

于是,不难推断

$$f'(x)\begin{cases} > 0, 当\ x \in (-\infty,1)\ 或\ x \in (3, +\infty); \\ < 0, 当\ x \in (1,3). \end{cases}$$

因此函数 $f(x)$ 在 $(-\infty, 1)$ 内与 $(3, +\infty)$ 内单调递增;在 $(1,3)$ 内单调递减.如表 3-1 所列:

表 3-1

x	$(-\infty, 1)$	$(1,3)$	$(3, +\infty)$
$f'(x)$	$+$	$-$	$+$
$f(x)$	↗	↘	↗

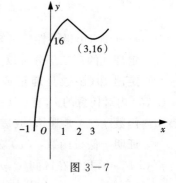

图 3-7

其中符号"↗"表示在此区间单调递增,符号"↘"表示在此区间单调递减.

函数 $f(x)$ 的图形如图 3-7 所示.

2.函数的极值

(1)极值概念

定义 5 设函数 $y=f(x)$ 在点 x_0 的某邻域内有定义.如果对该邻域内任意的 $x(x \neq x_0)$ 总有

$$f(x_0) > f(x),$$

则称 $f(x)$ 在点 x_0 取得极大值(relative maximum) $f(x_0)$,而点 x_0 称为函数 $f(x)$ 的极大值点.

如果对该邻域内任意的 $x(x \neq x_0)$ 总有

$$f(x_0) < f(x),$$

则称函数 $f(x)$ 在点 x_0 取得极小值(relative minimum) $f(x_0)$,而点 x_0 称为函数 $f(x)$ 的极小值点.

函数的极大值和极小值统称为极值(extremum),函数的极大值点和极小值点统称为极值点.

由定义 5 知,函数的极值只是在极值点的邻域这样一个很小范围内最大和最小,而并不意味着它在函数的整个定义区间内最大或最小,所以函数极值的概念是函数"局部"特性.函数在某区间上可能有多个极大值和极小值,并且其中极大值不一定都大于每一个极小值.如图 3-8 所示,某一函数 $y = f(x)$ 在区间 $[a,b]$ 上有三个极大值:$f(x_1)$,$f(x_3)$,$f(x_6)$;有两个极小值:$f(x_2)$,$f(x_5)$;其中极大值 $f(x_1)$ 小于极小值 $f(x_5)$. 由图 3-8 我们还可以看到,在可导函数取得极值处曲线的切线是水平的,也就是在极值点处的导数 $f'(x) = 0$.反过来,曲线的切线虽是水平的,而函数在切点处不一定取得极值,例如 $f'(x_4) = 0$,但函数值 $f(x_4)$ 并不是函数的极值. 下面我们讨论如何确定一个函数的极值.

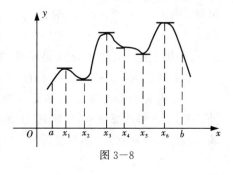

图 3-8

(2) 极值的必要条件

定理 11 (可导函数极值存在的必要条件)设函数 $f(x)$ 在点 x_0 处可导,若 $f(x_0)$ 是函数 $f(x)$ 的极值,则必有 $f'(x_0) = 0$.

证明 不妨假设 $f(x_0)$ 是极大值,由极大值的定义,在 x_0 的邻域内对任意 $x_0 + \Delta x$(除 x_0 外)有 $f(x_0 + \Delta x) < f(x_0)$,

当 $\Delta x < 0$ 时, $$\frac{f(x_0 + \Delta x) - f(x_0)}{\Delta x} > 0,$$

因此,有 $$f'(x_0 - 0) = \lim_{x \to x_0 - 0} \frac{f(x_0 + \Delta x) - f(x_0)}{\Delta x} \geqslant 0;$$

当 $\Delta x > 0$ 时, $$\frac{f(x_0 + \Delta x) - f(x_0)}{\Delta x} < 0,$$

因此,有 $$f'(x_0 + 0) = \lim_{x \to x_0 + 0} \frac{f(x_0 + \Delta x) - f(x_0)}{\Delta x} \leqslant 0,$$

因为 $f'(x_0)$ 存在,当 $\Delta x \to 0$ 时,$\dfrac{f(x_0 + \Delta x) - f(x_0)}{\Delta x}$ 的左、右极限存在且相等.从而得到 $f'(x_0) = 0$.仿此可证,$f(x)$ 在点 x_0 取极小值也必有 $f'(x_0) = 0$.

本定理说明要找极值点(可导条件下)可到方程 $f'(x) = 0$ 的根中去找.

满足方程 $f'(x) = 0$ 的点称为函数 $f(x)$ 的稳定点(critical point)(驻点).显然在可导的条件下,极值点必定是稳定点,但反过来,稳定点并不一定是极值点.例如,函数 $f(x) = x^3$,$f'(x) = 3x^2$.显然只有一个稳定点 $x = 0$,但是函数 $f(x) = x^3$ 在 $x = 0$ 点并不取得极值,即 $x = 0$ 点是稳定点但不是极值点.如图 3-9 所示.

这就产生了一个问题,在什么条件下稳定点是极值点呢?下面我们给出判别极值的两个方法.

(3) 极值的充分条件和求法

定理 12(第一判别法) 设函数 $y = f(x)$ 在点 x_0 的某邻域内可导,且 $f'(x_0) = 0$,当 x 递增变动经过点 x_0 时,

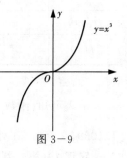

图 3-9

(1) 若 $f'(x)$ 由正变负,则 $f(x)$ 在点 x_0 有极大值 $f(x_0)$;

(2) 若 $f'(x)$ 由负变正,则 $f(x)$ 在点 x_0 有极小值 $f(x_0)$;

(3) 若 $f'(x)$ 的符号不变,则 $f(x)$ 在点 x_0 就没有极值.

证明 (1) 假定 $f(x)$ 在区间 $[x_0 - \varepsilon, x_0 + \varepsilon]$ 可导,其中 ε 是一个任意小的正数,x 是区间 $[x_0 - \varepsilon, x_0 + \varepsilon]$ 内的一点,由中值定理

$$f(x) - f(x_0) = (x - x_0) f'(\xi), \quad \text{(其中 } \xi \text{ 介于 } x \text{ 与 } x_0 \text{ 之间)}$$

可知,当 $x_0-\varepsilon<x<x_0$ 时,$f'(\xi)>0$ 并 $x-x_0<0$.因而 $f(x)-f(x_0)<0$,即 $f(x)<f(x_0)$.当 $x_0<x<x+\varepsilon$ 时,$f'(\xi)<0$ 并 $x-x_0>0$.因而 $f(x)-f(x_0)<0$,即 $f(x)<f(x_0)$.由极值定义知 $f(x_0)$ 是函数的极大值.如图 3—10 所示.

(2) 证法同(1)完全类似,如图 3—11 所示.

(3) 因为 $f'(x)$ 在点 x_0 邻近不变号,又 x_0 是稳定点,故 $f'(x)>0$ 或 $f'(x)<0$(除 x_0 点外)在 x_0 点邻近都成立,由定理 10 的注可知函数 $f(x)$ 在点 x_0 的邻近是单调函数(递增或递减),故 $f(x)$ 在点 x_0 不取极值.

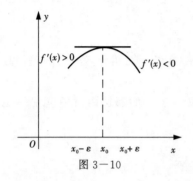

图 3—10

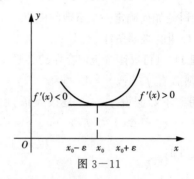

图 3—11

根据定理 11 和定理 12,可得求可导函数 $f(x)$ 极值的步骤如下:

(1) 求导函数 $f'(x)$;

(2) 令 $f'(x)=0$,求满足方程的实根,即稳定点;

(3) 检查各稳定点附近 $f'(x)$ 符号变化情况,做出判断,求出极值.

例 3.37 求函数 $f(x)=(x-1)^2(x+1)^3$ 的极值.

解 (1) $f'(x)=2(x-1)(x+1)^3+3(x+1)^2(x-1)^2$

$$=5(x-1)(x+1)^2\left(x-\frac{1}{5}\right).$$

(2) 令 $f'(x)=5(x-1)(x+1)^2\left(x-\frac{1}{5}\right)=0$,解得方程的解 $x_1=-1,x_2=\frac{1}{5},x_3=1$.

(3) 列表 3—2 讨论.

表 3—2

x	$(-\infty,-1)$	-1	$\left(-1,\frac{1}{5}\right)$	$\frac{1}{5}$	$\left(\frac{1}{5},1\right)$	1	$(1,+\infty)$
$f'(x)$	$+$	0	$+$	0	$-$	0	$+$
$f(x)$	↗	无极值	↗	1.1059 极大值	↘	0 极小值	↗

由表可知,函数 $f(x)$ 在点 $x=-1$ 处无极值,在点 $x=\frac{1}{5}$ 处,函数有极大值 $f\left(\frac{1}{5}\right)=1.1059$,在点 $x=1$ 处,函数有极小值 $f(1)=0$.如图 3—12 所示.

定理 13(第二判别法) 设函数 $f(x)$ 在点 x_0 处有二阶导数,且 $f'(x_0)=0$,那么

(1) 若 $f''(x_0)<0$,则函数 $f(x)$ 在点 x_0 处取极大值;

(2) 若 $f''(x_0)>0$,则函数 $f(x)$ 在点 x_0 处取得极小值;

(3) 若 $f''(x_0)=0$,则不能决定函数 $f(x)$ 在点 x_0 处是否有极值.

证明 （1）由于 $f''(x_0) < 0$，由二阶导数的定义及 $f'(x_0) = 0$，有

$$f''(x_0) = \lim_{x \to x_0} \frac{f'(x) - f'(x_0)}{x - x_0} = \lim_{x \to x_0} \frac{f'(x)}{x - x_0} < 0.$$

由极限性质知：当 x 充分接近 x_0 时，必有

$$\frac{f'(x)}{x - x_0} < 0,$$

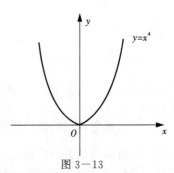

图 3—12

当 x 递增地经过点 x_0 时，$x - x_0$ 由负变正，因此 $f'(x)$ 由正变负.于是由定理 12，函数 $f(x)$ 在点 x_0 取极大值.

（2）的证明与（1）类似.

（3）例如函数 $f(x) = x^3$，$f(x) = x^4$，在点 $x = 0$ 的二阶导数都等于零，从图像可知，在 $x = 0$ 点 $f(x) = x^3$ 无极值，而 $f(x) = x^4$ 在 $x = 0$ 处取得极小值，这两个函数图形分别如图 3—9 和图 3—13 所示.

例 3.38 求函数 $f(x) = x^3(x-5)^2$ 的极值.

解 $f'(x) = 3x^2(x-5)^2 + 2x^3(x-5) = 5x^2(x-5)(x-3)$，

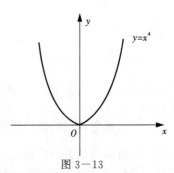

图 3—13

令 $f'(x) = 0$，解得稳定点 $0, 3, 5$.

$f''(x) = 10x(x-5)(x-3) + 5x^2(x-3) + 5x^2(x-5) = 10x(2x^2 - 12x + 15)$，$f''(0) = 0$，$f''(3) = -90 < 0$，$f''(5) = 250 > 0$，则函数 $f(x)$ 在点 $x = 3$ 有极大值 $f(3) = 108$；在点 $x = 5$ 有极小值 $f(5) = 0$；在 $x = 0$ 不能确定极值.但可用定理 12（第一判别法）进行判定.因为当 $x < 0$ 时，$f'(x) > 0$；而当 $0 < x < 3$ 时 $f'(x) = 0$.所以 $f(x)$ 在 $x = 0$ 处无极值.

（4）函数的最大值和最小值

由于函数的极值只是在一点的邻域内给出的，具有局部性，而函数的最大值和最小值的概念是在整个区间上给出的，具有整体性，因此两者有所不同.如何求最大值和最小值呢？容易想到，函数的最大值和最小值或在函数的极值点〔包括 $f'(x) = 0$ 的点及 $f'(x)$ 不存在的点〕达到，或在闭区间端点达到.故只需求出这些点的函数值再进行比较，找出其中最大的值和最小的值.

例 3.39 求函数 $f(x) = 1 + 3x - x^3$ 在 $[-3, 2]$ 上的最大值和最小值.

解 $f'(x) = 3 - 3x^2 = 3(1+x)(1-x)$，令 $f'(x) = 0$ 得稳定点 $x_1 = -1$，$x_2 = 1$.

将函数在区间 $[-3, 2]$ 端点，稳定点的值代入函数，得

$$f(-3) = 19, \quad f(2) = -1, \quad f(-1) = -1, \quad f(1) = 3.$$

比较之，即得函数的最大值为 $f(-3) = 19$，最小值为 $f(-1) = f(2) = -1$.

如果连续函数在闭区间上单调，那么最大值和最小值必定是区间端点的函数值.

但是特殊情况，如果连续函数在区间 (a, b) 内有且仅有一个极大值（极小值），而没有极小值（极大值），则此极大值（极小值）就是函数在区间 $[a, b]$ 上的最大值（最小值）.

很多求最值的实际问题，是属于此种类型的，可以用求极值的方法来解决.

例 3.40 将边长为 a 的一块正方形的薄铁板在其四角各剪去一个相同正方形，可折成一个无盖的方盒子，问剪去的正方形边长多大，才能使折成的盒子容积最大？

解 如图 3—14 所示，设剪去的正方形的边长为 x，那么方盒底面正方形边长为 $a - 2x$，其高为 x，于是盒子的容积为

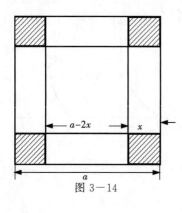

图 3—14

$$V(x) = x \cdot (a - 2x)^2.$$

由于 x 的变化范围是 $\left(0, \dfrac{a}{2}\right)$，因此该问题就是求函数 $V(x)$ 的最大值问题.因为

$$V'(x) = (a - 2x)^2 - 4x(a - 2x) = (a - 2x)(a - 6x),$$

令 $V'(x) = 0$，得 $x_1 = \dfrac{a}{6}$，$x_2 = \dfrac{a}{2}$.因为在区间 $\left(0, \dfrac{a}{2}\right)$ 内只有唯一的稳定点 $x_1 = \dfrac{a}{6}$，所以只需对这个 x_1 进行检验.显然，当 $x \in \left(0, \dfrac{a}{6}\right)$ 时，$V'(x) > 0$；当 $x \in \left(\dfrac{a}{6}, \dfrac{a}{2}\right)$ 时，$V'(x) < 0$.所以函数 $V(x)$ 在点 $x_1 = \dfrac{a}{6}$ 处取得极大值，这个极大值就是函数 $V(x)$ 的最大值.由此可知，当截去的小正方形的边长等于所给正方形边长的 1/6 时，所做成的方盒容积最大.

四、函数曲线的凹凸性和拐点及水平、铅直渐近线

1.曲线凹凸性和拐点

我们已经研究了函数的单调性和极值问题，但只了解这些还不足以掌握函数变化的特性.比如，函数 $f(x) = x^2$ 和 $g(x) = \sqrt{x}$，它们都过点 $(0,0)$ 和 $(1,1)$，而且都是递增的，但它们的图像却有完全不同的弯曲状态，如图 3—15 所示.关于曲线的弯曲方向，我们用曲线与其切线的相对位置来描述.

（1）曲线的凸凹概念

定义 6 如果在某区间内，曲线位于切线的上方，则称这段曲线为凹的（concave）（见图 3—16），如果在某区间内，曲线位于切线的下方，则称这段曲线为凸的（convex）（见图 3—17）.

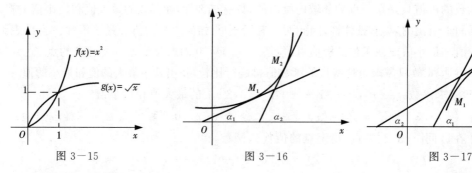

图 3—15　　　　　　图 3—16　　　　　　图 3—17

（2）判别曲线凸凹方法

如果 $f''(x) > 0$，则 $f'(x)$ 是递增的，由于 $f'(x) = \tan\alpha$，所以曲线的切线斜率单调递增，由图 3—16 可见曲线是凹的；同理可得，如果 $f''(x) < 0$，则曲线 $y = f(x)$ 是凸的.

于是我们得到曲线凹凸性的判别法则：

定理 14 设函数 $y = f(x)$ 在区间 (a, b) 内有二阶导数，那么：

(1) 若在 (a, b) 内，$f''(x) > 0$，则相应的曲线 $y = f(x)$ 在 (a, b) 内是凹的；

(2) 若在 (a, b) 内，$f''(x) < 0$，则相应的曲线 $y = f(x)$ 在 (a, b) 内是凸的.

例 3.41 判定曲线 $f(x) = 1 + 3x - x^3$ 的凹凸性.

解 $f'(x) = 3 - 3x^2$，$f''(x) = -6x$，　令　$f''(x) = 0$，得 $x = 0$.

当 $x<0$ 时,$f''(x)>0$,故曲线 $f(x)$ 在区间 $(-\infty,0)$ 内是凹的;

当 $x>0$ 时,$f''(x)<0$,故曲线 $f(x)$ 在区间 $(0,+\infty)$ 内是凸的.

(3) 拐点

定义 7 连续曲线凸凹部分的分界点称为曲线的拐点 (point of inflection).

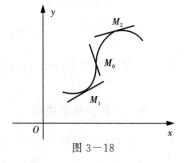

图 3—18

在图 3—18 中的点 M_0 点就是拐点.

若曲线 $y=f(x)$ 有拐点,则当曲线从凹的部分过拐点后变为凸的部分,二阶导数就由大于零变为小于零,所以只要 $f''(x)$ 连续,则在拐点处 $f''(x)$ 必须等于零.当曲线从凸的部分变到凹的部分时,也能得出同样的结论.

这样,我们就得出求曲线 $y=f(x)$ 的拐点的方法:

(1) 求 $f(x)$ 的二阶导数 $f''(x)$;

(2) 令 $f''(x)=0$,求满足方程的实根.

(3) 对于(2)中解出的每一个实根 x_0,检查 $f''(x)$ 在 x_0 左、右两侧邻近的符号,如果 $f''(x)$ 在 x_0 的左、右两侧邻近分别保持一定的符号,则当两侧的符号相反时,点 $(x_0,f(x_0))$ 是拐点,当两侧的符号相同时,点 $(x_0,f(x_0))$ 不是拐点.

例 3.42 求曲线 $y=x^4-2x^3+1$ 的拐点,并讨论其凹凸性.

解 函数的定义域是 $(-\infty,+\infty)$,$f'(x)=4x^3-6x^2$,$f''(x)=12x(x-1)$.令 $f''(x)=12x(x-1)=0$,得 $x_1=0$,$x_2=1$.它们将定义域 $(-\infty,+\infty)$ 分成三个区间 $(-\infty,0)$,$(0,1)$,$(1,+\infty)$,列表 3—3 讨论如下:

表 3—3

x	$(-\infty,0)$	0	$(0,1)$	1	$(1,+\infty)$
$f''(x)$	$+$	0	$-$	0	$+$
$f(x)$	凹	$(0,1)$拐点	凸	$(1,0)$拐点	凹

则函数 $f(x)$ 在 $(-\infty,0)$ 与 $(1,+\infty)$ 内是凹的,在 $(0,1)$ 内是凸的.曲线上的点 $(0,f(0))$ 与 $(1,f(1))$ 都是拐点.反过来却不一定成立,即若 $f''(x_0)=0$,点 $(x_0,f(x_0))$ 不一定是 $f(x)$ 的拐点,如函数 $y=x^4$,$f''(0)=0$.但 $(0,0)$ 点却不是 $y=x^4$ 的拐点.

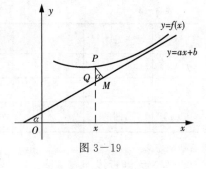

图 3—19

2. 曲线的渐近线

定义 8 设 P 是曲线 $y=f(x)$ 上的动点,如果当点 P 沿着曲线远离原点时,点 P 与某一直线 l 的距离无限地趋近于零,则称直线 l 为曲线 $f(x)$ 的渐近线,如图 3—19 所示.

我们只研究两种渐近线,一种是铅直渐近线,另一种是水平渐近线.

例如函数 $y=\dfrac{1}{x}$,当 $x\to\infty$ 时,以 $y=0$ 为水平渐近线,当 $x\to0$ 时,以 $x=0$ 为铅直渐近线.

函数 $y=\tan x$,当 $x\to\dfrac{\pi}{2}$ 时,以 $x=\dfrac{\pi}{2}$ 为铅直渐近线.

对于水平与铅直渐近线,由渐近线的定义容易得出:

若 $\lim\limits_{x \to +\infty} f(x) = C$ 或 $\lim\limits_{x \to \infty} f(x) = C$ 或 $\lim\limits_{x \to -\infty} f(x) = C$($C$ 为常数),则直线 $y = C$ 就是曲线 $y = f(x)$ 的水平渐近线.如 $y = \dfrac{1}{x^2}$,因 $\lim\limits_{x \to \infty} \dfrac{1}{x^2} = 0$,故 $y = 0$ 为曲线 $y = \dfrac{1}{x^2}$ 的水平渐近线.

若 $\lim\limits_{x \to x_0} f(x) = \infty$ 或 $\lim\limits_{x \to x_0 + 0} f(x) = \infty$ 或 $\lim\limits_{x \to x_0 - 0} f(x) = \infty$,则直线 $x = x_0$ 就是曲线 $y = f(x)$ 的铅直渐近线.比如,$y = \dfrac{1}{x^2}$,因 $\lim\limits_{x \to 0} \dfrac{1}{x^2} = +\infty$,故 $x = 0$ 是 $y = \dfrac{1}{x^2}$ 的铅直渐近线.

五、函数图像的描绘

以前我们画函数图像时,都是利用描点法,但是描点法有缺陷.这是因为,描点法所选取的点不可能很多,而一些关键性的点(如极值点和拐点等)常常可能漏掉,因而不能比较真实地表示函数的图像.现在,我们已经掌握了应用导数讨论函数的单调性、极值、凹凸性、拐点、渐近线等方法,从而就能比较准确地描绘函数的图像.一般来说,描绘函数的图像可以按下列步骤进行:

(1)确定函数 $f(x)$ 的定义域,并讨论曲线的对称性、周期性及间断点;

(2)求 $f'(x)$,$f''(x)$,并求出方程 $f'(x) = 0$,$f''(x) = 0$ 在函数定义域内的全部实根及 $f(x)$ 的对应值;

(3)确定函数的单调区间、极值点、凹凸区间及拐点,并列表;

(4)找出一些必要的辅助点,如曲线与坐标轴的交点等;

(5)确定曲线的渐近线.

(6)描点作图.

例 3.43　描绘函数 $f(x) = 1 + 3x - x^3$ 的图像.

解　(1)函数的定义域为 $(-\infty, +\infty)$;

(2)$f'(x) = 3 - 3x^2$,由 $f'(x) = 0$,得 $x = -1$ 和 1,且 $f(-1) = -1$,$f(1) = 3$.$f''(x) = -6x$,由 $f''(x) = 0$ 得 $x = 0$,且 $f(0) = 1$.

(3)列表 3-4 讨论如下:

表 3-4

x	$(-\infty, -1)$	-1	$(-1, 0)$	0	$(0, 1)$	1	$(1, +\infty)$
$f'(x)$	$-$	0	$+$	$+$	$+$	0	$-$
$f''(x)$	$+$	$+$	$+$	0	$-$	$-$	$-$
$f(x)$	↘凹的	极小值 $=-1$	↗凹的	$(0,1)$ 拐点	↗凸的	极大值 $=3$	↘凸的

(4)无渐近线.

(5)描点作图,如图 3-20 所示.

例 3.44　描绘函数 $f(x) = e^{-x^2}$ 的图像.

解　(1)$f(x)$ 的定义域为 $(-\infty, +\infty)$,$f(x)$ 为偶函数,它的图形关于 y 轴对称.

(2)$f'(x) = -2x e^{-x^2}$,由 $f'(x) = 0$ 得 $x = 0$,且 $f(0) = 1$,$f''(x) = 2e^{-x^2}(2x^2 - 1)$,由 $f''(x) = 0$ 得 $x = \pm \dfrac{1}{\sqrt{2}}$,且

$$f\left(-\frac{1}{\sqrt{2}}\right)=\frac{1}{\sqrt{e}},\ f\left(\frac{1}{\sqrt{2}}\right)=\frac{1}{\sqrt{e}}.$$

（3）列表 3－5 如下：

表 3－5

x	$\left(-\infty,-\frac{1}{\sqrt{2}}\right)$	$-\frac{1}{\sqrt{2}}$	$\left(-\frac{1}{\sqrt{2}},0\right)$	0	$\left(0,\frac{1}{\sqrt{2}}\right)$	$\frac{1}{\sqrt{2}}$	$\left(\frac{1}{\sqrt{2}},+\infty\right)$
$f'(x)$	+	+	+	0	−	−	−
$f''(x)$	+	0	−	−	−	0	+
$f(x)$ 曲线	↗凹的	$\left(-\frac{1}{\sqrt{2}},\frac{1}{\sqrt{e}}\right)$拐点	↗凸的	极大值＝1	↘凸的	$\left(\frac{1}{\sqrt{2}},\frac{1}{\sqrt{e}}\right)$拐点	↘凹的

（4）当 $x\to\infty$ 时，$\lim\limits_{x\to\infty}e^{-x^2}=0$，所以 $y=0$ 是 $f(x)$ 的水平渐近线.

（5）描点作图.如图3－21 所示.

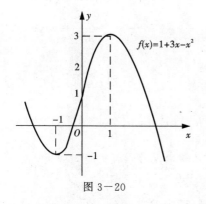

图 3－20

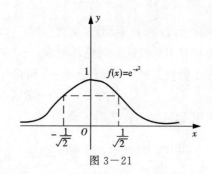

图 3－21

六、函数的展开

在近似计算或理论分析中,我们希望能用一个简单的函数来近似地表示一个复杂函数,而最简单的一类函数是多项式,因为它只包含加、减、乘三种运算,例如求 $e^{\sqrt{2}}$ 的近似值、求

$$\lim_{x\to 0+0}\frac{\cos\sqrt{x}-\sin\sqrt{x}\cdot\frac{1}{\sqrt{x}}}{x}$$

的极限值以及求某些复杂函数的微分、积分,都可以用多项式来近似代替它们后再进行求解,泰勒多项式能比较好地解决这一类问题.

1.Taylor(泰勒)公式的概念和定理

我们已经知道,当 $|x-x_0|$ 很小时,有如下近似计算公式 $f(x)\approx f(x_0)+f'(x_0)(x-x_0)$,就是用 $(x-x_0)$ 的一次多项式来近似表达函数 $f(x)$,但这种表达式还存在着不足之处.首先是精度不高,它所产生的误差仅是关于 $x-x_0$ 的高阶无穷小量,其次是用它来作近似计算时,不能具体估算出误差的大小.因此,对精度要求较高且需要估计误差的情形,就必须用高次多项式来近似表达函数.即

$$f(x) \approx a_0 + a_1(x - x_0) + a_2(x - x_0)^2 + \cdots + a_n(x - x_0)^n, \quad (3-5-4)$$

如何求出上式中的系数 $a_0, a_1, a_2, \cdots, a_n$ 呢? 设函数 $f(x)$ 在含有 x_0 的开区间均具有直到 $(n+1)$ 阶导数. 令 $x = x_0$, 可得 $f(x_0) = a_0$,

对 $(3-5-4)$ 两边求导得

$$f'(x) \approx a_1 + 2a_2(x - x_0) + \cdots + na_n(x - x_0)^{n-1}, \quad (3-5-5)$$

再令 $x = x_0$, 可得 $\qquad\qquad f'(x_0) = a_1$,

再对 $(3-5-5)$ 两边求导得

$$f''(x) \approx 2a_2 + 3 \cdot 2(x - x_0) + \cdots + n(n-1)(x - x_0)^{n-2}, \quad (3-5-6)$$

令 $x = x_0$, 可得 $\qquad\qquad \dfrac{f''(x_0)}{2!} = a_2$,

这样继续下去, 可得

$$\frac{f^{(n)}(x_0)}{n!} = a_n,$$

于是便有

$$f(x) \approx f(x_0) + \frac{f'(x_0)}{1!}(x - x_0) + \frac{f''(x_0)}{2!}(x - x_0)^2 + \cdots + \frac{f^{(n)}(x_0)}{n!}(x - x_0)^n,$$

$$P_n(x) = f(x_0) + \frac{f'(x_0)}{1!}(x - x_0) + \frac{f''(x_0)}{2!}(x - x_0)^2 + \cdots + \frac{f^{(n)}(x_0)}{n!}(x - x_0)^n,$$

后一式称为 Taylor(泰勒)多项式.

现在剩下的问题是讨论误差 $R_n(x) = f(x) - P_n(x)$ 当 $x \to x_0$ 时, 是否是 $(x - x_0)^n$ 的高阶无穷小量? 显然 $R_n(x)$ 是 $n+1$ 阶可导, 且

$$R_n(x_0) = R_n'(x_0) = \cdots = R_n^{(n)}(x_0) = 0,$$

重复应用 L'Hospital 法则可得

$$\lim_{x \to x_0} \frac{R_n(x)}{(x - x_0)^n} = \lim_{x \to x_0} \frac{R_n'(x)}{n(x - x_0)^{n-1}} = \cdots = \lim_{x \to x_0} \frac{R_n^{(n)}(x)}{n!} = 0,$$

因此 $R_n(x)$ 是 $x \to x_0$ 时 $(x - x_0)^n$ 的高阶无穷小量, 记为 $R_n(x) = o[(x - x_0)^n]$.

Lagrange 还进一步论证了

$$R_n(x) = \frac{f^{(n+1)}(\xi)}{(n+1)!}(x - x_0)^{n+1}, \quad (\xi \text{ 在 } x_0 \text{ 与 } x \text{ 之间}).$$

上式称为 Lagrange 余项, 据此可以估计误差的数值范围, 由以上讨论可以写出 Taylor 中值定理.

注 "ξ 在 x_0 与 x 之间"可写成: $\xi = x_0 + \theta(x - x_0), 0 \leqslant \theta \leqslant 1$.

定理 15 设函数 $f(x)$ 在含点 x_0 的区间 (a, b) 内具有直到 $(n+1)$ 阶的导数, 则当 x 在 (a, b) 内时, $f(x)$ 可表示为 $(x - x_0)$ 的一个 n 次多项式与一个余项 $R_n(x)$ 之和.

$$f(x) = f(x_0) + f'(x_0)(x - x_0) + \frac{f''(x_0)}{2!}(x - x_0)^2$$

$$+ \cdots + \frac{f^{(n)}(x_0)}{n!}(x - x_0)^n + R_n(x), \quad (3-5-7)$$

其中 $R_n(x) = \dfrac{f^{(n+1)}(\xi)}{(n+1)!}(x - x_0)^{n+1}, (\xi \text{ 在 } x_0 \text{ 与 } x \text{ 之间})$.

公式 $(3-5-7)$ 称为 Taylor 公式(Taylor'sformula). 特别地, 在公式 $(3-5-7)$ 中令 $n = 0$,

则

$$f(x) = f(x_0) + f'(\xi)(x - x_0),$$

这就是前面讲的 Lagrange 中值定理.由此看出 Taylor 定理是 Lagrange 定理的推广.

在 Taylor 公式（3－5－7）中令 $x_0 = 0$，就得到下面的 Maclaurin（马克劳林）公式（Maclaurin's formula）.

$$f(x) = f(0) + \frac{f'(0)}{1!}x + \frac{f''(0)}{2!}x^2 + \cdots + \frac{f^{(n)}(0)}{n!}x^n + R_n(x), \quad (3-5-8)$$

其中 $R_n(x) = \frac{f^{(n+1)}(\xi)}{(n+1)!}x^{n+1}$，　（$\xi$ 在 0 和 x 之间）.

2.将一个函数展开成 Taylor 展开式（或 Maclaurin 展开式）的方法

（1）直接法

据 Taylor 公式定义可知,为了求得 $f(x)$ 在 $x = x_0$ 点的 Taylor 展开式,只要求出系数 $a_k = \frac{f^{(k)}(x_0)}{k!}$（$k = 1, 2, \cdots, n$）.在求 Taylor 展开式时一定要注意在哪一点展开,如求 cos31° 近似值时,取 $x_0 = 30°$；而求 cos1° 的近似值时,取 $x_0 = 0$,这可以减少工作量和误差.

例 3.45　求 $f(x) = e^x$ 的 Maclaurin 展开式.

解　　　　　$f(x) = f'(x) = f''(x) = \cdots = f^{(n)}(x) = e^x,$

所以　　　　　$f(0) = f'(0) = f''(0) = \cdots = f^{(n)}(0) = 1,$

因此　　　$e^x = 1 + x + \frac{x^2}{2!} + \cdots + \frac{x^n}{n!} + R_n(x), \quad (-\infty < x < +\infty).$

如果取 $x = 1$,则得无理数 e 的近似式为

$$e \approx 1 + 1 + \frac{1}{2!} + \cdots + \frac{1}{n!},$$

其误差为 $R_n < \frac{e}{(n+1)!} < \frac{3}{(n+1)!}$.

当 $n = 10$ 时,可算出 $e \approx 2.718281$,误差不超过百万分之一.

例 3.46　求 $f(x) = \ln(1 + x)$ 的 Maclaurin 展开式.

解　$f(x) = \ln(1 + x),\quad f(0) = 0.$　　　　$f'(x) = \frac{1}{1+x},\quad f'(0) = 1.$

$f''(x) = -\frac{1}{(1+x)^2}, f''(0) = -1.$　　　$f'''(x) = \frac{2}{(1+x)^3}, f'''(0) = 2.$

……　　　　　　　　　　　　　　　　　……

$f^{(n)}(x) = (-1)^{n-1}\frac{(n-1)!}{(1+x)^n},$　　　$f^{(n)}(0) = (-1)^{n-1}(n-1)!.$

所以　　　$\ln(1 + x) = x - \frac{x^2}{2} + \frac{x^3}{3} - \cdots + (-1)^{n-1}\frac{x^n}{n} + R_n(x).$

例 3.47　求 $f(x) = \sin x$ 的 Maclaurin 展开式.

解　$f(x) = \sin x, f(0) = 0;$　　　　　$f'(x) = \sin\left(x + \frac{\pi}{2}\right), f'(0) = 1;$

$f''(x) = \sin\left(x + 2 \cdot \frac{\pi}{2}\right), f''(0) = 0;$　　$f'''(x) = \sin\left(x + 3 \cdot \frac{\pi}{2}\right), f'''(0) = -1,$

……　　　　　　　　　　　　　　　　　……

所以
$$\sin x = x - \frac{x^3}{3!} + \frac{x^5}{5!} - \cdots + (-1)^{n-1} \frac{x^{2n-1}}{(2n-1)!} + R_n(x).$$

同理可得
$$\cos x = 1 - \frac{x^2}{2!} + \frac{x^4}{4!} + \cdots + (-1)^n \frac{x^{2n}}{(2n)!} + R_n(x).$$

例 3.48 求 $f(x) = (1+x)^\alpha$ (α 为实数) 的 Maclaurin 展开式.

解 因为 $\qquad f^{(n)}(x) = \alpha(\alpha-1)\cdots(\alpha-n+1)(1+x)^{\alpha-n},$

所以 $\qquad\qquad f^{(n)}(0) = \alpha(\alpha-1)\cdots(\alpha-n+1).$

由 Maclaurin 公式可得

$$(1+x)^\alpha = 1 + \alpha x + \frac{\alpha(\alpha-1)}{2!}x^2 + \cdots + \frac{\alpha(\alpha-1)\cdots(\alpha-n+1)}{n!}x^n + R_n(x).$$

以上几个初等函数 $e^x, \ln(1+x), \sin x, \cos x, (1+x)^\alpha$ 的 Maclaurin 展开式较为重要.

(2)间接法

即利用已知的展开式,经过求导、复合等运算,便可得到所求函数的展开式.

例 3.49 将 $f(x) = e^{\sin x}$ 展开至 x^3 项.

解 因 $e^x = 1 + x + \frac{x^2}{2!} + \frac{x^3}{3!} + o(x^3)$, 故 $e^{\sin x} = 1 + \sin x + \frac{\sin^2 x}{2!} + \frac{\sin^3 x}{3!} + o(\sin^3 x)$,

又 $\qquad\qquad\qquad \sin x = x - \frac{x^3}{6} + o(x^3)$

于是 $\qquad e^{\sin x} = 1 + \left(x - \frac{x^3}{6}\right) + \frac{1}{2}\left(x - \frac{x^3}{6}\right)^2 + \frac{1}{6}\left(x - \frac{x^3}{6}\right)^3 + o(x^3)$

$$= 1 + x + \frac{1}{2}x^2 + o(x^3).$$

3.Taylor 公式的应用

(1) 利用 Taylor 公式求极限

例 3.50 求 $\displaystyle\lim_{x \to 0^+0} \frac{\cos\sqrt{x} - \sin\sqrt{x} \cdot \dfrac{1}{\sqrt{x}}}{x}$.

解 由 $\cos\sqrt{x} = 1 - \frac{1}{2!}x + \frac{1}{4!}x^2 + o(x^2)$,

$$\sin\sqrt{x} = \sqrt{x} - \frac{1}{3!}(\sqrt{x})^3 + \frac{1}{5!}(\sqrt{x})^5 + o(x^2\sqrt{x}),$$

所以 $\qquad\qquad \frac{\sin\sqrt{x}}{\sqrt{x}} = 1 - \frac{1}{3!}x + \frac{1}{5!}x^2 + o(x^2),$

从而 $\qquad\qquad \displaystyle\lim_{x \to 0^+0} \frac{\cos\sqrt{x} - \sin\sqrt{x} \cdot \dfrac{1}{\sqrt{x}}}{x}$

$$= \lim_{x \to 0^+0} \frac{\left(1 - \dfrac{1}{2!}x + \dfrac{1}{4!}x^2\right) - \left(1 - \dfrac{1}{3!}x + \dfrac{1}{5!}x^2\right) + o(x^2)}{x}$$

$$= \lim_{x \to 0^+0} \frac{\left(-\dfrac{1}{2!} + \dfrac{1}{3!}\right)x + \left(\dfrac{1}{4!} - \dfrac{1}{5!}\right)x^2 + o(x^2)}{x} = -\frac{1}{3}.$$

（2）利用 Taylor 公式求函数的近似值

例 3.51　求 $\sin 31°$ 的近似值.

解　令 $f(x)=\sin x$，$x_0=30°=\dfrac{\pi}{6}$，所以 $x-x_0=1°=\dfrac{\pi}{180}$，

则
$$f'(x_0)=\cos x_0,\ f''(x_0)=-\sin x_0,\ f^{(3)}(x_0)=-\cos x_0.$$

由 Taylor 公式得　$\sin x\approx\sin x_0+\cos x_0(x-x_0)-\dfrac{\sin x_0}{2!}(x-x_0)^2-\dfrac{\cos x_0}{3!}(x-x_0)^3.$

故　$\sin 31°\approx\sin\dfrac{\pi}{6}+\cos\dfrac{\pi}{6}\times\left(\dfrac{\pi}{180}\right)^2-\dfrac{\sin\dfrac{\pi}{6}}{2!}\left(\dfrac{\pi}{180}\right)^2-\dfrac{\cos\dfrac{\pi}{6}}{3!}\left(\dfrac{\pi}{180}\right)^3$

$$=\dfrac{1}{2}+\dfrac{\sqrt{3}}{2}\times\dfrac{\pi}{180}-\dfrac{1}{2}\times\dfrac{1}{2}\times\left(\dfrac{\pi}{180}\right)^2-\dfrac{1}{6}\times\dfrac{\sqrt{3}}{2}\times\left(\dfrac{\pi}{180}\right)^3$$

$$=\dfrac{1}{2}+\dfrac{\pi}{180}\left(\dfrac{\sqrt{3}}{2}-\dfrac{\pi}{180}\left(\dfrac{1}{4}+\dfrac{\sqrt{3}}{12}\times\dfrac{\pi}{180}\right)\right)$$

$$\approx 0.5+0.017453292\times[0.866025403-0.017453292\times$$

$$(0.25+0.144337567\times0.017453292)]\approx 0.515038072.$$

例 3.52　假设 $\sum\limits_{i=1}^{n}p_i=1$，$p_i>0$，$x_i\in(a,b)$，$i=1,2,\cdots,n$，而且在 (a,b) 上 $f''(x)>0$.

证明：$f\left(\sum\limits_{i=1}^{n}p_ix_i\right)\leqslant\sum\limits_{i=1}^{n}p_if(x_i).$

证明　令 $X=\sum\limits_{i=1}^{n}p_ix_i$，$x=\min\{x_i\}$ 和 $y=\max\{x_i\}$，则我们得 $X\leqslant\sum\limits_{i=1}^{n}p_iy=y<b$，类似地我们有 $X\geqslant\sum\limits_{i=1}^{n}p_ix=x>a$，即得 $a<X<b$.

由 Taylor 公式，我们得

$$f(x_i)=f(X)+f'(X)(x_i-X)+\dfrac{1}{2}f''(\xi_i)(x_i-X)^2,\quad a<\xi_i<b,i=1,2,\cdots,n.$$

因此　$\sum\limits_{i=1}^{n}p_if(x_i)\geqslant\sum\limits_{i=1}^{n}p_if(X)+\sum\limits_{i=1}^{n}(p_ix_i-p_iX)f'(X)=$

$$f(X)+Xf'(X)-\sum\limits_{i=1}^{n}p_iXf'(X)=f(X)+Xf'(X)-Xf'(X)=f(X)=f\left(\sum\limits_{i=1}^{n}p_ix_i\right),$$

即
$$f\left(\sum\limits_{i=1}^{n}p_ix_i\right)\leqslant\sum\limits_{i=1}^{n}p_if(x_i).$$

当 $p_i=\dfrac{1}{n}$，$i=1,2,\cdots,n$ 时，我们得

$$f\left(\dfrac{x_1+\cdots+x_n}{n}\right)\leqslant\dfrac{1}{n}(f(x_1)+\cdots+f(x_n)).$$

令　$f(x)=x^\alpha$，$\alpha>1$，由上面的公式，我们得到：

$$\left(\sum\limits_{i=1}^{n}p_ix_i\right)^\alpha\leqslant\sum\limits_{i=1}^{n}p_ix_i^\alpha. \tag{3-5-9}$$

置 $p_i=q_i\Big/\sum\limits_{i=1}^{n}q_i$，$q_i>0$，$i=1,2,\cdots,n$，则 $\sum\limits_{i=1}^{n}p_i=1$，因此（3-5-9）化为

$$\left(\frac{\sum\limits_{i=1}^{n} q_i x_i}{\sum\limits_{i=1}^{n} q_i}\right)^{\alpha} \leqslant \left(\sum\limits_{i=1}^{n} q_i x_i^{\alpha}\right) \Big/ \sum\limits_{i=1}^{n} q_i. \qquad (3-5-10)$$

设 $\beta = \dfrac{\alpha}{\alpha-1}$，则 $\dfrac{1}{\alpha} + \dfrac{1}{\beta} = 1$，而且(3-5-10)化为

$$\sum_{i=1}^{n} q_i x_i \leqslant \left(\sum_{i=1}^{n} q_i x_i^{\alpha}\right)^{1/\alpha} \left(\sum_{i=1}^{n} q_i\right)^{1/\beta}. \qquad (3-5-11)$$

令 $a_i = q_i^{1/\alpha} x_i, b_i = q_i^{1/\beta}, i=1,2,\cdots,n$，则(3-5-11)化为

$$\sum_{i=1}^{n} a_i b_i \leqslant \left(\sum_{i=1}^{n} a_i^{\alpha}\right)^{1/\alpha} \left(\sum_{i=1}^{n} b_i^{\beta}\right)^{1/\beta}.$$

当 $\alpha = \beta = 2$ 时,我们立即得到 Cauchy 不等式

$$\sum_{i=1}^{n} a_i b_i \leqslant \left(\sum_{i=1}^{n} a_i^2\right)^{1/2} \left(\sum_{i=1}^{n} b_i^2\right)^{1/2} \text{ 或者} \left(\sum_{i=1}^{n} a_i b_i\right)^2 \leqslant \left(\sum_{i=1}^{n} a_i^2\right) \left(\sum_{i=1}^{n} b_i^2\right).$$

3.6* 导数的近似计算

我们知道,除了用解析式子给出函数以外,还有用实验数据或自动记录仪器给出的图形所表示的函数.这种用列表法或图示法表示的函数关系通常可用两种方法将导数的近似值计算出来.

1.图解法

设在坐标系内给出函数 $y = f(x)$ 的图形如图 3-22 所示,今欲求函数 $y = f(x)$ 在 x_0 处的导数.很自然我们会想到导数就是曲线在给定点切线的斜率这一事实.要用观察法作出点 $M(x_0, f(x_0))$ 的切线 AB,则 AB 的斜率就是所求点的导数值.为了用线段在图上表示导数值的大小,可在横轴上从原点向左截取单位长度 OP,过 P 作 AB 的平行线交纵轴于 C,则

$$OC = \tan\theta \cdot OP = 1 \cdot \tan\theta = f'(x_0),$$

即 OC 就是 $y = f(x)$ 在 x_0 处的导数.

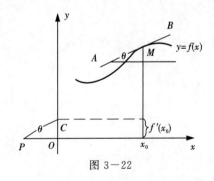

图 3-22

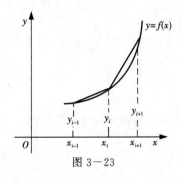

图 3-23

这就是用图解法求导数的方法,用这个方法求出的导数 $y' = f'(x)$, x 就是原曲线 $y = f(x)$ 的横坐标,而纵轴(y' 轴)的坐标则往往因为单位长度 OP 不与原坐标的单位长度相等,所以 $f'(x)$ 的值不能从原坐标轴读出,只能用单位长度 OP 度量得出.例如图 3-22 所示量得 $OC = \dfrac{2}{3} OP$,则 $f'(x_0) = \dfrac{2}{3}$.

2.解析法

设函数 $y=f(x)$ 用图解法表示,如图 3—23 所示或用列表法列表 3—6 如下:

表 3—6

x	x_1	$\cdots$	x_i	x_{i+1}	$\cdots$
y	y_1	$\cdots$	y_i	y_{i+1}	$\cdots$

容易算出 $y=f(x)$ 在 $x=x_i$ 处的左、右差商:左差商$=\dfrac{y_i-y_{i-1}}{x_i-x_{i-1}}$;右差商$=\dfrac{y_{i+1}-y_i}{x_{i+1}-x_i}$.当自变量的增量很小时(即以上两式分母很小),利用割线斜率近似等于切线斜率这一关系,我们可把左差商(右差商)作为 $y=f(x)$ 在 $x=x_i$ 处切线的斜率 $f'(x_i)$,当计算精度要求较高时,简单地把割线斜率作为导数值是不能令人满意的.为了提高计算准确程度,对上述方法需加改进.注意到函数图形在 x_i 处切线斜率 $f'(x_i)$ 是介于左右差商之间的,所以可取

$$f'(x_i) \approx \frac{1}{2}(左差商 + 右差商). \qquad (3-6-1)$$

当 x_i 是区间 $[x_{i-1}, x_{i+1}]$ 的中点,即 $x_i = \dfrac{x_{i-1}+x_{i+1}}{2}$ 时,(3—6—1)式可改写成

$$f'\left(\frac{x_{i-1}+x_{i+1}}{2}\right) \approx \frac{f(x_{i+1})-f(x_{i-1})}{x_{i+1}-x_{i-1}}. \qquad (3-6-2)$$

若把 x_{i-1} 记作 a,x_{i+1} 记作 b,就可把(3—6—2)式写成下列的近似公式:

$$f'\left(\frac{a+b}{2}\right) \approx \frac{f(b)-f(a)}{b-a}. \qquad (3-6-3)$$

例 3.53(化学反应级数的估计) 在化学反应中,只有一个反应物或虽有几个反应物而浓度相同,则其反应速度与反应物浓度的 n 次方成正比,写成式子 $-\dfrac{dc}{dt}=kc^n$,式中 c 是在时刻 t 时反应物的体积摩尔浓度 $c=f(t)$,n 称为反应级数,测定 n 的方法很多,下面介绍一种常用的方法——求导数的方法.

通过实验可测得不同时刻的反应物的浓度,作图如图 3—24 所示.在反应开始时,浓度为 c_0,在时刻 t_1 反应物浓度为 c_1,此时反应速度记为 $-\dfrac{dc_1}{dt}$,因而有

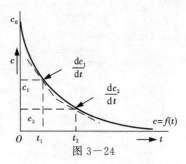

图 3—24

$$-\frac{dc_1}{dt}=kc_1^n,类似地,得-\frac{dc_2}{dt}=kc_2^n.$$

对以上两式取对数:

$$\lg\left(-\frac{dc_1}{dt}\right)=\lg k+n\lg c_1, \quad \lg\left(-\frac{dc_2}{dt}\right)=\lg k+n\lg c_2,$$

两式相减得

$$\frac{\lg\left(-\dfrac{dc_1}{dt}\right)-\lg\left(-\dfrac{dc_2}{dt}\right)}{\lg c_1-\lg c_2}=n.$$

这就是用微分法估计化学反应级数的常用公式.公式表明,只要我们知道反应物的浓度 c 和时间 t 的关系 $c=f(t)$ 的两组对应值 (t_1,c_1)、(t_2,c_2) 及其相应导数值 $\dfrac{dc_1}{dt}$,$\dfrac{dc_2}{dt}$,就可求出反应级数 n.

若 $c = f(t)$ 由图示法表示,可用图解法求导数的方法分别求出曲线在点 (t_1, c_1)、(t_2, c_2) 处的导数 $\dfrac{dc_1}{dt}$、$\dfrac{dc_2}{dt}$ 的近似值.

若 $c = f(t)$ 由列表法给出,就用分析法求出 $\dfrac{dc_1}{dt}$、$\dfrac{dc_2}{dt}$ 的近似值.

习　题　三

(一)基本题

1.平均变化率 $\dfrac{\Delta y}{\Delta x} = \dfrac{f(x + \Delta x) - f(x)}{\Delta x}$ 与 x 和 Δx 有关吗?瞬时变化率 $\lim\limits_{\Delta x \to 0} \dfrac{f(x + \Delta x) - f(x)}{\Delta x}$ 与 x 和 Δx 有关吗?在平均变化率取极限的过程中 Δx 是变量还是常量?x 是变量还是常量?

2.过曲线 $y = x^2$ 上两点 $A(2, 4)$ 和 $B(2 + \Delta x, 4 + \Delta y)$ 作割线 AB,分别求出当 $\Delta x = 1$ 及 $\Delta x = 0.1$ 时,割线 AB 的斜率,并求出曲线在点 A 处的切线斜率.

3.根据导数定义求下列函数的导数:

(1) $y = 3x^2 + x - 1$;　　(2) $y = \dfrac{1}{1 + x}$;　　(3) $y = \sin 2x$;　　(4) $y = \sqrt[3]{x}$.

4.求曲线 $y = 2x - x^3$ 在点 $(-1, -1)$ 的切线方程和法线方程.

5.讨论下列函数在 $x = 0$ 是否可导:

(1) $f(x) = \begin{cases} \sin x, & x \geqslant 0; \\ x, & x < 0; \end{cases}$　　(2) $f(x) = \begin{cases} x^2, & x \geqslant 0; \\ x, & x < 0. \end{cases}$

6.求下列函数的导数:

(1) $y = x^4 - \dfrac{1}{3}x^3 + 2.5x^2 - 0.3x + 0.1$;　　(2) $y = \sqrt{3x} + \sqrt[3]{x} + \dfrac{1}{x}$;　　(3) $y = x^2 \log_3 x$;

(4) $y = x(2x - 1)(3x + 2)$;　　(5) $y = \dfrac{\ln x}{x^n}$;　　(6) $y = \dfrac{x \sin x}{1 + \tan x}$;

(7) $y = \arctan x^2$;　　(8) $y = \ln \sin^2 x$　　(9) $y = e^{3-4x} \cdot \cos 2x$;

(10) $y = \ln \dfrac{\sqrt{1-x}}{\sqrt{1+x}}$　　(11) $y = \sqrt[3]{\dfrac{1}{1 + x^2}}$　　(12) $y = \tan x - \dfrac{1}{3}\tan^3 x + \dfrac{1}{5}\tan^5 x$

(13) $y = \sin 2x \cos 3x$;　　(14) $y = 3^{a^2 - x^2}$;　　(15) $y = a e^{\sqrt[x]{x}}$;

(16) $y = \sqrt{x + \sqrt{x + \sqrt{x}}}$;　　(17) $y = \arcsin(\sin x)$;　　(18) $y = e^{(1 - \sin x)^{\frac{1}{2}}}$;

(19) $y = \dfrac{x}{2}\sqrt{a^2 - x^2} + \dfrac{a^2}{2}\arcsin\dfrac{x}{a}$;　(20) $y = e^{\arctan \sqrt{x}}$;　　(21) $y = \dfrac{x}{2}\sqrt{1 - x^2} + \dfrac{1}{2}\arcsin x$;

(22) $y = \dfrac{\sin x - \cos x}{\sin x + \cos x}$;　　(23) $y = \dfrac{\arctan x}{1 + \sqrt{x}}$;　　(24) $y = x^2 \cdot \ln x \cdot \cos x$;

(25) $y = \arctan(e^x)$;　　(26) $y = \ln(x + \sqrt{a^2 + x^2})$　(27) $y = \sqrt{1 + \ln^2 x}$;

(28) $y = \sin^2 x \cdot \sin(x^2)$.

7.求下列方程所确定的隐函数的导数:

(1) $y^2 = 4px$;　　　　(2) $x^3 + y^3 - 3axy = 0$;　　(3) $y = \cos(x + y)$;

(4) $x\sqrt{y} - y\sqrt{x} = 0$;　　(5) $y = \sqrt[x]{x}$;　　　　(6) $y = (\sin x)^{\cos x}$;

(7) $y = \sqrt[5]{\dfrac{(4x - 1)(2 - x)}{(x - 3)(x^2 + 1)}}$;　　(8) $y = \sqrt[3]{\dfrac{x(x^2 + 1)}{(x^2 - 1)^2}}$;　　(9) $y^2 = \cos x - 4\sin 3x$;

(10) $\arctan\dfrac{y}{x} = \ln\sqrt{x^2 + y^2}$;　　(11) $y = (\ln x)^x$;　　(12) $y = \sqrt{x \cdot \sin x \sqrt{1 - e^x}}$.

8.求下列函数的二阶导数:

(1) $y = x\sqrt{1-x^2}$;   (2) $y = e^{-x^2}$;   (3) $y = \sin ax + \cos bx$;   (4) $y = \dfrac{1}{1+x}$;

(5) $y = \ln(1-x^2)$;   (6) $y = e^{2x-1}$;   (7) $y = (1+x^2)\arctan x$;   (8) $y = x e^{x^2}$.

9.求下列函数的 n 阶导数:

(1) $y = x e^x$;   (2) $y = \cos x$;   (3) $y = x\ln x$;   (4) $y = \sin^2 x$.

10.求下列函数的微分:

(1) $y = \tan^2 x$;   (2) $y = \dfrac{x}{1-x^2}$;   (3) $y = e^x \cos(3-x)$;   (4) $y = e^{\arcsin\sqrt{x}}$;

(5) $y = \ln^2(1-x)$;   (6) $y = \dfrac{x}{\sqrt{x^2+1}}$;   (7) $y = \tan^2(1+2x^2)$;   (8) $y = \arctan\dfrac{1-x^2}{1+x^2}$;

(9) $y = \dfrac{x^3-1}{x^3+1}$;   (10) $y = 5^{\ln\tan x}$;   (11) $y = (1+x-x^2)^3$;   (12) $y = \arctan(e^x)$.

11.求下列各数的近似值:

(1) $\sin 29°$;   (2) $\arctan 1.05$.

12.当 $|x|$ 足够小时,试证明近似公式 $\sqrt[n]{a^n+x} \approx a + \dfrac{x}{na^{n-1}}(a>0)$ 成立,并由此公式求 $\sqrt[4]{80}$ 的近似值.

13.检验函数 $y = \sqrt{x}$ 在区间 $[1,4]$ 上满足 Lagrange 定理的条件,并求出相应的 ξ.

14.检验函数 $y = \ln x$ 在区间 $[1,2]$ 上满足 Lagrange 定理的条件,并求出相应的 ξ.

15.证明下列不等式

(1) $|\sin a - \sin b| \leqslant |a-b|$;

(2)当 $x>0$ 时,$\dfrac{x}{1+x} < \ln(1+x) < x$.

16.证明可导的偶(奇)函数的导数是奇(偶)函数.

17.酵母细胞按指数生长,其规律可用方程 $n(t) = n e^{kt}$ 表示.其中 k 为常数,求增长率,并证明某时刻 t 的增长率与该时刻的酵母细胞数成正比.

18.假定质量为 M 克的蛋白质分解为氨苯酸的过程可表为 $M = \dfrac{28}{t+2}$,其中 t 为时间(小时),求 $t=2$(小时)时分解的速度.

19.自然生长方程为 $n(t) = \dfrac{A}{1+\beta e^{-rt}}$,这里 A、β、r 为常数,求 $\dfrac{dn}{dt}$.

20.细菌缓慢繁殖的数量 N 可近似地表为 $N = N_0 + 52t + 2t^2$,N_0 为时间 $t=0$ 时细菌的数量,t 以小时为单位,求 $t=5$ 小时的增长速率.

21.已知某物体的运动规律为 $S = A\sin\omega t$(A、ω 为常数),求物体运动加速度,并验证 $\dfrac{d^2 s}{dt^2} + \omega^2 s = 0$.

22.函数 $f(x) = \dfrac{1}{\sigma\sqrt{2\pi}} e^{-\frac{(x-\mu)^2}{2\sigma^2}}$($\sigma$、$\mu$ 为常数)称为正态分布密度函数,试求使 $f'(x) = 0$ 的 x 值以及使 $f''(x) = 0$ 的 x 值.

23.用 L'Hospital 法则求下列函数的极限:

(1) $\lim\limits_{x\to\frac{\pi}{4}} \dfrac{1-\tan x}{\cos 2x}$;   (2) $\lim\limits_{x\to 0} \dfrac{x^3}{e^x-1}$;   (3) $\lim\limits_{x\to\infty} \dfrac{\frac{\pi}{2}-\arctan x}{\sin\frac{1}{x}}$;   (4) $\lim\limits_{x\to 0} \dfrac{e^x+e^{-x}-2}{x^2}$;

(5) $\lim\limits_{x\to\infty} \dfrac{x^2\sin\frac{1}{x}}{2x-1}$;   (6) $\lim\limits_{x\to 0+0} \dfrac{\ln\sin 3x}{\ln\sin x}$;   (7) $\lim\limits_{x\to 1}\left(\dfrac{2}{x^2-1} - \dfrac{1}{x-1}\right)$;   (8) $\lim\limits_{x\to\infty}\left(1+\dfrac{a}{x}\right)^x$;

(9) $\lim\limits_{x \to 0} (\sin x)^x$；　　　　(10) $\lim\limits_{x \to 0+0} x \cdot \ln x$；　　　　(11) $\lim\limits_{x \to \frac{\pi}{2}} \dfrac{\ln \sin x}{(\pi - 2x)^2}$；　　　　(12) $\lim\limits_{x \to 0} \dfrac{\ln(1 + x^2)}{\sec x - \cos x}$；

(13) $\lim\limits_{x \to 0}+ \left(\dfrac{1}{x}\right)^{\tan x}$；　　(14) $\lim\limits_{x \to 0} x^2 \cdot \dfrac{1}{e^{x^2}}$；　　　(15) $\lim\limits_{x \to \infty} \left(1 + \dfrac{1}{x^2}\right)^x$；　　　(16) $\lim\limits_{x \to +\infty} \sqrt[x]{x}$．

24. 求下列函数的单调区间：

　　(1) $y = 2 + x - x^2$；　　(2) $y = x^3 - 3x + 1$．

25. 求下列函数的极值：

　　(1) $f(x) = -\dfrac{1}{4}(x^4 - 4x^3 + 3)$；　(2) $f(x) = x e^{-x}$；　(3) $f(x) = \dfrac{x}{1 + x^2}$；　(4) $f(x) = x + \sqrt{1 - x}$；

　　(5) $f(x) = x + \tan x$；　　　　　　　(6) $f(x) = \dfrac{1 + 3x}{\sqrt{4 + 5x^2}}$．

26. 1～9 个月婴儿的体重 w 的增长与月龄 t 的关系有经验公式 $\ln w - \ln(341.5 - w) = k(t - 1.66)$，问 t 为何值时婴儿的体重增长率 v 最快．

27. 肌内或皮下注射后，血中药物浓度 y 与时间 t 的函数关系为

$$y = \dfrac{A}{a_2 - a_1}(e^{-a_1 t} - e^{-a_2 t}), \quad (A > 0, 0 < a_1 < a_2),$$

问 t 为何值时，血中药物浓度达到最大值．

28. 讨论下列曲线的凹凸性和拐点：

　　(1) $y = 2x^2 - 3x + 1$；　(2) $y = (\ln x)^2$；　(3) $y = \dfrac{x}{2} + \cos x$，$(0 \leqslant x \leqslant \pi)$；　(4) $y = x + \dfrac{1}{x}(x > 0)$；

　　(5) $y = x \arctan x$；　　　(6) $y = \ln(x^2 + 1)$　(7) $y = (x + 1)^4 + e^x$．

29. 求下列函数的最大值、最小值：

　　(1) $y = 2x^3 - 3x^2$　$-1 \leqslant x \leqslant 4$；　　　　(2) $y = x + \sqrt{1 - x}$　$-5 \leqslant x \leqslant 1$．

30. 某车间靠墙壁要盖一间长方形小屋，现有存砖只够砌 20m 长的墙壁，问应围成怎样的长方形才能使这间小屋的面积最大？

31. 做出下列函数的图像：

　　(1) $f(x) = 12x - x^3$；　　(2) $f(x) = \dfrac{6x}{1 + x^2}$．

32. 求 $y = \tan x$ 的三阶 Maclaurin 展开式．

33. 求函数 $y = x e^x$ 的 n 阶 Maclaurin 展开式．

34. 求 $f(x) = e^{-x}$ 在点 $x = a$ 处的六阶 Taylor 展开式．

35. 利用 Maclaurin 公式作近似计算（误差不超过 0.0001）（或算到第 3 项）：

　　(1) $\sqrt{e}$；　(2) $\sin 18°$；　(3) $\ln 1.2$．

36. 求 $\lim\limits_{x \to 0+0} \dfrac{e^x - 1 - x}{\sqrt{1 - x} - \cos \sqrt{x}}$．

（二）补充题

1. 计算下列导数：

　　(1) $y = \dfrac{e^{-kx} \sin \omega x}{1 + x}$；　(2) $y = x\sqrt{a^2 - x^2} + \dfrac{x}{\sqrt{a^2 - x^2}}$；　(3) $y = x \arcsin \sqrt{\dfrac{x}{1 + x}} + \arctan \sqrt{x} - \sqrt{x}$；

　　(4) $y = \ln(e^x + \sqrt{1 + e^{2x}})$；　(5) $y = \arctan(\tan^2 x)$；　(6) $y = \ln\left(\arccos \dfrac{1}{\sqrt{x}}\right)$．

2. 用取对数等方法计算下列导数：

　　(1) $y = x + x^x + x^{x^x}(x > 0)$；　　　(2) $y = \sqrt[x]{x}$；　　　(3) $y = x^{x^a} + x^{a^x} + a^{x^x}(x > 0)$；

(4) $y=(\ln x)^x$；　　　　(5) $y=\sqrt[x]{\dfrac{1-x}{1+x}}$；　　　　(6) $y=\dfrac{x^2}{1-x}\sqrt[3]{\dfrac{3-x}{(3+x)^2}}$.

3.求下列函数的导数：

(1) $y=|(x-1)^2(x+1)^3|$；　　(2) $y=|\sin^3 x|$；

(3) $y=\arccos\dfrac{1}{|x|}$；　　　　　　(4) $y=[x]\sin^2\pi x$.

4.求下列隐函数的导数 y'：

(1) $\sqrt{x}+\sqrt{y}=\sqrt{a}$；　　　　　(2) $x^{\frac{2}{3}}+y^{\frac{2}{3}}=a^{\frac{2}{3}}$；

(3) $\arctan\dfrac{y}{x}=\ln\sqrt{x^2+y^2}$；　　(4) $x^2+2xy+3e^{xy}=1$.

5.写出曲线

$$y=(x+1)\sqrt[3]{3-x}$$

上 $A(-1,0)$、$B(2,3)$、$C(3,0)$ 各点处的切线方程和法线方程.

6.设 u,v,w 是 x 的可微函数,求下列函数的微分：

(1) $y=uvw$；　　　　　　　(2) $y=\dfrac{u}{v^2}$；

(3) $y=\dfrac{1}{\sqrt{u^2+v^2}}$；　　　　(4) $y=\arctan\dfrac{u}{v}$.

7.求解下列各题：

(1) $y=\dfrac{e^x}{x}$,求 $y^{(10)}$；　　　　(2) $y=\dfrac{\cos 3x}{\sqrt[3]{1-3x}}$,求 y'''；

(3) $y=e^x\cos x$,求 $d^3 y$；　　　(4) $y=e^x\ln x$,求 $d^4 y$.

8.证明下列不等式：

(1) $|\arctan a-\arctan b|\leqslant|a-b|$；　　(2) $\dfrac{a-b}{a}<\ln\dfrac{a}{b}<\dfrac{a-b}{b}$　$(0<b<a)$；

(3) $\dfrac{1}{2}(x^n+y^n)>\left(\dfrac{x+y}{2}\right)^n$　$(x>0,y>0,x\neq y,n>1)$；

(4) $\dfrac{e^x+e^y}{2}>e^{\frac{x+y}{2}}$ $(x\neq y)$.

9.求下列极限：

(1) $\lim\limits_{x\to 0}\dfrac{a^x-a^{\sin x}}{x^3}$；　　　(2) $\lim\limits_{x\to 1}\left(\dfrac{1}{\ln x}-\dfrac{1}{x-1}\right)$；　　　(3) $\lim\limits_{x\to 0}\left(\dfrac{2}{\pi}\arccos x\right)^{\frac{1}{x}}$；

(4) $\lim\limits_{x\to+0}x^a\ln x\,(a>0)$；　(5) $\lim\limits_{x\to 0}\dfrac{(a+x)^x-a^x}{x^2}(a>0)$；　(6) $\lim\limits_{x\to\infty}[(x+a)^{1+\frac{1}{x}}-x^{1+\frac{1}{x+a}}]$.

10.计算下列近似值：

(1) $\sqrt[3]{1.02}$；　(2) $\cos 151°$；　(3) $\lg 11$；　(4) $\arctan 1.05$.

第四章 不 定 积 分

前面我们学习了导数与微分、中值定理与导数应用等内容,我们称其为一元函数微分学.本章和下章将讨论高等数学的又一基本内容——一元函数积分学(integration).积分学的两个基本概念是不定积分(indefinite integral)和定积分(definite integral).本章首先介绍原函数和不定积分的概念,然后研究不定积分的性质,最后详细讨论不定积分的计算方法.

4.1 不定积分的概念及运算法则

一、不定积分的定义

一元函数的微分运算,就是由给定的函数求出它的导数或微分.但在科学技术的许多问题中,往往需要解决与微分运算正好相反的问题,就是已知某个函数的导数或微分,要求出这个函数,这种运算叫做求原函数,也就是求不定积分.显然,求不定积分的问题,就是研究微分运算的逆运算问题.

为了讨论这一类问题,我们首先引入原函数的概念.

定义 1 若在某一区间上, $F'(x)=f(x)$ 或 $dF(x)=f(x)dx$,则称 $F(x)$ 是 $f(x)$ 在这个区间上的一个原函数(primary function).

例如,已知 $(x^3)'=3x^2$,所以 x^3 是 $3x^2$ 的一个原函数; $(e^{2x})'=2e^{2x}$,故 e^{2x} 是 $2e^{2x}$ 的一个原函数等.

显然,从定义可知,一个函数的原函数不是唯一的,并且若 $F(x)$ 是 $f(x)$ 的一个原函数,那么 $F(x)+C(C$ 为任意常数) 也是 $f(x)$ 的一个原函数.这是因为:
$$[F(x)+C]'=F'(x)=f(x).$$
即若知 $f(x)$ 的一个原函数 $F(x)$,则我们可以得到一簇原函数 $F(x)+C(C$ 为任意常数).亦即若 $f(x)$ 有一个原函数,则其必有无穷多个原函数.

既然 $f(x)$ 有原函数,则必有无穷多个原函数,故 $f(x)$ 的所有原函数是否有一致的表达式就成为求原函数的关键和我们所关心的焦点.下面的定理回答了这个问题.

定理 1 若 $F(x)$ 是 $f(x)$ 的一个原函数,则 $f(x)$ 的所有原函数可以表示为 $F(x)+C(C$ 为任意常数).

证明 由前面的讨论,已知对任意常数 C, $F(x)+C$ 必是 $f(x)$ 的原函数.

现假设 $G(x)$ 是 $f(x)$ 的任意一个原函数,我们来证明: $G(x)=F(x)+C(C$ 为常数).

因 $G(x)$ 是 $f(x)$ 的原函数,故有 $G'(x)=f(x)$. 又因为:
$$[G(x)-F(x)]'=G'(x)-F'(x)=f(x)-f(x)=0,$$
由拉格朗日中值定理的推论 1 立即有:
$$G(x)-F(x)=C \ (C \text{ 为任意常数}),$$
即 $G(x)=F(x)+C$ (C 为任意常数).这就证明了若 $F(x)$ 是 $f(x)$ 的一个原函数,则 $f(x)$ 的所有原函数可以表示为 $F(x)+C$.

定理 1 告诉我们,如果某个函数有一个原函数,那么它必有无穷多个原函数,并且它们彼此之间只相差一个常数,因而具有一般表达式.由此可以给出不定积分的概念.

定义 2 若 $F(x)$ 是 $f(x)$ 的一个原函数,则 $f(x)$ 的原函数的一般表达式 $F(x)+C$ 称为 $f(x)$ 的不定积分(indefinite integral),记为 $\int f(x)\mathrm{d}x$. 即

$$\int f(x)\mathrm{d}x = F(x) + C.$$

其中符号"$\int$"称为积分号(integral sign),$f(x)$ 称为被积函数(integrand),微分 $f(x)\mathrm{d}x$ 称为被积表达式(integrand expression),x 称为积分变量(variable of integration),常数 C 称为积分常数(integral constant).求不定积分的运算方法,简称积分法(integration).

利用不定积分的定义,可以求一些简单函数的不定积分.

例 4.1 求 $\int 2x\,\mathrm{d}x$.

解 因为 $(x^2)' = 2x$,即 x^2 是 $2x$ 的一个原函数,故

$$\int 2x\,\mathrm{d}x = x^2 + C.$$

例 4.2 求 $\int \cos x\,\mathrm{d}x$.

解 因为 $(\sin x)' = \cos x$,即 $\sin x$ 是 $\cos x$ 的一个原函数,故

$$\int \cos x\,\mathrm{d}x = \sin x + C.$$

例 4.3 求 $\int \dfrac{\mathrm{d}x}{\sqrt{1-x^2}}$.

解 因为 $(\arcsin x)' = \dfrac{1}{\sqrt{1-x^2}}$,即 $\arcsin x$ 是 $\dfrac{1}{\sqrt{1-x^2}}$ 的一个原函数,故

$$\int \frac{\mathrm{d}x}{\sqrt{1-x^2}} = \arcsin x + C.$$

应注意,由于 $f(x)$ 的不定积分是 $f(x)$ 的所有原函数的表达式,故积分表达式中必须有常数 C,否则仅为 $f(x)$ 的一个原函数,而不是不定积分.

现在我们来考察一下不定积分的几何意义.

若 $F(x)$ 是 $f(x)$ 的一个原函数,则 $F(x)$ 的图形叫做函数 $f(x)$ 的一条积分曲线(integral curve).

由于 $f(x)$ 的不定积分是 $f(x)$ 的原函数的一般表达式,即表示了一族函数.因而 $y = F(x)+C$ 在几何上就表示一族积分曲线.当 C 取不同值时,就得到不同的积分曲线,由于这族积分曲线中的每一条曲线,对应于同一横坐标 $x=x_0$ 的点处的切线的斜率都等于 $f(x_0)$ (即切线彼此平行).显然,若将原函数 $F(x)$ 的曲线沿 y 轴平行移动所得的曲线,皆是 $f(x)$ 的积分曲线.沿 y 轴方向平行移动,就相当于把纵坐标加上一个常数 C(见图 4—1).这族曲线叫做函数 $f(x)$ 的积分曲线族(family of integral curves).

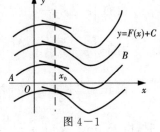

图 4—1

如果要求积分曲线族中某一特定的曲线,必须再加附加条件,从曲线族中确定常数 C.

例 4.4 求通过点 $(2,5)$，曲线上任一点处的切线斜率为 $2x$ 的曲线方程.

解 由题意有 $y'=2x$，故曲线族的方程为：

$$y=\int 2x\,dx=x^2+C,$$

又曲线过点 $(2,5)$，故有 $5=2^2+C$，即 $C=1$.故所求的曲线方程为 $y=x^2+1$.

二、不定积分的基本公式

由不定积分的定义,可知对 $\int f(x)dx=F(x)+C$ 等式两边微分,得

$$d\int f(x)dx=d[F(x)+C]=[F(x)+c]'dx=f(x)dx.$$

即先积分后微分时,两种运算抵消.若对 $\int f(x)dx=F(x)+C$ 两边求导,我们得到

$$\left[\int f(x)dx\right]'=[F(x)+c]'=F'(x)=f(x),$$

从而有 $\int F'(x)dx=F(x)+C$ 或 $\int dF(x)=F(x)+C$.即先微分后积分时,两种运算抵消后相差一个常数 C.

这就充分显示,在不考虑常数 C 的差别的前提下,求不定积分就是微分运算的逆运算,因此,有一个导数或微分公式,就对应地有一个不定积分公式.于是可以得到下列基本公式,常称为基本积分表,其中 C 为积分常数.

(1) $\int dx=x+C.$ (2) $\int k\,dx=kx+C.$

(3) $\int x^\alpha dx=\dfrac{1}{\alpha+1}x^{\alpha+1}+C,\quad(\alpha\neq-1).$ (4) $\int \dfrac{1}{x}dx=\ln|x|+C.$

(5) $\int \cos x\,dx=\sin x+C.$ (6) $\int \sin x\,dx=-\cos x+C.$

(7) $\int \sec^2 x\,dx=\tan x+C.$ (8) $\int \csc^2 x\,dx=-\cot x+C.$

(9) $\int \sec x\tan x\,dx=\sec x+C.$ (10) $\int \csc x\cot x\,dx=-\csc x+C.$

(11) $\int \dfrac{1}{1+x^2}dx=\arctan x+C.$ (12) $\int \dfrac{1}{\sqrt{1-x^2}}dx=\arcsin x+C.$

(13) $\int e^x dx=e^x+C.$ (14) $\int a^x dx=\dfrac{1}{\ln a}a^x+C.$

对于 $\int \dfrac{1}{x}dx=\ln|x|+C$，我们作如下补充说明.

因 $\ln x$ 只是在 $x>0$ 时才有意义,故公式 $\int \dfrac{1}{x}dx=\ln x+C$ 仅当 $x>0$ 时才成立.但当 $x<0$ 时,由于 $[\ln(-x)]'=\dfrac{1}{(-x)}(-x)'=\dfrac{1}{x}$.故当 $x<0$ 时,我们有 $\int \dfrac{1}{x}dx=\ln(-x)+C$.通常我们将 $x>0$ 和 $x<0$ 时的两个公式合并写成一个公式 $\int \dfrac{1}{x}dx=\ln|x|+C$.

上述积分公式是我们后面求不定积分的基础,几乎所有的积分都将用到其中之一或几个

公式,因此必须熟记.再者,验证积分运算（包括基本公式）是否正确的简单而准确有效的方法,就是将积分结果求导数,看其是否等于被积函数.

以下是几个简例:

$$\int x^3 \mathrm{d}x = \frac{1}{3+1}x^{3+1} + C = \frac{1}{4}x^4 + C.$$

$$\int \sqrt{x}\,\mathrm{d}x = \int x^{\frac{1}{2}}\mathrm{d}x = \frac{1}{1+\frac{1}{2}}x^{1+\frac{1}{2}} + C = \frac{2}{3}x^{\frac{3}{2}} + C.$$

$$\int \frac{1}{x^3}\mathrm{d}x = \int x^{-3}\mathrm{d}x = \frac{1}{-3+1}x^{-3+1} + C = \frac{1}{-2}x^{-2} + C = -\frac{1}{2x^2} + C.$$

三、不定积分的运算法则

由微分运算法则和不定积分的定义,相应地可以得到以下的不定积分的运算法则:

$$\int [f(x) \pm g(x)]\mathrm{d}x = \int f(x)\mathrm{d}x \pm \int g(x)\mathrm{d}x, \quad \int kf(x)\mathrm{d}x = k\int f(x)\mathrm{d}x.$$

证明　只要证明公式右端的导数等于左端不定积分的被积函数即可.

首先证明第一个法则.对右端求导数,就有:

$$\left[\int f(x)\mathrm{d}x \pm \int g(x)\mathrm{d}x\right]' = \left[\int f(x)\mathrm{d}x\right]' \pm \left[\int g(x)\mathrm{d}x\right]' = f(x) \pm g(x),$$

即

$$\int [f(x) \pm g(x)]\mathrm{d}x = \int f(x)\mathrm{d}x \pm \int g(x)\mathrm{d}x.$$

这个法则说明两个函数之和（差）的不定积分等于它们的不定积分之和（差）.

再证第二个法则.由 $\left[k\int f(x)\mathrm{d}x\right]' = k\left[\int f(x)\mathrm{d}x\right]' = kf(x)$ 即得

$$\int kf(x)\mathrm{d}x = k\int f(x)\mathrm{d}x.$$

第二个法则说明求不定积分时,常数因子可以提到积分号外面.特别地,当 $k=-1$ 时就有

$$\int (-f(x))\mathrm{d}x = -\int f(x)\mathrm{d}x.$$

下面我们举几个例子来说明运算法则的应用.

例 4.5　求积分 $\int (4x^3 + 6x^2 + 3)\mathrm{d}x$.

解　利用前述积分运算法则,有 $\int (4x^3 + 6x^2 + 3)\mathrm{d}x = 4\int x^3\mathrm{d}x + 6\int x^2\mathrm{d}x + 3\int \mathrm{d}x$

$$= \frac{4}{3+1}x^{3+1} + \frac{6}{2+1}x^{2+1} + 3x + C_1 + C_2 + C_3 = x^4 + 2x^3 + 3x + C,$$

由于 $C_1 + C_2 + C_3$ 仍然为任意常数,故用任意常数 C 代替.以后等式右端有多个积分式时,均只在最后一个式子求出时,才给出常数 C.

例 4.6　求 $\int \frac{(x-1)^3}{x^2}\mathrm{d}x$.

解　$\int \frac{(x-1)^3}{x^2}\mathrm{d}x = \int \frac{x^3 - 3x^2 + 3x - 1}{x^2}\mathrm{d}x = \int \left(x - 3 + \frac{3}{x} - \frac{1}{x^2}\right)\mathrm{d}x$

$$= \int x\,\mathrm{d}x - 3\int \mathrm{d}x + 3\int \frac{1}{x}\mathrm{d}x - \int \frac{1}{x^2}\mathrm{d}x = \frac{1}{2}x^2 - 3x + 3\ln|x| + \frac{1}{x} + C.$$

例 4.7 求 $\int\left(\sin x-3\mathrm{e}^x+\dfrac{1}{\sqrt{1-x^2}}\right)\mathrm{d}x$.

解 $\int\left(\sin x-3\mathrm{e}^x+\dfrac{1}{\sqrt{1-x^2}}\right)\mathrm{d}x$

$=\int\sin x\,\mathrm{d}x-3\int\mathrm{e}^x\,\mathrm{d}x+\int\dfrac{1}{\sqrt{1-x^2}}\mathrm{d}x=-\cos x-3\mathrm{e}^x+\arcsin x+C.$

例 4.8 求 $\int\dfrac{x^4}{x^2+1}\mathrm{d}x$.

解 $\int\dfrac{x^4}{x^2+1}\mathrm{d}x=\int\dfrac{x^4-1+1}{x^2+1}\mathrm{d}x$

$=\int(x^2-1)\mathrm{d}x+\int\dfrac{1}{1+x^2}\mathrm{d}x=\dfrac{1}{3}x^3-x+\arctan x+C.$

本例中,对 $\int(x^2-1)\mathrm{d}x$ 我们直接写出了其结果,而没有用加减运算法则将其分成两部分后再分别求不定积分.今后,凡一眼即可看出结果的不定积分,我们将省略中间过程而直接写出结果.

例 4.9 求 $\int\dfrac{1}{\sin^2 x\cos^2 x}\mathrm{d}x$.

解 $\int\dfrac{1}{\sin^2 x\cos^2 x}\mathrm{d}x=\int\dfrac{\sin^2 x+\cos^2 x}{\sin^2 x\cos^2 x}\mathrm{d}x=\int\sec^2 x\,\mathrm{d}x+\int\csc^2 x\,\mathrm{d}x=\tan x-\cot x+C.$

例 4.10 求 $\int\sin^2\dfrac{t}{2}\mathrm{d}t$.

解 $\int\sin^2\dfrac{t}{2}\mathrm{d}t=\int\dfrac{1}{2}(1-\cos t)\mathrm{d}t=\dfrac{1}{2}(t-\sin t)+C.$

例 4.11 求 $\int(10^x+\cot^2 x)\mathrm{d}x$.

解 $\int(10^x+\cot^2 x)\mathrm{d}x=\dfrac{10^x}{\ln 10}+\int(\csc^2 x-1)\mathrm{d}x=\dfrac{10^x}{\ln 10}-\cot x-x+C.$

4.2 不定积分的计算

从上一节看到,利用积分运算法则和基本积分表可以求出不少函数的不定积分,但实际上所能计算的不定积分非常有限,许多积分仅凭这一些方法还不能解决.例如 $\int 2x\sin x^2\mathrm{d}x$ 就无法求出.事实上,由于不定积分的性质和运算法则太少,使得可供直接运用的工具十分有限,从而需要引进更多的方法和技巧.这也是不定积分的求法技巧性强、灵活性大的原因所在,即使我们在下面学习了不定积分的计算方法,结果仍然类似,因为其只有原则,没有具体的通用公式可套.故在学习不定积分的过程中,必须抓住"技巧"两字,弄懂解题的思路,通过大量的练习,也只有通过大量的解题过程,才能真正领会和掌握不定积分的解题技巧,为后续内容打好基础.

下面我们介绍一些求不定积分的方法,利用这些方法,我们就能够计算更多的不定积分.

一、"凑"微分法(第一类换元法)

有一些不定积分,将积分变量进行一定的变换后,积分表达式由于引进中间变量而变为新的形式,而该式的积分可由基本积分公式求出.例如求 $\int e^{4x} dx$,在基本积分公式中只有 $\int e^x dx = e^x + C$,比较 $\int e^x dx$ 和 $\int e^{4x} dx$ 这两个积分,我们发现,只是 e^x 的幂次相差一个常数因子 4,因此,如果凑上一个常数因子 4,使之成为

$$\int e^{4x} dx = \int \frac{1}{4} e^{4x} d(4x) = \frac{1}{4} \int e^{4x} d(4x).$$

观察上式可以看出,再令 $u = 4x$,则上述积分就变为

$$\frac{1}{4} \int e^{4x} d(4x) = \frac{1}{4} \int e^u du,$$

这个积分可以在基本积分公式中查到,然后再代回原来的变量 x,就求得不定积分

$$\int e^{4x} dx = \frac{1}{4} \int e^{4x} d(4x) = \frac{1}{4} \int e^u du = \frac{1}{4} e^u + C = \frac{1}{4} e^{4x} + C.$$

例 4.12 求 $\int \frac{1}{1+x} dx$.

解 基本积分公式中有 $\int \frac{1}{x} dx = \ln|x| + C$,而 $\frac{1}{1+x}$ 与 $\frac{1}{x}$ 只是分母相差一个常数 1,由于 $d(1+x) = dx$,因而可以把积分凑成 $\int \frac{1}{1+x} dx = \int \frac{1}{1+x} d(1+x)$,这时若令 $1+x = u$,则上式右端的积分就化为 $\int \frac{du}{u}$,而这个积分存在于基本积分表中,从而求得

$$\int \frac{dx}{1+x} = \int \frac{d(1+x)}{1+x} = \int \frac{du}{u} = \ln|u| + C = \ln|1+x| + C.$$

从上述例子中看到,求不定积分时,首先要与基本积分公式相比较,并利用简单的变量代换,把要求的积分"凑"成公式中已有的形式,求出以后,再把原来的变量代回.这种方法实际上是一种简单的换元积分法,称为第一类换元积分法,或称简单换元法.在本段最后,对此将做出较严格的叙述.在比较熟悉以后,计算时换元这一步骤可以省略,只是在形式上"凑"成基本积分公式中的积分.因而将这种积分法形象地叫做"凑"微分法.

例 4.13 求 $\int \cos 3x \, dx$.

解 $\int \cos 3x \, dx = \int \frac{1}{3} \cos 3x \, d(3x) = \frac{1}{3} \sin 3x + C.$

例 4.14 求 $\int (2x+5)^{100} dx$.

解 $\int (2x+5)^{100} dx = \int \frac{1}{2} (2x+5)^{100} d(2x+5)$

$$= \frac{1}{2} \times \frac{1}{100+1} (2x+5)^{100+1} + C = \frac{1}{202} (2x+5)^{101} + C.$$

例 4.15 求 $\int 4x \sin x^2 \, dx$.

解 $\int 4x \sin x^2 \, dx = \int 2 \sin x^2 \, d(x^2) = -2 \cos x^2 + C.$

例 4.16 求 $\int \sin^3 x \, dx$.

解 $\displaystyle\int\sin^3 x\,dx=\int(1-\cos^2 x)\sin x\,dx=\int(\cos^2 x-1)d\cos x=\frac{1}{3}\cos^3 x-\cos x+C.$

例 4.17 求 $\displaystyle\int\tan x\,dx.$

解 $\displaystyle\int\tan x\,dx=\int\frac{\sin x}{\cos x}dx=\int\frac{-d\cos x}{\cos x}=-\ln|\cos x|+C.$

例 4.18 求 $\displaystyle\int\frac{1}{x\ln x}dx.$

解 $\displaystyle\int\frac{1}{x\ln x}dx=\int\frac{1}{\ln x}d\ln x=\ln|\ln x|+C.$

例 4.19 求 $\displaystyle\int\frac{1}{x^2+a^2}dx.$

解 $\displaystyle\int\frac{1}{x^2+a^2}dx=\frac{1}{a^2}\int\frac{1}{1+\left(\dfrac{x}{a}\right)^2}dx=\frac{1}{a}\int\frac{1}{1+\left(\dfrac{x}{a}\right)^2}d\left(\frac{x}{a}\right)=\frac{1}{a}\arctan\frac{x}{a}+C.$

例 4.20 求 $\displaystyle\int\frac{1}{x^2-a^2}dx.$

解 $\displaystyle\int\frac{1}{x^2-a^2}dx=\frac{1}{2a}\int\left(\frac{1}{x-a}-\frac{1}{x+a}\right)dx=\frac{1}{2a}\left[\int\frac{d(x-a)}{x-a}-\int\frac{d(x+a)}{x+a}\right]$

$\displaystyle\qquad\qquad=\frac{1}{2a}[\ln|x-a|-\ln|x+a|]+C=\frac{1}{2a}\ln\left|\frac{x-a}{x+a}\right|+C.$

例 4.21 求 $\displaystyle\int\csc x\,dx.$

解 $\displaystyle\int\csc x\,dx=\int\frac{1}{\sin x}dx=\int\frac{\sin x\,dx}{\sin^2 x}$

$\displaystyle\qquad=\int\frac{d\cos x}{\cos^2 x-1}=\frac{1}{2}\int\left(\frac{1}{\cos x-1}-\frac{1}{\cos x+1}\right)d\cos x$

$\displaystyle\qquad=\frac{1}{2}(\ln|\cos x-1|-\ln|\cos x+1|)+C=\frac{1}{2}\ln\left|\frac{\cos x-1}{\cos x+1}\right|+C.$

$\displaystyle\qquad=\frac{1}{2}\ln\left|\frac{(\cos x-1)^2}{\cos^2 x-1}\right|+C=\frac{1}{2}\ln\left|\frac{(1-\cos x)^2}{\sin^2 x}\right|+C=\ln|\csc x-\cot x|+C.$

本例亦可以用以下方法求得:

$$\int\csc x\,dx=\int\frac{dx}{\sin x}=\int\frac{dx}{2\sin\dfrac{x}{2}\cos\dfrac{x}{2}}=\int\frac{d\left(\dfrac{x}{2}\right)}{\sin\dfrac{x}{2}\cos\dfrac{x}{2}}=\int\frac{\cos\dfrac{x}{2}}{\sin\dfrac{x}{2}}\cdot\frac{1}{\cos^2\dfrac{x}{2}}d\left(\frac{x}{2}\right)$$

$$=\int\frac{1}{\tan\dfrac{x}{2}}d\left(\tan\frac{x}{2}\right)=\ln\left|\tan\frac{x}{2}\right|+C.$$

似乎两种方法产生了两种结果,其实它们可相互转化.事实上

$$\ln\left|\tan\frac{x}{2}\right|+C=\ln\left|\frac{\sin\dfrac{x}{2}}{\cos\dfrac{x}{2}}\right|+C=\ln\left|\frac{2\sin^2\dfrac{x}{2}}{\sin x}\right|+C$$

$$= \ln \left| \frac{1 - \cos x}{\sin x} \right| + C = \ln |\csc x - \cot x| + C.$$

一般地,求不定积分可用多种不同的方法,其结果的形式可能不一样,但除去常数 C 后的两个原函数,或者完全一样,或者形式不同,或者相差一个固定的常数,但可以相互转化.检验计算结果是否正确的简单易行的方法,就是对结果求导,看是否等于被积函数.

用例 4.21 同样的方法,可得 $\int \sec t \, dt = \ln |\sec t + \tan t| + C$,或由下述方法求得:

$$\int \sec t \, dt = \int \csc \left(t + \frac{\pi}{2} \right) dt = \int \csc \left(t + \frac{\pi}{2} \right) d \left(t + \frac{\pi}{2} \right)$$

$$= \ln \left| \csc \left(t + \frac{\pi}{2} \right) - \cot \left(t + \frac{\pi}{2} \right) \right| + C = \ln |\sec t + \tan t| + C.$$

例 4.22 求 $\int \sin 5x \cos 3x \, dx$.

解

$$\int \sin 5x \cos 3x \, dx = \frac{1}{2} \int (\sin 8x + \sin 2x) \, dx$$

$$= -\frac{1}{16} \cos 8x - \frac{1}{4} \cos 2x + C.$$

从以上例子可以看出,凑微分法立足于"凑",亦即设法将被积分表达式凑成已知不定积分的被积表达式形式.这里没有一般规律可循,这就需要有一定的技巧,因此要多做题,只有"熟"才能生"巧".

凑微分法概括起来就是说,为了求不定积分 $\int f(x) dx$,我们设法把它凑成如下形式 $\int g[\varphi(x)] \varphi'(x) dx$,然后作代换 $u = \varphi(x)$,从而 $du = \varphi'(x) dx$,于是上式就成为 $\int g(u) du$,如果这个积分可在基本积分公式中查到为 $\int g(u) du = F(u) + C$,再代回原来的变量 x,我们就得到了积分 $\int f(x) dx = F[\varphi(x)] + C$.因此"凑"微分法严格地说,应该叫简单换元法.

二、换元积分法(integration by substitution)

前面提到,凑微分法实际上就是一种简单的换元积分法,那时是把积分 $\int f(x) dx$ 凑成如下的形式:

$$\int g[\varphi(x)] \varphi'(x) dx = \int g[\varphi(x)] d\varphi(x),$$

然后作代换 $u = \varphi(x)$,把要求的积分化成在积分基本公式中能够找到的积分 $\int g(x) dx$.但有些积分却并不能很容易地凑出微分,而是一开始就要作变量代换,把要求的积分化简,然后再求出积分.这两种方法的基本思想是相同的,只是具体步骤有所不同,我们把换元积分法用定理形式叙述如下.

定理 2 设 $f(x)$ 连续,$x = \varphi(t)$ 及 $\varphi'(t)$ 均连续,且 $\varphi'(t) \neq 0$,$x = \varphi(t)$ 的反函数 $t = \varphi^{-1}(x)$ 存在且可导,并且

$$\int f[\varphi(t)] \varphi' \, dt = F(t) + C, \tag{4-2-1}$$

则

$$\int f(x)\mathrm{d}x = F[\varphi^{-1}(x)] + C. \tag{4-2-2}$$

证明 将(4-2-2)式右端求导,并同时注意到(4-2-1)式,得:

$$\frac{\mathrm{d}}{\mathrm{d}x}[F[\varphi^{-1}(x)] + C] = F'(t) \cdot [\varphi^{-1}(x)]' = f[\varphi(t)]\varphi'(t) \cdot \frac{1}{\varphi'(t)} = f(x).$$

即 $F[\varphi^{-1}(x)] + C$ 的导数等于 $f(x)$,这就证明了定理2.

同凑微分法一样,换元积分定理并没有给出变换 $x = \varphi(t)$ 的具体形式,不同的积分有不同的变换方法.因此应该注意例题使用变换的思路和具体方法,做到融会贯通,举一反三.

例 4.23 求 $\int \sqrt{a^2 - x^2}\,\mathrm{d}x$, $(a > 0)$.

解 令 $x = a\sin t$, $\left(-\dfrac{\pi}{2} \leqslant t \leqslant \dfrac{\pi}{2}\right)$,则 $\sqrt{a^2 - x^2} = a\cos t$,$\mathrm{d}x = a\cos t\,\mathrm{d}t$,$t = \arcsin\dfrac{x}{a}$. 于是

$$\int \sqrt{a^2 - x^2}\,\mathrm{d}x = \int a\cos t \cdot a\cos t\,\mathrm{d}t = a^2 \int \cos^2 t\,\mathrm{d}t$$

$$= a^2 \int \frac{1 + \cos 2t}{2}\mathrm{d}t = \frac{a^2}{2}t + \frac{a^2}{4}\sin 2t + C = \frac{1}{2}a^2 t + \frac{1}{2}a^2 \sin t\cos t + C.$$

为了将新变量 t 还原成 x,可借助变换式 $x = a\sin t$ 作一个直角三

角形,如图4-2所示.因为 $x = a\sin t$,故 $\sin t = \dfrac{x}{a}$,$\cos t = \dfrac{\sqrt{a^2 - x^2}}{a}$,

于是

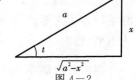

图 4-2

$$\int \sqrt{a^2 - x^2}\,\mathrm{d}x = \frac{a^2}{2}\arcsin\frac{x}{a} + \frac{a^2}{2} \cdot \frac{x}{a} \cdot \sqrt{1 - \left(\frac{x}{a}\right)^2} + C$$

$$= \frac{a^2}{2}\arcsin\frac{x}{a} + \frac{x}{2}\sqrt{a^2 - x^2} + C.$$

本例积分的难点在于有根式 $\sqrt{a^2 - x^2}$,故关键在于对它的处理.思路是找到一个变换,使根式消失.于是选择了三角变换 $x = a\sin t$,它刚好能满足这个要求.注意 t 的取值范围是为了使 x 能取遍原定义域,且保证 $\sin t$ 单调可导,从而有反函数存在.另外根号消去后没有加"±"号,这也是由 t 的取值范围来保证的.一般地,被积函数中含有根式 $\sqrt{a^2 \pm x^2}$,$\sqrt{x^2 - a^2}$ 可用相应的三角变换来求不定积分.如含 $\sqrt{a^2 - x^2}$ 时,可令 $x = a\sin t$ 或 $x = a\cos t$;含有 $\sqrt{a^2 + x^2}$ 时,令 $x = a\tan t$ 或 $x = a\cot t$;而含有 $\sqrt{x^2 - a^2}$ 时,则令 $x = a\sec t$ 或 $x = a\csc t$.另外,只要使 t 的取值范围与对应三角变换的反三角函数的主值相同,则开根号后不需加"±"号,故在下面的例子中,将不再列 t 的取值范围,且开方后不加"±",结果依然正确.下面再举两例说明三角代换的用法.

例 4.24 求 $\int \dfrac{1}{\sqrt{x^2 + a^2}}\mathrm{d}x$, $(a > 0)$.

解 令 $x = a\tan t\left(-\dfrac{\pi}{2} < t < \dfrac{\pi}{2}\right)$,则 $t = \arctan\dfrac{x}{a}$,$\sqrt{x^2 + a^2} = a\sec t$, $\mathrm{d}x = a\sec^2 t\,\mathrm{d}t$. 于是

$$\int \frac{1}{\sqrt{x^2 + a^2}}\mathrm{d}x = \int \frac{1}{a\sec t}a\sec^2 t\,\mathrm{d}t$$

$$= \int \sec t\,\mathrm{d}t = \ln|\sec t + \tan t| + C_1.$$

为了把 $\sec t$ 和 $\tan t$ 换成 x 的函数,可以根据 $\tan t=\dfrac{x}{a}$ 作一直角三角

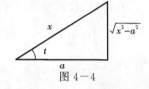

图 4－3

形,如图 $4-3$ 所示,于是有 $\sec t=\dfrac{\sqrt{x^2+a^2}}{a}$,故

$$\int\frac{1}{\sqrt{x^2+a^2}}\mathrm{d}x=\ln\left|\frac{x}{a}+\frac{\sqrt{x^2+a^2}}{a}\right|+C_1=\ln\left|x+\sqrt{x^2+a^2}\right|+C.$$

其中 $C=C_1-\ln a$.

例 4.25 求 $\displaystyle\int\frac{\mathrm{d}x}{\sqrt{x^2-a^2}}$.

解 令 $x=a\sec t\left(0<t<\dfrac{\pi}{2}\right)$,则 $t=\operatorname{arcsec}\dfrac{x}{a}$,$\sqrt{x^2-a^2}=a\tan t$,$\mathrm{d}x=a\sec t\tan t\,\mathrm{d}t$. 于

是 $\displaystyle\int\frac{\mathrm{d}x}{\sqrt{x^2-a^2}}=\int\frac{a\sec t\tan t}{a\tan t}\mathrm{d}t=\int\sec t\,\mathrm{d}t=\ln\left|\sec t+\tan t\right|+C_1$.

为了把 $\sec t$ 和 $\tan t$ 化成 x 的函数,可以根据 $\sec t=\dfrac{x}{a}$ 作一直角三角

形(见图 $4-4$),于是有 $\tan t=\dfrac{\sqrt{x^2-a^2}}{a}$,故

$$\int\frac{\mathrm{d}x}{\sqrt{x^2-a^2}}=\ln\left|\frac{x}{a}+\frac{\sqrt{x^2-a^2}}{a}\right|+C_1$$

$$=\ln\left|x+\sqrt{x^2-a^2}\right|+C,\text{其中 }C=C_1-\ln a.$$

若被积函数含有根式 $\sqrt{Ax^2+Bx+C}$ 时,常把 Ax^2+Bx+C 化为 $\sqrt{a^2\pm x^2}$ 或 $\sqrt{x^2-a^2}$ 的

形式,再用相应的三角变换求解.如 $\displaystyle\int\frac{\mathrm{d}x}{\sqrt{x^2+10x+21}}$ 可化为 $\displaystyle\int\frac{\mathrm{d}(x-5)}{\sqrt{(x-5)^2-2^2}}$ 来计算.

例 4.26 求 $\displaystyle\int x\sqrt[3]{x+2}\,\mathrm{d}x$.

解 令 $t=\sqrt[3]{x+2}$,则 $x=t^3-2$,$\mathrm{d}x=3t^2\mathrm{d}t$,故

$$\int x\sqrt[3]{x+2}\,\mathrm{d}x=\int(t^3-2)t\cdot3t^2\mathrm{d}t=3\int(t^6-2t^3)\mathrm{d}t=\frac{3}{7}t^7-\frac{3}{2}t^4+C$$

$$=\frac{3}{7}(x+2)^{\frac{7}{3}}-\frac{3}{2}(x+2)^{\frac{4}{3}}+C=\frac{3}{14}(2x-3)(x+2)^{\frac{4}{3}}+C.$$

一般若被积函数包含 n 次根式 $\sqrt[n]{ax+b}$ 时,常作变换 $t=\sqrt[n]{ax+b}$ 以除去根式.根本目的是

消除根式的影响.

例 4.27 求 $\displaystyle\int\frac{\mathrm{d}x}{(1+\sqrt[3]{x})\sqrt{x}}$.

解 被积函数中出现了两个根式 $\sqrt{x}$ 及 $\sqrt[3]{x}$,为了消去根式,我们令 $t=\sqrt[6]{x}$,于是有

$$x=t^6,\mathrm{d}x=6t^5\mathrm{d}t.$$

故 $\displaystyle\int\frac{\mathrm{d}x}{(1+\sqrt[3]{x})\sqrt{x}}=\int\frac{6t^5}{(1+t^2)t^3}\mathrm{d}t=6\int\frac{t^2}{1+t^2}\mathrm{d}t=6\int\left(1-\frac{1}{1+t^2}\right)\mathrm{d}t$

$$=6t-6\arctan t+C=6\sqrt[6]{x}-6\arctan\sqrt[6]{x}+C.$$

例 4.28 求 $\int \dfrac{\mathrm{d}x}{x^2\sqrt{1+x^2}}$.

解 作倒数变换 $x=\dfrac{1}{t}$,则 $t=\dfrac{1}{x}$,$\mathrm{d}x=-\dfrac{1}{t^2}\mathrm{d}t$,$\dfrac{1}{x^2\sqrt{1+x^2}}=\dfrac{t^3}{\sqrt{1+t^2}}$. 于是有

$$\int \frac{\mathrm{d}x}{x^2\sqrt{1+x^2}}=\int \frac{-\dfrac{1}{t^2}\cdot t^3}{\sqrt{1+t^2}}\mathrm{d}t=-\int \frac{t\,\mathrm{d}t}{\sqrt{1+t^2}}$$

$$=-\sqrt{1+t^2}+C=-\sqrt{\frac{1}{x^2}+1}+C=-\frac{\sqrt{1+x^2}}{x}+C.$$

若被积函数具有 $\dfrac{1}{x^n\sqrt{x^2\pm a}}$ 或 $\dfrac{1}{x^n\sqrt{a^2-x^2}}$ 形状时,一般可尝试使用倒数变换 $x=\dfrac{1}{t}$ 来计算不定积分.

在前面列举的例子中,有些积分是我们今后会经常碰到的,当在计算积分的中间步骤里出现时,可作公式使用.它们是:

$$\int \tan x\,\mathrm{d}x=-\ln|\cos x|+C. \qquad \int \cot x\,\mathrm{d}x=\ln|\sin x|+C.$$

$$\int \sec x\,\mathrm{d}x=\ln|\sec x+\tan x|+C. \qquad \int \csc x\,\mathrm{d}x=\ln|\csc x-\cot x|+C.$$

$$\int \frac{\mathrm{d}x}{\sqrt{a^2-x^2}}=\arcsin \frac{x}{a}+C,(a>0). \qquad \int \frac{\mathrm{d}x}{a^2+x^2}=\frac{1}{a}\arctan \frac{x}{a}+C,(a>0).$$

$$\int \frac{\mathrm{d}x}{x^2-a^2}=\frac{1}{2a}\ln\left|\frac{x-a}{x+a}\right|+C,(a>0). \qquad \int \frac{\mathrm{d}x}{\sqrt{x^2\pm a^2}}=\ln|x+\sqrt{x^2\pm a^2}|+C.$$

$$\int \sqrt{a^2-x^2}\,\mathrm{d}x=\frac{a^2}{2}\arcsin \frac{x}{a}+\frac{x}{2}\sqrt{a^2-x^2}+C.$$

三、分部积分法(integration by parts)

换元积分法虽然能解决很大一类函数的积分问题.但遇到某些被积函数是两个函数的乘积时,如 $\int x^2 e^x\mathrm{d}x$、$\int x\cos x\,\mathrm{d}x$ 等一类不定积分时,就显得无用武之地了.而实际上这类积分只需作某些转化,就可以用已学过的方法求出.我们现在来讨论这种方法.

对于可微函数 $u(x)$ 及 $v(x)$,利用已知的等式 $(uv)'=u'v+uv'$ 或 $uv'=(uv)'-u'v$,若 $u'v$ 和 uv' 中至少有一个具有原函数,则两边作不定积分运算,有 $\int uv'\mathrm{d}x=\int (uv)'\mathrm{d}x-\int vu'\mathrm{d}x$,

即

$$\int uv'\mathrm{d}x=uv-\int vu'\mathrm{d}x$$

或

$$\int u\mathrm{d}v=uv-\int v\mathrm{d}u,$$

最后这个等式就称为分部积分公式.

一般来说,分部积分法就是通过适当选取 u 和 v,使 $\int v\mathrm{d}u$ 易于计算,然后用已学过的方法求出不定积分.

例 4.29 求 $\int x\cos x\,\mathrm{d}x$.

解 若取 $u=x,\mathrm{d}v=\cos x\,\mathrm{d}x$，则 $\mathrm{d}u=\mathrm{d}x,v=\sin x$，代入分部积分公式就有

$$\int x\cos x\,\mathrm{d}x=\int x\,\mathrm{d}\sin x=x\sin x-\int \sin x\,\mathrm{d}x=x\sin x+\cos x+C,$$

问题迎刃而解.若取 $u=\cos x,\mathrm{d}v=x\,\mathrm{d}x$，则 $\mathrm{d}u=-\sin x\,\mathrm{d}x,v=\dfrac{1}{2}x^2$，代入分部积分公式得

$$\int x\cos x\,\mathrm{d}x=\frac{1}{2}\int \cos x\,\mathrm{d}(x^2)=\frac{1}{2}x^2\cos x+\frac{1}{2}\int x^2\sin x\,\mathrm{d}x.$$

显然，上式右端的不定积分比原积分更加复杂.

由此可见，如果 u、v 选取不当，就可能越变越难，所以 u、v 的选取是分部积分的关键.具体来说，在使用分部积分时，一般先将积分 $\int f(x)\mathrm{d}x$ 化成 $\int u(x)\mathrm{d}v(x)$ 的形式，u、v 的选取原则是使微分号"d"前后交换以后，积分 $\int v(x)\mathrm{d}u(x)=\int v(x)u'(x)\mathrm{d}x$ 变得更加简单易求.根据经验，在选取因子与 $\mathrm{d}x$ 构成 $\mathrm{d}v$ 时，一般按以下优先级选取：

(1) e^{kx}； (2) $\sin kx$、$\cos kx$； (3) x^n.

在下面的例子中，请留意简化原则与因子选取优先顺序的具体方法和思路，领会其精神实质.

例 4.30 求 $\int \arctan x\,\mathrm{d}x$.

解
$$\int \arctan x\,\mathrm{d}x=x\arctan x-\int x\,\mathrm{d}\arctan x=x\arctan x-\int \frac{x}{1+x^2}\mathrm{d}x$$
$$=x\arctan x-\frac{1}{2}\int \frac{\mathrm{d}(1+x^2)}{1+x^2}=x\arctan x-\frac{1}{2}\ln(x^2+1)+C.$$

本例题目刚好已构成 $\int u\,\mathrm{d}v$ 的恰当形式，反三角函数的不定积分一般使用分部积分法.

例 4.31 求 $\int x\mathrm{e}^{2x}\mathrm{d}x$.

解
$$\int x\mathrm{e}^{2x}\mathrm{d}x=\frac{1}{2}\int x\,\mathrm{d}\mathrm{e}^{2x}=\frac{1}{2}x\mathrm{e}^{2x}-\frac{1}{2}\int \mathrm{e}^{2x}\mathrm{d}x=\frac{1}{2}x\mathrm{e}^{2x}-\frac{1}{4}\mathrm{e}^{2x}+C$$
$$=\frac{1}{4}\mathrm{e}^{2x}(2x-1)+C.$$

例 4.32 求 $\int \ln x\,\mathrm{d}x$.

解 $\int \ln x\,\mathrm{d}x=x\ln x-\int x\,\mathrm{d}\ln x=x\ln x-\int \mathrm{d}x=x\ln x-x+C=x(\ln x-1)+C.$

例 4.33 求 $\int \sec^3 x\,\mathrm{d}x$.

解
$$\int \sec^3 x\,\mathrm{d}x=\int \sec x\,\mathrm{d}\tan x=\sec x\tan x-\int \tan x\,\mathrm{d}\sec x=\tan x\sec x-\int \tan^2 x\sec x\,\mathrm{d}x$$
$$=\tan x\sec x-\int(\sec^3 x-\sec x)\mathrm{d}x=\tan x\sec x-\int \sec^3 x\,\mathrm{d}x+\int \sec x\,\mathrm{d}x$$
$$=\tan x\sec x+\ln|\sec x+\tan x|+2C-\int \sec^3 x\,\mathrm{d}x,$$

将右端的 $\int \sec^3 x\,\mathrm{d}x$ 移至左端，得：$2\int \sec^3 x\,\mathrm{d}x=\tan x\sec x+\ln|\sec x+\tan x|+2C,$

即 $\int \sec^3 x\,\mathrm{d}x=\dfrac{1}{2}\tan x\sec x+\dfrac{1}{2}\ln|\sec x+\tan x|+C.$

 某些积分利用若干次分部积分后,常常又会重新出现原来要求的那个积分,从而成为所求积分的一个方程式,解出这个方程(把要求的那个积分作为未知量),就得到所要求的积分.例4.33 即是如此,下面再举两个类似的例子.

例 4.34 求 $\int \sqrt{x^2+a^2}\,\mathrm{d}x$.

解 令 $I=\int \sqrt{x^2+a^2}\,\mathrm{d}x$,则

$$I=\int \sqrt{x^2+a^2}\,\mathrm{d}x = x\sqrt{x^2+a^2}-\int x\cdot\frac{x}{\sqrt{x^2+a^2}}\,\mathrm{d}x$$

$$=x\sqrt{x^2+a^2}-\int\frac{x^2+a^2}{\sqrt{x^2+a^2}}\,\mathrm{d}x+\int\frac{a^2}{\sqrt{x^2+a^2}}\,\mathrm{d}x$$

$$=x\sqrt{x^2+a^2}-I+a^2\ln(x+\sqrt{x^2+a^2})+2C.$$

此时在等式右端又出现了所求积分 I,由方程解出 I 即可.将 I 移到等式左边,有

$$2I=x\sqrt{x^2+a^2}+a^2\ln(x+\sqrt{x^2+a^2})+2C,$$

即

$$I=\frac{x}{2}\sqrt{x^2+a^2}+\frac{a^2}{2}\ln(x+\sqrt{x^2+a^2})+C.$$

亦即

$$\int \sqrt{x^2+a^2}\,\mathrm{d}x=\frac{x}{2}\sqrt{x^2+a^2}+\frac{a^2}{2}\ln(x+\sqrt{x^2+a^2})+C.$$

例 4.35 求 $\int \mathrm{e}^{ax}\cos bx\,\mathrm{d}x$ 及 $\int \mathrm{e}^{ax}\sin bx\,\mathrm{d}x$.

解

$$\int \mathrm{e}^{ax}\cos bx\,\mathrm{d}x=\frac{1}{a}\int\cos bx\,\mathrm{d}\mathrm{e}^{ax}=\frac{1}{a}\mathrm{e}^{ax}\cos bx+\frac{b}{a}\int \mathrm{e}^{ax}\sin bx\,\mathrm{d}x.$$

$$\int \mathrm{e}^{ax}\sin bx\,\mathrm{d}x=\frac{1}{a}\int\sin bx\,\mathrm{d}\mathrm{e}^{ax}=\frac{1}{a}\mathrm{e}^{ax}\sin bx-\frac{b}{a}\int \mathrm{e}^{ax}\cos bx\,\mathrm{d}x.$$

由此可见,两个积分中的每一个积分都可以用另一个积分表示,由这两个式可解出:

$$\int \mathrm{e}^{ax}\cos bx\,\mathrm{d}x=\frac{b\sin bx+a\cos bx}{a^2+b^2}\mathrm{e}^{ax}+C,$$

$$\int \mathrm{e}^{ax}\sin bx\,\mathrm{d}x=\frac{a\sin bx-b\cos bx}{a^2+b^2}\mathrm{e}^{ax}+C.$$

分部积分法是一种将难求的积分 $\int u\,\mathrm{d}v$ 转换成易求的积分 $\int v\,\mathrm{d}u$ 的方法,$\int v\,\mathrm{d}u$ 的求法仍然使用直接积分法和换元积分法,故分部积分法经常与换元积分法共同使用.另外,很多情况下分部积分法须多次使用方能得到结果.多次使用时,一般每实行一次,积分就变得简单一些,以下是这方面的例子.

例 4.36 求 $\int \mathrm{e}^{\sqrt{x}}\,\mathrm{d}x$.

解

$$\int \mathrm{e}^{\sqrt{x}}\,\mathrm{d}x=\int \mathrm{e}^t\,\mathrm{d}(t^2)=2\int t\mathrm{e}^t\,\mathrm{d}t=2\int t\,\mathrm{d}\mathrm{e}^t=2t\mathrm{e}^t-2\int \mathrm{e}^t\,\mathrm{d}t$$

$$=2t\mathrm{e}^t-2\mathrm{e}^t+C=2\mathrm{e}^t(t-1)+C=2\mathrm{e}^{\sqrt{x}}(\sqrt{x}-1)+C.$$

例 4.37 求 $\int x^2\mathrm{e}^x\,\mathrm{d}x$.

解 $\int x^2\mathrm{e}^x\,\mathrm{d}x=\int x^2\,\mathrm{d}\mathrm{e}^x=x^2\mathrm{e}^x-2\int x\mathrm{e}^x\,\mathrm{d}x=x^2\mathrm{e}^x-2\int x\,\mathrm{d}\mathrm{e}^x$

$$= x^2 e^x - 2x e^x + 2 \int e^x \, dx = x^2 e^x - 2x e^x + 2e^x + C = e^x(x^2 - 2x + 2) + C.$$

总结以上例子,可知凡属于以下类型的不定积分,可利用分部积分法求得:

$$\int x^k \ln^m x \, dx ; \qquad \int x^k e^{ax} \, dx ; \qquad \int x^k \sin bx \, dx ; \qquad \int x^k \cos bx \, dx ; \qquad \int P(x) e^{ax} \, dx ;$$

$$\int P(\sin x) e^{ax} \, dx ; \qquad \int P(x) \ln x \, dx ; \quad \int P(x) \sin mx \, dx ; \quad \int P(x) \cos mx \, dx ; \quad \cdots\cdots$$

其中 k, m 为正整数,a, b 为常数,$P(x)$ 是多项式.

到现在为止,我们已经给出了一些求不定积分的方法,这些方法必须通过大量的练习才能熟练.不定积分与求导数不一样,对于给定的一个初等函数,只要它可导,我们总能求出它的导数,但不定积分就不那么简单,它并无一般的步骤可循,甚至不能用初等函数去表示不定积分,最简单的例子如 $\int e^{-x^2} \, dx$, $\int \dfrac{dx}{\ln x}$, $\int \dfrac{\sin x}{x} \, dx$ 就是如此,俗称积不出的函数.

四、有理函数积分法

前面我们讨论了不定积分的一些基本方法,了解了不定积分的基本思想方法和解题技巧.知道不定积分在许多情况下不能用初等函数来表示.但对于某些特殊类型的积分,还是可以找出一定的积分步骤,本段我们介绍其中的一种类型,讨论对有理函数的积分方法.

形如 $\dfrac{P(x)}{Q(x)}$ 的函数称为有理函数(rational function),其中 $P(x)$、$Q(x)$ 为多项式.由于假分式可以化为多项式与真分式形式之和,故有理函数积分的关键在于真分式.对于真分式的不定积分,我们一般采取以下步骤:

首先将分母 $Q(x)$ 分解为一次和二次因式幂的乘积,即

$$Q(x) = (x-a)^a (x-b)^\beta \cdot \cdots \cdot (x^2 + px + q)^\lambda \cdot \cdots \cdot (x^2 + rx + s)^u,$$

〔为简单见,我们在此假设 $Q(x)$ 的最高次幂之系数为 1〕,则有理函数 $\dfrac{P(x)}{Q(x)}$ 必可化为如下简单分式之和:

$$\frac{P(x)}{Q(x)} = \frac{A_1}{(x-a)^a} + \frac{A_2}{(x-a)^{a-1}} + \cdots + \frac{A_a}{(x-a)} + \frac{B_1}{(x-b)^\beta} + \frac{B_2}{(x-b)^{\beta-1}} + \cdots$$

$$+ \frac{B_\beta}{x-b} + \cdots + \frac{R_1 x + S_1}{(x^2 + px + q)^\lambda} + \frac{R_2 x + S_2}{(x^2 + px + q)^{\lambda-1}} + \cdots + \frac{R_\lambda x + S_\lambda}{x^2 + px + q}$$

$$+ \frac{U_1 x + V_1}{(x^2 + rx + s)^u} + \frac{U_2 x + V_2}{(x^2 + rx + s)^{u-1}} + \cdots + \frac{U_u x + V_u}{x^2 + rx + s}.$$

将上式右端通分以后,根据多项式相等,其各次幂系数必相等的原理,与 $P(x)$ 比较系数,通过待定系数法求出各系数 $A_i, B_i, \cdots, R_i, S_i, \cdots, U_i, V_i$ 等.最后求解右边各积分即可.上式右端称为有理分式 $\dfrac{P(x)}{Q(x)}$ 的部分分式.

例 4.38 求 $\displaystyle\int \frac{dx}{x^3 - x^2}$.

解 因 $\dfrac{1}{x^3 - x^2} = \dfrac{1}{x^2(x-1)}$,故可令 $\dfrac{1}{x^3 - x^2} = \dfrac{A_1}{x^2} + \dfrac{A_2}{x} + \dfrac{B}{x-1}$,将右边通分,得分子为 $(A_2 + B)x^2 + (A_1 - A_2)x - A_1$,故 $(A_2 + B)x^2 + (A_1 - A_2)x - A_1 = 1$,比较系数得:

$$\begin{cases} A_2 + B = 0, \\ A_1 - A_2 = 0, \\ -A_1 = 1, \end{cases}$$

解之得:$A_1 = -1, A_2 = -1, B = 1.$ 故

$$\int \frac{1}{x^3 - x^2} dx = \int \left(\frac{1}{x-1} - \frac{1}{x^2} - \frac{1}{x} \right) dx$$

$$= \ln |x-1| + \frac{1}{x} - \ln |x| + c = \frac{1}{x} + \ln \left| \frac{x-1}{x} \right| + C.$$

对于某些部分分式的系数,可以采用下面所谓"赋值"方法,如

$$\frac{1}{x^3 - x^2} = \frac{A_1}{x^2} + \frac{A_2}{x} + \frac{B}{x-1} = \frac{A_1(x-1) + A_2 x(x-1) + B x^2}{x^3 - x^2},$$

即 $A_1(x-1) + A_2 x(x-1) + B x^2 = 1$,对任何 x 成立.

令 $x = 1$,则有:$B = 1$;

令 $x = 0$,则有:$-A_1 = 1$,即 $A_1 = -1$;再令 $x = 2$,则有:$A_1 + 2A_2 + 4B = 1$,即 $2A_2 = -2, A_2 = -1$.

其思路是利用各部分分式分母之根(此处为 $x = 1$ 和 $x = 0$),确定其中部分系数,然后再令 x 等于便于计算的值,确定其他系数.

由于部分分式不外乎以下四种形式:

(1) $\dfrac{A}{x-a}$;   (2) $\dfrac{A}{(x-a)^n}$, $(n = 2, 3, \cdots)$;

(3) $\dfrac{Bx+C}{x^2 + px + q}$;   (4) $\dfrac{Bx+C}{(x^2 + px + q)^n}$, $(n = 2, 3, \cdots)$.

其中 A、B、C、a、p、q 都是常数,且 $x^2 + px + q = 0$ 没有实根(否则可分解为一次式的积),即 $p^2 - 4q < 0$. 于是求任何一个真分式 $\dfrac{P(x)}{Q(x)}$ 的不定积分问题均可化为求以上四种类型的积分.现将其解法分别列出如下:

(1)、(2) 两类已学过,它们是

$$\int \frac{A}{x-a} dx = A \ln |x-a| + C,$$

$$\int \frac{A}{(x-a)^n} dx = -\frac{A}{n-1} \frac{1}{(x-a)^{n-1}} + C, \quad (n = 2, 3, \cdots),$$

(3) $\displaystyle\int \frac{Bx+C}{x^2 + px + q} dx$. 由 $x^2 + px + q$ 配方得

$$x^2 + px + q = \left(x + \frac{p}{2} \right)^2 + \left(q - \frac{p^2}{4} \right),$$

由于 $q - \dfrac{p^2}{4} > 0$,不妨记为 $a^2 (a > 0)$,即 $a^2 = q - \dfrac{p^2}{4}$.再作代换 $t = x + \dfrac{p}{2}$,则 $dx = dt$,于是

$$\int \frac{Bx+C}{x^2 + px + q} dx = \int \frac{Bt + \left(C - \frac{Bp}{2} \right)}{t^2 + a^2} dt = B \int \frac{t \, dt}{t^2 + a^2} + \left(C - \frac{Bp}{2} \right) \int \frac{dt}{t^2 + a^2}$$

$$= \frac{B}{2} \ln (t^2 + a^2) + \frac{1}{a} \left(C - \frac{Bp}{2} \right) \arctan \frac{t}{a} + C_1$$

$$= \frac{B}{2}\ln(x^2 + px + q) + \frac{2C - Bp}{\sqrt{4q - p^2}}\arctan\frac{2x + p}{\sqrt{4q - p^2}} + C_1.$$

(4) $\displaystyle\int \frac{Bx + C}{(x^2 + px + q)^n}\mathrm{d}x.$

利用(3)中同样的变换,可以化为

$$\int \frac{Bx + C}{(x^2 + px + q)^n}\mathrm{d}x = \frac{B}{2}\int \frac{2t\,\mathrm{d}t}{(t^2 + a^2)^n} + \left(C - \frac{BP}{2}\right)\int \frac{\mathrm{d}t}{(t^2 + a^2)^n},$$

右边第一个积分容易算出,它是:

$$\int \frac{2t\,\mathrm{d}t}{(t^2 + a^2)^n} = -\frac{1}{n-1}\cdot\frac{1}{(t^2 + a^2)^{n-1}} + C_0.$$

对于第二个积分,可以用下面的递推公式:

$$I_n = \int \frac{\mathrm{d}t}{(t^2 + a^2)^n} = \frac{1}{a^2}\int \frac{t^2 + a^2 - t^2}{(t^2 + a^2)^n}\mathrm{d}t = \frac{1}{a^2}I_{n-1} + \frac{1}{2a^2(n-1)}\int t\,\mathrm{d}\left[\frac{1}{(t^2 + a^2)^{n-1}}\right]$$

$$= \frac{1}{a^2}I_{n-1} + \frac{1}{2a^2(n-1)}\cdot\frac{t}{(t^2 + a^2)^{n-1}} - \frac{1}{2a^2(n-1)}\int \frac{\mathrm{d}t}{(t^2 + a^2)^{n-1}}$$

$$= \frac{t}{2a^2(n-1)(t^2 + a^2)^{n-1}} + \frac{2(n-1)-1}{2a^2(n-1)}I_{n-1},$$

而

$$I_1 = \int \frac{\mathrm{d}t}{t^2 + a^2} = \frac{1}{a}\arctan\frac{t}{a} + C_1.$$

于是依递推公式,由已知的 I_1 可推出 I_2:

$$I_2 = \frac{1}{2a^2}\cdot\frac{t}{t^2 + a^2} + \frac{1}{2a^3}\arctan\frac{t}{a} + C_2,$$

当 n 取 3 时,就可得到 I_3 为:

$$I_3 = \frac{1}{4a^2}\cdot\frac{t}{(t^2 + a^2)^2} + \frac{3}{8a^4}\cdot\frac{t}{t^2 + a^2} + \frac{3}{8a^5}\arctan\frac{t}{a} + C_3.$$

......

依次类推,就可得出我们要求的积分.

有了以上四种类型的积分,我们就可求得任何有理函数的积分.但不应把这些作为公式来死记硬套,而应当掌握上面给出的求积分方法,这样才能应用灵活,举一反三.

例 4.39　求 $\displaystyle\int \frac{x^4}{x^3 + 1}\mathrm{d}x.$

解　由 $\dfrac{x^4}{x^3 + 1} = x - \dfrac{x}{x^3 + 1} = x - \dfrac{x}{(x+1)(x^2 - x + 1)}$,将 $\dfrac{x}{(x+1)(x^2 - x + 1)}$ 化为部

分分式,得 $\dfrac{x}{(x+1)(x^2 - x + 1)} = -\dfrac{1}{3(x+1)} + \dfrac{x+1}{3(x^2 - x + 1)}$. 从而

$$\int \frac{x^4}{x^3 + 1}\mathrm{d}x = \int x\,\mathrm{d}x - \frac{1}{3}\int\left(\frac{x+1}{x^2 - x + 1} - \frac{1}{x+1}\right)\mathrm{d}x$$

$$= \frac{1}{2}x^2 - \frac{1}{3}\int \frac{\frac{1}{2}(2x-1) + \frac{3}{2}}{x^2 - x + 1}\mathrm{d}x + \frac{1}{3}\ln|x+1|$$

$$= \frac{1}{2}x^2 - \frac{1}{6}\int \frac{\mathrm{d}(x^2 - x + 1)}{x^2 - x + 1} - \frac{1}{2}\int \frac{\mathrm{d}\left(x - \frac{1}{2}\right)}{\left(x - \frac{1}{2}\right)^2 + \left(\frac{\sqrt{3}}{2}\right)^2} + \frac{1}{3}\ln|x+1|$$

$$= \frac{1}{2}x^2 + \frac{1}{3}\ln|x+1| - \frac{1}{6}\ln|x^2-x+1| - \frac{1}{\sqrt{3}}\arctan\frac{2x-1}{\sqrt{3}} + C.$$

例 4.40 求 $\displaystyle\int \frac{2x+2}{(x-1)(x^2+1)^2}\mathrm{d}x$.

解 由 $\displaystyle\frac{2x+2}{(x-1)(x^2+1)^2} = \frac{1}{x-1} - \frac{x+1}{x^2+1} - \frac{2x}{(x^2+1)^2}$,得

$$\int \frac{2x+2}{(x-1)(x^2+1)^2}\mathrm{d}x = \int \frac{\mathrm{d}x}{x-1} - \int \frac{x+1}{x^2+1}\mathrm{d}x - \int \frac{2x\,\mathrm{d}x}{(x^2+1)^2}$$

$$= \ln|x-1| - \frac{1}{2}\int \frac{\mathrm{d}(x^2+1)}{(x^2+1)} - \int \frac{\mathrm{d}x}{x^2+1} - \int \frac{\mathrm{d}(x^2+1)}{(x^2+1)^2}$$

$$= \ln|x-1| - \frac{1}{2}\ln(x^2+1) - \arctan x + \frac{1}{x^2+1} + C.$$

以上我们介绍了若干种不定积分的积分方法,重要的不在于求出了几个具体的积分,而应该注意领会其思想方法.求积分都比较灵活,必须通过一定的训练,掌握思想方法,才能收到举一反三,触类旁通的效果.最后,我们将在下面介绍通过查表求不定积分的查表法.

五、积分表的使用

由前面的讨论可以看出,不定积分的计算要比导数的计算灵活,复杂得多.为了使用的方便往往把常用的积分公式汇集成表,称积分表.积分表是按照被积函数的类型来排列的.求不定积分时,可根据被积函数类型直接地或经过简单的变形后在表内查得所需的结果.本书末附有一个简明积分表,以供查用.

例 4.41 求 $\displaystyle\int \frac{x\,\mathrm{d}x}{(2-3x)^2}$; $\displaystyle\int \frac{\mathrm{d}x}{x^2(5+4x)}$.

解 这两个积分的被积函数都含有 $a+bx$ 形式,因而均属表中"含有 $a+bx$ 的积分"类,按附表 1 公式(4),当 $a=2,b=-3$ 时,有

$$\int \frac{x\,\mathrm{d}x}{(2-3x)^2} = \frac{1}{9}\left(\frac{2}{2-3x} + \ln|2-3x|\right) + C,$$

按附表 1 公式(7),当 $a=5,b=4$ 时,有

$$\int \frac{\mathrm{d}x}{x^2(5+4x)} = -\frac{1}{5x} + \frac{4}{25}\ln\left|\frac{5+4x}{x}\right| + C.$$

例 4.42 求 $\displaystyle\int \sqrt{x^2-4x+8}\,\mathrm{d}x$.

解 被积函数含有 $\sqrt{a+bx+cx^2}$ 形式,因而属于表中"含有 $\sqrt{a+bx+cx^2}$ 的积分"类,按公式(54),当 $a=8,b=-4,c=1$ 时,有

$$\int \sqrt{x^2-4x+8}\,\mathrm{d}x = \frac{2x-4}{4}\sqrt{x^2-4x+8} + \frac{32-16}{8}\int \frac{\mathrm{d}x}{\sqrt{x^2-4x+8}},$$

再据附表 1 公式(53),上式 $= \dfrac{x-2}{2}\sqrt{x^2-4x+8} + 2\ln|2x-4+2\sqrt{x^2-4x+8}| + C$

$$= \frac{x-2}{2}\sqrt{x^2-4x+8} + 2\ln|x-2+\sqrt{x^2-4x+8}| + C_1.$$

例 4.43 求 $\displaystyle\int \frac{\mathrm{d}x}{x\sqrt{4x^2+9}}$.

解 这个积分不能在表中直接查到,需要先进行变量代换,

令 $2x=u$ 则 $\sqrt{4x^2+9}=\sqrt{u^2+3^2}$,$x=\dfrac{u}{2}$,$\mathrm{d}x=\dfrac{1}{2}\mathrm{d}u$,于是

$$\int\frac{\mathrm{d}x}{x\sqrt{4x^2+9}}=\int\frac{\dfrac{1}{2}\mathrm{d}u}{\dfrac{u}{2}\sqrt{u^2+3^2}}=\int\frac{\mathrm{d}u}{u\sqrt{u^2+3^2}},$$

被积函数含有 $\sqrt{u^2+3^2}$ 形式,因而可从表中"含有 $\sqrt{x^2+a^2}$ 的积分"类中查到.按公式(50),当 $a=3$,x 相当 u 时,有

$$\int\frac{\mathrm{d}u}{u\sqrt{u^2+3^2}}=\frac{1}{3}\ln\left|\frac{u}{3+\sqrt{u^2+9}}\right|+C,$$

再把 $u=2x$ 代入,最后得到

$$\int\frac{\mathrm{d}x}{x\sqrt{4x^2+9}}=\frac{1}{3}\ln\left|\frac{2x}{3+\sqrt{4x^2+9}}\right|+C.$$

例 4.44 求 $\displaystyle\int\tan^9 x\,\mathrm{d}x$.

解 被积函数 $\tan^9 x$ 与附表 1 的公式(62)相同,其中 $n=9$,于是

$$\int\tan^9 x\,\mathrm{d}x=\frac{\tan^8 x}{8}-\int\tan^7 x\,\mathrm{d}x.$$

重复使用该公式递推得

$$\int\tan^9 x\,\mathrm{d}x=\frac{\tan^8 x}{8}-\frac{\tan^6 x}{6}+\frac{\tan^4 x}{4}-\frac{\tan^2 x}{2}+\int\tan x\,\mathrm{d}x$$

$$=\frac{\tan^8 x}{8}-\frac{\tan^6 x}{6}+\frac{\tan^4 x}{4}-\frac{\tan^2 x}{2}-\ln|\cos x|+C.$$

一般说来,查积分表可以节省计算时间,减少记忆及做题难度.但是只有在掌握积分基本方法后才能灵活运用积分表.

使用积分表时还应注意:

(1) 被积函数是否符合公式的条件.

(2) 所求的积分与公式不完全相同时,要通过变量代换,将被积函数化为和公式相同的形式后,再应用公式求解.

(3) 积分表中有许多递推公式,当 n 较大时,要反复使用公式.

习 题 四

(一)基本题

1.试证 $y=2\ln x$、$y=2\ln(ax)$ 和 $y=\ln x^2$ 是同一函数的原函数.

2.下面的说法对吗?为什么?

(1)若 $F(x)$ 是 $f(x)$ 的一个原函数,则 $F(x)$ 是 $f(x)$ 的不定积分.

(2)不定积分 $\displaystyle\int f(x)\mathrm{d}x$ 是 $f(x)$ 的一个原函数. (3)若 $f(x)$ 的某个原函数为常数,则 $f(x)\equiv 0$.

(4)$\displaystyle\int u^x\mathrm{d}u$ 和 $\displaystyle\int u^x\mathrm{d}x$ 是不同的不定积分. (5)多项式函数的不定积分一定是多项式函数.

3.已知一质点沿直线运动的速度是 $V=at+v_0$,当 $t=0$ 时,路程 $S=S_0$,求质点的运动规律.

4.求下列不定积分：

(1) $\int (x^{\frac{1}{2}} - x^{-\frac{1}{2}})^2 dx$；

(2) $\int (\sqrt{x} + 1)(\sqrt{x^3} - 1) dx$；

(3) $\int (\cos^2 \frac{x}{2} + \csc^2 x + a^x) dx$；

(4) $\int (\cot^2 x - 3^{x-1}) dx$；

(5) $\int \frac{1+x+x^2}{x(1+x^2)} dx$；

(6) $\int \frac{\sqrt{1+x^2}}{\sqrt{1-x^4}} dx$；

(7) $\int \sqrt{1 - \sin 2x}\, dx$；

(8) $\int \frac{\cos 2x}{\cos x - \sin x} dx$；

(9) $\int \left(\sin \frac{t}{2} - \cos \frac{t}{2} \right)^2 dt$；

(10) $\int \frac{\cos 2\theta}{\sin^2 \theta} d\theta$；

(11) $\int \frac{dx}{\sqrt{x} + \sqrt{2x}}$；

(12) $\int \frac{1-x^2}{1+x^2} dx$；

(13) $\int \frac{(1-x^4)^{\frac{3}{2}} + \sqrt{1+x^2}}{\sqrt{1-x^4}} dx$.

(14) $\int \frac{1+\cos^2 x}{1+\cos 2x} dx$.

5.求下列不定积分.

(1) $\int \frac{3}{\sqrt{2x-1}} dx$；

(2) $\int \frac{2\cos 2x}{6 + \sin 2x} dx$；

(3) $\int x \sqrt{1+x^2}\, dx$；

(4) $\int x\, e^{x^2}\, dx$；

(5) $\int \left(\frac{1}{1-x} + \frac{1}{e^x} \right) dx$；

(6) $\int \frac{\ln^3 x}{x} dx$；

(7) $\int \cos\theta\, e^{\sin\theta}\, d\theta$；

(8) $\int \frac{\arctan x}{1+x^2} e^{\arctan x}\, dx$；

(9) $\int \frac{\sin x + \cos x}{(\sin x - \cos x)^3} dx$；

(10) $\int \cos^5 x \sin^3 x\, dx$；

(11) $\int \frac{x\, dx}{(2x^2-3)^{10}}$；

(12) $\int \frac{dx}{x\sqrt{1+\ln x}}$；

(13) $\int \frac{\sin x}{\cos^3 x \sqrt[3]{1+\sec^2 x}} dx$；

(14) $\int \frac{x^2}{(x-1)^{10}} dx$；

(15) $\int \frac{dx}{x^2 - 6x + 5}$；

(16) $\int \frac{3x-1}{x^2+9} dx$；

(17) $\int \frac{3x^3 - 4x + 1}{x^2 - 2} dx$；

(18) $\int \frac{dx}{\sqrt{6x - 9x^2}}$；

(19) $\int 9x^2 \sqrt{x^3 + 8}\, dx$；

(20) $\int \sqrt[3]{1-2x}\, dx$；

(21) $\int \frac{dx}{x \ln x \ln\ln x}$；

(22) $\int \tan^{10} x \cdot \sec^2 x\, dx$.

6.求下列不定积分：

(1) $\int \frac{dx}{\sqrt{x}(1+x)}$；

(2) $\int \frac{\sin\sqrt{x}}{\sqrt{x}} dx$；

(3) $\int \frac{x\, dx}{3\sqrt{1-x}}$；

(4) $\int \frac{3x-4}{x^2 + x - 2} dx$；

(5) $\int \frac{dx}{(x^2 + a^2)^{3/2}}$；

(6) $\int \frac{\sqrt{x^2 - 9}}{x} dx$；

(7) $\int \frac{x^4}{(1-x^2)^{3/2}} dx$；

(8) $\int x^3 (1+x^2)^{1/2}\, dx$；

(9) $\int \frac{x^2}{\sqrt{a^2 - x^2}} dx$；

(10) $\int \frac{\ln\tan x}{\sin x \cos x} dx$ （提示：令 $\tan x = t$）；

(11) $\int \frac{\cot\theta}{\sqrt{\sin\theta}} d\theta$；

(12) $\int \frac{dx}{\cos^2 x \sqrt{\tan x}}$；

(13) $\int \frac{e^x - e^{-x}}{e^x + e^{-x}} dx$；

(14) $\int \frac{\sqrt{x}}{\sqrt{x} - \sqrt[3]{x}} dx$；

(15) $\int \frac{dx}{x\sqrt{x^2-1}}$；

(16) $\int \frac{x}{x^2 - x - 2} dx$；

(17) $\int \frac{1-x}{\sqrt{9 - 4x^2}} dx$；

(18) $\int \frac{x\, dx}{1 + \sqrt{1+x^2}}$；

(19) $\int x^2 \sqrt[3]{1-x}\, dx$；

(20) $\int \frac{dx}{\sqrt{1 + e^x}}$；

7.求下列不定积分：

(1) $\int \arccos \dfrac{x}{2} \mathrm{d}x$ ； (2) $\int x \arcsin \dfrac{x}{2} \mathrm{d}x$ ； (3) $\int x \sin 2x \, \mathrm{d}x$ ； (4) $\int x^2 \mathrm{e}^{-3x} \mathrm{d}x$ ；

(5) $\int \ln^2 x \, \mathrm{d}x$ ； (6) $\int \mathrm{e}^{-x} \sin 3x \, \mathrm{d}x$ ； (7) $\int \dfrac{\ln x}{x^3} \mathrm{d}x$ $\left[$提示：令 $u = \ln x$ ，$\mathrm{d}v = \dfrac{1}{x^3} \mathrm{d}x \right]$ ；

(8) $\int \dfrac{x\mathrm{e}^x}{(1+x)^2} \mathrm{d}x$ $\left[$提示：令 $u = x\mathrm{e}^x$ ，$\mathrm{d}v = \dfrac{\mathrm{d}x}{(1+x)^2} \right]$ ；

(9) $\int \dfrac{x-4}{x^3+x^2-2x} \mathrm{d}x$ ； (10) $\int \dfrac{x^3}{3+x} \mathrm{d}x$ ； (11) $\int x \sqrt{x} \cdot \ln 3x \, \mathrm{d}x$ ；

(12) $\int \ln(1+x^2) \mathrm{d}x$ ； (13) $\int (\arcsin x)^2 \mathrm{d}x$ ； (14) $\int x^2 \arctan x \, \mathrm{d}x$ ；

(15) $\int x \tan^2 x \, \mathrm{d}x$ ； (16) $\int \mathrm{e}^{\sqrt{3x+9}} \mathrm{d}x$ ．

8.应用积分表求下列积分：

(1) $\int \sqrt{3x^2+2} \, \mathrm{d}x$ ； (2) $\int \dfrac{\mathrm{d}x}{\sqrt{1-2x-x^2}}$ ；

(3) $\int x^2 \arcsin \dfrac{x}{2} \mathrm{d}x$ ； (4) $\int \sin^5 x \, \mathrm{d}x$ ．

（二）补充题

1.求下列不定积分：

(1) $\int \dfrac{\sqrt[5]{1-2x+x^2}}{1-x} \mathrm{d}x$ ； (2) $\int \dfrac{\mathrm{d}x}{\sin^2 \left(2x+\dfrac{\pi}{4}\right)}$ ．

2.用适当的变换求下列积分：

(1) $\int \dfrac{\mathrm{d}x}{\sin^2 x + 2\cos^2 x}$ ； (2) $\int \dfrac{\mathrm{d}x}{\sin^2 x \sqrt[4]{\cot x}}$ ； (3) $\int \dfrac{\mathrm{d}x}{x \ln x \ln(\ln x)}$ ；

(4) $\int \dfrac{x^2+1}{x^4+1} \mathrm{d}x$ ； (5) $\int \dfrac{2^x \cdot 3^x}{9^x - 4^x} \mathrm{d}x$ ； (6) $\int \dfrac{x^{\frac{n}{2}} \mathrm{d}x}{\sqrt{x^{n+2}+1}}$ ．

3.计算下列积分：

(1) $\int x^2 (2-3x^2)^2 \mathrm{d}x$ ； (2) $\int \dfrac{\mathrm{d}x}{\sqrt{x+1}+\sqrt{x-1}}$ ；

(3) $\int \dfrac{\mathrm{d}x}{\sin^2 x \cdot \cos^2 x}$ ； (4) $\int \sin^2 3x \sin^3 2x \, \mathrm{d}x$ ．

4.用换元积分法计算下列积分：

(1) $\int x^3 (1-5x^2)^{10} \mathrm{d}x$ ； (2) $\int \cos^5 x \sqrt{\sin x} \, \mathrm{d}x$ ；

(3) $\int \sqrt{\dfrac{x+a}{a-x}} \, \mathrm{d}x$ ； (4) $\int x \sqrt{\dfrac{x}{2a-x}} \, \mathrm{d}x$ ；

(5) $\int \dfrac{\mathrm{d}x}{\mathrm{e}^{\frac{x}{2}} + \mathrm{e}^x}$ ； (6) $\int \dfrac{\sin^2 x}{\cos^6 x} \mathrm{d}x$ ．

5.用分部积分法求下列积分：

(1) $\int (\arcsin x)^2 \mathrm{d}x$ ； (2) $\int x^2 \ln \dfrac{1-x}{1+x} \mathrm{d}x$ ； (3) $\int x^2 \sqrt{a^2+x^2} \, \mathrm{d}x$ ；

(4) $\int (\mathrm{e}^x - \cos x)^2 \mathrm{d}x$ ； (5) $\int \dfrac{\mathrm{e}^{\arctan x}}{(1+x^2)^{\frac{3}{2}}} \mathrm{d}x$ ； (6) $\int \dfrac{\ln(\sin x)}{\sin^2 x} \mathrm{d}x$ ．

6.计算下列积分:

(1) $\displaystyle\int \frac{\mathrm{d}x}{3\sin^2 x - 8\sin x \cos x + 5\cos^2 x}$;

(2) $\displaystyle\int \frac{\mathrm{d}x}{\sqrt{x + x^2}}$;

(3) $\displaystyle\int \frac{\mathrm{d}x}{(x+2)^2 \sqrt{x^2 + 2x - 5}}$;

(4) $\displaystyle\int \frac{x^2 + 1}{x \sqrt{x^4 + 1}}\mathrm{d}x$.

7.计算下列有理函数积分:

(1) $\displaystyle\int \frac{\mathrm{d}x}{(x+1)(x+2)^2(x+3)^3}$;

(2) $\displaystyle\int \left(\frac{x}{x^2 - 3x + 2}\right)^2 \mathrm{d}x$;

(3) $\displaystyle\int \frac{x^2 + 5x + 4}{x^4 + 5x^2 + 4}\mathrm{d}x$;

(4) $\displaystyle\int \frac{x\,\mathrm{d}x}{(x-1)^2(x^2 + 2x + 2)}$.

第五章 定 积 分

从历史上看,定积分是为了计算平面上封闭曲线围成的图形面积而产生的,为了计算这类图形的面积,最后归结为计算具有特定结构的和式的极限.人们在实践中逐步认识到这种特定结构的和式的极限,不仅是计算图形面积的数学形式,而且也是计算许多诸如变力作功,变速直线运动所走的路程等实际问题的数学形式,因此无论在理论上还是在实践中这种和式的极限——定积分——都具有普遍的意义,从而它也就成为高等数学的重要组成部分之一.

本章首先从实际问题出发,引出定积分的概念,再讨论定积分的性质,然后从揭示定积分与不定积分的联系来解决定积分的计算,并介绍定积分在几何、物理及医学等方面的应用,最后推广到广义积分.

5.1 定积分的概念

一、定积分概念的引出

1. 曲边梯形的面积

设 $y = f(x)$ 在区间 $[a,b]$ 上连续,且 $f(x) \geqslant 0$,则由直线 $x=a$,$x=b$,Ox 轴及曲线 $y = f(x)$ 所围成的图形 $aMNb$ 称做曲边梯形(curvilinear trapezoid).(见图 $5-1$)

实际上,在平面坐标系上的任何平面图形都可以分割为几个曲边梯形.例如图 $5-2$ 所示的任意平面图形 $ADBCA$ 可以看成为 $aADBb$ 和 $aACBb$ 两个曲边梯形的差.因而只要解决了曲边梯形求面积的问题,就能求出任意平面图形面积.下面我们来讨论如何计算由曲线方程 $y=f(x)[f(x) \geqslant 0]$ 与 x 轴和直线 $x=a$,$x=b$ ($a<b$)所围成的曲边梯形的面积 A(见图$5-3$).

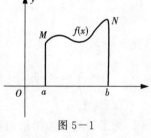

图 5—1

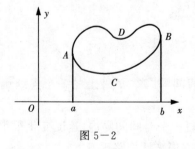

图 5—2

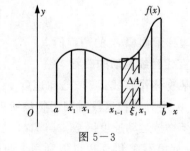

图 5—3

如果在 $[a,b]$ 上,$f(x) \equiv C$(常数),则曲边梯形成为矩形,它的面积很容易求出,即 $A = (b-a) \cdot C$.

现在的问题是曲边梯形的高度 y 是随 x 变化而改变的,因此不能用矩形面积公式直接计算它的面积.然而,由于曲边梯形的高 $f(x)$ 在区间 $[a,b]$ 上是连续变化的,在很小的一段区间上它的变化很小.换句话说,从整体看,高是变化的,从局部看,高近似不变.因此,我们可以将区间 $[a,b]$ 分成若干个小区间,而在每个小区间上都有一个小曲边梯形,若用小区间内某一点的函数值来近似代替小曲边梯形的高,于是每一个小区间上小矩形面积就近似等于小曲边梯形面积.于是所有小矩形面积之和就是整个曲边梯形面积的近似值.当把区间 $[a,b]$ 无限细分,使每个小区间的长度趋于零时,小矩形面积之和的极限就是曲边梯形面积的精确值.

具体步骤如下:

(1) 分割

先把区间 $[a,b]$ 用分点

$$a=x_0<x_1<x_2\cdots<x_{i-1}<x_i<\cdots<x_n=b$$

分为 n 个小区间

$$[x_0,x_1],[x_1,x_2],\cdots,[x_{i-1},x_i],\cdots,[x_{n-1},x_n]$$

它们的长度依次为

$$\Delta x_1=x_1-x_0,\quad \Delta x_2=x_2-x_1,\cdots,\quad \Delta x_i=x_i-x_{i-1},\cdots,\quad \Delta x_n=x_n-x_{n-1},$$

经过每一个分点作平行于 y 轴的直线,把曲边梯形分为 n 个窄曲边梯形,它们的面积分别记作 $\Delta A_1,\Delta A_2,\cdots,\Delta A_i,\cdots,\Delta A_n$.

(2) 取近似

在每个小区间 $[x_{i-1},x_i](i=1,2,\cdots,n)$ 上任取一点 ξ_i,用以点 ξ_i 的函数值 $f(\xi_i)$ 为高,Δx_i 为底的小矩形面积近似代替相应的小曲边梯形面积

$$\Delta A_i\approx f(\xi_i)\cdot\Delta x_i \qquad (i=1,2,\cdots,n).$$

(3) 求和

$$A=\Delta A_1+\Delta A_2+\cdots+\Delta A_n=\sum_{i=1}^{n}\Delta A_i,$$

从而

$$A\approx f(\xi_1)\cdot\Delta x_1+f(\xi_2)\cdot\Delta x_2+\cdots+f(\xi_n)\cdot\Delta x_n=\sum_{i=1}^{n}f(\xi_i)\Delta x_i.$$

(4) 取极限

为了得到曲边梯形面积的精确值,应"无限细分"其底边,为了保证每个小区间长度都趋于零,令 $\lambda=\max\{\Delta x_1,\Delta x_2,\cdots,\Delta x_n\}$,于是当 $\lambda\to0$ 时,取上述和式的极限

$$A=\lim_{\lambda\to0}\sum_{i=1}^{n}f(\xi_i)\cdot\Delta x_i$$

即得曲边梯形面积 A 的精确值.

2. 变速直线运动的路程

设某物体作直线运动,已知速度 $v=v(t)$ 是时间间隔 $[T_1,T_2]$ 上的一个连续函数,且 $v(t)\geqslant0$,要计算在这段时间内物体所走的路程 S.

由于物体运动速度函数 $v=v(t)$ 是连续的,在很短一个时间间隔内,速度变化很小,近似于等速,v 值不变.因而也可以利用求曲边梯形面积的方法来计算路程 S.

(1) 求路程的近似值

先用分点

$$T_1=t_0<t_1<t_2<\cdots<t_{i-1}<t_i<\cdots<t_{n-1}<t_n=T_2$$

把时间间隔 $[T_1, T_2]$ 分成 n 个时间间隔 $[t_0, t_1]$, $[t_1, t_2]$, $\cdots$, $[t_{i-1}, t_i]$, $\cdots$, $[t_{n-1}, t_n]$. 每一小段时间间隔为 $\Delta t_i = t_i - t_{i-1}(i = 1, 2, \cdots, n)$. 相应地,在每一小段时间上物体所经过的路程为 $\Delta S_i(i = 1, 2, \cdots, n)$. 在时间间隔 $[t_{i-1}, t_i]$ 上任取一个时刻 $\tau_i(t_{i-1} \leqslant \tau_i \leqslant t_i)$,以 τ_i 时的速度 $v(\tau_i)$ 近似代替 $[t_{i-1}, t_i]$ 上各个时刻的速度,得到部分路程 ΔS_i 的近似值,即 $\Delta S_i \approx v(\tau_i) \Delta t_{i(i=1,2,\cdots,n)}$. 于是所求变速直线运动的路程 S 就近似等于 n 段部分路程的近似值之和,即

$$S \approx \sum_{i=1}^{n} v(\tau_i) \Delta t_i.$$

（2）求路程精确值

当所有小段时间间隔趋于零,即 $\lambda = \max\{\Delta t_1, \Delta t_2, \cdots, \Delta t_n\} \to 0$,上述和式的极限就作为变速直线运动的物体在 $[T_1, T_2]$ 这段时间内所经过的路程 S 的精确值.即

$$S = \lim_{\lambda \to 0} \sum_{i=1}^{n} v(\tau_i) \Delta t_i.$$

二、定积分定义

由以上两例可以看出,一个是求曲边梯形的面积 $A = \lim_{\lambda \to 0} \sum_{i=1}^{n} f(\xi_i) \Delta x_i$;一个是求变速直线运动的路程 $S = \lim_{\lambda \to 0} \sum_{i=1}^{n} v(\tau_i) \Delta t_i$. 尽管所表示的意义不同,但在数学上都归结为用"求和式的极限"来进行计算.这些性质不同,结构相同的和式的极限,可以概括出数量关系上共同的特性,抽象地定义为定积分.

定义 1 设函数 $y = f(x)$ 在区间 $[a, b]$ 上有界,用分点

$$a = x_0 < x_1 < x_2 < \cdots < x_{n-1} < x_n = b$$

把区间 $[a, b]$ 分成 n 个小区间 $[x_0, x_1]$, $[x_1, x_2]$, $\cdots$, $[x_{n-1}, x_n]$,各个小区间长度为 $\Delta x_1 = x_1 - x_0, \Delta x_2 = x_2 - x_1, \cdots, \Delta x_n = x_n - x_{n-1}$. 在每个小区间 $[x_{i-1}, x_i]$ 上任取一点 $\xi_i(x_{i-1} \leqslant \xi_i \leqslant x_i)$,取函数值 $f(\xi_i)$ 与小区间长度 Δx_i 的乘积 $f(\xi_i) \cdot \Delta x_i(i = 1, 2, \cdots, n)$,并作和式 $\sum_{i=1}^{n} f(\xi_i) \cdot \Delta x_i$,记最长的小区间的长度为 $\lambda = \max_{1 \leqslant i \leqslant n}(\Delta x_i)$,若当 $\lambda \to 0$ 时,和式的极限存在,且此极限值不依赖于 ξ_i 的选取,也不依赖于对 $[a, b]$ 的分法,则称 $f(x)$ 在 $[a, b]$ 上可积,并称此极限值为函数 $y = f(x)$ 在区间 $[a, b]$ 上的定积分（definite integral）.记为

$$\int_a^b f(x)\mathrm{d}x = \lim_{\lambda \to 0} \sum_{i=1}^{n} f(\xi_i) \Delta x_i. \tag{5-1-1}$$

其中 x 称为积分变量,$f(x)$ 称为被积函数,$f(x)\mathrm{d}x$ 称为被积表达式,$[a, b]$ 称为积分区间（integral interval）,a 称为积分下限（lower limit）,b 称为积分上限（upper limit）. 并且把 $\int_a^b f(x)\mathrm{d}x$ 读作:函数 $f(x)$ 从 a 到 b 的定积分.

根据定积分定义,曲边梯形面积 $A = \lim_{\lambda \to 0} \sum_{i=1}^{n} f(\xi_i) \Delta x = \int_a^b f(x)\mathrm{d}x$;变速直线运动路程 $S = \lim_{\lambda \to 0} \sum_{i=1}^{n} v(\tau_i) \Delta t_i = \int_{T_1}^{T_2} v(t)\mathrm{d}t$.

关于定积分定义,补充以下几点:

(1) 定积分 $\int_a^b f(x)\mathrm{d}x$ 是表示和式的极限,是一个数.它只与被积函数和积分区间有关,而与积分变量符号无关.即

$$\int_a^b f(x)\mathrm{d}x = \int_a^b f(t)\mathrm{d}t = \int_a^b f(u)\mathrm{d}u,$$

并且约定

$$\int_a^a f(x)\mathrm{d}x = 0, \quad \int_a^b f(x)\mathrm{d}x = -\int_b^a f(x)\mathrm{d}x. \tag{5-1-2}$$

(2) 定积分的几何意义

当 $f(x)>0$ 时,$\int_a^b f(x)\mathrm{d}x$ 表示由 $y=f(x)$,$x=a$,$x=b$ 及 x 轴围成的曲边梯形面积;

当 $f(x)<0$ 时,$\int_a^b f(x)\mathrm{d}x$ 是一个负数,其绝对值等于 $y=f(x)$,$x=a$,$x=b$ 及 x 轴围成的曲边梯形的面积.

在一般情况下,定积分 $\int_a^b f(x)\mathrm{d}x$ 的几何意义为:它是介于 x 轴,函数 $f(x)$ 的图形及直线 $x=a$,$x=b$ 之间的各部分面积的代数和.

(3) 可积性问题

记 $R_f(P) = \sum_{i=1}^n f(\xi_i)\Delta x_i$,$P=\{x_0=a<x_1<\cdots<x_n=b\}$ 是一个分割,叫做黎曼和.

这个定义在物理和几何上的应用很直观.例如,当 f 表示一立体在其高为 x 处的横截面的面积时,$\int_a^b f(x)\mathrm{d}x$ 就表示高为 $b-a$ 的立体的体积;如果 f 表示运动质点的速度,x 表时间,则 $\int_a^b f(x)\mathrm{d}x$ 表质点从时刻 a 到 b 时刻的位移;如果 f 表电路中的电流,x 表时间,则 $\int_a^b f(x)\mathrm{d}x$ 就表电量.

上面的极限 $\lim_{\lambda \to 0} R_f(P)$ 是很复杂的,因为在 $R_f(P)$ 中,分割 P 和 ξ_i 都是任意的.因此,对于有界函数 f,极限 $\lim_{\lambda \to 0} R_f(P)$ 是否存在?如果存在,又如何求极限值?这些问题是很困难的甚至不能作出回答.于是我们得引入定积分的另一定义,而作为辅助工具,还得引入达布和.

我们以 m_i 及 M_i 各表示函数 $f(x)$ 在区间 $[x_i,x_{i+1}]$ 里的下确界及上确界并且做成总和

$$L_f(P) = \sum_{i=0}^{n-1} m_i \Delta x_i, \quad U_f(P) = \sum_{i=0}^{n-1} M_i \Delta x_i.$$

这两个和就各称为下(积分)和及上(积分)和,或达布和.

达布总和具有下列简单性质

性质 1 如果在一组现有的分点上添加一些新的点子,则达布氏下和只能因此有增无减,其上和只能有减无增.

证明 要证明这个性质,只要在现在分点中再添加一个分点就行了.现在如果我们把一个新的分点 $c \in (x_{k-1},x_k)$ 插入划分 P 中,则得到 $[a,b]$ 的一个新的划分 P':

$$P' = \{x_0=a,x_1,\cdots,x_{k-1},c,x_k,\cdots,x_{n-1},x_n=b\}.$$

这个 P' 称为 P 的加细,并记之为 $P \subset P'$.对应于 P' 有和 $L_f(P')$ 与 $U_f(P')$.我们来比较 $L_f(P)$ 与 $L_f(P')$.显然,$L_f(P)$ 与 $L_f(P')$ 这两者的差异仅发生在子区间 $[x_{k-1},x_k]$ 上,$L_f(P)$ 在其上的对应项是 $m_k \Delta x_k$,而 $L_f(P')$ 在其上的对应项是 $m_{k1}\Delta x_{k1}+m_{k2}\Delta x_{k2}$,其中

$\Delta x_k = \Delta x_{k1} + \Delta x_{k2}$，且 $m_{k1}, m_{k2} \geqslant m_k$.

于是我们有

$$m_{k1}\Delta x_{k1} + m_{k2}\Delta x_{k2} \geqslant m_k\Delta x_{k1} + m_k\Delta x_{k2} = m_k\Delta x_k.$$

从而 $L_f(P) \leqslant L_f(P')$. 类似地，我们有 $U_f(P) \geqslant U_f(P')$. 即对于 $P \subset P'$，总有

$$L_f(P) \leqslant L_f(P'), \qquad U_f(P) \geqslant U_f(P').$$

性质 2 每个达布氏下和，无论其对应于怎样的分割法，都不大于每个上和.

证明 我们把区间 $[a, b]$ 任意分为一组分区间并对此分割法做出相应的达布和 $L_f(P)$ 及 $U_f(P)$.

现在我们考虑区间 $[a, b]$ 的另一个与前面那个毫无联系的分割法. 它也有一个相应的达布和 $L_f(P')$ 及 $U_f(P')$.

要证明 $L_f(P) \leqslant U_f(P')$. 为此我们把两个分割法的分点合并在一起；于是得出第三个辅助的分割法，它相应于达布氏和 $L_f(P'')$ 及 $U_f(P'')$.

这第三个分割法是由第一个添加新分点得出的，所以，根据性质 1 我们有 $L_f(P) \leqslant L_f(P'')$.

现在对比第二第三分割法可得 $U_f(P') \geqslant U_f(P'')$.

但 $L_f(P'') \leqslant U_f(P'')$，所以 $L_f(P) \leqslant U_f(P')$.

定义 2 设 f 在 $[a, b]$ 上有定义且有界. 若存在且仅存在一个数 I，使得 $L_f(P) \leqslant I \leqslant U_f(P)$，$\forall P$，则称这个数 I 为 f 从 a 到 b 的积分，且记之为 $\int_a^b f(x)\mathrm{d}x$，即 $I = \int_a^b f(x)\mathrm{d}x$. 当这个数 I 存在时，就说函数 f 在 $[a, b]$ 上可积.

由上面的定义 2，下面的定理将告诉我们何种函数类在 $[a, b]$ 上是可积的.

定理 1 设 f 在 $[a, b]$ 上有定义且有界，则 f 在 $[a, b]$ 上可积，当且仅当对于任给的 $\varepsilon > 0$，不论它多么小，总存在一种划分 P，使得 $Uf(P) - L_f(P) < \varepsilon$.

注意：若 P 满足上述条件，则 P 的任何加细 P' 也满足上述条件.

证明 条件的充分性是明显的. 对任何 P，我们总有 $L_f(P) \leqslant U_f(P)$，且当 P 被加细时，$L_f(P)$ 增而 $U_f(P)$ 减. 现在我们来构成两个集合 $L = \{L_f(P)\}$ 与 $U = \{U_f(P)\}$. 由达布和性质 2，L 上有界而 U 下有界. 于是上确界 $\sup L$ 与下确界 $\inf U$ 都存在，且 $\sup L \geqslant L_f(P)$，$\inf U \leqslant U_f(P)$，而每一个 $U_f(P)$ 均是集合 L 的上界，故作为 L 的最小上界 $\sup L \leqslant U_f(P)$；于是 $\sup L$ 是集合 U 的下界，而作为 U 的最大下界 $\inf U \geqslant \sup L$. 因此我们有 $L_f(P) \leqslant \sup L \leqslant \inf U \leqslant U_f(P)$，$\forall P$. 在定理的条件下，就有 $\inf U - \sup L \leqslant U_f(P) - L_f(P) < \varepsilon$，于是必然有 $\sup L = \inf U$，即 $\sup L = \inf U = I$ 或 $\int_a^b f(x)\mathrm{d}x = I = \sup L = \inf U$. 故 f 在 $[a, b]$ 上可积.

现在我们来证明条件的必要性. 若 f 在 $[a, b]$ 上可积，则 $I = \sup L = \inf U$. 因为若 $\sup L \neq \inf U$，则满足 $L_f(P) \leqslant I \leqslant U_f(P)$ 的数 I 是不唯一的 [这时我们有 $L_f(P) \leqslant \sup L < \inf U \leqslant U_f(P)$]，这与 f 在 $[a, b]$ 上的可积性相矛盾.

现因 $I = \sup L = \inf U$，则对给定的 $\varepsilon > 0$，存在划分 P_1 与 P_2，使得 $I < L_f(P_1) + \dfrac{\varepsilon}{2}$，$I > U_f(P_2) - \dfrac{\varepsilon}{2}$. 于是 $U_f(P_2) - L_f(P_1) < \left(I + \dfrac{\varepsilon}{2}\right) - \left(I - \dfrac{\varepsilon}{2}\right) = \varepsilon$，即 $U_f(P_2) - L_f(P_1) < \varepsilon$，现令 $P = P_1 \bigcup P_2$，我们得到 $L_f(P) \geqslant L_f(P_1)$，$U_f(P) \leqslant U_f(P_2)$. 所以 $U_f(P) - L_f(P) \leqslant U_f(P_2) - L_f(P_1) < \varepsilon$，即必存在一种划分 $P = P_1 \bigcup P_2$，且满足定理的条件.

现在关于定积分有两个定义，它们是否等价呢？

对于任何有界函数 f，若按定义 2 可积，则我们有 $\sup L = \inf U = I = \int_a^b f(x)\,\mathrm{d}x$，因此有 $\lim\limits_{\lambda \to 0} R_f(P) = I$，因为 $\sup L \leqslant R_f(P) \leqslant \inf U$. 此即表明这时 f 按定义 1 亦可积.

若 f 按定义 1 可积，即 $\lim\limits_{\lambda \to 0} R_f(P) = I$，则对任给的 $\varepsilon < 0$，有许多 P 使得 $I - \varepsilon < R_f(P) < I + \varepsilon$. 现对于这些 P 中的某个 P_1，选取 $\xi_k \in [x_{k-1}, x_k]$ 使得 $f(\xi_k) > M_k - \varepsilon$，则得 $R_f(P_1) > U_f(P_1) - \varepsilon(b-a)$，于是 $I + \varepsilon > R_f(P_1) > U_f(P_1) - \varepsilon(b-a)$，或 $I + \varepsilon > \inf U - \varepsilon(b-a)$ 成立，即 $I > \inf U - \varepsilon(1+b-a)$. 因 ε 任意小，则 $I \geqslant \inf U$. 类似地，对这些 P 中的某个 P_2，我们可选取 $\xi_k \in [x_{k-1}, x_k]$ 使得 $f(\xi_k) < m_k + \varepsilon$，于是有 $R_f(P_2) < L_f(P_2) + \varepsilon(b-a)$，即 $I - \varepsilon < R_f(P_2) < \sup L + \varepsilon(b-a)$ 或 $I < \sup L + \varepsilon(b-a+1)$，于是有 $I \leqslant \sup L$. 从而 $\inf U \leqslant I \leqslant \sup L$. 但 $\sup L \leqslant \inf U$，所以必有 $I = \sup L = \inf U$. 再由上面定理的必要性的证明，必存在一个 P 使得 $U_f(P) - L_f(P) < \varepsilon$. 此即 f 按定义 2 亦可积. 结果，定义 1 和定义 2 是等价的.

定理 2 若函数 f 在 $[a, b]$ 上连续，则 f 在 $[a, b]$ 上可积.

证明 因 f 在 $[a, b]$ 也是一致连续的，对任意 $\varepsilon > 0$，不管它如何小，只要 n 充分大，使得 $\Delta x_i < \delta$，可以得

$$M_k - m_k < \frac{\varepsilon}{b-a}, \text{ 对于 } k = 1, 2, \cdots, n.$$

$$U_f(P) - L_f(P) < \sum_{k=1}^n \frac{\varepsilon}{b-a} \Delta x_k = \frac{\varepsilon}{b-a} \sum_{k=1}^n \Delta x_k = \frac{\varepsilon}{b-a}(b-a) = \varepsilon.$$

即当 n 充分大时的 P，使得 $\Delta x_i < \delta$，将有 $U_f(P) - L_f(P) < \varepsilon$. 由定理 1，$f$ 在 $[a, b]$ 上可积.

定理 3 若 f 在 $[a, b]$ 上单调有界，则 f 在 $[a, b]$ 上可积.

证明 设 f 是一增函数，对于等长 Δx_i 的任何 P，我们有

$$L_f(P) = \sum_{k=1}^n m_k \Delta x_i = \sum_{k=1}^n f(x_{k-1}) \Delta x_i = \sum_{k=1}^n f(x_{k-1}) \frac{b-a}{n},$$

$$U_f(P) = \sum_{k=1}^n M_k \Delta x_i = \sum_{k=1}^n f(x_k) \Delta x_i = \sum_{k=1}^n f(x_k) \frac{b-a}{n},$$

于是，只要 $n > (b-a)(f(b)-f(a))/\varepsilon$，就有

$$U_f(P) - L_f(P) = \sum_{k=1}^n (f(x_k) - f(x_{k-1})) \frac{b-a}{n} = \frac{b-a}{n}(f(b)-f(a)) < \varepsilon.$$

所以，由定理 1，f 在 $[a, b]$ 上可积. 类似地可以证明减函数的情形.

5.2 定积分的性质

由定积分定义及极限运算法则，可得到定积分的几个简单性质.

性质 3 函数的代数和的定积分等于它们定积分的代数和. 即

$$\int_a^b [f(x) \pm g(x)]\mathrm{d}x = \int_a^b f(x)\mathrm{d}x \pm \int_a^b g(x)\mathrm{d}x. \tag{5-2-1}$$

证明 $\int_a^b [f(x) \pm g(x)]\mathrm{d}x = \lim\limits_{\lambda \to 0} \sum_{i=1}^n [f(\xi_i) \pm g(\xi_i)]\Delta x_i$

$$= \lim_{\lambda \to 0} \sum_{i=1}^{n} f(\xi_i) \cdot \Delta x_i \pm \lim_{\lambda \to 0} \sum_{i=1}^{n} g(\xi_i) \cdot \Delta x_i = \int_a^b f(x)\mathrm{d}x \pm \int_a^b g(x)\mathrm{d}x.$$

性质 4　被积函数的常数因子可以提到积分号外面. 即

$$\int_a^b k f(x)\mathrm{d}x = k \int_a^b f(x)\mathrm{d}x \quad (k \text{ 为常数}). \tag{5-2-2}$$

证明方法与上类似.

从几何图形(见图 5-4),可以明显得出

性质 5　设 f 在 $[a,b]$ 上可积,则对任何 $c \in [a,b]$, f 在 $[a,c]$ 及 $[c,b]$ 上亦可积,反之亦然.且有

$$\int_a^b f(x)\mathrm{d}x = \int_a^c f(x)\mathrm{d}x + \int_c^b f(x)\mathrm{d}x. \tag{5-2-3}$$

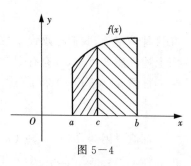

图 5-4

证明　该性质在几何上是明显的. 我们按定义 2 作如下证明. 上面的等式意即:若对 $\forall P$ 有 $L_f(P) \leqslant \int_a^b f(x)\mathrm{d}x \leqslant U_f(P)$,则有 $L_f(P) \leqslant \int_a^c f(x)\mathrm{d}x + \int_c^b f(x)\mathrm{d}x \leqslant U_f(P)$.

我们先来证明:若 f 在 $[a,b]$ 上可积,则 f 在 $[a,c]$ 及 $[c,b]$ 上亦可积,反之亦然.

因 f 在 $[a,b]$ 上可积,则对任何给定的 $\varepsilon > 0$,存在一个划分 P 使得: $U_f(P) - L_f(P) < \varepsilon$.

我们可设 $c \in P = \{x_0 = a, x_1, x_2, \cdots, x_k = c, x_{k+1}, \cdots, x_n = b\}$,则 $P_1 = \{x_0 = a, x_1, \cdots, x_k = c\}$ 是 $[a,c]$ 的一个划分, $P_2 = \{c = x_k, x_{k+1}, \cdots, x_n = b\}$ 是 $[c,b]$ 的一个划分. 于是有

$$U_f(P) = U_f(P_1) + U_f(P_2), \quad L_f(P) = L_f(P_1) + L_f(P_2)$$

及

$$(U_f(P_1) - L_f(P_1)) + (U_f(P_2) - L_f(P_2)) = U_f(P) - L_f(P) < \varepsilon. \text{ 最后, 我们同时得到}$$

$$U_f(P_1) - L_f(P_1) < \varepsilon \text{ 及 } U_f(P_2) - L_f(P_2) < \varepsilon.$$

此即 f 在 $[a,c]$ 及 $[c,b]$ 上可积.

8 若点 c 不属于 P,我们可在 P 中插入常数 c 而得 P',对这个 P' 上述论证仍有效.

若对给定的 $\varepsilon > 0$,存在 $[a,c]$ 的划分 P_1 及 $[c,b]$ 的划分 P_2,使得 $U_f(P_1) - L_f(P_1) < \varepsilon$ 及 $U_f(P_2) - L_f(P_2) < \varepsilon$,于是我们有 $[a,b]$ 的划分 $P = P_1 \cup P_2$,使得 $U_f(P) = U_f(P_1) + U_f(P_2)$ 及 $L_f(P) = L_f(P_1) + L_f(P_2)$ 以及 $U_f(P) - L_f(P) < 2\varepsilon$,此即 f 在 $[a,b]$ 上可积.

我们再来证 $\int_a^b f(x)\mathrm{d}x = \int_a^c f(x)\mathrm{d}x + \int_c^b f(x)\mathrm{d}x$.

因 $L_f(P_1) \leqslant \int_a^c f(x)\mathrm{d}x \leqslant U_f(P_1)$ 及 $L_f(P_2) \leqslant \int_c^b f(x)\mathrm{d}x \leqslant U_f(P_2)$,故对于包含 c 的任何 P,我们有

$$L_f(P) \leqslant \int_a^c f(x)\mathrm{d}x + \int_c^b f(x)\mathrm{d}x \leqslant U_f(P).$$

对于不包含 c 的任何 P,我们在其中插入 c 而得到 P',我们仍有

$$L_f(P) \leqslant L_f(P') \leqslant \int_a^c f(x)\mathrm{d}x + \int_c^b f(x)\mathrm{d}x \leqslant U_f(P') \leqslant U_f(P).$$

由于 f 在 $[a,b]$ 上可积,故有 $L_f(P) \leqslant \int_a^b f(x)\mathrm{d}x \leqslant U_f(P)$. 因而有

$$\int_a^b f(x)\mathrm{d}x = \int_a^c f(x)\mathrm{d}x + \int_c^b f(x)\mathrm{d}x.$$

注意:当点 c 为 $[a,b]$ 外的任何点时,上面的等式也成立.比如,当 $a<b<c$ 时,$\int_a^c f(x)\mathrm{d}x$
$=\int_a^b f(x)\mathrm{d}x + \int_c^b f(x)\mathrm{d}x$,而 $\int_b^c f(x)\mathrm{d}x = -\int_c^b f(x)\mathrm{d}x$,
于是我们仍有

$$\int_a^b f(x)\mathrm{d}x = \int_a^c f(x)\mathrm{d}x + \int_c^b f(x)\mathrm{d}x.$$

在这种情形下,我们必须设 f 在 $[a,c]$ 上可积.

由上述性质 3 可知,具有有限个间断点的任何有界函数是可积的.

性质 6 若 $f(x)$ 和 $g(x)$ 在 $[a,b]$ 上都可积,且 $f(x) \leqslant g(x)$,则

$$\int_a^b f(x)\mathrm{d}x \leqslant \int_a^b g(x)\mathrm{d}x.$$

证明 因为 $f(x) \leqslant g(x)$(当 $x \in [a,b]$ 时),故 $f(\xi_i) \leqslant g(\xi_i)$,又因 $\Delta x_i \geqslant 0$,从而
$f(\xi_i)\Delta x_i \leqslant g(\xi_i)\Delta x_i$ $(i=1,\cdots,n)$,便有

$$\sum_{i=1}^n f(\xi_i)\Delta x_i \leqslant \sum_{i=1}^n g(\xi_i)\Delta x_i,$$

当 $\lambda \to 0$,对上面不等式两边取极限,由极限的性质可得 $\int_a^b f(x)\mathrm{d}x \leqslant \int_a^b g(x)\mathrm{d}x$.

推论 设 m,M 分别为 $f(x)$ 在 $[a,b]$ 上的最小值和最大值,则

$$m(b-a) \leqslant \int_a^b f(x)\mathrm{d}x \leqslant M(b-a).$$

性质 7 (积分中值定理) 若函数 $f(x)$ 在闭区间 $[a,b]$ 上连续,则在 $[a,b]$ 上至少存在
一点 ξ,使下式成立

$$\int_a^b f(x)\mathrm{d}x = f(\xi)(b-a)$$

或 $$f(\xi) = \frac{1}{b-a}\int_a^b f(x)\mathrm{d}x. \qquad (5-2-4)$$

证明 由于 $f(x)$ 在 $[a,b]$ 上连续,据连续函数性质可知,$f(x)$ 在 $[a,b]$ 上一定能取到
最小值 m 和最大值 M,再由积分性质 4 的推论可知

$$m \leqslant \frac{1}{b-a}\int_a^b f(x)\mathrm{d}x \leqslant M.$$

再由闭区间上连续函数的介值性可知在 $[a,b]$ 上至少存在
一点 ξ,使

$$f(\xi) = \frac{1}{b-a}\int_a^b f(x)\mathrm{d}x \qquad (a \leqslant \xi \leqslant b).$$

这个性质的几何意义是:如果 $f(x) \geqslant 0$,连续曲线
$y=f(x)$,x 轴与直线 $x=a$,$x=b$ 所围成的曲边梯形的
面积等于以 $[a,b]$ 上某一点 ξ 的函数值 $f(\xi)$ 为高,以 $[a,b]$
的长度为底的矩形面积(见图 5-5).$\dfrac{1}{b-a}\int_a^b f(x)\mathrm{d}x$ 称为
函数 $f(x)$ 在 $[a,b]$ 上的平均值.

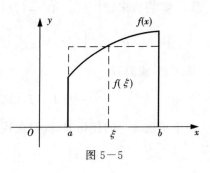

图 5-5

5.3 定积分的计算

一、定积分基本公式

由前面的讨论,我们知道,对于一些简单的初等函数如 $\int_0^1 x^2 dx$,可以用和式的极限求出定积分;但对于复杂一些的被积函数,就很难求得极限,甚至连和式都无法求出.我们必须设法寻求计算定积分的简便方法.为此,我们仍分析变速直线运动.

由积分定义,直线运动速度为 $v(t)$ 时,物体在时间间隔 $[T_1, T_2]$ 内经过的路程为 $\int_{T_1}^{T_2} v(t) dt$.

若从物理学考虑,假如知道了物体运动规律,即路程 S 与时间 t 的关系式 $S = S(t)$,则在 $[T_1, T_2]$ 内,物体经过的路程为

$$S = S(T_2) - S(T_1),$$

从而有

$$\int_{T_1}^{T_2} v(t) dt = S(T_2) - S(T_1),$$

又由导数定义 $S'(t) = v(t)$,也就是说 $S(t)$ 是 $v(t)$ 的一个原函数,那么,定积分 $\int_{T_1}^{T_2} v(t) dt$ 等于被积函数 $v(t)$ 的一个原函数 $S(t)$ 在 $[T_1, T_2]$ 上的改变量 $S(T_2) - S(T_1)$.此关系具有普遍意义.为了从理论上证明这种普遍意义的成立,先讨论原函数与定积分之间的关系.

在讨论原函数与定积分间的关系之前,让我们先来认识一种函数——积分变上限函数.

设函数 $f(x)$ 在 $[a,b]$ 上连续,x 是 $[a,b]$ 上任意一点,显然 $f(x)$ 在 $[a,x]$ 上可积,即 $\int_a^x f(t) dt$ 存在.

当上限 x 在区间 $[a,b]$ 变动时,对于每一个取定的 x 值,定积分有一个对应值,因此上述积分是 x 的一个函数,记为 $\Phi(x)$:

$$\Phi(x) = \int_a^x f(t) dt, \quad (a \leqslant x \leqslant b),$$

这个函数称为积分变上限函数.

积分变上限函数如图 5-6 所示,它有如下良好性质.

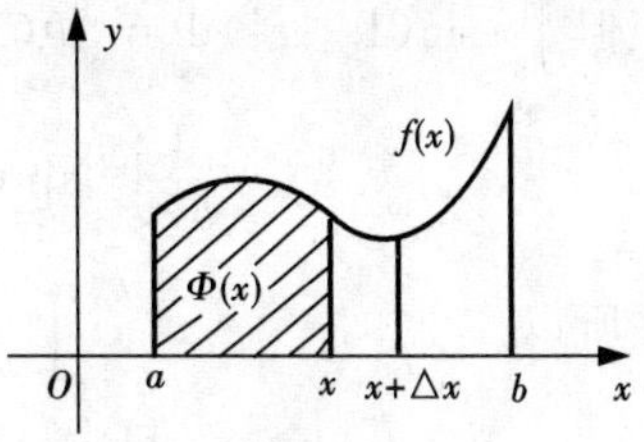

定理 4 设函数 $f(x)$ 在区间 $[a,b]$ 上连续,则 $\Phi(x) = \int_a^x f(t) dt$ 在区间 $[a,b]$ 上可导,且有

$$\Phi'(x) = \frac{d}{dx} \int_a^x f(t) dt = f(x) \quad (a \leqslant x \leqslant b).$$

证明 给 x 以改变量 Δx,则函数 $\Phi(x)$ 的相应改变量为

$$\Delta \Phi(x) = \Phi(x + \Delta x) - \Phi(x) = \int_a^{x+\Delta x} f(t) dt - \int_a^x f(t) dt$$

$$= \int_x^a f(t) dt + \int_a^{x+\Delta x} f(t) dt = \int_x^{x+\Delta x} f(t) dt.$$

图 5-6

由积分中值定理

$$\Delta\Phi(x) = \int_x^{x+\Delta x} f(t)\mathrm{d}t = f(\xi) \cdot \Delta x, \quad (x \leqslant \xi \leqslant x + \Delta x),$$

从而有 $\dfrac{\Delta\Phi(x)}{\Delta x} = f(\xi)$，由于 $f(x)$ 在 $[a,b]$ 上连续，又因 $\Delta x \to 0$ 时，$\xi \to x$. 故

$$\lim_{\Delta x \to 0} \frac{\Delta\Phi(x)}{\Delta x} = \lim_{\xi \to x} f(\xi) = f(x). \quad 即 \quad \Phi'(x) = f(x).$$

由此可见，尽管定积分与不定积分（原函数）的概念是完全不同的，但是两者之间存在着密切的联系，这种联系使微积分学形成一体. 同时定理 3 还回答了这样一个重要问题，它指出了区间上的连续函数 $f(x)$ 一定存在原函数，而积分变上限函数 $\Phi(x) = \int_a^x f(t)\mathrm{d}t$ 就是 $f(x)$ 的一个原函数. 定理 3 还给出了以积分表示函数关系的一种方法.

例 5.1 设 $\Phi(x) = \int_0^x t\cos^2 t\,\mathrm{d}t$，求 $\Phi'\left(\dfrac{\pi}{6}\right)$.

解 因 $\dfrac{\mathrm{d}\Phi}{\mathrm{d}x} = \dfrac{\mathrm{d}}{\mathrm{d}x}\int_0^x t\cos^2 t\,\mathrm{d}t = t\cos^2 t \big|_{t=x} = x\cos^2 x$，故 $\Phi'\left(\dfrac{\pi}{6}\right) = \dfrac{\pi}{6}\left(\dfrac{\sqrt{3}}{2}\right)^2 = \dfrac{\pi}{8}$.

例 5.2 研究函数 $F(x) = \int_0^x \dfrac{\mathrm{d}t}{1+t^2}$ 当 $x \geqslant 0$ 时的单调性.

解 因 $F'(x) = \dfrac{\mathrm{d}}{\mathrm{d}x}\int_0^x \dfrac{\mathrm{d}t}{1+t^2} = \dfrac{1}{1+t^2}\bigg|_{t=x} = \dfrac{1}{1+x^2} > 0, x \in [0, +\infty)$，故利用导数判别单调性的方法知 $F(x)$ 在 $[0, +\infty)$ 上是单调增加的.

例 5.3 求 $\lim\limits_{x \to 0} \dfrac{\int_0^{x^2} \sin(1+t^2)\mathrm{d}t}{x^2}$.

解 由于所求极限属于 $\dfrac{0}{0}$ 型，据第三章 L'Hospital 法则知

$$\lim_{x \to 0} \frac{\int_0^{x^2} \sin(1+t^2)\mathrm{d}t}{x^2} = \lim_{x \to 0} \frac{\left[\int_0^{x^2} \sin(1+t^2)\mathrm{d}t\right]'_x}{[x^2]'_x},$$

但 $\int_0^{x^2} \sin(1+t^2)\mathrm{d}t = \Phi(x^2)$，所以对 x 求导时应看做是求复合函数的导数，故

$$\frac{\mathrm{d}}{\mathrm{d}x}\int_0^{x^2} \sin(1+t^2)\mathrm{d}t = \left[\Phi(x^2)\right]'_x = \Phi'_{x^2}(x^2) \cdot (x^2)'_x,$$

所以 $$\left[\int_0^{x^2} \sin(1+t^2)\mathrm{d}t\right]'_x = \sin(1+x^4) \cdot 2x.$$

从而 $$\lim_{x \to 0} \frac{\left[\int_0^{x^2} \sin(1+t^2)\mathrm{d}t\right]'_x}{(x^2)'_x} = \lim_{x \to 0} \frac{\sin(1+x^4) \cdot 2x}{2x} = \sin 1,$$

故 $$\lim_{x \to 0} \frac{\int_0^{x^2} \sin(1+t^2)\mathrm{d}t}{x^2} = \sin 1.$$

下面我们来证明微积分基本定理，即 Newton－Leibniz(牛顿－莱布尼茨)公式，它是用原函数计算定积分的公式.

定理 5 若 $f(x)$ 在区间 $[a,b]$ 上连续,并且 $F(x)$ 是 $f(x)$ 在区间 $[a,b]$ 上的一个原函数,则

$$\int_a^b f(x)\mathrm{d}x = F(b) - F(a). \qquad (5-3-1)$$

证明 已知 $F(x)$ 是 $f(x)$ 的一个原函数,由定理 3 知,$\varPhi(x) = \int_a^x f(t)\mathrm{d}t$ 也是 $f(x)$ 的一个原函数.根据原函数的性质,有 $\varPhi(x) - F(x) = C$,即有 $\int_a^x f(t)\mathrm{d}t = F(x) + C$,令 $x = a$,有

$$F(a) + C = \int_a^a f(t)\mathrm{d}t = 0,$$

所以 $C = -F(a)$. 令 $x = b$,则有

$$\int_a^b f(t)\mathrm{d}t = F(b) + C = F(b) - F(a).$$

由于定积分与积分变量无关,变换积分变量,即得(5−3−1)式

$$\int_a^b f(x)\mathrm{d}x = F(b) - F(a).$$

上述公式称为 Newton−Leibniz 公式,也称为微积分基本原理或微积分基本公式.为简便计,公式常写成

$$\int_a^b f(x)\mathrm{d}x = F(b) - F(a) = F(x)\Big|_a^b = [F(x)]_a^b.$$

例 5.4 求 $\int_1^2 x^2 \mathrm{d}x$.

解 $\int_1^2 x^2 \mathrm{d}x = \left[\dfrac{1}{3}x^3\right]_1^2 = \dfrac{1}{3}(2)^3 - \dfrac{1}{3}(1)^3 = \dfrac{7}{3}$.

例 5.5 求 $\int_0^1 \mathrm{e}^x \mathrm{d}x$.

解 $\int_0^1 \mathrm{e}^x \mathrm{d}x = \mathrm{e}^x\Big|_0^1 = e - 1$.

例 5.6 求 $\int_0^{\frac{\pi}{2}} (3x + \sin x)\mathrm{d}x$.

解 $\int_0^{\frac{\pi}{2}} (3x + \sin x)\mathrm{d}x = 3\int_0^{\frac{\pi}{2}} x\,\mathrm{d}x + \int_0^{\frac{\pi}{2}} \sin x\,\mathrm{d}x = \left[\dfrac{3}{2}x^2\right]_0^{\frac{\pi}{2}} + [-\cos x]_0^{\frac{\pi}{2}} = \dfrac{3}{8}\pi^2 + 1$.

例 5.7 求 $\int_0^{\frac{1}{2}} \dfrac{2x+1}{\sqrt{1-x^2}}\mathrm{d}x$.

解 $\int_0^{\frac{1}{2}} \dfrac{2x+1}{\sqrt{1-x^2}}\mathrm{d}x = \int_0^{\frac{1}{2}} \dfrac{2x}{\sqrt{1-x^2}}\mathrm{d}x + \int_0^{\frac{1}{2}} \dfrac{\mathrm{d}x}{\sqrt{1-x^2}}$

$$= -2\sqrt{1-x^2}\,\Big|_0^{\frac{1}{2}} + \arcsin x\,\Big|_0^{\frac{1}{2}} = (2 - \sqrt{3}) + \dfrac{\pi}{6}.$$

二、定积分的换元积分法和分部积分法

1. 定积分的换元积分法

计算某些定积分时,如果先利用换元法求出不定积分,然后再算出定积分,运算过程冗长复杂.如果直接采用定积分换元法,比较简便,下面我们讨论如何应用换元积分法.

定理 6 设

(1)函数 $f(x)$ 在区间 $[a,b]$ 上连续；

(2)函数 $x=\varphi(t)$ 在区间 $[\alpha,\beta]$ 上单调且有连续的导数 $\varphi'(t)$；

(3)当 t 在区间 $[\alpha,\beta]$ 上变化时，$x=\varphi(t)$ 的值在区间 $[a,b]$ 上变化，且有 $\varphi(\alpha)=a$，$\varphi(\beta)=b$.

则

$$\int_a^b f(x)\mathrm{d}x = \int_\alpha^\beta f[\varphi(t)]\varphi'(t)\mathrm{d}t. \tag{5-3-2}$$

证明 由于 $f(x)$ 在 $[a,b]$ 上连续，$f(x)$ 的原函数存在.设 $F(x)$ 是 $f(x)$ 的一个原函数，则有 $\int_a^b f(x)\mathrm{d}x=F(b)-F(a)$，由于 $\varphi'(t)$ 连续，$f[\varphi(t)]\cdot\varphi'(t)$ 在 $[\alpha,\beta]$ 上连续，从而有 $f[\varphi(t)]\varphi'(t)$ 的原函数存在，由于 $F(x)$ 是 $f(x)$ 的原函数，那么，$F[\varphi(t)]$ 也是 $f[\varphi(t)]\cdot\varphi'(t)$ 的一个原函数.故有

$$\int_\alpha^\beta f[\varphi(t)]\cdot\varphi'(t)\mathrm{d}t = F[\varphi(t)]\Big|_\alpha^\beta$$
$$=F[\varphi(\beta)]-F[\varphi(\alpha)]=F(b)-F(a),$$

所以

$$\int_a^b f(x)\mathrm{d}x = \int_\alpha^\beta f[\varphi(t)]\cdot\varphi'(t)\mathrm{d}t.$$

例 5.8 求 $\displaystyle\int_0^a \sqrt{a^2-x^2}\,\mathrm{d}x$，$(a>0)$.

解 设 $x=a\sin t$，则 $\mathrm{d}x=a\cos t\,\mathrm{d}t$，当 $x=0$ 时，有 $\sin t=0$，则 $t=0$；当 $x=a$ 时，有 $\sin t=1$，则 $t=\dfrac{\pi}{2}$.所以

$$\int_0^a \sqrt{a^2-x^2}\,\mathrm{d}x = \int_0^{\frac{\pi}{2}} a^2\cos^2 t\,\mathrm{d}t = a^2\int_0^{\frac{\pi}{2}}\frac{1+\cos 2t}{2}\mathrm{d}t = a^2\left[\frac{t}{2}+\frac{1}{4}\sin 2t\right]_0^{\frac{\pi}{2}} = a^2\cdot\frac{\pi}{4} = \frac{\pi}{4}a^2.$$

例 5.9 求 $\displaystyle\int_1^4 \frac{\mathrm{d}x}{1+\sqrt{x}}$.

解 设 $\sqrt{x}=t$，故 $\mathrm{d}x=2t\,\mathrm{d}t$，且当 $x=1$ 时，$t=1$；当 $x=4$ 时，$t=2$，便有

$$\int_1^4 \frac{\mathrm{d}x}{1+\sqrt{x}} = \int_1^2 \frac{2t}{1+t}\mathrm{d}t = 2\int_1^2 \frac{1+t-1}{1+t}\mathrm{d}t = 2\left[\int_1^2 \mathrm{d}t - \int_1^2 \frac{1}{1+t}\mathrm{d}t\right]$$

$$= 2\left[(t)\big|_1^2 - \ln(1+t)\big|_1^2\right] = 2\left[1-\ln\frac{3}{2}\right].$$

例 5.10 奇偶函数积分性质：

(1)若 $f(x)$ 是 $[-a,a]$ 上连续的偶函数，则 $\displaystyle\int_{-a}^a f(x)\mathrm{d}x = 2\int_0^a f(x)\mathrm{d}x$； (5-3-3)

(2)若 $f(x)$ 是 $[-a,a]$ 上连续的奇函数，则 $\displaystyle\int_{-a}^a f(x)\mathrm{d}x = 0$. (5-3-4)

证明 由定积分性质 $\displaystyle\int_{-a}^a f(x)\mathrm{d}x = \int_{-a}^0 f(x)\mathrm{d}x + \int_0^a f(x)\mathrm{d}x$，又

$$\int_{-a}^0 f(x)\mathrm{d}x \xrightarrow{\text{令}\ x=-t} \int_a^0 f(-t)\mathrm{d}(-t) = -\int_a^0 f(-t)\mathrm{d}t = \int_0^a f(-t)\mathrm{d}t = \int_0^a f(-x)\mathrm{d}x,$$

所以

$$\int_{-a}^a f(x)\mathrm{d}x = \int_{-a}^0 f(x)\mathrm{d}x + \int_0^a f(x)\mathrm{d}x$$

$$= \int_0^a f(-x)\mathrm{d}x + \int_0^a f(x)\mathrm{d}x = \int_0^a [f(-x)+f(x)]\mathrm{d}x.$$

(1) 当 $f(x)$ 为偶函数时，$f(-x)=f(x)$，$\int_{-a}^{a}f(x)\mathrm{d}x=2\int_{0}^{a}f(x)\mathrm{d}x$；

(2) 当 $f(x)$ 为奇函数时，$f(-x)=-f(x)$，$\int_{-a}^{a}f(x)\mathrm{d}x=0$.

利用例 5.10 常可简化计算偶函数、奇函数在对称于原点的区间上的定积分.

2. 定积分的分部积分法

设函数 $u=u(x)$ 及 $v=v(x)$ 在区间 $[a,b]$ 上有连续的导数，由微分法则，有

$$\mathrm{d}(uv)=u\mathrm{d}v+v\mathrm{d}u,\quad 即\quad (uv)'\mathrm{d}x=uv'\mathrm{d}x+vu'\mathrm{d}x,$$

所以 $\quad u\mathrm{d}v=\mathrm{d}(uv)-v\mathrm{d}u$，等式两端各取由 a 到 b 的定积分，有

$$\int_{a}^{b}uv'\mathrm{d}x=\int_{a}^{b}(uv)'\mathrm{d}x-\int_{a}^{b}vu'\mathrm{d}x=[uv]\Big|_{a}^{b}-\int_{a}^{b}vu'\mathrm{d}x. \tag{5-3-5}$$

(5-3-5)式称为定积分的分部积分公式.

例 5.11 求 $\int_{0}^{\pi}x\cdot\cos x\mathrm{d}x$.

解 令 $u=x$，$\mathrm{d}v=\cos x\mathrm{d}x=(\sin x)'\mathrm{d}x$，则 $\mathrm{d}u=\mathrm{d}x$，$v=\sin x$，所以

$$\int_{0}^{\pi}x\cdot\cos x\mathrm{d}x=\int_{0}^{\pi}x(\sin x)'\mathrm{d}x=[x\cdot\sin x]_{0}^{\pi}-\int_{0}^{\pi}\sin x\mathrm{d}x=0-\int_{0}^{\pi}\sin x\mathrm{d}x=\cos x\Big|_{0}^{\pi}=-2.$$

例 5.12 求 $\int_{0}^{1}\arctan x\mathrm{d}x$.

解 令 $u=\arctan x$，$\mathrm{d}v=1\cdot\mathrm{d}x$，故 $\mathrm{d}u=\dfrac{1}{1+x^2}\mathrm{d}x$，$v=x$，由公式(5-3-5)可得

$$\int_{0}^{1}\arctan x\mathrm{d}x=x\cdot\arctan x\Big|_{0}^{1}-\int_{0}^{1}x\cdot\frac{1}{1+x^2}\mathrm{d}x=\frac{\pi}{4}-\frac{1}{2}\ln(1+x^2)\Big|_{0}^{1}=\frac{\pi}{4}-\ln\sqrt{2}.$$

对于分部积分公式，若熟练以后可以不写出 u，v 而直接应用分部积分公式.

例 5.13 求 $\int_{\frac{1}{e}}^{e}|\ln x|\mathrm{d}x$.

解 在 $\left[\dfrac{1}{e},1\right]$ 上 $\ln x\leqslant0$，故 $|\ln x|=-\ln x$，在 $[1,e]$ 上 $\ln x\geqslant0$，故 $|\ln x|=\ln x$，从而有

$$\int_{\frac{1}{e}}^{e}|\ln x|\mathrm{d}x=\int_{\frac{1}{e}}^{1}(-\ln x)\mathrm{d}x+\int_{1}^{e}\ln x\mathrm{d}x,$$

用分部积分法计算上式右端两个积分，有

$$\int_{\frac{1}{e}}^{1}(-\ln x)\mathrm{d}x=-x\cdot\ln x\Big|_{\frac{1}{e}}^{1}+\int_{\frac{1}{e}}^{1}\mathrm{d}x=0+\frac{1}{e}\ln\frac{1}{e}+x\Big|_{\frac{1}{e}}^{1}=-\frac{1}{e}+\left(1-\frac{1}{e}\right)=1-\frac{2}{e},$$

$$\int_{1}^{e}\ln x\mathrm{d}x=x\ln x\Big|_{1}^{e}-\int_{1}^{e}\mathrm{d}x=e-(e-1)=1,$$

从而

$$\int_{\frac{1}{e}}^{e}|\ln x|\mathrm{d}x=\left(1-\frac{2}{e}\right)+1=2-\frac{2}{e}.$$

下面的例子是换元积分法和分部积分法兼用.

例 5.14 求 $\int_{0}^{1}\mathrm{e}^{\sqrt{x}}\mathrm{d}x$.

解 $\int_{0}^{1}\mathrm{e}^{\sqrt{x}}\mathrm{d}x\xlongequal[x=1时,t=1]{令\sqrt{x}=t,当 x=0 时,t=0}\int_{0}^{1}\mathrm{e}^{t}\mathrm{d}t^2=\int_{0}^{1}\mathrm{e}^{t}\cdot2t\mathrm{d}t$

$=2\int_{0}^{1}t\mathrm{e}^{t}\mathrm{d}t=2\int_{0}^{1}t\mathrm{d}\mathrm{e}^{t}=2t\mathrm{e}^{t}\Big|_{0}^{1}-2\mathrm{e}^{t}\Big|_{0}^{1}=2\mathrm{e}-2\mathrm{e}+2=2.$

三、定积分的近似计算

用 Newton－Leibniz 公式来计算定积分很方便,但是应用此公式必须具备两个条件:

(1)函数 $f(x)$ 在区间 $[a,b]$ 上连续;

(2)函数 $f(x)$ 在 $[a,b]$ 上的原函数是初等函数.

可是在一些实际问题和医学研究中,有时一些被积函数 $f(x)$ 是由实验测定的数据表格给出的,或是由自动仪器记录下来的曲线.有时有些被积函数虽然有分析表达式给出,但它们的原函数很难找到,甚至有些函数的原函数不能用初等函数来表达,如 $\int e^{-x^2} dx$, $\int \frac{\sin x}{x} dx$, $\int \sqrt{1-k^2\sin^2\varphi} \, d\varphi$. 这时我们可以采用近似计算求出定积分的近似值.

定积分 $\int_a^b f(x)dx$ 在几何意义上表示由曲线 $y=f(x)$,直线 $x=a$, $x=b$ 及 x 轴所围成的曲边梯形面积.因此,定积分近似计算可以转化为曲边梯形面积的近似计算.下面我们用求曲边梯形面积的近似值的方法推导出求定积分近似值的几个公式.

1. 矩形法(rectangular method)

矩形法就是用小矩形的面积近似代替小曲边梯形面积,具体做法和公式如下:

将积分区间 $[a,b]$ 分成 n 个相等的小区间,分点为 $a=x_0$ $<x_1<x_2<\cdots<x_n=b$,每个小区间长度为 $\Delta x=\dfrac{b-a}{n}$,如图 5－7 所示.

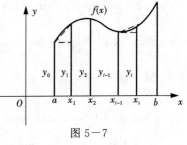

图 5－7

每个分点对应的纵坐标为 $y_0=f(a)$, $y_1,y_2,\cdots,y_n=f(b)$;在每个小区间 $[x_{i-1},x_i]$ 上,以左端点 x_{i-1} 对应的函数值 $f(x_{i-1})=y_{i-1}$ 为高,作小矩形,这样一共得到 n 个小矩形,其面积和为 $S'=\sum\limits_{i=0}^{n-1} y_i\Delta x$. 若 n 比较大,就可以认为曲边梯形面积 S 近似地等于 S' , $S\approx S'$,即

$$S=\int_a^b f(x)dx \approx S'=\sum_{i=1}^{n-1} y_i\Delta x=\frac{b-a}{n}(y_0+y_1+\cdots+y_{n-1}).$$

同理,若以 $[x_{i-1},x_i]$ 上右端点函数值为高,得到公式为

$$S=\int_a^b f(x)dx \approx \frac{b-a}{n}(y_1+y_2+\cdots+y_n),$$

从而得到两个计算定积分近似值的矩形公式:

$$\int_a^b f(x)dx \approx \frac{b-a}{n}(y_0+y_1+\cdots+y_{n-1}) \text{(左矩形公式)} \qquad (5-3-6)$$

或

$$\int_a^b f(x)dx \approx \frac{b-a}{n}(y_1+y_2+\cdots+y_n)\text{(右矩形公式)}. \qquad (5-3-7)$$

2. 梯形法(trapezoidal method)

梯形法就是用小梯形的面积近似代替小曲边梯形面积,其做法和公式如下:

在图 5－7 中将相邻各点 $A(a,y_0)$, $C(x_1,y_1)$, $\cdots$, $B(b,y_n)$ 依次相连,得到一系列

小梯形,每个小梯形的面积为 $S' = \dfrac{y_{i-1}+y_i}{2} \cdot \Delta x$,以 n 个梯形面积的和作为曲线 AB 下的面积.即得

$$\int_a^b f(x)\mathrm{d}x \approx \frac{b-a}{n}\left(\frac{y_0+y_1}{2}+\frac{y_1+y_2}{2}+\cdots+\frac{y_{n-1}+y_n}{2}\right),$$

所以

$$\int_a^b f(x)\mathrm{d}x \approx \frac{b-a}{n}\left(\frac{y_0+y_n}{2}+y_1+y_2+\cdots+y_{n-1}\right). \tag{5-3-8}$$

(5−3−8)式称为梯形法公式.

3. 抛物线法(parabolic method)

矩形法与梯形法尽管有区别,但它们都是用小区间上的直线段近似代替相应的曲线弧,即"以直代曲".为了减少误差,提高精确度,可以考虑在小区间上用二次函数(抛物线) $y = px^2 + qx + r$ 近似地代替原来的被积函数,亦就是用一系列抛物线弧形成的曲边梯形面积来近似代替曲线 $y = f(x)$ 的弧形成的曲边梯形面积.这就是所谓的"抛物线法".

如图 5−8 所示,将区间 $[a,b]$ $2n$ 等分(n 为正整数),$y_i = f(x_i)$,$(i=0,1,\cdots,2n)$,则有下式成立:

$$\int_a^b f(x)\mathrm{d}x \approx \frac{b-a}{6n}\big[(y_0+y_{2n})+2(y_2+y_4+\cdots+y_{2n-2})+$$
$$4(y_1+y_3+\cdots+y_{2n-1})\big]. \tag{5-3-9}$$

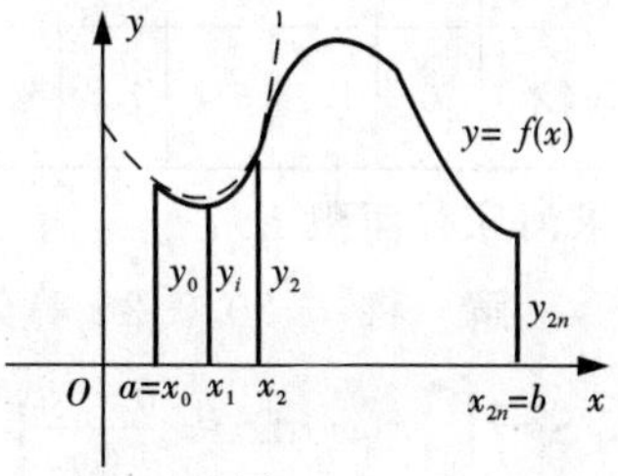

图 5−8

(5−3−9)式就是由抛物线法推导出来的求定积分的近似公式,叫做抛物线公式或 Simpson(辛普森)公式.其推导过程比较复杂,我们不加证明而直接运用.

例 5.15 由 $\displaystyle\int_0^1 \frac{\mathrm{d}x}{x^2+1} = \arctan x \Big|_0^1 = \frac{\pi}{4}$,利用定积分近似计算,求 π 的近似值.

解 将 $[0,1]$ 4 等分,由 $f(x) = \dfrac{1}{x^2+1}$ 得到

$$x_0=0,\quad y_0=1.0000;\quad x_1=\frac{1}{4},\quad y_1=0.9412;\quad x_2=\frac{1}{2},\quad y_2=0.8000;$$

$$x_3=\frac{3}{4},\ y_3=0.6400;\ x_4=1,\ y_4=0.5000.$$

若用矩形法公式(5−3−6),

$$\int_0^1 \frac{1}{1+x^2}\mathrm{d}x \approx \frac{b-a}{n}(y_0+y_1+\cdots+y_{n-1})$$

$$=\frac{1}{4}(1.0000+0.9412+0.8000+0.6400)=0.8453,$$

从而 $\pi \approx 4\times0.8453=3.3812$.

若用梯形法公式(5−3−8),

$$\int_0^1 \frac{1}{1+x^2}\mathrm{d}x \approx \frac{b-a}{n}\left(\frac{y_0+y_n}{2}+y_1+\cdots+y_{n-1}\right)$$

$$=\frac{1}{4}\left(\frac{1.0000+0.5000}{2}+0.9412+0.8000+0.6400\right)=0.7828,$$

从而 $\pi \approx 4\times0.7828=3.1312$.

若用抛物线公式$(5-3-9)$将$[0,1]$4等分,$2n=4$,

$$\int_0^1 \frac{\mathrm{d}x}{1+x^2} \approx \frac{b-a}{6n}\left[(y_0 + y_{2n}) + 2(y_2 + y_4 + y_{2n-2}) + 4(y_1 + y_3 + \cdots + y_{2n-1})\right]$$

$$= \frac{1}{12}\left[y_0 + y_4 + 2y_2 + 4(y_1 + y_3)\right]$$

$$= \frac{1}{12}\left[1.0000 + 0.5000 + 2 \times 0.8000 + 4(0.9412 + 0.6400)\right] = \frac{1}{12} \times 9.4248,$$

从而$\pi \approx 4 \times \dfrac{1}{12} \times 9.4248 = 3.1416$.

例 5.16 设河宽20米,每隔2米测得河深列表$5-1$如下:

表 5-1

x(米)	0	2.0	4.0	6.0	8.0	10.0	12.0	14.0	16.0	18.0	20.0
y(米)	0	1.2	5.4	7.8	8.0	8.7	7.9	7.4	5.4	4.3	2.0

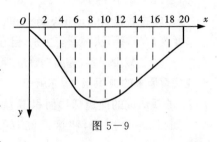

图 5-9

求河床截面积S.

解 将$[0,20.0]$$2n$等分(见图$5-9$),有$2n=10$,$n=5$,利用抛物线公式$(5-3-9)$,得

$$S = \int_0^{20} f(x)\mathrm{d}x \approx \frac{b-a}{6n}\left[y_0 + y_{2n} + 2(y_2 + y_4 + \cdots + y_{2n-2}) + 4(y_1 + y_3 + \cdots + y_{2n-1})\right]$$

$$= \frac{20}{6 \times 5} \cdot \left[0.0 + 2.0 + 2(5.4 + 8.0 + 7.9 + 5.4) + \right.$$

$$\left. 4(1.2 + 7.8 + 8.7 + 7.4 + 4.3)\right] \approx 115.3(\mathrm{m}^2)$$

即河床截面积为$115.3\mathrm{m}^2$.

5.4 定积分的应用

一、微元法

在定积分的应用中,经常采用所谓微元法.为了说明这个方法,我们先回顾本章5.1节中讨论的求曲边梯形面积和计算变速直线运动路程的问题.可以看出,它们都是分为四步进行研究.

先将$[a,b]$分成n个小区间$[x_{i-1},x_i](i=1,\cdots,n)$,然后在每个小区间上作近似代替$\Delta A_i \approx f(\xi_i)\Delta x_i$,再求积分和$\sum\limits_{i=1}^{n} f(\xi_i)\Delta x_i$,最后取极限$\lim\limits_{\lambda \to 0}\sum\limits_{i=1}^{n} f(\xi_i)\Delta x_i$,抽象成为定积分$\int_a^b f(x)\mathrm{d}x$.若细致分析一下,可以看出第一步分割是为了第二步作近似代替,第四步取极限的目的是使积分和$\sum\limits_{i=1}^{n} f(\xi_i)\Delta x_i$达到精确.因此在实用上将上面四步简化为如下两步,具体做法如下(见图$5-10$):

(1) 在区间$[a,b]$上任取一点x,在区间$[x,x+\mathrm{d}x]$作微元$\mathrm{d}A = f(x)\mathrm{d}x$;

(2) 将$[a,b]$上每一点微元无限累加,即积分$\int_a^b \mathrm{d}A = \int_a^b f(x)\mathrm{d}x$

得
$$A = \int_a^b f(x) \mathrm{d}x.$$

这种在微小的局部上进行数量分析，寻找正确的微分式，然后应用定积分来解决实际问题的方法，叫做微元分析法，简称微元法.

下面我们将应用微元法来讨论定积分在几何、物理、医学等方面的应用.

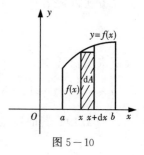

图 5—10

二、平面图形的面积

计算由曲线 $y = f(x)$，$y = \varphi(x)$，$[f(x) > \varphi(x)]$ 及直线 $x = a$，$x = b$ $(a < b)$ 所围成图形的面积（见图 5—11）.

解 用微元法：

（1）在 $[a, b]$ 上任取一点 x，在区间 $[x, x + \mathrm{d}x]$ 作面积微元 $\mathrm{d}A = [f(x) - \varphi(x)]\mathrm{d}x$；

（2）将每一点 x 的面积微元 $\mathrm{d}A$ 从 a 到 b 连续累加起来，即作 a 到 b 的定积分，便有

$$A = \int_a^b \mathrm{d}A = \int_a^b [f(x) - \varphi(x)]\mathrm{d}x. \quad (5-4-1)$$

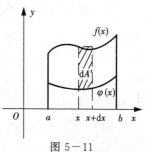

图 5—11

例 5.17 求由曲线 $y = 2 - x^2$ 和 $y = x^2$ 围成图形的面积（见图 5—12）.

解 由 $\begin{cases} y = 2 - x^2 \\ y = x^2 \end{cases}$，得到曲线交点为 $(1, 1)$，$(-1, 1)$，故 x 的变化范围为 $[-1, 1]$，所以有

$$A = \int_{-1}^1 [(2 - x^2) - x^2]\mathrm{d}x = \int_{-1}^1 (2 - 2x^2)\mathrm{d}x = \frac{8}{3}.$$

例 5.18 求由曲线 $y^2 = 2x$ 及直线 $y = x - 4$ 所围成图形的面积（见图 5—13）.

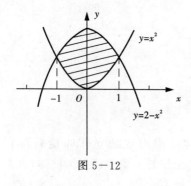

图 5—12

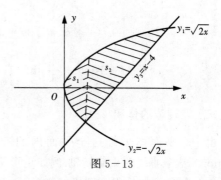

图 5—13

解 由 $y^2 = 2x$ 及 $y = x - 4$，解联立方程组，交点坐标为 $(2, -2)$，$(8, 4)$，将 x 当做变量，$S = S_1 + S_2$，其中 $S_1 = \int_0^2 (y_1 - y_2)\mathrm{d}x$，$S_2 = \int_2^8 (y_1 - y_3)\mathrm{d}x$，故

$$S = S_1 + S_2 = \int_0^2 [\sqrt{2x} - (-\sqrt{2x})]\mathrm{d}x + \int_2^8 [\sqrt{2x} - (x - 4)]\mathrm{d}x$$

$$= \int_0^2 2\sqrt{2x}\,\mathrm{d}x + \int_2^8 (\sqrt{2x} - x + 4)\mathrm{d}x = 18.$$

若将 y 作为积分变量，即曲线由 $x = \frac{1}{2}y^2$，$x = y + 4$ 表示，这时所求面积的积分公式可用

微元方法得到.在$[-2,4]$上任取一点 y,作面积微元

$$dA = f(y)dy = \left[(y+4) - \frac{y^2}{2}\right]dy,$$

故所求面积 A 为

$$A = \int_{-2}^4 dA = \int_{-2}^4 \left[(y+4) - \frac{y^2}{2}\right]dy = \left[\frac{1}{2}y^2 + 4y - \frac{1}{6}y^3\right]_{-2}^4 = 18.$$

例 5.19 若曲线是由极坐标方程

$$r = r(\theta), \quad \alpha \leqslant \theta \leqslant \beta$$

给出,其中 $r(\theta)$ 在$[\alpha,\beta]$上连续,求曲线 $r = r(\theta)$ 及两射线 $\theta = \alpha$,$\theta = \beta$ 所围成图形的面积(见图 $5-14$).

解 应用微元法:在 $[\alpha,\beta]$ 上任取一个 θ,在$[\theta,\theta + d\theta]$上作面积微元 dA,由扇形面积公式知 $dA = \frac{1}{2}r^2 d\theta$,再对面积微元 dA 作积分得

$$A = \int_\alpha^\beta dA = \frac{1}{2}\int_\alpha^\beta [r(\theta)]^2 d\theta. \tag{5-4-2}$$

这便是在极坐标系下求面积的公式.

例 5.20 求心形线 $r = a(1 + \cos\theta)(a > 0)$ 所围成的面积(见图 $5-15$).

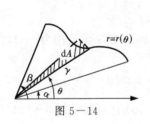

图 5—14

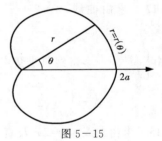

图 5—15

解 $\quad A = 2 \cdot \frac{1}{2}\int_0^\pi a^2(1 + \cos\theta)^2 d\theta = a^2 \int_0^\pi \left(1 + 2\cos\theta + \frac{1 + \cos 2\theta}{2}\right)d\theta$

$$= a^2 \left[\frac{3}{2}\theta + 2\sin\theta + \frac{1}{4}\sin 2\theta\right]_0^\pi = \frac{3}{2}\pi a^2.$$

三、旋转体的体积

由一个平面图形绕这个平面内的一条直线旋转一周而成的立体叫旋转体(body of rotation).这条直线叫做旋转轴.例如矩形绕它一条直角边旋转一周便得到圆柱体,直角三角形绕它的一条边旋转便得到圆锥体,等等.

求曲线 $y = f(x)$,$(a \leqslant x \leqslant b)$ 与 $x = a$,$x = b$ 及 x 轴围成的平面图形绕 x 轴旋转一周而成的旋转体体积(图 $5-16$)可用微元方法:

在$[a,b]$内任取一点 x,在 $[x,x + dx]$ 作体积微元 dV,由柱体体积公式可得 $dV = \pi f^2(x)dx$,对微元 dV 从 a 到 b 作积分得

$$V = \int_a^b dV = \pi \int_a^b f^2(x)dx, \tag{5-4-3}$$

这便是旋转体体积公式.

同理将曲线 $x = \varphi(y)(c \leqslant y \leqslant d)$ 绕 y 轴旋转产生的体积为

$$V = \pi \int_c^d \varphi^2(y) \mathrm{d}y = \pi \int_c^d x^2 \mathrm{d}y. \tag{5-4-4}$$

例 5.21　求椭圆 $\dfrac{x^2}{a^2} + \dfrac{y^2}{b^2} = 1$ 绕 x 轴，y 轴旋转所成几何体的体积（见图 5-17）.

解　由上半椭圆绕 x 轴旋转，其积分区间为 $[-a, a]$，

$$y^2 = b^2 \left(1 - \frac{x^2}{a^2} \right),$$

$$V = \pi \int_{-a}^a y^2 \mathrm{d}x = \pi \int_{-a}^a b^2 \left(1 - \frac{x^2}{a^2} \right) \mathrm{d}x$$

$$= \pi \cdot b^2 \left(x - \frac{x^3}{3a^2} \right) \Big|_{-a}^a$$

$$= \pi \cdot b^2 \left(a - \frac{1}{3}a + a - \frac{a}{3} \right) = \frac{4}{3}\pi b^2 a.$$

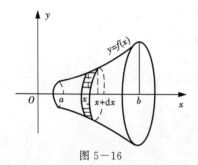

图 5-16

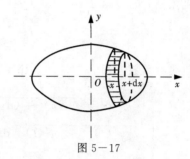

图 5-17

同理，椭圆绕 y 轴旋转，积分区间为 $[-b, b]$，

$$V = \pi \int_{-b}^b x^2 \mathrm{d}y = \pi \int_{-b}^b a^2 \left(1 - \frac{y^2}{b^2} \right) \mathrm{d}y = \frac{4}{3}\pi a^2 b.$$

例 5.22　在区间 $\left[0, \dfrac{\pi}{2} \right]$ 上，曲线 $y = \sin x$ 与直线 $x = \dfrac{\pi}{2}$，$y = 0$ 围成一个平面图形，求此平面图形绕 y 轴旋转产生的立体的体积（见图 5-18）.

解　此平面图形绕 y 轴旋转所成立体的体积 V 可看成为 $y = \sin x$ 绕 y 轴旋转得到的体积 V_1 与 $x = \dfrac{\pi}{2}$ 绕 y 轴旋转得到的体积 V_2 之差，即 $V = V_2 - V_1$.

由于 $y = \sin x$ 并当 $y = 0$ 时，$x = 0$，当 $y = 1$ 时 $x = \dfrac{\pi}{2}$，

故　$V_1 = \pi \displaystyle\int_c^d x^2 \mathrm{d}y = \pi \int_0^1 x^2 \mathrm{d}y$

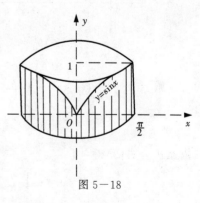

图 5-18

$$= \pi \int_0^{\frac{\pi}{2}} x^2 \mathrm{d}\sin x = \pi \cdot x^2 \cdot \sin x \Big|_0^{\frac{\pi}{2}} - \pi \int_0^{\frac{\pi}{2}} \sin x \, \mathrm{d}x^2$$

$$= \frac{\pi^3}{4} - \pi \int_0^{\frac{\pi}{2}} 2x \sin x \, \mathrm{d}x = \frac{\pi^3}{4} + 2\pi \int_0^{\frac{\pi}{2}} x \, \mathrm{d}\cos x$$

$$= \frac{\pi^3}{4} + 2\pi x \cos x \Big|_0^{\frac{\pi}{2}} - 2\pi \int_0^{\frac{\pi}{2}} \cos x \, \mathrm{d}x = \frac{\pi^3}{4} - 2\pi \sin x \Big|_0^{\frac{\pi}{2}} = \frac{\pi^3}{4} - 2\pi.$$

$$V_2 = \pi \cdot \left(\frac{\pi}{2}\right)^2 \cdot 1 = \frac{\pi^3}{4}.$$

所以 $V = V_2 - V_1 = \frac{\pi^3}{4} - \frac{\pi^3}{4} + 2\pi = 2\pi.$

四、平面曲线的弧长

设平面曲线方程 $y = f(x)$ 在 $[a,b]$ 上有连续导数 $f'(x)$,求曲线在 $[a,b]$ 上的弧长 l(见图 5-19)。

用微元法:在 $[a,b]$ 上任取小区间 $[x, x+dx]$,相应地截取了一小段弧 $\overset{\frown}{AD}$,过 A 作切线 AC,则 $BC = dy$,若 dx 很小,则 $AC \approx \overset{\frown}{AD}$,而 $AC = \sqrt{(dx)^2 + (dy)^2}$,所以有

$$dl = \overset{\frown}{AD} \approx \sqrt{(dx)^2 + (dy)^2} = \sqrt{1 + \left(\frac{dy}{dx}\right)^2} \cdot dx,$$

从而得到弧长 l 的微元 $dl = \sqrt{1 + (y')^2} \cdot dx$,积分得:

$$l = \int_a^b \sqrt{1 + (y')^2} \cdot dx. \tag{5-4-5}$$

若曲线由参数方程 $\begin{cases} x = \varphi(t), \\ y = \psi(t), \end{cases} (\alpha \leqslant t \leqslant \beta)$ 给出,且 $\varphi'(t), \psi'(t)$ 连续,则

$$dl = \sqrt{(dx)^2 + (dy)^2} = \sqrt{[\varphi'(t)]^2 + [\psi'(t)]^2}\, dt,$$

所以有 $l = \int_\alpha^\beta \sqrt{[\varphi'(t)]^2 + [\psi'(t)]^2}\, dt. \tag{5-4-6}$

例 5.23 求悬链线 $y = \frac{a}{2}(e^{\frac{x}{a}} + e^{-\frac{x}{a}})$ 在 $[-b, b]$ 上的弧长(见图 5-20)。

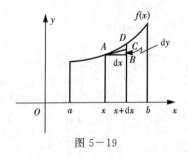

图 5-19

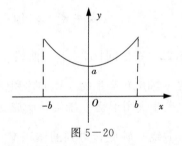

图 5-20

解 $y' = \frac{1}{2}(e^{\frac{x}{a}} - e^{-\frac{x}{a}})$,故

$$1 + (y')^2 = 1 + \frac{1}{4}(e^{\frac{x}{a}} - e^{-\frac{x}{a}})^2 = \frac{1}{4}(e^{\frac{x}{a}} + e^{-\frac{x}{a}})^2,$$

据弧长公式(5)得

$$l = \int_{-b}^b \sqrt{1 + (y')^2}\, dx = \int_{-b}^b \frac{1}{2}(e^{\frac{x}{a}} + e^{-\frac{x}{a}})\, dx$$

$$= \frac{a}{2}(e^{\frac{x}{a}} - e^{-\frac{x}{a}}) \Big|_{-b}^b = a(e^{\frac{b}{a}} - e^{-\frac{b}{a}}).$$

例 5.24 证明半径为 a 的圆周长为 $2a\pi$.

证 上半圆周可用参数方程 $\begin{cases} x = a\cos\theta, \\ y = a\sin\theta, \end{cases}$ $(0 \leqslant \theta \leqslant \pi)$ 给出,据弧长公式(5—4—6)可得

$$l = 2\int_0^\pi \sqrt{[x'(\theta)]^2 + [y'(\theta)]^2}\,d\theta = 2\int_0^\pi \sqrt{(-a\sin\theta)^2 + (a\cos\theta)^2}\,d\theta = 2a\int_0^\pi d\theta = 2a\pi.$$

五、变力做功

如果一个不变的力 F 作用在物体上,沿力的方向物体由 a 移动到 b,则此力所做的功 $W = F \cdot (b-a)$,但在实际问题中,物体所受到的力是不断变化的,F 是距离 s 的函数 $F = f(s)$,那么,物体在变力 F 作用下,沿直线由 a 到 b 运动,变力做的功是多少呢?(见图 5—21)

在 $[a,b]$ 上任取一小区间 $[s,s+ds]$,由于力 $F(s)$ 是连续变化的,在小区间 $[s,s+ds]$ 上可以把力 F 近似地看做不变,物体从 s 移到 $s+ds$,变力做的功 $\Delta W \approx F(s) \cdot ds$,从而 W 的微元 $dW = F(s)ds$,在区间 $[a,b]$ 上作定积分得:

$$W = \int_a^b dW = \int_a^b F(s)ds. \tag{5—4—7}$$

这就是变力 $F(s)$ 将物体从 a 移动到 b 所做功的计算公式.

例 5.25 将一根弹簧从原来未变形的长度拉长 s 米,计算拉力所做的功(见图 5—22).

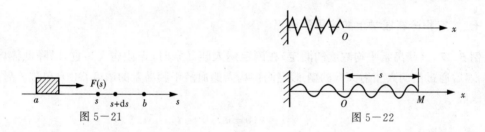

图 5—21

图 5—22

解 将弹簧一端固定,在弹簧未变形时右端取为坐标原点 O,将弹簧的右端从 O 点拉长到 M 点,则 $OM = s$,在弹性限度内有虎克定律 $f(x) = k \cdot x$,其中 k 为弹簧的倔强系数(牛 / 米).利用微元分析法,在区间 $[0,s]$ 上任取小区间 $[x,x+dx]$,在此小区间上克服弹力所做的功的微元 $dW = f \cdot dx = kx\,dx$,在 $[0,s]$ 上积分,则

$$W = \int_0^s f\,dx = \int_0^s kx\,dx = \frac{k}{2}x^2\Big|_0^s = \frac{k}{2}s^2 \text{(焦耳)}.$$

六、连续函数的平均值

在实际问题中,不仅需要求几个数的平均值(所谓算术平均值),也常常需要求某连续函数 $y = f(x)$ 在区间 $[a,b]$ 上的平均值,如平均速度,平均温度,平均流量等,怎样求出连续函数 $f(x)$ 在区间 $[a,b]$ 上的平均值 $\bar{y}$ 呢?

设函数 $f(x)$ 在区间 $[a,b]$ 上连续,用分点

$$a = x_0 < x_1 < x_2 < \cdots < x_n = b$$

将 $[a,b]$ 分为 n 等分,每一个分点 $x_i (i = 1,2,\cdots,n)$ 上对应的函数值为 $y_i = f(x_i)$,分点间距离为 $\Delta x = \dfrac{b-a}{n}$,于是可用 y_i 的算术平均值

$$\frac{1}{n}(y_1 + y_2 + \cdots + y_n) = \frac{1}{b-a}(y_1 + y_2 + \cdots + y_n) \cdot \Delta x$$

来近似表达函数 $f(x)$ 在 $[a,b]$ 上所取得一切值的平均值.若 n 取得相当大,那么 $f(x)$ 的平均值 $\bar{y}$ 的近似值为

$$\bar{y} \approx \frac{1}{b-a}(y_1 + y_2 + \cdots y_n) \cdot \Delta x.$$

当 $n \to \infty$,即 $\Delta x \to 0$ 时,上式的极限就是函数 $f(x)$ 在区间 $[a,b]$ 上的平均值.即:

$$\bar{y} = \lim_{n \to \infty} \frac{1}{b-a}(y_1 + y_2 + \cdots + y_n) \cdot \Delta x = \frac{1}{b-a} \lim_{n \to \infty}(y_1 + y_2 + \cdots + y_n) \cdot \Delta x$$

$$= \frac{1}{b-a} \lim_{\Delta x \to 0} \sum_{i=1}^{n} f(x_i) \cdot \Delta x_i = \frac{1}{b-a} \int_a^b f(x) \mathrm{d}x. \tag{5-4-8}$$

这就是连续函数 $y = f(x)$ 在 $[a,b]$ 上平均值的一般公式.

例 5.26 交流电路中电动势 $E = E_0 \sin \frac{2\pi}{T}t$,其中 E_0、T 是常数,求在半周期 $\left[0, \frac{T}{2}\right]$ 内电动势的平均值.

解 $\bar{E} = \dfrac{1}{\dfrac{T}{2}} \displaystyle\int_0^{\frac{T}{2}} E_0 \sin \frac{2\pi}{T}t \mathrm{d}t = -\frac{2}{T} \cdot \frac{T}{2\pi} E_0 \cos \frac{2\pi}{T}t \Big|_0^{\frac{T}{2}} = \frac{2}{\pi}E_0.$

七*、定积分在医学上的应用举例

例 5.27 （胰岛素平均浓度的测定）在测定病人胰岛素时,先让病人禁食,以降低体内血糖水平,然后通过给病人注射大量的糖.假定测得病人的血液中胰岛素的浓度 $C(t)$（单位／毫升）由分段函数

$$C(t) = \begin{cases} t \cdot (10-t), & 0 \leqslant t \leqslant 5; \\ 25e^{-k(t-5)}, & t > 5 \end{cases}$$

给出,其中 $k = \dfrac{\ln 2}{10}$,时间 t 的单位是分,求血液中胰岛素在一小时内的平均浓度.

解 由连续函数平均值公式(8),得

$$\overline{C(t)} = \frac{1}{60-0} \int_0^{60} C(t) \mathrm{d}t = \frac{1}{60} \left[\int_0^5 C(t) \mathrm{d}t + \int_5^{60} C(t) \mathrm{d}t \right]$$

$$= \frac{1}{60} \left[\int_0^5 t \cdot (10-t) \mathrm{d}t + \int_5^{60} 25e^{-k(t-5)} \mathrm{d}t \right] = \frac{1}{60} \left\{ \left[5t^2 - \frac{t^3}{3} \right] \Big|_0^5 + 25 \cdot \frac{1}{-k} e^{-k(t-5)} \Big|_5^{60} \right\}$$

$$= \frac{1}{60} \left(125 - \frac{125}{3} \right) - \frac{5}{12k} e^{-k \cdot 55} + \frac{5}{12k}$$

$$= \frac{1}{60} \cdot \frac{250}{3} - \frac{50}{12 \cdot \ln 2} e^{-\frac{\ln 2}{10} \cdot 55} + \frac{50}{12 \cdot \ln 2} \approx 11.62.$$

例 5.28 （求脉管稳定流动中的血流量）如图 5-23 所示,长为 L,半径为 R 的一段血管,左端为相对动脉管,血压为 P_1,右端为相对静脉管,血压为 $P_2(P_1 > P_2)$.已知:血管某截面上某点与血管中心的距离为 r,其流速 $v(r) = \dfrac{P_1 - P_2}{4\eta L}(R^2 - r^2)$,其中 η 为血液

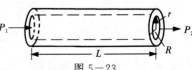

图 5-23

黏滞系数.求单位时间内,通过该截面的血流量 Q.

解 将半径为 R 的截面圆分为 n 个圆环,使每个圆环的厚度为 $\Delta r = \dfrac{R}{n}$,在单位时间内,通过每个圆环的血流量 ΔQ 近似为：$\Delta Q \approx v(\xi_i) \cdot 2\pi r_i \Delta r, \xi_i \in [r_i, r_i + \Delta r_i]$,其中圆环面积近似值为 $2\pi r_i \Delta r$,所以

$$Q = \lim_{n \to \infty} \sum_{i=1}^{n} v(\xi_i) 2\pi r_i \Delta r = \int_0^R v(r) 2\pi r \, dr$$

$$= \int_0^R \frac{P_1 - P_2}{4\eta L}(R^2 - r^2) 2\pi r \, dr = \frac{\pi(P_1 - P_2)}{2\eta L} \int_0^R (R^2 r - r^3) \, dr$$

$$= \frac{\pi(P_1 - P_2)}{2\eta L}\left(R^2 \cdot \frac{r^2}{2}\Big|_0^R - \frac{r^4}{4}\Big|_0^R\right) = \frac{\pi(P_1 - P_2)R^4}{8\eta L}.$$

5.5 广 义 积 分

在学习函数 $f(x)$ 在区间 $[a, b]$ 上的定积分 $\int_a^b f(x)dx$ 的定义时,我们看到,该定义受到两方面的限制：(1)积分区间是有限的,(2)被积函数 $f(x)$ 在区间 $[a, b]$ 上是有界的.但是在实际问题中常常会遇到在无穷区间上的积分,或无界函数的积分.例如在药物效力的测量中,为了测量血液系统中有效药物总量,在临床中用监测尿中药物排泄的速度来解决.如果排泄速度为 $r(t)$,则在时间区间 $[0, T]$ 内药物通过人体后排出的总量是 $\int_0^T r(t)dt$,其中 T 表示在该时刻后药物减少到不能测出,因此在理论上取 T 为 $+\infty$,即求 $\int_0^{+\infty} r(t)dt$.又如计算积分 $\int_0^R \dfrac{dx}{\sqrt{R^2 - x^2}}$,其中被积函数是无界的,因此,必须摆脱定积分在这两方面的限制,将定积分概念加以推广,本节来讨论这些问题.

一、无穷区间上的广义积分

定义 3 设函数 $f(x)$ 在区间 $[a, +\infty)$ 内连续,b 是 $[a, +\infty)$ 内任一实数,若极限 $\lim\limits_{b \to +\infty} \int_a^b f(x)dx$ 存在,则称此极限值为函数 $f(x)$ 在区间 $[a, +\infty)$ 内的广义积分(improper integral),记作

$$\int_a^{+\infty} f(x)dx = \lim_{b \to +\infty} \int_a^b f(x)dx.$$

并称此时广义积分收敛(convergence),否则,若 $\lim\limits_{b \to +\infty} \int_a^b f(x)dx$ 不存在,则称此时广义积分发散(divergence)(见图 5-24).

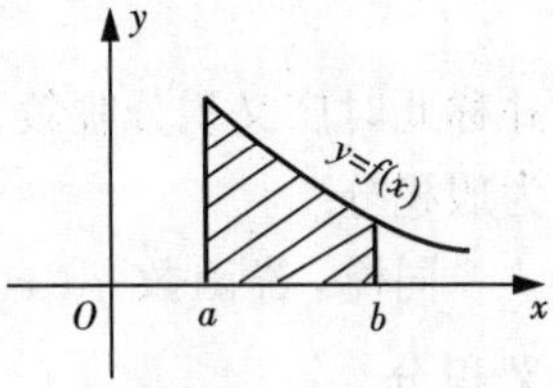

同样可定义在区间 $(-\infty, b)$ 上的广义积分

$$\int_{-\infty}^b f(x)dx = \lim_{a \to -\infty} \int_a^b f(x)dx.$$

图 5-24

符号 $\int_{-\infty}^{+\infty} f(x)dx$ 称为 $f(x)$ 在区间 $(-\infty, +\infty)$ 上的广义积分.如果对任意实数 c,广义积分

$\int_{-\infty}^{c} f(x)\mathrm{d}x$ 与 $\int_{c}^{+\infty} f(x)\mathrm{d}x$ 都收敛,才说广义积分 $\int_{-\infty}^{\infty} f(x)\mathrm{d}x$ 收敛或存在,否则称为发散的.

例 5.29 讨论广义积分 $\int_{1}^{+\infty} \dfrac{1}{x^{p}}\mathrm{d}x$ 的敛散性.

解 (1)当 $p=1$ 时

$$\int_{1}^{+\infty} \frac{1}{x^{p}}\mathrm{d}x = \int_{1}^{\infty} \frac{1}{x}\mathrm{d}x = \lim_{b\to+\infty}\ln x\,\big|_{1}^{b} = +\infty;$$

(2)当 $p\neq1$ 时

$$\int_{1}^{+\infty} \frac{1}{x^{p}}\mathrm{d}x = \lim_{b\to\infty}\frac{x^{1-p}}{1-p}\,\Big|_{1}^{b} = \frac{1}{1-p}\lim_{b\to+\infty}(b^{1-p}-1) = \begin{cases} +\infty, & \text{当 } p<1 \text{ 时;} \\ \dfrac{1}{p-1}, & \text{当 } p>1 \text{ 时.} \end{cases}$$

总之,此广义积分当 $p\leqslant1$ 时发散;当 $p>1$ 时收敛.

请读者作 $p=-1,p=1,p=2$ 时的广义积分 $\int_{1}^{+\infty} x\,\mathrm{d}x$; $\int_{1}^{\infty} \dfrac{1}{x}\mathrm{d}x$; $\int_{1}^{+\infty} \dfrac{1}{x^{2}}\mathrm{d}x$ 的几何图像,并认识其收敛、发散的原因.

例 5.30 计算 $\int_{-\infty}^{+\infty} \dfrac{1}{1+x^{2}}\mathrm{d}x$.

解
$$\int_{-\infty}^{+\infty} \frac{1}{1+x^{2}}\mathrm{d}x = \int_{-\infty}^{0} \frac{1}{1+x^{2}}\mathrm{d}x + \int_{0}^{+\infty} \frac{1}{1+x^{2}}\mathrm{d}x$$
$$= \lim_{a\to-\infty}\int_{a}^{0} \frac{1}{1+x^{2}}\mathrm{d}x + \lim_{b\to+\infty}\int_{0}^{b} \frac{1}{1+x^{2}}\mathrm{d}x$$
$$= \lim_{a\to-\infty}\arctan x\,\big|_{a}^{0} + \lim_{b\to+\infty}\arctan x\,\big|_{0}^{b}$$
$$= \lim_{a\to-\infty}(-\arctan a) + \lim_{b\to+\infty}\arctan b = \frac{\pi}{2} + \frac{\pi}{2} = \pi.$$

例 5.31 设静脉注射某药所得血药浓度(C)—时间(t)曲线符合函数 $C=C_{0}e^{-kt}$,其中 C_{0} 为 $t=0$ 时的血药浓度,k 为常数(体内的消除速率).试求 $C-t$ 曲线下的总面积.

解 总面积 $= \int_{0}^{+\infty} C_{0}e^{-kt}\mathrm{d}t = \lim_{b\to+\infty}\int_{0}^{b} C_{0}e^{-kt}\mathrm{d}t = \lim_{b\to+\infty}C_{0}\left[-\dfrac{1}{k}e^{-kt}\right]_{0}^{b} = \dfrac{C_{0}}{k}.$

二*、无界函数的广义积分

定义 4 设函数 $f(x)$ 在 $(a,b]$ 上连续,且 $\lim\limits_{x\to a+0}f(x)=\infty$,如果对于任意 $\varepsilon>0$,极限 $\lim\limits_{\varepsilon\to0}\int_{a+\varepsilon}^{b} f(x)\mathrm{d}x$ 存在,则称此极限值为函数 $f(x)$ 在 $(a,b]$ 上的广义积分,记为

$$\int_{a}^{b} f(x)\mathrm{d}x = \lim_{\varepsilon\to0}\int_{a+\varepsilon}^{b} f(x)\mathrm{d}x.$$

并称此时广义积分收敛,否则就说广义积分发散(见图 5-25).其中 a 称为瑕点,此积分也称为瑕积分.

同样,若函数 $f(x)$ 在区间 $[a,b)$ 上连续,且 $\lim\limits_{x\to b-0}f(x)=\infty$,任取 $\varepsilon>0$,则定义广义积分

$$\int_{a}^{b} f(x)\mathrm{d}x = \lim_{\varepsilon\to0}\int_{a}^{b-\varepsilon} f(x)\mathrm{d}x.$$

若函数 $f(x)$ 在区间 $[a,b]$ 内除 $x=c$ 外连续,且 $\lim\limits_{x\to c}f(x)=\infty$,任取 $\varepsilon_{1}>0,\varepsilon_{2}>0$,则定义

广义积分

$$\int_a^b f(x)\mathrm{d}x = \int_a^c f(x)\mathrm{d}x + \int_c^b f(x)\mathrm{d}x$$

$$= \lim_{\varepsilon_1 \to 0}\int_a^{c-\varepsilon_1} f(x)\mathrm{d}x + \lim_{\varepsilon_2 \to 0}\int_{c+\varepsilon_2}^b f(x)\mathrm{d}x.$$

只有当右边两个极限都存在时,广义积分 $\int_a^b f(x)\mathrm{d}x$ 才收敛,否则就称广义积分 $\int_a^b f(x)\mathrm{d}x$ 发散(见图 $5-26$).

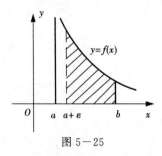

图 $5-25$

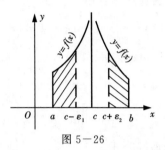

图 $5-26$

例 5.32　计算 $\int_0^a \dfrac{1}{\sqrt{a^2-x^2}}\mathrm{d}x$.

解　因　$\lim\limits_{x\to a} \dfrac{1}{\sqrt{a^2-x^2}} = +\infty, x=a$ 为瑕点,所以

$$\int_0^a \frac{1}{\sqrt{a^2-x^2}}\mathrm{d}x = \lim_{\varepsilon \to 0}\int_0^{a-\varepsilon} \frac{1}{\sqrt{a^2-x^2}}\mathrm{d}x$$

$$= \lim_{\varepsilon \to 0}\left[\arcsin\frac{x}{a}\right]_0^{a-\varepsilon} = \lim_{\varepsilon \to 0}\arcsin\frac{a-\varepsilon}{a} = \frac{\pi}{2}.$$

例 5.33　判别 $\int_{-1}^1 \dfrac{1}{x^2}\mathrm{d}x$ 的敛散性.

解　被积函数 $f(x) = \dfrac{1}{x^2}$ 在积分区间 $[-1,1]$ 上除 $x=0$ 外皆连续,且 $\lim\limits_{x\to 0}\dfrac{1}{x^2} = \infty$,并由于

$$\int_{-1}^0 \frac{1}{x^2}\mathrm{d}x = \lim_{\varepsilon \to 0}\int_{-1}^{0-\varepsilon} \frac{1}{x^2}\mathrm{d}x = \lim_{\varepsilon \to 0}\left[-\frac{1}{x}\right]_{-1}^{0-\varepsilon} = \lim_{\varepsilon \to 0}\left(\frac{1}{\varepsilon} - 1\right) = +\infty,$$

即广义积分 $\int_{-1}^0 \dfrac{1}{x^2}\mathrm{d}x$ 发散,所以广义积分 $\int_{-1}^1 \dfrac{1}{x^2}\mathrm{d}x$ 发散.

注意　如果疏忽了 $x=0$ 是被积函数的瑕点(或无穷间断点),就会得到以下错误结果

$$\int_{-1}^1 \frac{1}{x^2}\mathrm{d}x = \left[-\frac{1}{x}\right]_{-1}^1 = -1-1 = -2.$$

三*、Γ 函数和 B 函数

下面介绍三种重要而常用的广义积分:

1. 概率积分

概率积分是指形式为 $\int_0^{+\infty} \mathrm{e}^{-t^2}\mathrm{d}t$ 的广义积分,在后面讨论二重积分时,我们将证明它的值

为 $\int_0^{+\infty} e^{-t^2} dt = \dfrac{\sqrt{\pi}}{2}$，这个广义积分在今后的概率、统计中是常用的.

2. Γ 函数

Γ 函数 (Gamma 函数) 是应用很广的特殊函数之一,它的定义为

$$\Gamma(\alpha) = \int_0^{+\infty} x^{\alpha-1} e^{-x} dx, (\alpha > 0),$$

其中 α 是参变量,可以证明此积分当 $\alpha > 0$ 时收敛,当 $\alpha \leqslant 0$ 时发散.

Γ 函数有如下性质

(1) $\Gamma(1) = \int_0^{+\infty} e^{-x} dx = \lim\limits_{b \to +\infty} [e^{-x}]_0^b = \lim\limits_{b \to +\infty} (1 - e^{-b}) = 1.$

(2) $\Gamma(a+1) = \alpha \Gamma(\alpha).$

因为 $\quad \Gamma(\alpha+1) = \int_0^{+\infty} x^\alpha e^{-x} dx = \lim\limits_{b \to +\infty} \left\{ [-x^\alpha e^{-x}]_0^b + \alpha \int_0^b x^{\alpha-1} e^{-x} dx \right\}$

$$= \alpha \lim\limits_{b \to +\infty} \int_0^b x^{\alpha-1} e^{-x} dx = \alpha \int_0^{+\infty} x^{\alpha-1} e^{-x} dx = \alpha \Gamma(\alpha).$$

这是一个递推公式.

注 特别当 α 为正整数 n 时,有

$$\Gamma(n+1) = n \Gamma(n) = n(n-1) \Gamma(n-1) = \cdots = n(n-1) \cdots 2 \cdot 1 \cdot \Gamma(1) = n!.$$

这时由递推公式不难看出,当 α 为任何正数时,Γ 函数值的计算总可归结到计算 α 在 0 与 1 之间的 Γ 函数值,而 0 与 1 之间的 Γ 函数值有表可查.

(3) $\Gamma\left(\dfrac{1}{2}\right) = \sqrt{\pi}.$

因为 $\quad \Gamma\left(\dfrac{1}{2}\right) = \int_0^{+\infty} x^{-\frac{1}{2}} e^{-x} dx = 2 \int_0^{+\infty} e^{-x} d\left(x^{\frac{1}{2}}\right) = 2 \int_0^{+\infty} e^{-t^2} dt = \sqrt{\pi}.$

例 5.34 求 $\Gamma\left(\dfrac{5}{2}\right)$.

解 $\Gamma\left(\dfrac{5}{2}\right) = \dfrac{3}{2} \Gamma\left(\dfrac{3}{2}\right) = \dfrac{3}{2} \cdot \dfrac{1}{2} \Gamma\left(\dfrac{1}{2}\right) = \dfrac{3}{4} \sqrt{\pi}.$

3. B 函数

B 函数 (Beta 函数) 也是应用很广的特殊函数之一,它的定义为

$$B(m,n) = \int_0^1 x^{m-1} (1-x)^{n-1} dx \quad (m > 0, n > 0).$$

其中 m, n 是参变量,可以证明当 $m > 0, n > 0$ 时,此无界函数广义积分收敛.

B 函数与 Γ 函数有如下的关系(证明略)

$$B(m,n) = \dfrac{\Gamma(m) \Gamma(n)}{\Gamma(m+n)}.$$

例 5.35 求 $\int_0^1 \sqrt{x - x^2} dx$.

解 $\quad \int_0^1 \sqrt{x - x^2} dx = \int_0^1 x^{\frac{1}{2}} (1-x)^{\frac{1}{2}} dx = \int_0^1 x^{\frac{3}{2}-1} (1-x)^{\frac{3}{2}-1} dx$

$$= B\left(\dfrac{3}{2}, \dfrac{3}{2}\right) = \dfrac{\Gamma\left(\dfrac{3}{2}\right) \Gamma\left(\dfrac{3}{2}\right)}{\Gamma\left(\dfrac{3}{2} + \dfrac{3}{2}\right)} = \dfrac{\dfrac{1}{2} \Gamma\left(\dfrac{1}{2}\right) \dfrac{1}{2} \Gamma\left(\dfrac{1}{2}\right)}{2 \Gamma(2)} = \dfrac{\dfrac{1}{4} \pi}{2} = \dfrac{\pi}{8}.$$

习　题　五

（一）基本题

1. 放射性物质的分解速度 v 是时间 t 的函数 $v = v(t)$，试表示放射性物体由时间 T_0 到 T_1 所分解的质量 m：

(1)用和式表示其近似值；　(2)用定积分表示其精确值.

2. 直接用定积分定义计算积分 $\displaystyle\int_1^2 x\,dx$.

3. 据定积分性质，说明下列积分哪一个较大.

(1) $\displaystyle\int_0^1 x^2\,dx$ 还是 $\displaystyle\int_0^1 x^3\,dx$；　　(2) $\displaystyle\int_1^2 \ln x\,dx$ 还是 $\displaystyle\int_1^2 (\ln x)^2\,dx$.

4. 利用定积分性质，估计下列积分值：

(1) $\displaystyle\int_1^4 (x^2+1)\,dx$；　(2) $\displaystyle\int_0^1 e^{-x^2}\,dx$；　(3) $\displaystyle\int_{\frac{1}{\sqrt{3}}}^{\sqrt{3}} x\arctan x\,dx$；　(4) $\displaystyle\int_{\frac{1}{2}}^2 e^{x^2-x}\,dx$.

5. 试求函数 $\varphi(x) = \displaystyle\int_0^x \cos^2 t\,dt$ 在 $x = \dfrac{\pi}{4}, \dfrac{\pi}{2}$ 时的导数值.

6. 求下列函数的导数：

(1) $\displaystyle\int_0^x 5e^t\,dt$；　(2) $\displaystyle\int_x^2 \sqrt{1+t^2}\,dt$；　(3) $\displaystyle\int_0^{x^2+1} \sin t\,dt$；　(4) $\displaystyle\int_{x^2}^{x^3} \dfrac{1}{\sqrt{1+t^4}}\,dt$.

7. 求下列极限：

(1) $\displaystyle\lim_{x\to 0} \dfrac{\displaystyle\int_0^x \arctan t\,dt}{x^2}$；　　(2) $\displaystyle\lim_{x\to 0} \dfrac{\displaystyle\int_x^0 t^2\,dt}{\displaystyle\int_0^x t(t+\sin t)\,dt}$.

8. 求函数 $F(x) = \displaystyle\int_0^x te^{-t^2}\,dt$ 的极值.

9. 计算下列积分：

(1) $\displaystyle\int_4^9 \sqrt{x}(1+\sqrt{x})\,dx$；　(2) $\displaystyle\int_a^{\sqrt{3}a} \dfrac{1}{a^2+x^2}\,dx$；　(3) $\displaystyle\int_0^{\frac{\pi}{2}} \sin\varphi\,\cos^3\varphi\,d\varphi$；　(4) $\displaystyle\int_0^{\frac{\pi}{4}} \tan^3\theta\,d\theta$；

(5) $\displaystyle\int_0^\pi x\sin x\,dx$；　　(6) $\displaystyle\int_0^{\frac{\pi}{2}} e^x\cos x\,dx$；　　(7) $\displaystyle\int_0^{e-1} \ln(x+1)\,dx$；

(8) $\displaystyle\int_{\frac{\pi}{4}}^{\frac{\pi}{3}} \dfrac{x}{\sin^2 x}\,dx$；　　(9) $\displaystyle\int_1^2 \dfrac{dx}{\sqrt[5]{(3-x)^4}}$；　　(10) $\displaystyle\int_1^e \dfrac{1+\ln x}{x}\,dx$；

(11) $\displaystyle\int_0^{\frac{\pi}{2}} \dfrac{\sin^3 x}{1+\cos x}\,dx$；　(12) $\displaystyle\int_{-1}^1 \dfrac{x}{\sqrt{5-4x}}\,dx$；　(13) $\displaystyle\int_0^1 \dfrac{1}{1+e^x}\,dx$；

(14) $\displaystyle\int_0^2 \dfrac{dx}{\sqrt{x+1}+\sqrt{(x+1)^3}}$；　(15) $\displaystyle\int_0^1 \sqrt{(1-x^2)^3}\,dx$；　(16) $\displaystyle\int_0^a x^2\sqrt{a^2-x^2}\,dx$；

(17) $\displaystyle\int_0^1 \dfrac{dx}{\sqrt{4-x^2}}$；　(18) $\displaystyle\int_{-1}^0 \dfrac{3x^4+3x^2+1}{x^2+1}\,dx$；　(19) $\displaystyle\int_0^{2\pi} |\sin x|\,dx$；

(20) $\displaystyle\int_1^{e^2} \dfrac{dx}{x\sqrt{1+\ln x}}$；　(21) $\displaystyle\int_{-5}^5 \dfrac{x^3\sin^2 x}{x^4+2x^2+1}\,dx$；　(22) $\displaystyle\int_{-\frac{1}{2}}^{\frac{1}{2}} \dfrac{(\arcsin x)^2}{\sqrt{1-x^2}}\,dx$；

(23) $\displaystyle\int_1^e \sin(\ln x)\,dx$；　(24) $\displaystyle\int_0^\pi (x\sin x)^2\,dx$；　(25) $\displaystyle\int_3^8 \dfrac{x-1}{\sqrt{x+1}}\,dx$；

(26) $\displaystyle\int_{-\frac{\pi}{2}}^{\frac{\pi}{2}} \sin x\,\cos 2x\,dx$.

10. 当 k、l 为正整数且 $k \neq l$ 时，证明

(1) $\int_{-\pi}^{\pi} \cos kx \sin lx \, \mathrm{d}x = 0$；　　(2) $\int_{-\pi}^{\pi} \cos kx \cos lx \, \mathrm{d}x = 0$；　　(3) $\int_{-\pi}^{\pi} \sin kx \sin lx \, \mathrm{d}x = 0$.

11. 设函数 $f(x)$ 是周期为 T 的连续函数，a 为任意实数，则 $\int_{a}^{a+T} f(x) \, \mathrm{d}x = \int_{0}^{T} f(x) \, \mathrm{d}x$.

12. 计算 $\int_{0}^{1} e^{-x^2} \, \mathrm{d}x$ 的近似值.

提示：这里被积函数虽然是用解析式子表示的，但它的原函数不是初等函数，为了求出此定积分的近似值，可将积分区间 $[0,1]$ 10 等分，其分点和对应的函数值如表 5—2 所示：

表 5—2

x_i	0	0.1	0.2	0.3	0.4	0.5	0.6	0.7	0.8	0.9	1
y_i	1	0.990	0.961	0.914	0.852	0.779	0.698	0.613	0.527	0.445	0.366

然后用梯形法或抛物线法求此定积分的近似值.

13. 某患者静脉注射 2 毫克的药物，测得不同时刻的血药浓度如表 5—3 所示：

表 5—3

时间（小时）	1.0	2.0	3.0	4.0	5.0	6.0	7.0	8.0	9.0	10.0
血药浓度（毫克/毫升）	0.28	0.24	0.21	0.18	0.16	0.14	0.12	0.10	0.09	0.08

试求药—时曲线下面积的近似值.

14. 求由三条曲线 $y = x^2$，$y = \dfrac{x^2}{4}$ 及 $y = 1$ 围成的平面区域的面积.

15. 求抛物线 $y = -x^2 + 4x - 3$ 及其在点 $(0, -3)$ 和点 $(3, 0)$ 处切线所围成的图形的面积.

16. 抛物线 $y = \dfrac{1}{2} x^2$ 分割圆 $x^2 + y^2 \leqslant 8$ 成两部分，分别求这两部分的面积.

17. 求双纽线 $r^2 = a^2 \cos 2\theta \, (a > 0)$ 围成区域的面积.

18. 求 $y = x^2$ 与 $x = y^2$ 所围图形绕 x 轴旋转一周生成的旋转体体积.

19. 求由 $x^2 + (y-5)^2 = 16$ 围成的图形绕 x 轴旋转成的体积.

20. 求曲线 $\sqrt{x} + \sqrt{y} = 1$ 在 $[0, 1]$ 上的弧长.

21. 发射火箭需要计算克服地球引力所做的功，设火箭的质量是 m，将火箭送至离地面高为 H 处需做功多少（设 M 为地球质量，R 为地球半径）.

22. 已知某化学反应的速度为 $v = ak e^{-kt}$，其中 a、k 为常数，求时间区间 $[0, t_1]$ 内的平均速度.

23. 求函数 $y = 2x e^{-x}$ 在 $[0, 2]$ 上的平均值.

24. 一物体作直线运动，其速度由公式 $v = \sqrt{1+t}$ 米/秒给出，试求出物体运动开始后 10 秒内所经过的路程.

25. 计算下列广义积分的值，或判断收敛发散性.

(1) $\int_{e}^{+\infty} \dfrac{1}{x (\ln x)^2} \mathrm{d}x$；　(2) $\int_{0}^{+\infty} x e^{-x^2} \mathrm{d}x$；　(3) $\int_{0}^{+\infty} e^{-x} \sin x \, \mathrm{d}x$；　　(4) $\int_{-\infty}^{+\infty} \dfrac{\mathrm{d}x}{x^2 + 2x + 2}$；

(5) $\int_{0}^{1} \dfrac{x}{\sqrt{1-x^2}} \mathrm{d}x$；　(6) $\int_{0}^{2} \dfrac{\mathrm{d}x}{(1-x)^2}$；　(7) $\int_{1}^{e} \dfrac{\mathrm{d}x}{x \sqrt{1-(\ln x)^2}}$；　(8) $\int_{a}^{b} \dfrac{\mathrm{d}x}{\sqrt{(x-a)(b-x)}}$，$(a < b)$.

(9) 当 k 为何值时积分 $\int_{a}^{b} \dfrac{\mathrm{d}x}{(x-a)^k}$ $(b > a)$ 收敛？又 k 为何值时发散？

（二）补充题

1. 计算下列定积分：

(1) $\int_{0}^{1} \left(\sqrt{x+1} + \dfrac{1}{\sqrt{x+1}} \right) \mathrm{d}x$；　(2) $\int_{-\frac{\pi}{2}}^{\frac{\pi}{2}} \sqrt{\cos x - \cos^3 x} \, \mathrm{d}x$；　(3) $\int_{1}^{e^3} \dfrac{\mathrm{d}x}{x \sqrt{1+\ln x}}$.

2. 求下列极限:

$$(1)\ \lim_{x\to+\infty}\frac{\int_0^x(\arctan t)^2\mathrm{d}t}{\sqrt{x^2+1}};\quad(2)\ \lim_{x\to+\infty}\frac{\left(\int_0^x\mathrm{e}^{t^2}\mathrm{d}t\right)^2}{\int_0^x\mathrm{e}^{2t^2}\mathrm{d}t}.$$

3. 如果 $\varphi'(b)=a$, $\varphi'(a)=b$, 计算 $\displaystyle\int_a^b\varphi'(x)\varphi''(x)\mathrm{d}x$.

4. 设 $f(x)$ 在 $[a,b]$ 上连续, 在 (a,b) 内可导且 $f'(x)\leqslant0$,

$$F(x)=\frac{1}{x-a}\int_a^x f(t)\mathrm{d}t,$$

证明在 (a,b) 内有 $F'(x)\leqslant0$.

5. 证明: $\displaystyle\int_{-a}^a\varphi(x^2)\mathrm{d}x=2\int_0^a\varphi(x^2)\mathrm{d}x$, 其中 $\varphi(u)$ 为连续函数.

6. 试求函数 $I(x)=\displaystyle\int_0^x\frac{3t+1}{t^2-t+1}\mathrm{d}t$ 在区间 $[0,1]$ 上的最大值和最小值.

7. 求函数 $f(x)=\sqrt{x}$ 在 $[0,100]$ 上的平均值.

8. 求圆 $r=1$ 被心形线 $r=1+\cos\theta$ 所分割成的两部分的面积.

9. 求圆 $x^2+y^2=a^2$ 绕 $x=b(b>a>0)$ 旋转所成旋转体的体积.

10. 求星形线 $x=a\cos^3 t$, $y=a\sin^3 t$ 的全长.

第六章　无穷级数

6.1　序　列

从 Taylor 公式我们知道

$$\lim_{n \to \infty}(1 + 1 + \frac{1}{2!} + \cdots + \frac{1}{n!}) = e \text{ 与 } \lim_{n \to \infty} r_n(1) = \lim_{n \to \infty} \frac{e^\theta}{(n+1)!} = 0,$$

因为 $0 < \dfrac{e^\theta}{(n+1)!} < \dfrac{3}{(n+1)!}$. 类似, $\lim\limits_{n \to \infty}(1 - \dfrac{1}{2} + \dfrac{1}{3} + \cdots + (-1)^{n-1} \dfrac{1}{n}) = \ln 2.$ 与

$\lim\limits_{n \to \infty} r_n(1) = \lim\limits_{n \to \infty} \dfrac{(-1)^n}{(n+1)(1+\theta)^{n+1}} = 0,$ 因为 $|r_n(1)| < \dfrac{1}{n+1}$.

事实上, 上面的极限还是函数的极限, 因为我们可以认为数 $1 + 1 + \dfrac{1}{2!} + \cdots + \dfrac{1}{n!}$ 为一个

函数 f 的值, 此函数的定义域是所有非负整数的集合: $f(n) = 1 + 1 + \dfrac{1}{2!} + \cdots + \dfrac{1}{n!}, n \geqslant 0.$ 这

样的函数称作为一个序列, 即一个序列是一个函数, 此函数的定义域是所有大于或等于一给定

数 m(通常 $m = 0$ 或 1) 的整数的集合.

一个序列 f 的所有值组成一个数集: $\{f(m), f(m+1), \cdots, f(n), \cdots\}$, 它通常表示为

$\{f(n)\}$ 或 $\{a_n\}$, 这里 $a_n = f(n)$. 所以, 对任何序列 $\{a_n\}$, 我们可以考虑当 n 递增到无穷时通项

a_n 的特性.

定义1　对任何 $\{a_n\}$, 若 $\lim\limits_{n \to \infty} a_n$ 存在, 而极限值用 a 表示, 即对任何给定的 $\varepsilon > 0$, 存在某个

$N > 0$, 使得当 $n > N$ 时总有: $|a_n - a| < \varepsilon$, 则我们说 $\{a_n\}$ 收敛或收敛于 a. 如果 $\lim\limits_{n \to \infty} a_n$ 不存

在, 我们说 $\{a_n\}$ 发散.

例如, 序列 $\{(1 + \dfrac{1}{n})^n\}$, $\{1 + 1 + \dfrac{1}{2!} + \cdots + \dfrac{1}{n!}\}$ 与 $\{n \sin \dfrac{1}{n}\}$ 全是收敛的, 因为:

$$\lim_{n \to \infty}(1 + \frac{1}{n})^n = e, \lim_{n \to \infty}(1 + 1 + \frac{1}{2!} + \cdots + \frac{1}{n!}) = e, \lim_{n \to \infty} n \sin \frac{1}{n} = \lim_{n \to \infty} \frac{\sin \dfrac{1}{n}}{\dfrac{1}{n}} = 1,$$

而序列 $\{(-1)^n\}$, $\{\sin n\}$ 和 $\{n^2 + 1\}$ 全是发散的, 因 $\lim\limits_{n \to \infty}(-1)^n$ 与 $\lim\limits_{n \to \infty} \sin n$ 二者不存在, 且

$\lim\limits_{n \to \infty}(n^2 + 1) = \infty$.

如果对每个 n, 存在一个数 $M > 0$, 使得 $|a_n| < M$, 我们说 $\{a_n\}$ 是有界的, 否则, 我们说

$\{a_n\}$ 是无界的. 一个收敛的序列 $\{a_n\}$ 必是有界的, 而一个无界序列必是发散的.

注意: 一个有界序列未必是收敛的, 这是显然的. 序列 $\{(-1)^n\}$ 就是一例.

如果对任何的 n, 存在有不等式 $a_n \leqslant a_{n+1}$, 我们称 $\{a_n\}$ 是一个递增序列; 如果 $a_n \geqslant a_{n+1}$,

我们称 $\{a_n\}$ 是一个递减序列. 一个单调且有界的序列必是收敛的, 这是直观的. 例如, $\{(1 +$

$\dfrac{1}{n})^n\}$ 是递增且有界的; $\{\dfrac{1}{n}\}$ 则是递减有界的, 它们二者都是收敛的.

因为一个序列可以看做为一个函数,在函数上的一些代数运算对收敛序列也成立.

定理1 假定序列 $\{a_n\}$ 和 $\{b_n\}$ 二者收敛,且 $\lim\limits_{n\to\infty}a_n=a$ 与 $\lim\limits_{n\to\infty}b_n=b$,则序列 $\{a_n\pm b_n\}$ 收敛于 $a\pm b$,序列 $\{cb_n\}$ 收敛于 cb(在此 c 是一个常数),序列 $\{a_nb_n\}$ 收敛于 ab,与序列 $\left\{\dfrac{a_n}{b_n}\right\}$ 收敛于 $\dfrac{a}{b}$(这里 $b_n\neq0,b\neq0$).如果 $a_n\leqslant c_n\leqslant b_n$,且 $\{a_n\}$ 与 $\{b_n\}$ 二者收敛于某一值 a,则 $\{c_n\}$ 也收敛于 a.

上面结论的证明是很容易的.

例 6.1 证明 $\left\{\dfrac{\ln n}{n}\right\}$ 与 $\{\sqrt[n]{n}\}$ 二者是收敛的.

证明 因为 $\ln n=\displaystyle\int_1^n\dfrac{\mathrm{d}x}{x}\leqslant\int_1^n\dfrac{\mathrm{d}x}{\sqrt{x}}=2(\sqrt{n}-1)<2\sqrt{n}$,$0<\dfrac{\ln n}{n}<\dfrac{2\sqrt{n}}{n}=\dfrac{2}{\sqrt{n}}$,

从而我们得 $\lim\limits_{n\to\infty}\dfrac{\ln n}{n}=0$,这意指 $\left\{\dfrac{\ln n}{n}\right\}$ 收敛.因为 $\lim\limits_{n\to\infty}\sqrt[n]{n}=\lim\limits_{n\to\infty}\mathrm{e}^{\frac{\ln n}{n}}=\mathrm{e}^0=1$,故 $\{\sqrt[n]{n}\}$ 收敛.

由于函数在无穷大处的极限与序列极限两者的相似性,我们可以把序列与函数结合起来以获得关于序列收敛的信息,这是不奇怪的.

定理2 如果 $\{a_n\}$ 收敛于 a,且 f 是在 a 处连续的一个函数,则 $\lim\limits_{n\to\infty}f(a_n)=f(a)=f(\lim\limits_{n\to\infty}a_n)$.

证明 需要证明:对于任意给定的 $\varepsilon>0$,存在一个数 $N>0$,使得当 $n>N$ 时,有不等式 $|f(a_n)-f(a)|<\varepsilon$.因为 f 在 a 处是连续的,故任意给定的 $\varepsilon>0$,存在一个数 $\delta>0$,使得当 $|x-a|<\delta$ 时,有 $|f(x)-f(a)|<\varepsilon$.对于这样的一个 $\delta>0$,存在一个数 $N>0$,使得当 $n>N$ 时,成立 $|a_n-a|<\delta$,所以,如果 $n>N$,则 $|f(a_n)-f(a)|<\varepsilon$.这只不过意指 $\lim\limits_{n\to\infty}f(a_n)=f(a)$.

例如:设 $a_n=\dfrac{n\pi}{2n+1}$,且 $f(x)=\sin x$,则我们有

$$\lim_{n\to\infty}\sin a_n=\lim_{n\to\infty}\sin\frac{n\pi}{2n+1}=\sin\frac{\pi}{2}=1.$$

6.2 无穷级数

一、级数的概念

由一个给定的数序列,我们总可以把这个给定的序列相继的项,加起来而产生一个新的序列.因此,若给定序列的项为:

$$a_1,a_2,\cdots,a_n,\cdots$$

我们可以相继地构成"部分和" $s_1=a_1,s_2=a_1+a_2,s_3=a_1+a_2+a_3$,等等,前 n 项的部分和记为:

$$s_n=a_1+\cdots+a_n=\sum_{k=1}^n a_k.$$

因此,我们得到了一个新的序列 $\{s_n\}$.关于这个序列 $\{s_n\}$,我们必须考虑 $\lim\limits_{n\to\infty}s_n$.此时,我们会碰见形式 $\sum\limits_{n=1}^\infty a_n$,称它为一个无穷级数,或简称为级数,并且它也用下面的符号表

示:$a_1 + \cdots + a_n + \cdots = \sum\limits_{k=1}^{\infty} a_k$.

例如,级数 $\sum\limits_{k=1}^{\infty} \dfrac{1}{k}$ 表示序列 $\{s_n\}$ 的极限形式 $\lim\limits_{n \to \infty} s_n$,对于序列 $\{s_n\}$ 有 $s_n = \sum\limits_{k=1}^{n} \dfrac{1}{k}$.符号 $a_1 + a_2 + \cdots + a_n + \cdots$ 与符号 $\sum\limits_{k=1}^{\infty} a_k$ 是有意说明部分和序列 $\{s_n\}$ 是由序列 $\{a_n\}$ 的相续项相加而得到的.

定义 1′ 如果存在一个数 S,使得 $\lim\limits_{n \to \infty} S_n = S$,我们说级数 $\sum\limits_{k=1}^{\infty} a_k$ 收敛且有和 S,在这种情况下我们记为 $\sum\limits_{k=1}^{\infty} a_k = S$.如果 $\{S_n\}$ 发散,我们就说级数 $\sum\limits_{k=1}^{\infty} a_k$ 发散且没有和.

注意: 从上面的定义,我们知道 $\sum\limits_{k=1}^{\infty} a_k$ 收敛的必要条件是 $\lim\limits_{n \to \infty} a_n = 0$(因为 $\lim\limits_{n \to \infty} S_{n-1} = \lim\limits_{n \to \infty} S_n$),但是这个条件是不充分的.显然,$\sum\limits_{k=1}^{\infty} a_k$ 发散的充分条件是 $\lim\limits_{n \to \infty} a_n \neq 0$.

例 6.2 级数 $\sum\limits_{k=1}^{\infty} \dfrac{1}{k}$ 称为调和级数,在这里我们有 $\lim\limits_{n \to \infty} a_n = \lim\limits_{n \to \infty} \dfrac{1}{n} = 0$,但是

$$\sum\limits_{k=1}^{\infty} \dfrac{1}{k} = 1 + \dfrac{1}{2} + \dfrac{1}{3} + \cdots + \dfrac{1}{n} + \cdots > 1 + \dfrac{1}{2} + \overbrace{\dfrac{1}{4} + \dfrac{1}{4}}^{2} + \overbrace{\dfrac{1}{8} + \dfrac{1}{8} + \dfrac{1}{8} + \dfrac{1}{8}}^{4} + \overbrace{\dfrac{1}{16} + \cdots + \dfrac{1}{16}}^{8} +$$

$$\cdots = 1 + \dfrac{1}{2} + 2 \cdot \dfrac{1}{4} + 4 \cdot \dfrac{1}{8} + 8 \cdot \dfrac{1}{16} + \cdots = 1 + \dfrac{1}{2} + \dfrac{1}{2} + \cdots \to \infty.$$

这意味着 $\sum\limits_{k=1}^{\infty} \dfrac{1}{k}$ 是发散的.

例 6.3 级数 $\sum\limits_{n=0}^{\infty} r^n = 1 + r + r^2 + \cdots$ 称为几何级数,第 n 个部分和 S_n 是

$$S_n = \sum\limits_{k=0}^{n-1} r^k = 1 + r + r^2 + \cdots + r^{n-1} = \dfrac{1-r^n}{1-r}.$$

如果 $|r| < 1$,我们有 $\lim\limits_{n \to \infty} S_n = \lim\limits_{n \to \infty} \dfrac{1-r^n}{1-r} = \dfrac{1}{1-r}$;如果 $|r| > 1$,我们有 $\lim\limits_{n \to \infty} S_n = \infty$;如果 $r = \pm 1$,$\lim\limits_{n \to \infty} S_n$ 不存在,因为当 $r = 1$ 时,

$$S_n = 1 + 1 + \cdots + 1 = n,$$

而当 $r = -1$ 时,

$$S_n = 1 - 1 + 1 - \cdots + (-1)^n = \begin{cases} 1, & n \text{ 为偶数}; \\ 0, & n \text{ 为奇数}. \end{cases}$$

所以,几何级数 $\sum\limits_{k=1}^{\infty} r^k$,当 $|r| < 1$ 时是收敛的,当 $|r| \geqslant 1$ 时是发散的.

我们应该认识到,这里的"和"这个词是在一特殊意义上使用的.

注意: 收敛级数的和不是由通常的加法而能得到的,而是用的部分和序列的极限.此外,我们还应该注意到对于一个收敛级数,符号 $\sum\limits_{k=1}^{\infty} a_k$ 用来表示级数与它的和,显然二者是两个不相同的概念.和代表着一个数,它不可能是收敛或发散的.弄清楚了一个级数与其和二者的区别,

二者用一个符号代表就不会引起混淆.

容易证明,两个级数 $\sum\limits_{k=1}^{\infty} a_k$ 与 $\sum\limits_{k=p}^{\infty} a_k$ 或同时收敛或同时发散.这个性质常常用这样的说法来描述,一个级数的开头可以删去或加进有限项而不影响它的收敛性或发散性.因此,我们有时用符号 $\sum a_n$ 来表示 $\sum\limits_{k=1}^{\infty} a_k$ 或 $\sum\limits_{k=p}^{\infty} a_k$.

通常的有限和有下述重要性质,

$$\sum_{k=1}^{n}(\alpha a_k \pm \beta b_k) = \alpha \sum_{k=1}^{n} a_k \pm \beta \sum_{k=1}^{n} b_k.$$

下面的定理提供了这些性质对收敛的无穷级数的一个推广,从而说明,在论证许多代数运算时,对其中的收敛级数就像是对有限和那样来加以证明.

定理 3 设 $\sum a_n$ 和 $\sum b_n$ 是收敛的无穷级数.而且设 α 与 β 是常数,则级数 $\sum(\alpha a_n \pm \beta b_n)$ 也收敛,且其和由下式给出:

$$\sum_{n=1}^{\infty}(\alpha a_n \pm \beta b_n) = \alpha \sum_{n=1}^{\infty} a_n \pm \beta \sum_{n=1}^{\infty} b_n.$$

证明 因为 $\sum\limits_{k=1}^{n}(\alpha a_k \pm \beta b_k) = \alpha \sum\limits_{k=1}^{n} a_k \pm \beta \sum\limits_{k=1}^{n} b_k$,故得

$$\lim_{n\to\infty}\sum_{k=1}^{n}(\alpha a_k \pm \beta b_k) = \lim_{n\to\infty}\left(\alpha \sum_{k=1}^{n} a_k \pm \beta \sum_{k=1}^{n} b_k\right) = \alpha \lim_{n\to\infty}\sum_{k=1}^{n} a_k \pm \beta \lim_{n\to\infty}\sum_{k=1}^{n} b_k$$

$$= \alpha \sum_{k=1}^{\infty} a_k \pm \beta \sum_{k=1}^{\infty} b_k.$$

而且 $\lim\limits_{n\to\infty}\sum\limits_{k=1}^{n}(\alpha a_k \pm \beta b_k) = \sum\limits_{k=1}^{\infty}(\alpha a_k \pm \beta b_k)$.所以,我们得 $\sum\limits_{k=1}^{\infty}(\alpha a_k \pm \beta b_k) = \alpha \sum\limits_{k=1}^{\infty} a_k \pm \beta \sum\limits_{k=1}^{\infty} b_k.$

这就完成了证明.上面的公式表示收敛级数的线性性质.

上述定理的一个有意义的推论,常常被用来确定一个级数的发散性.

推论 若 $\sum a_n$ 收敛而 $\sum b_n$ 发散,那么 $\sum(a_n + b_n)$ 发散.

因为 $b_n = (a_n + b_n) - a_n$,且 $\sum a_n$ 收敛,上面的定理告诉我们,由 $\sum(a_n + b_n)$ 的收敛性可推得 $\sum b_n$ 的收敛性.所以若 $\sum b_n$ 发散,$\sum(a_n + b_n)$ 不可能收敛.

例 6.4 级数 $\sum\left(\dfrac{1}{k} + \dfrac{1}{2^k}\right)$ 发散是因为 $\sum \dfrac{1}{k}$ 发散而 $\sum \dfrac{1}{2^k}$ 收敛.

若 $\sum a_n$ 和 $\sum b_n$ 二者发散,级数 $\sum(a_n + b_n)$ 可能收敛也可能不收敛.例如,对任何 n,当 $a_n = b_n$ 时,则 $\sum(a_n + b_n)$ 发散.但是对任何 n,当 $a_n = 1$,而 $b_n = -1$ 时,则 $\sum(a_n + b_n)$ 收敛.

例 6.5 证明级数

$$\sum_{n=1}^{\infty}\left(\frac{4}{2^n} - \frac{2}{n(n+1)}\right)$$ 收敛,且求出它的和.

解 设 $b_n = \dfrac{2}{n(n+1)}$,则 $b_n = 2\left(\dfrac{1}{n} - \dfrac{1}{n+1}\right)$,并且

$$\sum_{k=1}^{n} b_k = 2\left(\frac{1}{1} - \frac{1}{2} + \frac{1}{2} - \frac{1}{3} + \cdots + \frac{1}{n} - \frac{1}{n+1}\right) = 2\left(1 - \frac{1}{n+1}\right).$$

从而,我们有 $\displaystyle\sum_{k=1}^{\infty} b_k = \sum_{k=1}^{\infty} \frac{2}{n(n+1)} = \lim_{n\to\infty} 2\left(1 - \frac{1}{n+1}\right) = 2.$

另外,我们知道: $\displaystyle\sum_{n=1}^{\infty} \frac{4}{2^n} = \frac{4\left(\frac{1}{2}\right)}{1 - \frac{1}{2}} = 4,$

所以,由上面的定理,给定级数收敛,且其和等于 $4 - 2 = 2.$ 即 $\displaystyle\sum_{n=1}^{\infty}\left(\frac{4}{2^n} - \frac{2}{n(n+1)}\right) = 2.$

二、非负项级数

在理论上,一个特定的级数 $\sum a_n$ 的收敛性或发散性,是通过研究其部分和 S_n,查看当 $n \to \infty$ 时,S_n 是否趋向于一个有限的极限来确定的.在某些特殊情况下,定义 S_n 的和数可以简化到这样的程度,以致对于大的 n,确定其性态成为简单的事.然而,在大多数情况下,对于简化 S_n 没有好的公式,而且用直接的方式去确定收敛性与发散性可能相当困难.这个课题的早期研究者,著名的 Cauchy 与其同时代的人,曾认识到了这个困难,并且他们提出了若干收敛判别法.

收敛判别法可概括地分成 3 类:(1) 充分条件;(2) 必要条件;(3) 必要充分条件.

类型(1)的判别法可象征性地表示如下:

"若 C 满足,则 $\sum a_n$ 收敛",在此 C 代表问题中的条件.

类型(2)的判别法有形式:

"如果 $\sum a_n$ 收敛,则 C 是满足的"

而类型(3)的判别法可以写成这样:

"$\sum a_n$ 收敛,当且仅当 C 是满足的"

这一节中将讨论几个最简单且最有用的判别法.在这些判别法里,三个级数 $\sum \dfrac{1}{n}$,$\sum r^n$,与 $\sum \dfrac{1}{n^s}$ 是基本的工具.

在这一节中我们将涉及非负项级数,即形为 $\sum a_n$ 的级数,其中每个 $a_n \geq 0$ 的级数.因为这种级数的部分和是单调递增的,对收敛性我们得出下面的必要充分条件.

定理 4 假定对于每个 $n \geq 1$,有 $a_n \geq 0$.则级数 $\sum a_n$ 收敛,当且仅当其部分和序列是上有界的.

结论是明显的,因为一个单调序列收敛当且仅当它是有界的.

可以应用上面的定理去确定级数 $\displaystyle\sum_{n=1}^{\infty} \frac{1}{n!}$ 的收敛性.对所有 $k \geq 1$,我们有

$$\frac{1}{k!} = \frac{1}{1 \cdot 2 \cdot 3 \cdot 4 \cdots k} \leq \frac{1}{1 \cdot 2 \cdot 2 \cdot 2 \cdots 2} = \frac{1}{2^{k-1}}.$$

因此,我们得

$$\sum_{k=1}^{n} \frac{1}{k!} \leq \sum_{k=1}^{n} \frac{1}{2^{k-1}} = \sum_{k=0}^{n-1}\left(\frac{1}{2}\right)^k \leq \sum_{k=0}^{\infty}\left(\frac{1}{2}\right)^k = 2.$$

最后的级数是一个几何级数.所以,级数 $\displaystyle\sum_{n=1}^{\infty} \frac{1}{n!}$ 收敛并且有和 $\leq 2.$

上述例子的收敛性,是通过把给定级数的项与一个已知的收敛级数的项进行比较而确定的.可以进一步推进这种思想,导出一些称之为比较判别法的判别法.

定理 5(比较判别法) 假设对所有的 $n \geqslant 1, a_n \geqslant 0$ 与 $b_n \geqslant 0$.若存在一个正数 c,使得对于所有的 n,有 $a_n \leqslant cb_n$,则 $\sum b_n$ 的收敛性蕴涵 $\sum a_n$ 的收敛性.

证明 令 $S_n = a_1 + a_2 + \cdots + a_n, T_n = b_1 + b_2 + \cdots + b_n$.则由 $a_n \leqslant cb_n$,推得 $S_n \leqslant cT_n$.若 $\sum b_n$ 收敛,其部分和是有界的,比如说界为 M,则 $S_n \leqslant cM$,从而 $\sum a_n$ 也是收敛的,因为它的部分和以 cM 为界,这就完成了证明.

定理 6(极限比较判别法) 假定对于所有的 $n \geqslant 1, a_n > 0$ 且 $b_n > 0$,又假设 $\lim\limits_{n \to \infty} \dfrac{a_n}{b_n} = 1$.则 $\sum a_n$ 收敛,当且仅当 $\sum b_n$ 收敛.

证明 因为 $\lim\limits_{n \to \infty} \dfrac{a_n}{b_n} = 1$,存在一数 $N > 0$,使得 $n \geqslant N$ 蕴涵 $\dfrac{1}{2} < \dfrac{a_n}{b_n} < \dfrac{3}{2}$.所以对于所有的 $n \geqslant N, b_n < 2a_n, a_n < \dfrac{3}{2}b_n$,从而应用定理 5 两次就推得这个定理.

注意: 若 $\lim\limits_{n \to \infty} \dfrac{a_n}{b_n} = c$,只要 $c > 0$,定理 6 的结果也成立,因为此时我们有 $\lim\limits_{n \to \infty} \dfrac{a_n}{(cb_n)} = 1$,从而我们可以把 $\sum a_n$ 与 $\sum (cb_n)$ 作比较.但是若 $\lim\limits_{n \to \infty} \dfrac{a_n}{b_n} = 0$,则我们仅能断言由 $\sum b_n$ 的收敛性推得 $\sum a_n$ 的收敛性.

为了有效地使用比较判别法,在我们的处理中必须有某些已知性态的级数例子,如几何级数与 $\zeta-$ 函数

$$\zeta(s) = \sum_{n=1}^{\infty} \frac{1}{n^s}, \ s > 1$$

等,对于这个目的都是有用的级数.新的例子可以通过应用积分判别法简单地得到,这个判别法是由 Cauchy 在 1837 年首先证明的.

定理 7(积分判别法) 设 f 是一个正的递减函数,它对于所有的 $x \geqslant 1$ 有定义.对于每个 $n \geqslant 1$,令 $s_n = \sum\limits_{k=1}^{n} f(k)$,与 $t_n = \displaystyle\int_1^n f(x)\mathrm{d}x$.则序列 $\{s_n\}$ 与序列 $\{t_n\}$ 二者同收敛或同发散.

证明 把 f 同适当的阶梯函数作比较,如图 6−1 中所提供的,我们就得到不等式

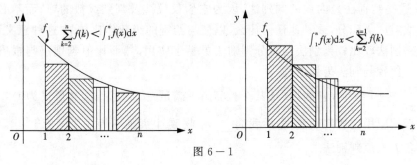

图 6−1

$$\sum_{k=2}^{n} f(k) \leqslant \int_{1}^{n} f(x)dx \leqslant \sum_{k=1}^{n-1} f(k) \text{ 或 } S_n - f(1) \leqslant T_n \leqslant S_{n-1}$$

因为序列 $\{S_n\}$ 与序列 $\{T_n\}$ 二者均是单调递增的,这个不等式说明它们二者同是有上界的或二者同是无界的.所以,这两个序列同时收敛或同时发散,此即为所证.

例 6.6 积分判别法使我们能够去证明 $\zeta(s) = \sum_{n=1}^{\infty} \dfrac{1}{n^s}$ 收敛当且仅当 $s > 1$.取 $f(x) = x^{-s}$,我们有

$$t_n = \int_1^n \frac{dx}{x^s} = \begin{cases} \dfrac{n^{1-s} - 1}{1 - s}, & s \neq 1; \\ \ln n, & s = 1. \end{cases}$$

当 $s > 1, n \to \infty$ 时,项 $n^{1-s} \to 0$,因此 $\{t_n\}$ 收敛.由积分判别法,这就蕴涵级数对 $s > 1$ 收敛.

当 $s \leqslant 1$ 时,$t_n \to \infty$,从而级数发散.特殊情况 $s = 1$(是调和级数 $\sum \dfrac{1}{n}$)是早已讨论了的,它的发散性是 Leibniz 发现的.

例 6.7 可以用同样的方法去证明 $\sum_{n=2}^{\infty} \dfrac{1}{n(\ln n)^s}$ 收敛当且仅当 $s > 1$.

在这种情况下对应的积分是

$$t_n = \int_2^n \frac{dx}{x(\ln x)^s} = \begin{cases} \dfrac{1}{1-s}\left[(\ln n)^{1-s} - (\ln 2)^{1-s} \right], & s \neq 1; \\ \ln(\ln n) - \ln(\ln 2), & s = 1. \end{cases}$$

于是 $\{t_n\}$ 收敛当且仅当 $s > 1$,因此,由积分判别法,对问题中的级数,同样结论成立.

例 6.8 证明 $\sum \dfrac{4n - 3}{n^3 - 5n - 7}$ 收敛,$\sum \dfrac{1}{\sqrt[3]{8n^2 - 5n}}$ 发散.

证明 由上面的例子,我们知道 $\sum \dfrac{1}{n^2}$ 收敛而 $\sum \dfrac{1}{n^{2/3}}$ 发散,另外,我们有

$$\lim_{n \to \infty} \frac{4n - 3}{n^3 - 5n - 7} \bigg/ \frac{1}{n^2} = 4 \text{ 与 } \lim_{n \to \infty} \frac{1}{\sqrt[3]{8n^2 - 5n}} \bigg/ \frac{1}{n^{2/3}} = \frac{1}{2}.$$ 所以由极限比较判别法得

$\sum \dfrac{4n - 3}{n^3 - 5n - 7}$ 收敛,而 $\sum \dfrac{1}{\sqrt[3]{8n^2 - 5n}}$ 发散.

在下段里,让我们讨论另外两种有用的判别法,称之为根值判别法与比值判别法.

应用几何级数 $\sum x^n$ 作为比较级数,Cauchy 提出了两个有用的判别法,叫做根值判别法与比值判别法.这些判别法是内在的判别法,因为它们仅仅涉及判别级数的项,而不必要去作一个另外的级数或广义积分,或其他任何什么,以便与给定的级数作比较.在这种意义下,比值判别法与根值判别法较比较判别法与积分判别法更易于应用,然而比值判别法与根值判别法归根到底还是以比较判别法为依据的.

设 $\sum a_n$ 是一个级数,它的项(从某个位置起)满足一个不等式,其形式为 $0 \leqslant a_n \leqslant x^n$,$0 < x < 1$.直接应用比较判别法,告诉我们 $\sum a_n$ 收敛.上面的不等式是等价于 $0 \leqslant a_n^{1/n} \leqslant x$;因此它被命名为根值判别法.

如果对于序列 $\{a_n^{1/n}\}$,有 $\lim\limits_{n \to \infty} a_n^{\frac{1}{n}} = R$($R$ 可以是 ∞),判别法可以被改述成更实用的形式,使之不涉及数 x.

定理 8(根值判别法) 设 $\sum a_n$ 是非负项的级数,使得 $\lim\limits_{n\to\infty} a_n^{\frac{1}{n}} = R$.则(1)若 $R < 1$,级数收敛;(2)若 $R > 1$,级数发散;(3)若 $R = 1$,判别法不能作结论.

证明 假定 $R < 1$,因而选择 x 使得 $R < x < 1$.则对于给定的 $\varepsilon = x - R > 0$,有某个 $N > 0$,对所有的 $n \geqslant N$ 有 $|a_n^{\frac{1}{n}} - R| < \varepsilon$,所以对于所有的 $n > N$ 有不等式 $0 \leqslant a_n^{\frac{1}{n}} < x$,即对于 $n > N$,$0 \leqslant a_n < x^n$ 必成立.因此,由比较判别法,$\sum\limits_{n=1}^{\infty} a_n$ 收敛.这样就证明了(1).

为了证明(2).我们注意到 $R > 1$ 蕴涵对无穷多的 n 值有 $a_n > 1$,因而 a_n 不能趋于 0.所以 $\sum a_n$ 发散.这就证明了(2).

为了证明(3),考虑两个例子,它们为 $a_n = \dfrac{1}{n}$ 与 $a_n = \dfrac{1}{n^2}$.在这两种情况下 $R = 1$,因为当 $n \to \infty$ 时,$n^{\frac{1}{n}} \to 1$,但是 $\sum \dfrac{1}{n}$ 发散而 $\sum \dfrac{1}{n^2}$ 收敛.

例 6.9 根值判别法易于确定级数 $\sum\limits_{n=2}^{\infty} \dfrac{1}{(\ln n)^n}$ 的收敛性,因为当 $n \to \infty$ 时,有
$$a_n^{\frac{1}{n}} = \frac{1}{\ln n} \to 0.$$

例 6.10 对 $\sum \left(\dfrac{n}{n+1}\right)^{n^2}$ 应用根值判别法,我们求得当 $n \to \infty$ 时,$a_n^{\frac{1}{n}} = \left(\dfrac{n}{n+1}\right)^n = 1/\left(1+\dfrac{1}{n}\right)^n \to \dfrac{1}{e} < 1$.因此所给级数收敛.

比较判别法一个稍为不同的应用,就是比值判别法.

定理 9(比值判别法) 设 $\sum a_n$ 是一个正项级数,使得 $\lim\limits_{n\to\infty} \dfrac{a_{n+1}}{a_n} = R$,则(1)若 $R < 1$,级数收敛;(2)若 $R > 1$(R 可以是 ∞),级数发散;(3)若 $R = 1$,判别法不能作结论.

证明 假定 $R < 1$,而选择 x,使得 $R < x < 1$,则对给定的 $\varepsilon = x - R > 0$,存在某个 $N > 0$,使得对所有的 $n \geqslant N$,有 $|a_{n+1}/a_n - R| < \varepsilon$ 成立.所以对于所有 $n \geqslant N$,得到 $a_{n+1}/a_n < x$.这蕴涵对所有的 $n \geqslant N$,
$$\frac{a_{n+1}}{x^{n+1}} < \frac{a_n}{x^n}.$$

这意味着对 $n \geqslant N$ 序列 $\left\{\dfrac{a_n}{x^n}\right\}$ 是递减的.特别,当 $n \geqslant N$ 时,我们必有 $\dfrac{a_n}{x^n} \leqslant \dfrac{a_N}{x^N}$.换言之,$a_n \leqslant cx^n$,在此 $c = \dfrac{a_N}{x^N}$.所以由比较判别法 $\sum\limits_{n=N+1}^{\infty} a_n$ 收敛.从而 $\sum a_n$ 收敛.这就证明了(1).

为了证明(2),我们仅仅注意到由 $R > 1$ 可推得对某个 N,对所有的 $n \geqslant N$,$a_{n+1} > a_N$,因此 a_n 不可能趋于 0.

最后,应用定理 8 中同样的例子,就证明了(3).

例 6.11 我们可以用比值判别法确定级数 $\sum \dfrac{n!}{n^n}$ 的收敛性,因为当 $n \to \infty$ 时,
$$\frac{a_{n+1}}{a_n} = \frac{(n+1)!}{(n+1)^{n+1}} \cdot \frac{n^n}{n!} = \left(\frac{n}{n+1}\right)^n = 1/\left(1+\frac{1}{n}\right)^n \to \frac{1}{e} < 1.$$

从这里我们也得到当 $n \to \infty$ 时 $\dfrac{n!}{n^n} \to 0$.这时常说对于充分大的 n,n^n 比 $n!$ "增长得快".

当因子或乘幂出现在级数的项中时,比值判别法似乎有效,但是当乘幂(而不是因子)出现在级数的项中时,则根值判别法似乎更有效.这就是为什么比值判别法较根值判别法用得更多的理由.

再则,若 $\lim\limits_{n \to \infty} \sqrt[n]{a_n}$ 不存在,由根值判别法不可能引导出任何结论;类似地,若 $\lim\limits_{n \to \infty} \dfrac{a_{n+1}}{a_n}$ 不存在,比值判别法是不能做结论的.此外,即使判别中的比值 $\dfrac{a_{n+1}}{a_n}$ 总小于 1,也未必导致极限值 R 小于 1.例如,调和级数发散,它有比值 $\dfrac{n}{n+1}$,总是小于 1,而极限值 R 等于 1.另一方面,就发散性而言,对于所有充分大的 n,比值大于 1 则是充分条件,因为对于这样的 n,我们有 $a_{n+1} > a_n$,从而 a_n 不能趋近于 0.

三、交错级数与绝对收敛

直到现在我们已经涉及的大都是非负项级数.下面我们想把注意力转到项可正可负的级数.当项的符号交替时是最简单的例子,称之为交错级数.而且它们有形式

$$\sum_{n=1}^{\infty} (-1)^{n-1} a_n = a_1 - a_2 + a_3 - a_4 + \cdots + (-1)^{n-1} a_n + \cdots, \text{其中每个 } a_n > 0.$$

交错级数的例子为许多早期的研究者所知.我们已经提到了对数级数

$$\ln(1+x) = x - \frac{x^2}{2} + \frac{x^3}{3} - \cdots + (-1)^{n+1} \frac{x^n}{n} + \cdots,$$

下面我们将要证明,只要 $-1 < x \leqslant 1$ 时,这个级数总是收敛的,而且有和 $\ln(1+x)$.对于正数 x,它是一个交错级数.特别,当 $x = 1$,我们得到公式

$$\ln 2 = 1 - \frac{1}{2} + \frac{1}{3} - \cdots + (-1)^{n-1} \frac{1}{n} + \cdots,$$

它告诉我们交错调和级数有和 $\ln 2$.鉴于调和级数 $\sum \dfrac{1}{n}$ 发散这一事实,这个结果特别有意义.

形为 $\sum\limits_{n=1}^{\infty} (-1)^{n-1} a_n$ 的交错级数,其序列 $\{a_n\}$ 单调递减到零.Leibniz 在 1705 年注意到了由 a_n 的这个简单性质可得出任何交错级数是否收敛.

定理 10 设 $\{a_n\}$ 是一个具有极限为 0 的单调递减序列,则交错级数 $\sum\limits_{n=1}^{\infty} (-1)^{n-1} a_n$ 收敛.若以 S 表示其和,且以 S_n 表示其第 n 个部分和,则对于每个 $n \geqslant 1$,我们还有不等式

$$0 < (-1)^n (S - S_n) < a_{n+1}.$$

这个定理也称为 Leibniz 法则.

当用任一部分和 S_n 去逼近和 S 时,上面的不等式提供了估计误差的一个有用法则.首先,不等式告诉我们,误差 $S - S_n$ 有符号 $(-1)^n$,它与第一个略去项 $(-1)^n a_{n+1}$ 的符号相同.其次,不等式指出这个误差的绝对值小于第一个略去项的绝对值.

证明 部分和 S_{2n}(由偶数个项组成)是一个递增序列,因为 $S_{2n+2} - S_{2n} = a_{2n+1} - a_{2n+2} > 0$.类似,部分和 S_{2n-1} 形成一个递减序列,因为 $S_{2n-1} - S_{2n+1} = -(-a_{2n} + a_{2n+1}) = a_{2n} - a_{2n+1} > 0$.两个序列都以 S_2 为下界,以 S_1 为上界.所以,序列 $\{S_{2n}\}$ 与 $\{S_{2n-1}\}$ 的每一个都单调且有界,收敛于一个极限,比方说,$S_{2n} \to S'$,$S_{2n-1} \to S''$.但是 $S' = S''$,因为

$$S'' - S' = \lim_{n \to \infty} S_{2n} - \lim_{n \to \infty} S_{2n-1} = \lim_{n \to \infty}(S_{2n} - S_{2n-1}) = \lim_{n \to \infty}(-a_{2n}) = 0.$$

如果我们用 S 表示这个共同的极限,级数收敛且有和 S 是显然的.

为了导出不等式 $0(< (-1)^n (S - S_n) < a_{n+1}$,我们讨论如下:因为 $S_{2n} \uparrow$ 与 $S_{2n-1} \downarrow$,对于所有的 $n \geq 1$,我们有 $S_{2n} < S_{2n+2} \leq S$ 与 $S < S_{2n+1} < S_{2n-1}$.所以我们有不等式 $0 < S - S_{2n} < S_{2n+1} - S_{2n} = a_{2n+1}$ 与 $0 < S_{2n-1} - S < S_{2n-1} - S_{2n} = a_{2n}$,它们一并考虑,就获得所求的不等式.

例 6.12 因为 $\dfrac{1}{n} \downarrow$ 且当 $n \to \infty$ 时,$\dfrac{1}{n} \to 0$,$\displaystyle\sum_{n=1}^{\infty}(-1)^{n-1}\dfrac{1}{n}$ 的收敛性是 Leibniz 法则的一个直接结果.这个级数的和在下面的例 6.15 中计算.

例 6.13 级数 $\displaystyle\sum(-1)^n \dfrac{\ln n}{n}$ 收敛.为了应用 Leibniz 法则证明这个结果,我们必须证明当 $n \to \infty$ 时,$\dfrac{\ln n}{n} \to 0$,而且必须证明 $\dfrac{\ln n}{n} \downarrow$.为了证明这些断言,我们注意函数 $f : f(x) = \dfrac{\ln x}{x}$,$x > 0$,有:$f'(x) = \dfrac{1}{x^2}(1 - \ln x)$.当 $x > e$ 时,$f'(x) < 0$.这意味着 f 是单调递减的.从而 $\dfrac{\ln n}{n} \downarrow$.此外,$\displaystyle\lim_{x \to +\infty}\dfrac{\ln x}{x} = \lim_{x \to +\infty}\dfrac{\frac{1}{x}}{1} = \lim_{x \to +\infty}\dfrac{1}{x} = 0$.因此,当 $n \to \infty$ 时,$\dfrac{\ln n}{n} \to 0$.

例 6.14 一个重要的极限关系可以从 Leibniz 法则的一个结果导出.设

$$a_1 = 1, \quad a_2 = \int_1^2 \frac{\mathrm{d}x}{x}, \quad a_3 = \frac{1}{2}, \quad a_4 = \int_2^3 \frac{\mathrm{d}x}{x}, \cdots,$$

在此,一般地,对 $n = 1, 2, 3, \cdots, a_{2n-1} = \dfrac{1}{n}$ 与 $a_{2n} = \displaystyle\int_n^{n+1}\dfrac{\mathrm{d}x}{x} = \ln(n+1) - \ln n = \ln\left(1 + \dfrac{1}{n}\right)$.容易验证当 $n \to \infty$ 时,$a_n \to 0$ 而且容易验证 $a_n \downarrow$.因此级数 $\displaystyle\sum(-1)^{n-1}a_n$ 收敛.用 C 表示其和,而它的部分和用 S_n 表示.并且我们有

$$S_{2n-1} = 1 - \int_1^2 \frac{\mathrm{d}x}{x} + \frac{1}{2} - \int_2^3 \frac{\mathrm{d}x}{x} + \cdots + \frac{1}{n-1} - \int_{n-1}^n \frac{\mathrm{d}x}{x} + \frac{1}{n}$$

$$= 1 + \frac{1}{2} + \frac{1}{3} + \cdots + \frac{1}{n} - \int_1^n \frac{\mathrm{d}x}{x} = 1 + \frac{1}{2} + \cdots + \frac{1}{n} - \ln n,$$

因为当 $n \to \infty$ 时,$S_{2n-1} \to C$,我们得到下面的极限公式

$$\lim_{n \to \infty}\left(1 + \frac{1}{2} + \frac{1}{3} + \cdots + \frac{1}{n} - \ln n\right) = C.$$

由这个极限定义的常数 C 称为 Euler 常数.像 π 与 e 一样,这个数出现在许多分析公式中.它精确到 10 位小数的值是 0.5772156649.直到现在还没有解决的一个有趣问题是判定 Euler 常数是有理数还是无理数.

*例 6.15 设 $S_m = \displaystyle\sum_{k=1}^{m}(-1)^{k-1}\dfrac{1}{k}$.我们知道当 $m \to \infty$ 时,S_m 趋向于一个极限,而现在我们将证明这个极限是 ln2.我们有

$$S_{2n} = \sum_{k=1}^{2n}(-1)^{k-1}\frac{1}{k} = \sum_{k=1}^{n}\frac{1}{2k-1} - \sum_{k=1}^{n}\frac{1}{2k} = \left(\sum_{k=1}^{2n}\frac{1}{k} - \sum_{k=1}^{n}\frac{1}{2k}\right) - \sum_{k=1}^{n}\frac{1}{2k}$$

$$= \sum_{k=1}^{2n}\frac{1}{k} - \sum_{k=1}^{n}\frac{1}{k} = \left(\sum_{k=1}^{2n}\frac{1}{k} - \ln(2n)\right) - \left(\sum_{k=1}^{n}\frac{1}{k} - \ln n\right) + \ln\frac{2n}{n}.$$

对右边末端的每个和式应用例 6.14 中的极限公式,我们得

$$\lim_{n \to \infty} s_{2n} = \lim_{n \to \infty} \left(\sum_{k=1}^{2n} \frac{1}{k} - \ln(2n) \right) - \lim_{n \to \infty} \left(\sum_{k=1}^{n} \frac{1}{k} - \ln n \right) + \ln 2 = c - c + \ln 2 = \ln 2.$$

这就证明了级数 $\sum_{k=1}^{\infty} (-1)^{k-1} \frac{1}{k}$ 的和是 $\ln 2$。

尽管交错调和级数 $\sum_{k=1}^{\infty} (-1)^{k-1} \frac{1}{k}$ 是收敛的,而每一项用它的绝对值代替所得的级数却是发散的。这说明,一般地,$\sum a_n$ 收敛并不蕴涵 $\sum |a_n|$ 收敛。另一方面,我们有下面的定理。

定理 11 假定 $\sum |a_n|$ 收敛,则 $\sum a_n$ 也收敛,而且我们有 $\left| \sum_{n=1}^{\infty} a_n \right| \leqslant \sum_{n=1}^{\infty} |a_n|$。

证明 令 $b_n = a_n + |a_n|$。我们将证明 $\sum b_n$ 收敛。然后得出 $\sum a_n$ 收敛,因 $a_n = b_n - |a_n|$。

因为 b_n 或者是 0 或者是 $2|a_n|$,我们有 $0 \leqslant b_n \leqslant 2|a_n|$,因此,由比较判别法得 $\sum b_n$ 收敛,且如早已提到的,这蕴涵 $\sum a_n$ 收敛。

为了证明 $\left| \sum_{k=1}^{\infty} a_k \right| \leqslant \sum_{k=1}^{\infty} |a_k|$,我们注意到 $\left| \sum_{k=1}^{n} a_k \right| \leqslant \sum_{k=1}^{n} |a_k|$,然后我们让 $n \to \infty$,便得到所需要的不等式。

定义 2 一个收敛级数 $\sum a_n$ 称为绝对收敛,若 $\sum |a_n|$ 收敛。若 $\sum a_n$ 收敛而 $\sum |a_n|$ 发散,则称它为条件收敛。

定理 12 如果 $\sum a_n$ 与 $\sum b_n$ 绝对收敛,则对任何常数 α 与 β,级数 $\sum (\alpha a_n + \beta b_n)$ 绝对收敛。这个定理由下面的不等式推得

$$\sum_{k=1}^{M} |\alpha a_k + \beta b_k| \leqslant |\alpha| \sum_{k=1}^{M} |a_k| + |\beta| \sum_{k=1}^{M} |b_k| \leqslant |\alpha| \sum_{n=1}^{\infty} |a_n| + |\beta| \sum_{n=1}^{\infty} |b_n|,$$ 它说明了 $\sum |\alpha a_n + \beta b_n|$ 的部分和是有界的。

把上面的结果与我们对非负级数的判别法结合起来,就得到用于非负或不是非负的任何级数的收敛判别法。

一般收敛判别法。设 $\sum a_n$ 是任一级数。

(1) 比较判别法。如果对 $n \geqslant 1$,$|a_n| \leqslant |b_n|$,并且设 $\sum |b_n|$ 收敛,则 $\sum a_n$ 也绝对收敛。

(2) 极限比较判别法。如果 $\lim_{n \to \infty} \left| \frac{a_n}{b_n} \right| = L \geqslant 0$,并且 $\sum |b_n|$ 收敛,则 $\sum a_n$ 也绝对收敛。

(3) 比值判别法。假设对 $n \geqslant 1$,$a_n \neq 0$,并且 $\lim_{n \to \infty} \left| \frac{a_{n+1}}{a_n} \right| = R$(也许是 ∞)。如果 $R < 1$,则 $\sum a_n$ 绝对收敛。如果 $R > 1$,则 $\lim_{n \to \infty} a_n \neq 0$,因此 $\sum a_n$ 发散。如果 $R = 1$,则关于级数的收敛性单独由这个判别法不能作任何结论。

(4) 根值判别法。假设 $\lim_{n \to \infty} \sqrt[n]{|a_n|} = R$(也许是 ∞)。如果 $R < 1$,则 $\sum a_n$ 绝对收敛。如果 $R > 1$,则 $\lim_{n \to \infty} a_n \neq 0$,因此 $\sum a_n$ 发散。如果 $R = 1$,则关于级数的收敛法单独由这个判别法不能作任何结论。

例 6.16 级数 $\sum\limits_{n=1}^{\infty}(-1)^n\dfrac{1}{n^2}$ 与级数 $\sum\limits_{n=1}^{\infty}\dfrac{\sin\dfrac{n\pi}{3}}{n^3}$ 绝对收敛,因为级数 $\sum\dfrac{1}{n^2}$ 和 $\sum\dfrac{1}{n^3}$ 二者均收敛.

例 6.17 证明函数项级数 $\sum\limits_{n=1}^{\infty}\dfrac{x^n}{n}$ 对 $|x|<1$ 绝对收敛;对 $x=-1$ 条件收敛;对 $x=1$ 与 $|x|>1$ 发散.

证 若 $x=0$,级数显然收敛.若 $x\neq0$ 我们应用比值判别法有:

$$\lim_{n\to\infty}\left|\frac{x^{n+1}}{n+1}\bigg/\frac{x^n}{n}\right|=\lim_{n\to\infty}\left|\frac{nx}{n+1}\right|=|x|.$$

从而对 $|x|<1$,给定级数绝对收敛,而对 $|x|>1$,给定级数发散.对 $x=1$,给定级数变成 $\sum\dfrac{1}{n}$,发散.对 $x=-1$,我们得 $\sum(-1)^n\dfrac{1}{n}$,条件收敛.

在有限和中,项的次序可重新排列而不影响它的值.在 1833 年,Cauchy 意外地发现上述说法对于无穷级数并非总是正确的.例如,考虑级数 $\sum\limits_{k=1}^{\infty}(-1)^{k-1}\dfrac{1}{k}=\ln 2$.这个级数的收敛性与收敛到和 ln2 是在例 6.15 中证明了的,如果我们重排这个级数的无穷多个项,交替地取两个正项,接着取一个负项,我们得到一个新级数,它能够表示如下:

$$1+\frac{1}{3}-\frac{1}{2}+\frac{1}{5}+\frac{1}{7}-\frac{1}{4}+\frac{1}{9}+\frac{1}{11}-\frac{1}{6}+\cdots$$

我们能容易地证明这个新级数有一个较 ln2 更大的和.证明如下:

命 t_n 表示新级数的第 n 个部分和,则部分和 t_{3m} 包含 $2m$ 个正项和 m 个负项,而给出为:

$$t_{3m}=\sum_{k=1}^{2m}\frac{1}{2k-1}-\sum_{k=1}^{m}\frac{1}{2k}=\left(\sum_{k=1}^{4m}\frac{1}{k}-\sum_{k=1}^{2m}\frac{1}{2k}\right)-\frac{1}{2}\sum_{k=1}^{m}\frac{1}{k}=\sum_{k=1}^{4m}\frac{1}{k}-\frac{1}{2}\sum_{k=1}^{2m}\frac{1}{k}-\frac{1}{2}\sum_{k=1}^{m}\frac{1}{k}$$

$$=\left(\sum_{k=1}^{4m}\frac{1}{k}-\ln(4m)\right)-\frac{1}{2}\left(\sum_{k=1}^{2m}\frac{1}{k}-\ln(2m)\right)-\frac{1}{2}\left(\sum_{k=1}^{m}\frac{1}{k}-\ln m\right)+\ln(4m)-$$

$$\frac{1}{2}\ln(2m)-\frac{1}{2}\ln m.$$

所以

$$\lim_{m\to\infty}t_{3m}=\lim_{m\to\infty}\left(\sum_{k=1}^{4m}\frac{1}{k}-\ln(4m)\right)-\frac{1}{2}\lim_{m\to\infty}\left(\sum_{k=1}^{2m}\frac{1}{k}-\ln(2m)\right)$$

$$-\frac{1}{2}\lim_{m\to\infty}\left(\sum_{k=1}^{m}\frac{1}{k}-\ln m\right)+\frac{3}{2}\ln 2=C-\frac{1}{2}C-\frac{1}{2}C+\frac{3}{2}\ln 2=\frac{3}{2}\ln 2.$$

而 $t_{3m+1}=t_{3m}+\dfrac{1}{4m+1}$ 与 $t_{3m-1}=t_{3m}-\dfrac{1}{2m}$,因此,当 $m\to\infty$ 时,t_{3m+1} 及 t_{3m-1} 有与 t_{3m} 相同的极限.从而,当 $n\to\infty$ 时,每个部分和 t_n 有极限 $\dfrac{3}{2}\ln 2$,于是这个新级数的和是 $\dfrac{3}{2}\ln 2$.

注意:前面的例子说明重排一个收敛级数的无限多个项可以改变它的和,甚至改变它的收敛性.

我们能够证明这种情况仅当给定的级数是条件收敛时才能发生,而重排一个绝对收敛的级数不会改变它的和.显然,如果仅仅重排一个级数的有限项,其收敛性当然不受影响.

6.3 幂 级 数

我们讨论了各项都是数的级数.级数

$$\sum f_n(x) = f_1(x) + f_2(x) + \cdots + f_n(x) + \cdots$$

称为函数项级数,在这里项 $f_n(x)$,$n = 1, 2, \cdots$ 有一个共同的定义域 D.对任何 $x_0 \in D$,我们将得到一个数项级数 $\sum f_n(x_0)$,它可以是收敛的或不收敛的.如果 $\sum f_n(x_0)$ 收敛,则称 x_0 是 $\sum f_n(x)$ 的一个收敛点.$\sum f_n(x)$ 的所有收敛点的集合 S 称为 $\sum f_n(x)$ 的收敛域.所以,对任何 $x \in S$,级数 $\sum f_n(x)$ 将是收敛的.这时候,如果 $f(x)$ 表示它的和,则 $\sum f_n(x)$ 将在 S 上定义一个函数 f,而且我们得到了一个恒等式:

$$\sum f_n(x) = f(x), \forall x \in S.$$

下面我们将讨论 $\sum f_n(x)$ 的两种情况,一种情况为 $f_n(x) = a_n x^n$;另一种情况为 $f_n(x) = a_n \cos nx + b_n \sin nx$,这里 a_n 和 b_n 都是常数.级数 $\sum a_n x^n$ 称为幂级数,而 $\sum (a_n \cos nx + b_n \sin nx)$ 称为三角级数.这两类函数项级数在实际中是很有用处的.

我们现在首先讨论的级数,它的项是有共同定义域 $(-\infty, +\infty)$ 的最简单函数 $a_n x^n$.这种级数有下面的形式:

$$\sum_{n=0}^{\infty} a_n x^n = a_0 + a_1 x + a_2 x^2 + \cdots + a_n x^n + \cdots,$$

称为 x 的幂级数.幂级数是一种特殊的函数项级数,它又被称作 Taylor 级数,对于微积分学的发展,曾起过巨大的作用,直到现在仍然具有理论上的重要意义.

一、幂级数

在幂级数 $\sum a_n x^n$ 中,令 $x = a$,我们就得到一个数项级数 $\sum a_n a^n$,它可以是收敛的或者是不收敛的.显然,对于 $a = 0$,$\sum a_n a^n$ 收敛于 a_0.所以,对每个幂级数 $\sum a_n x^n$,有一个数集 D,对任何 $x \in D$,$\sum a_n x^n$ 将收敛,而对任何的 $x \notin D$,$\sum a_n x^n$ 将发散.以后我们将证明 D 总是一个区间,称为收敛区间.如此,对于这个区间的每个内点 x,级数绝对收敛,并且对于这个区间外的每个点 x,级数发散.这个区间中心是在 $x = 0$,而且它的半径 r 称为收敛半径.极端的情况是,这区间可以收缩为单个点 0,在这种情况下,$r = 0$;或者它可能组成整个区间 $(-\infty, \infty)$,这时,$r = \infty$.级数在区间端点的性态不能事先预言.一些例子表明,级数有可能在区间的两个端点都不收敛,有可能在区间的一个端点上收敛,也可能在区间的两个端点上都收敛.

因为对任何 $x \in D$,$\sum a_n x^n$ 收敛,它的和是 x 的一个函数,用 $f(x)$ 表示,它有定义域 D.即对 $x \in D$,f 由 $\sum a_n x^n = f(x)$ 定义,和函数 f 在 D 上连续或可微吗?

下面的定理是对上列问题的回答,它们在理论上是基本的.

定理 13 设幂级数 $\sum_{n=0}^{\infty} a_n x^n$.如果对于某个数 s,$\sum_{n=0}^{\infty} a_n s^n$ 收敛,则对 $|x| < |s|$,$\sum_{n=0}^{\infty} a_n x^n$

绝对收敛;如果对于某个数 s,$\sum\limits_{n=0}^{\infty}a_n s^n$ 发散,则对 $|x|>|s|$,$\sum\limits_{n=0}^{\infty}a_n x^n$ 发散.

这个定理意味着:如果 $\sum\limits_{n=0}^{\infty}a_n s^n$ 收敛,则在开区间 $(-|s|,|s|)$ 内,$\sum\limits_{n=0}^{\infty}a_n x^n$ 绝对收敛;如果 $\sum\limits_{n=0}^{\infty}a_n s^n$ 发散,则在区间 $(-|s|,|s|)$ 外边,$\sum\limits_{n=0}^{\infty}a_n x^n$ 发散.

证明 因 $\sum\limits_{n=0}^{\infty}a_n s^n$ 收敛,它的一般项 $a_n s^n$ 当 $n\to\infty$ 时将趋于 0.特别,从某个位置起有 $|a_n s^n|<1$,比如说,对 $n\geqslant N$.因此,对于 $n\geqslant N$,我们有

$$|a_n x^n|=|a_n s^n|\cdot\left|\frac{x}{s}\right|^n<\left|\frac{x}{s}\right|^n,$$

即对于 $n\geqslant N$, $$|a_n x^n|<\left|\frac{x}{s}\right|^n.$$

因为当 $|x|<|s|$ 时,几何级数 $\sum\limits_{n=N}^{\infty}\left|\dfrac{x}{s}\right|^n$ 收敛,由比较判别法,当 $|x|<|s|$ 时,$\sum\limits_{n=0}^{\infty}|a_n x^n|$ 也收敛,即对 $|x|<|s|$,$\sum\limits_{n=0}^{\infty}a_n x^n$ 绝对收敛.

应用反证法和定理的前部分断言,后部分断言的正确性是不言而喻的.

假定对 $|x|>|s|$,$\sum a_n x^n$ 收敛.则对某个数 $|s_1|>|s|$,级数 $\sum a_n s_1^n$ 将收敛.因此,由定理的前部分断言,对于 $|x|<|s_1|$,级数 $\sum a_n x^n$ 收敛.所以级数 $\sum a_n s^n$ 收敛.因为 $|s|<|s_1|$.这与假设矛盾.从而对 $|x|>|s|$,级数 $\sum a_n x^n$ 发散.

定理 14 假设幂级数 $\sum\limits_{n=0}^{\infty}a_n x^n$ 至少在一个 $x\neq0$ 处,比如说 $x=x_1$ 处收敛,并且至少在一个 x 处,比如说在 $x=x_2$ 处它发散.则存在一个正数 r,使得若 $|x|<r$ 级数绝对收敛,若 $|x|>r$,级数发散,显然这个数 r 是收敛半径.

证明 设 A 表示全体数 $|x|$ 的集合,对于数 $|x|$,$\sum\limits_{n=0}^{\infty}a_n x^n$ 收敛.集合 A 是非空的,因为,由假设它包含 $|x_1|$.还由定理13,在 A 中没有数能超过 $|x_2|$.因此,$|x_2|$ 是 A 的一个上界.也就是说 $\sup A$ 必定存在,用 r 表示.显然 $r>|x_1|$.由 r 的定义知在 A 中没有数超过 r.所以,如果 $|x|>r$,级数发散.

若 $|x|<r$,容易证明级数绝对收敛.如果 $|x|<r$,在 A 中存在一个正数 α,使得 $|x|<\alpha<r$,并且 $\sum\limits_{n=0}^{\infty}a_n\alpha^n$ 收敛.由定理13,对 $|x|$,$\sum\limits_{n=0}^{\infty}a_n x^n$ 绝对收敛,这就完成了证明.称区间 $(-r,r)$ 为 $\sum a_n x^n$ 的绝对收敛区间.

如何去确定 r? 对于在实际中出现的许多幂级数,收敛半径能够通过应用比值判别法或根值判别法二者之一去确定,如下面的例子所示.

例 6.18 求级数 $\sum\limits_{n=0}^{\infty}\dfrac{(-1)^n}{2^n}x^{2n+1}$ 与 $\sum\limits_{n=1}^{\infty}\dfrac{1}{\sqrt{n}}x^n$ 的收敛区间.

解 使用比值判别法,当 $n\to\infty$ 时,我们得

$$\left|\frac{(-1)^n}{2^n}x^{2n+1}\bigg/\frac{(-1)^{n-1}}{2^{n-1}}x^{2n-1}\right|\to\frac{1}{2}|x|^2,$$

当 $\dfrac{1}{2}|x|^2 < 1$,即当 $|x| < \sqrt{2}$ 时,级数 $\sum \dfrac{(-1)^n}{2^n}x^{2n+1}$ 绝对收敛.当 $\dfrac{1}{2}|x|^2 > 1$,或 $|x| > \sqrt{2}$,级数发散.因此收敛半径等于 $\sqrt{2}$.当 $x = \pm\sqrt{2}$,我们得到交错级数 $\sum(-1)^n\sqrt{2}$ 与 $\sum(-1)^{n-1}\sqrt{2}$.它们二者都是发散的.所以,所求的收敛区间是区间 $(-\sqrt{2}, \sqrt{2})$.

应用根值判别法,当 $n \to \infty$ 时,我们得

$$\left|\sqrt[n]{\dfrac{|x|^n}{\sqrt{n}}}\right| = n^{-\frac{1}{2n}}|x| \to |x|.$$

当 $|x| < 1(=r)$ 时,级数 $\sum \dfrac{x^n}{\sqrt{n}}$ 绝对收敛.当 $|x| > 1$,级数发散.当 $x=1$,我们得到一个发散级数 $\sum \dfrac{1}{\sqrt{n}}$,而当 $x=-1$ 时,我们得到一个收敛级数 $\sum \dfrac{(-1)^n}{\sqrt{n}}$.所以,所求的收敛区间是半开区间 $[-1,1)$.

类似地,对于下面的级数我们可以求得收敛半径与收敛区间:

级数	收敛半径	收敛区间	级数	收敛半径	收敛区间
$\sum n!\,x^n$	$r = 0$	$[0,0] = 0$	$\sum \dfrac{(-1)^n x^n}{n}$	$r = 1$	$[-1,1]$
$\sum x^n$	$r = 1$	$[-1,1)$	$\sum \dfrac{x^n}{n!}$	$r = \infty$	$(-\infty, +\infty)$
$\sum \dfrac{x^n}{n}$	$r = 1$	$[-1,1)$	$\sum n^2 (3x)^n$	$r = \dfrac{1}{3}$	$\left(-\dfrac{1}{3}, \dfrac{1}{3}\right)$

二、由幂级数表示的函数的性质

因为每个幂级数总是在某个区间中收敛,它将定义一个和函数,这个和函数在收敛区间中每个 x 上的值由 $f(x) = \sum\limits_{n=0}^{\infty} a_n x^n$ 给定.我们就说级数在收敛区间内表示函数 f,并且称这个级数为函数 f 关于零点的幂级数展开.

关于幂级数展开式,我们在此谈两个基本问题:

(1) 给出了级数,我们问和函数 f 有何性质.

(2) 给出了一个函数 f,我们探求是否能用一个幂级数来表示它.事实是仅仅相当特殊的函数才具有幂级数展开式.尽管如此,这类函数还是包括了实际中出现的大多例子,因此对它们的研究是极其重要的.现在我们转向问题(1)的讨论.

定理 15 假定 $f(x) = \sum\limits_{n=0}^{\infty} a_n x^n$, $|x| < r$,则对 $|x| < r$,

$$f'(x) = \dfrac{\mathrm{d}}{\mathrm{d}x}\sum_{n=0}^{\infty} a_n x^n = \sum_{n=0}^{\infty} a_n \dfrac{\mathrm{d}}{\mathrm{d}x}(x^n) = \sum_{n=1}^{\infty} n a_n x^{n-1}.$$

这个定理意味着一个幂级数 $\sum a_n x^n$ 总是可微分的,而且 $\sum a_n x^n$ 的导数是由 $\sum a_n x^n$ 逐项微分的方法得到,即微分多项式的方法,并且级数 $\sum a_n x^n$ 和 $\sum n a_n x^{n-1}$ 有相同的收敛半径 r.

证明 首先证明级数 $\sum n a_n x^{n-1}$ 与 $\sum a_n x^n$ 有同样的收敛半径 r.

设 $s \neq 0$ 是一个固定的数,并设 $0 < |x| < |s|$.假定 $\sum a_n s^n$ 收敛,我们将证明对 $|x| < |s|$,$\sum n a_n x^{n-1}$ 收敛.首先我们注意到,因为 $\sum a_n s^n$ 收敛,跟着有

$$\lim_{n \to \infty} \left| \frac{a_n s^n}{x} \right| = \frac{1}{|x|} \lim_{n \to \infty} |a_n s^n| = 0, \quad x \neq 0,$$

从而有一个正整数 N，使得对 $n \geqslant N$，$\left| \dfrac{a_n s^n}{x} \right| \leqslant 1$，这意指对 $n \geqslant N$，

$$\left| n a_n x^{n-1} \right| = \left| n a_n \frac{x^n s^n}{x s^n} \right| = \left| \frac{a_n s^n}{x} \right| n \left| \frac{x}{s} \right|^n \leqslant n \left| \frac{x}{s} \right|^n.$$

因为 $|x| < |s|$，因此 $\left| \dfrac{x}{s} \right| < 1$，由比值判别法我们得到 $\displaystyle\sum_{n=N}^{\infty} n \left| \dfrac{x}{s} \right|^n$ 收敛.从比较判别法我们得到 $\displaystyle\sum_{n=N}^{\infty} n a_n x^{n-1}$ 收敛.因此 $\sum n a_n x^{n-1}$ 也收敛.因为 x 是在情况 $0 < |x| < |s|$ 下的任意数，从而得级数 $\sum n a_n x^{n-1}$ 的收敛半径至少与级数 $\sum a_n x^n$ 的收敛半径一样大.

反之，如果 $\sum n a_n x^{n-1}$ 收敛，则 $\sum x n a_n x^{n-1} = \sum n a_n x^n$ 也收敛，由比较判别法 $\sum a_n x^n$ 收敛，因为对 $n \geqslant 1$，$|a_n| \leqslant |n a_n|$.结果 $\displaystyle\sum_{n=0}^{\infty} a_n x^n$ 也收敛，因此 $\displaystyle\sum_{n=0}^{\infty} a_n x^n$ 的收敛半径至少与 $\displaystyle\sum_{n=1}^{\infty} n a_n x^{n-1}$ 的收敛半径一样大.这就完成了原命题的证明.

注意：如果 $\lim\limits_{n \to \infty} \left| \dfrac{a_{n+1}}{a_n} \right|$ 存在，则由比值判别法，我们容易证明级数 $\sum a_n x^n$ 与级数 $\sum n a_n x^{n-1}$ 有相同的 $r = \lim\limits_{n \to \infty} \left| \dfrac{a_n}{a_{n+1}} \right|$（可以是 ∞）.

在上面的定理中对应地用 $\displaystyle\sum_{n=1}^{\infty} n a_n x^{n-1}$ 与 $\displaystyle\sum_{n=2}^{\infty} n(n-1) a_n x^{n-2}$ 取代 $\displaystyle\sum_{n=0}^{\infty} a_n x^n$ 与 $\displaystyle\sum_{n=1}^{\infty} n a_n x^{n-1}$，我们得知所有的三个级数 $\sum a_n x^n$，$\sum n a_n x^{n-1}$，与 $\sum n(n-1) a_n x^{n-2}$ 有相同的收敛半径.

为了对 $|x| < r$，证明 $f'(x) = \displaystyle\sum_{n=1}^{\infty} n a_n x^{n-1}$，我们使用微分中值定理，且对 $(-r, r)$ 中任何 t 与 x，得到 $\dfrac{t^n - x^n}{t - x} = n \xi_n^{n-1}$ 此处 ξ_n 是在 t 与 x 之间.如图 $6-2$ 所示.则我们有

$$\left| \sum n a_n x^{n-1} - \frac{f(t) - f(x)}{t - x} \right| = \left| \sum n a_n x^{n-1} - \sum a_n \frac{t^n - x^n}{t - x} \right|$$

$$= \left| \sum n a_n x^{n-1} - \sum n a_n \xi_n^{n-1} \right| = \left| \sum n a_n (x^{n-1} - \xi_n^{n-1}) \right| = \left| \sum n(n-1) a_n \zeta_n^{n-2} \right| |x - \xi_n|$$

$$\leqslant \sum n(n-1) |t - x| |a_n| |\zeta_n^{n-2}| < |t - x| \sum n(n-1) |a_n| \cdot b^{n-2},$$

$|\zeta_n| < b < r$，这里的 ζ_n 是在 x 与 ξ_n 之间，且 $|x - \xi_n| < |t - x|$.因为 $|b_n| < r$，且级数 $\sum n(n-1) a_n x^{n-2}$ 的收敛半径是相同的数 r，故 $\sum n(n-1) |a_n| |b|^{n-2}$ 收敛.用 C 表示它的和，我们得不等式

$$\left| \sum n a_n x^{n-1} - \frac{f(t) - f(x)}{t - x} \right| \leqslant C |t - x|.$$

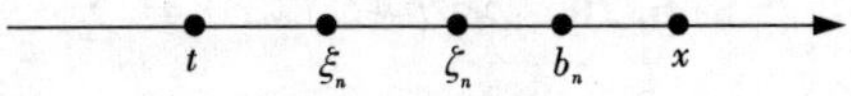

图 $6-2$

所以

$$\lim_{t \to x} \left| \sum n a_n x^{n-1} - \frac{f(t) - f(x)}{t - x} \right| = 0.$$

即对于 $|x| < r$，有 $\left| \sum n a_n x^{n-1} - f'(x) \right| = 0$，或者 $f'(x) = \sum n a_n x^{n-1}$，因为

$$\lim_{t \to x} \frac{f(t) - f(x)}{t - x} = f'(x).$$

又因为对于 $|x| < r, f(x)$ 有导数 $f'(x) = \sum n a_n x^{n-1}$,故 $f(x)$ 在 $|x| < r$ 上连续.

定理 16 设 $\sum a_n x^n = f(x)$ 是一个有收敛半径 $r > 0$ 的幂级数,则对于 $(-r, r)$ 中的任何 x,我们有

$$\int_0^x f(t) dt = \int_0^x \left(\sum_{n=0}^{\infty} a_n t^n \right) dt = \sum_{n=0}^{\infty} \frac{a_n}{n+1} x^{n+1} = \sum_{n=0}^{\infty} \left(\int_0^x a_n t^n dt \right)$$

这个定理意味着一个幂级数可以逐项积分,而且所得到的级数仍然有同样的收敛半径.

证明 因为

$$\frac{d}{dx} \left(\sum_{n=0}^{\infty} \frac{a_n}{n+1} x^{n+1} \right) = \sum_{n=0}^{\infty} \frac{(n+1)a_n}{n+1} x^n = \sum_{n=0}^{\infty} a_n x^n = f(x),$$

由定理 15,$\sum_{n=1}^{\infty} \frac{a_n}{n+1} x^{n+1}$ 与 $\sum_{n=1}^{\infty} a_n x^n$ 有相同的收敛半径.而且 $\int_0^x f(t) dt$ 与 $\sum \frac{a_n}{n+1} x^{n+1}$ 是 $f(x)$ 的两个原函数.故对一个适当的常数 C 下式成立

$$\int_0^x f(t) dt = \sum_{n=0}^{\infty} \frac{a_n}{n+1} x^{n+1} + C,$$

不过,取 $x = 0$,我们求得

$$0 = \int_0^0 f(t) dt = \sum_{n=0}^{\infty} \frac{a_n}{n+1} 0^{n+1} + C = C.$$

这就完成了证明.

例 6.19 假设 $f(x) = \sum \frac{x^n}{n}$.它的收敛区间是 $[-1, 1)$ 且 $r = 1$,但是 $f'(x) = \sum x^n$ 有 $r = 1$ 与收敛区间 $(-1, 1)$.

这意味着微分与积分不改变收敛半径.但是,微分也许"缩短"收敛区间而积分也许"伸长"收敛区间,这是可能的.

因为任何幂级数 $\sum a_n x^n$ 在 $x = 0$ 处收敛,我们有下面的定理.

定理 17 如果对于 $|x| < r, f(x) = \sum_{n=0}^{\infty} a_n x^n$,则 $a_n = \frac{1}{n!} f^{(n)}(0), n = 0, 1, 2, \cdots$,即对 $|x| < r$,

$$f(x) = \sum_{n=0}^{\infty} \frac{f^{(n)}(0)}{n!} x^n.$$

称右边的级数为 f 在 $x = 0$ 处的 Taylor 级数.

从这个定理之前的讨论得到 f 的任意阶导数,用 $x = 0$ 代入,我们将立即证明定理 17.

例 6.20 求级数 $f(x) = \sum_{n=0}^{\infty} \frac{x^n}{n!}$ 的和函数.

解 使用比值判别法,对任何的 x,我们得

$$\lim_{n \to \infty} \left| \frac{x^{n+1}}{(n+1)!} \middle/ \frac{x^n}{n!} \right| = \lim_{n \to} \frac{|x|}{n+1} = 0.$$

因此 $r = \infty$.对任何 x,设 $f(x) = \sum_{n=0}^{\infty} \frac{x^n}{n!}$ 应用微分,对 $|x| < \infty$,我们得到

$$f'(x) = \sum_{n=0}^{\infty} \frac{d}{dx} \left(\frac{x^n}{n!} \right) = \sum_{n=1}^{\infty} \frac{x^{n-1}}{(n-1)!} = f(x) \text{ 或 } df = f dx,$$

积分 $\dfrac{\mathrm{d}f}{f}=\mathrm{d}x$，我们有 $\ln f(x)=x+C$，或 $f(x)=k\mathrm{e}^x$，这里的 k 是一个常数. 当 $x=0$，$f(0)=1$，即得 $f(0)=1=k\mathrm{e}^0$ 或 $k=1$. 所以，我们最后得到：

$$f(x)=\mathrm{e}^x=\sum_{n=0}^{\infty}\frac{x^n}{n!},\quad |x|<\infty.$$

例 6.21　我们已知对于 $|x|<1$，$f(x)=\dfrac{1}{1-x}=\sum_{n=0}^{\infty}x^n$，用 $-x$ 代替 x，我们得

$$\frac{1}{1+x}=\sum_{n=0}^{\infty}(-1)^n x^n,\ |x|<1.$$

由积分我们得

$$\int_0^x\frac{\mathrm{d}x}{1+x}=\sum_{n=0}^{\infty}\int_0^x(-1)^n x^n\mathrm{d}x=\sum_{n=0}^{\infty}\frac{(-1)^n}{n+1}x^{n+1},$$

即

$$\ln(1+x)=\sum_{n=0}^{\infty}\frac{(-1)^n}{n+1}x^{n+1},\quad -1<x<1.$$

我们能够证明对 $x=1$ 也能得到：$\ln(1+x)=\sum_{n=0}^{\infty}\dfrac{(-1)^n}{n+1}x^{n+1}$.

在 $1/(1+x)$ 中用 x^2 替换 x，对 $|x|<1$，我们得

$$\frac{1}{1+x^2}=\sum_{n=0}^{\infty}(-1)^n x^{2n}.$$

因此对 $|x|<1$，

$$\arctan x=\int_0^x\frac{\mathrm{d}x}{1+x^2}=\sum_{n=0}^{\infty}(-1)^n\int_0^x x^{2n}\mathrm{d}x=\sum_{n=0}^{\infty}\frac{(-1)^n}{2n+1}x^{2n+1},$$

即，$|x|<1$　$\arctan x=x-\dfrac{x^3}{3}+\dfrac{x^5}{5}-\cdots+(-1)^n\dfrac{x^{2n+1}}{2n+1}+\cdots$.

当 $x=1$，右边的级数是收敛的. 因此我们证明了 $-1<x\leqslant 1$，

$$\arctan x=x-\frac{x^3}{3}+\frac{x^5}{5}-\cdots+(-1)^n\frac{x^{2n+1}}{2n+1}+\cdots.$$

所以，$\arctan 1=\dfrac{\pi}{4}=1-\dfrac{1}{3}+\dfrac{1}{5}-\cdots+(-1)^n\dfrac{1}{2n+1}+\cdots$.

这个级数是由 Leibniz 单独发现的，常称为 Leibniz 级数. 它是一个交错级数，收敛得很慢. 用它去估计 $\dfrac{\pi}{4}$ 是不现实的，因为，要保证即使一个中等程度的精确度也需要计算很大数目的项. 事实上，要保证误差小于 0.0001 将需要 5000 项.

三、Taylor 级数

我们现在转到前一节开头所提出的第二个问题，即给定一个函数 f，我们要探求在某个围绕零点的开区间中，f 是否有一个幂级数展开式.

由刚才的证明知道，这样的一个函数必须在某个围绕零点的开区间内有各阶导数，并且其幂级数展开式的系数由 $a_n=\dfrac{f^{(n)}(0)}{n!}$ 给出. 于是，假定在一个围绕零点的开区间内，我们从一个有各阶导数的函数 f 出发. 我们称这样的函数在这个区间内是无限地可微的. 于是我们确实能构造幂级数 $\sum_{n=0}^{\infty}\dfrac{f^{(n)}(0)}{n!}x^n$. 这个级数称为由 f 在零点生成的 Taylor 级数. 我们现在要问两个问

题：对于 $x=0$ 以外的任何 x，这个级数收敛吗？如果收敛，它的和会等于 $f(x)$ 吗？令人惊奇的是，对这两个问题的回答，一般说来是"否定"的.级数对于 $x \neq 0$ 可能收敛也可能不收敛，即使它收敛，其和可能是 $f(x)$ 也可能不是 $f(x)$.

例如，设 $f(x) = \begin{cases} e^{-1/x^2}, & x \neq 0; \\ 0, & x = 0, \end{cases}$ 我们能够证明 f 在实数轴上处处有各阶导数，并且对所有的 $n \geqslant 1, f^{(n)}(0) = 0$.这个例子说明由 f 围绕 0 生成的 Taylor 级数，在 $(-\infty, \infty)$ 上处处收敛于和数 0，但是这仅仅表示在原点的 f.

对于 $n=1$，我们有

$$f'(x) = \begin{cases} \dfrac{2}{x^3} e^{-1/x^2}, & x \neq 0; \\ 0, & x = 0, \end{cases}$$

因为 $f'(0) = \lim_{x \to 0} \dfrac{e^{-1/x^2}}{x} = \lim_{x \to 0} \dfrac{\dfrac{1}{x}}{e\left(\frac{1}{x^2}\right)} = \lim_{x \to 0} \dfrac{-\dfrac{1}{x^2}}{e\left(\frac{1}{x^2}\right)\left(-\frac{2}{x^3}\right)} = \lim_{x \to 0} \dfrac{x}{2e^{1/x^2}} = 0.$

一般地，我们可以对任何 x 得到 $f^{(n)}(x)$ 的表示式.

为了肯定地回答这两个问题，用带有余项的 Taylor 公式能给出一个必要且充分条件，这个公式提供一个有限展开式，其形式为：

$$f(x) = \sum_{k=0}^{n} \frac{f^{(k)}(0)}{k!} x^k + r_n(x), \text{这里} r_n(x) = \frac{f^{(n+1)}(\theta x)}{(n+1)!} x^{n+1}, 0 < \theta < 1.$$

定理 18 幂级数 $\sum_{n=0}^{\infty} \dfrac{f^{(n)}(0)}{n!} x^n$ 对于 $|x| < r$ 要收敛于 $f(x)$，当且仅当对于 $|x| < r$，当 $n \to \infty$ 时，余项 $r_n(x)$ 趋于 0.

根据 f 的 Taylor 公式，定理是明显的.

例 6.22 证明 $\sin x = x - \dfrac{x^3}{3!} + \dfrac{x^5}{5!} - \cdots + \dfrac{(-1)^n}{(2n+1)!} x^{2n+1} + \cdots, |x| < \infty,$

$$\cos x = 1 - \frac{x^2}{2!} + \frac{x^4}{4!} - \cdots + \frac{(-1)^n}{(2n)!} x^{2n} + \cdots, |x| < \infty.$$

证明 令 $f(x) = \sin x$，我们得 $f^{(n+1)}(x) = \sin\left(x + (n+1)\dfrac{\pi}{2}\right)$，因此

$$r_n(x) = \frac{f^{(n+1)}(\theta x)}{(n+1)!} x^{n+1} = \frac{\sin\left(\theta x + (n+1)\dfrac{\pi}{2}\right)}{(n+1)!} x^{n+1}, \quad 0 < \theta < 1,$$

且当 $n \to \infty$ 时，

$$|r_n(x)| \leqslant \frac{|x^{n+1}|}{(n+1)!} \to 0,$$

因为 x 是固定的，所以

$$\sin x = x - \frac{x^3}{3!} + \frac{x^5}{5!} - \cdots + \frac{(-1)^n}{(2n+1)!} x^{2n+1} + \cdots, |x| < \infty.$$

类似地，令 $f(x) = \cos x$，我们得到

$$f^{(n+1)}(x) = \sin\left(x + (n+2)\frac{\pi}{2}\right),$$

因此 $\quad r_n(x) = \dfrac{f^{(n+1)}(\theta x)}{(n+1)!} x^{n+1} = \dfrac{\sin\left(\theta x + (n+2)\dfrac{\pi}{2}\right)}{(n+1)!} x^{n+1}, 0 < \theta < 1,$

且当 $n \to \infty$ 时, $|r_n(x)| \leqslant \dfrac{|x^{n+1}|}{(n+1)!} \to 0$. 所以

$$\cos x = 1 - \frac{x^2}{2!} + \frac{x^4}{4!} - \cdots + \frac{(-1)^n}{(2n)!}x^{2n} + \cdots, \quad |x| < \infty.$$

例 6.23 证明

$$e^x = 1 + x + \frac{x^2}{2!} + \cdots + \frac{x^n}{n!} + \cdots, \quad |x| < \infty.$$

证明 令 $f(x) = e^x$, 我们得 $f^{(n+1)}(x) = e^x$, 因此,

$$r_n(x) = \frac{f^{(n+1)}(\theta x)}{(n+1)!}x^{n+1} = \frac{e^{\theta x}}{(n+1)!}x^{n+1}, 0 < \theta < 1,$$

而且当 $n \to \infty$ 时, $|r_n(x)| < \dfrac{e^{|x|}}{(n+1)!}|x^{n+1}| \to 0$, 所以 $e^x = 1 + x + \dfrac{x^2}{2!} + \cdots + \dfrac{x^n}{n!} + \cdots$,
$|x| < \infty$.

因为对于 $|x| < \infty$, 有 $e^{|x|} = 1 + |x| + \dfrac{|x|^2}{2!} + \cdots + \dfrac{|x|^n}{n!} + \cdots$,

又 $|x\mathrm{i}| = |x|$, 在此处 $\mathrm{i} = \sqrt{-1}$, 我们能够证明在复平面上下列等式仍然成立:

$$e^{\mathrm{i}x} = 1 + \mathrm{i}x + \frac{(\mathrm{i}x)^2}{2!} + \frac{(\mathrm{i}x)^3}{3!} + \cdots + \frac{(\mathrm{i}x)^n}{n!} + \cdots = 1 - \frac{x^2}{2!} + \frac{x^4}{4!} - \cdots + \frac{(-1)^n}{(2n)!}x^{2n} + \cdots +$$

$$\mathrm{i}\left(x - \frac{x^3}{3!} + \frac{x^5}{5!} - \cdots + \frac{(-1)^n}{(2n+1)!}x^{2n+1} + \cdots\right) = \cos x + \mathrm{i}\sin x, |x| < \infty,$$

即 $e^{\mathrm{i}x} = \cos x + \mathrm{i}\sin x, |x| < \infty$. 这个公式称为 Eulehr 公式. 在上面的公式中用 $-x$ 代替 x, 我们得到 $e^{-\mathrm{i}x} = \cos x - \mathrm{i}\sin x$.

然后, 在上面的方程式中解出 $\cos x$ 与 $\sin x$, 我们得

$$\sin x = \frac{1}{2\mathrm{i}}(e^{\mathrm{i}x} - e^{-\mathrm{i}x}) = \frac{\mathrm{i}}{2}(e^{-\mathrm{i}x} - e^{\mathrm{i}x}), \cos x = \frac{1}{2}(e^{\mathrm{i}x} + e^{-\mathrm{i}x}).$$

这些公式表明指数函数与三角函数, 在复数域中被统一起来了.

例 6.24 由定理 17 证明

$$\ln(1+x) = x - \frac{x^2}{2} + \frac{x^3}{3} - \cdots + \frac{(-1)^n}{n+1}x^{n+1} - \cdots, \quad |x| < 1.$$

证 令 $f(x) = \ln(1+x)$, 我们得

$$f^{(n+1)}(x) = (-1)^n \frac{n!}{(1+x)^{n+1}},$$

因此,

$$r_n(x) = (-1)^n \frac{x^{n+1}}{(1+\theta x)^{n+1}(n+1)}.$$

在这种情况下, 直接证明当 $n \to \infty$ 时, $r_n(x) \to 0$ 是困难的, 因此, 我们必须使用一个非直接的证明方法.

我们知道对 $|x| < 1$,

$$f'(x) = \frac{1}{1+x} = 1 - x + x^2 - \cdots + (-1)^n x^n + \cdots,$$

由积分, 我们得

$$f(x) = \ln(1+x) = x - \frac{x^2}{2} + \cdots + (-1)^n \frac{x^{n+1}}{n+1} + \cdots, \quad |x| < 1.$$

当 $x=1$ 时,我们得到一个收敛的交错级数,它的和等于 ln2,在前面已证明了.当 $x=-1$ 时,所得到的级数发散.所以,我们得到公式

$$\ln(1+x) = x - \frac{x^2}{2} + \cdots + (-1)^n \frac{x^{n+1}}{n+1} + \cdots, \quad -1 < x \leqslant 1.$$

例 6.25 对于任何常数 s,证明

$$(1+x)^s = 1 + sx + \frac{s(s-1)}{2!}x^2 + \cdots + \frac{s(s-1)\cdots(s-n+1)}{n!}x^n + \cdots, \quad |x| < 1.$$

证 对任何常数 s,我们有

$$r_n(x) = \frac{f^{(n+1)}(\theta x)}{(n+1)!}x^{n+1} = \frac{s(s-1)\cdots(s-n)}{(n+1)!}(1+\theta x)^{s-(n+1)}$$

在这里 $f(x) = (1+x)^s$,$0 < \theta < 1$.对 $|x| < 1$,当 $n \to \infty$,直接地去证明 $r_n(x) \to 0$ 也是困难的.

现在令 $P(x) = 1 + sx + \frac{s(s-1)}{2!}x^2 + \cdots + \frac{s(s-1)\cdots(s-n+1)}{n!}x^n + \cdots.$

应用比值判别法我们得其收敛半径 $r=1$.由逐项微分,我们得:

$$P'(x) = s\left(1 + (s-1)x + \cdots + \frac{(s-1)(s-2)\cdots(s-n+1)}{(n-1)!}x^{n-1} + \cdots\right), \quad |x| < 1.$$

用因式 $1+x$ 乘上面方程式的两边,我们得

$$(1+x)P'(x) = s\left(1 + (s-1)x + \cdots + \frac{(s-1)(s-2)\cdots(s-n+1)}{(n-1)!}x^{n-1} + \cdots\right)(1+x)$$

$$= s\left(1 + (s-1+1)x + \cdots + \left(\frac{(s-1)\cdots(s-n+1)}{(n-1)!} + \frac{(s-1)\cdots(s-n)}{n!}\right)x^n + \cdots\right)$$

$$= s\left(1 + sx + \cdots + \frac{(s-1)\cdots(s-n+1)(n+s-n)}{n!}x^n + \cdots\right)$$

$$= s\left(1 + sx + \cdots + \frac{s(s-1)\cdots(s-n+1)}{n!}x^n + \cdots\right) = sp(x), \quad |x| < 1,$$

即 $(1+x)P'(x) = sP(x)$ 或者 $\frac{P'(x)}{P(x)} = \frac{s}{1+x}$.由积分得,我们得 $P(x) = k(1+x)^s$.应用 $P(0) = 1$,我们最后得到 $k=1$,且 $P(x) = (1+x)^s$.所以

$$P(x) = (1+x)^s = 1 + sx + \frac{s(s-1)}{2!}x^2 + \cdots + \frac{s(s-1)\cdots(s-n+1)}{n!}x^n + \cdots, \quad |x| < 1.$$

这个级数称为二项式级数,函数 $\frac{1}{1+x}$ 与函数 $\frac{1}{1+x^2}$ 的展开式,全都是二项式级数的特殊情况.

一般地,幂级数可以写成如下形式: $\sum_{n=0}^{\infty} a_n(x-x_0)^n$,在这里 x_0 是一个固定点.它的绝对收敛区间是 $|x-x_0| < r$,这个区间关于 x_0 是对称的,此处的 r 是收敛半径,并且函数 f 所对应的 Taylor 级数是

$$f(x) = f(x_0) + f'(x_0)(x-x_0) + \frac{f''(x_0)}{2!}(x-x_0)^2 + \cdots + \frac{f^{(n)}(x_0)}{n!}(x-x_0)^n + \cdots,$$

$|x-x_0| < r$.右边的级数称为函数 f 围绕点 x_0 的 Taylor 展开式.

例 6.26 求 $\ln x$ 围绕 $x_0 = 1$ 的 Taylor 展开式.

解 因为 $\ln x = \ln(1+(x-1))$.由公式 $\ln(1+x) = \sum_{n=0}^{\infty} \frac{(-1)^n}{n+1}x^{n+1}$,$|x| < 1$,我们得到

$$\ln x = \ln(1 + (x-1)) = \sum_{n=0}^{\infty} \frac{(-1)^n}{n+1}(x-1)^{n+1}, \quad |x-1| < 1 \text{ 或 } 0 < x < 2.$$

如果需要围绕点 $x_0 = 2$ 展开,我们将记 $\ln x = \ln(2 + x - 2) = \ln 2\left(1 + \dfrac{x-2}{2}\right) = \ln 2 + \ln\left(1 + \dfrac{x-2}{2}\right)$.然后由 $\ln(1+x)$ 的公式,我们得

$$\ln x = \ln 2 + \ln\left(1 + \frac{x-2}{2}\right) = \ln 2 + \sum_{n=0}^{\infty} \frac{(-1)^n}{n+1}\left(\frac{x-2}{2}\right)^{n+1} = \ln 2 + \sum_{n=0}^{\infty} \frac{(-1)^n}{(n+1)2^{n+1}}(x-2)^{n+1},$$
$\left|\dfrac{x-2}{2}\right| < 1$ 或 $0 < x < 4$.

类似地,e^x 围绕 $x = -2$ 的展开式是

$$e^x = e^{-2+(x+2)} = e^{-2} \cdot e^{x+2} = e^{-2} \sum_{n=0}^{\infty} \frac{(x+2)^n}{n!}, \quad |x+2| < \infty \text{ 或 } -\infty < x < \infty.$$

我们还可以应用幂级数去求某些表达式的极限值与某些定积分的近似值.

例 6.27 用展开公式,求下列函数的幂级数展开

$$\frac{3}{(1-x)(1+2x)}, \quad \ln(1+3x+2x^2), \quad \frac{1-x^2}{(1+x^2)^2}.$$

解 因为 $f(x) = \dfrac{1}{1-x} + \dfrac{2}{1+2x}$,由公式 $\dfrac{1}{1-x} = 1 + x + x^2 + \cdots \quad (-1 < x < 1)$

得 $\quad \dfrac{1}{1+2x} = 1 - 2x + (2x)^2 + \cdots + (-1)^n(2x)^n + \cdots, \quad \left(-\dfrac{1}{2} < x < \dfrac{1}{2}\right),$

故得

$$f(x) = \sum_{n=0}^{\infty} x^n + 2\sum_{n=0}^{\infty} (-1)^n 2^n x^n = \sum_{n=0}^{\infty} (1 + (-1)^n 2^{n+1})x^n, \quad \left(-\frac{1}{2} < x < \frac{1}{2}\right).$$

因为 $\qquad f(x) = \ln(1+x)(1+2x) = \ln(1+x) + \ln(1+2x),$

又 $\quad \ln(1+x) = \displaystyle\sum_{n=1}^{\infty} (-1)^{n-1}\frac{x^n}{n} \quad (-1 < x \leqslant 1), \ln(1+2x) = \sum_{n=1}^{\infty} (-1)^{n-1}\frac{2^n x^n}{n} \quad \left(-\frac{1}{2} < x \leqslant \frac{1}{2}\right),$

故得 $\quad f(x) = \displaystyle\sum_{n=1}^{\infty} \frac{(-1)^{n-1}}{n} \cdot (1 + 2^n)x^n \quad \left(-\frac{1}{2} < x \leqslant \frac{1}{2}\right).$

因为 $\qquad \dfrac{1}{1+x^2} = 1 - x^2 + x^4 + \cdots + (-1)^{n-1}x^{2n-2} + \cdots, \quad (-1 < x < 1),$

$$\frac{x}{1+x^2} = x - x^3 + x^5 + \cdots + (-1)^{n-1}x^{2n-1} + \cdots, \quad (-1 < x < 1),$$

又 $\quad \dfrac{\mathrm{d}}{\mathrm{d}x}\left(\dfrac{x}{1+x^2}\right) = \dfrac{1-x^2}{(1+x^2)^2}$,故得

$$\frac{1-x^2}{(1+x^2)^2} = \sum_{n=1}^{\infty} (-1)^{n-1}(2n-1)x^{2n-2} = \sum_{n=0}^{\infty} (-1)^n(2n+1)x^{2n} \quad (-1 < x < 1).$$

我们还可以应用幂级数去求某些表达式的极限值与某些定积分的近似值.

例 6.28 应用幂级数去求 $\displaystyle\lim_{x\to 0} \frac{\sin x}{x}$ 与 $\displaystyle\int_0^1 \frac{\sin x}{x}\mathrm{d}x$ 的值.

解 因为 $\sin x = x - \dfrac{x^3}{3!} + \dfrac{x^5}{5!} - \cdots, \displaystyle\lim_{x\to 0} \frac{\sin x}{x} = \lim_{x\to 0}\left(1 - \frac{x^2}{3!} + \frac{x^4}{5!} - \cdots\right) = 1,$ 而

$$\int_0^1 \frac{\sin x}{x} dx = \int_0^1 \left[1 - \frac{x^2}{3!} + \frac{x^4}{5!} - \frac{x^6}{7!} + \cdots \right] dx = 1 - \frac{1}{3 \cdot 3!} + \frac{1}{5 \cdot 5!} - \frac{1}{7 \cdot 7!} + \cdots.$$

如果我们取 $\int_0^1 \frac{\sin x}{x} dx \approx 1 - \frac{1}{3 \cdot 3!} + \frac{1}{5 \cdot 5!}$,则误差小于 $\frac{1}{7 \cdot 7!} < \frac{1}{10^4}$.

6.4   三 角 级 数

当一个点 $P(x, y)$,以一不变的角速度 ω 和一个初始位置 α,在一个单位圆 $x^2 + y^2 = 1$ 上运动时,我们将得到一个周期函数:$y = \sin(\omega t + \alpha)$,在此 t 表示时间,$\frac{2\pi}{\omega}$ 是这个函数的周期,而且点 P 的纵坐标在 -1 与 $+1$ 之间振动,频率是 $1/\frac{2\pi}{\omega} = \frac{\omega}{2\pi}$.通常,这个运动用 $y = \sin(\omega t + \alpha)$ 来描述,称为简谐运动,也称为正弦波或谐波.特别地,任何波可以分解成许多有不同周期和振幅的谐波之和.因此,我们将讨论下面的级数 $\sum A_n \sin(nx + \varphi_n)$.

一般形式为:

$$\frac{a_0}{2} + \sum_{n=1}^{\infty} (a_n \cos nx + b_n \sin nx) = \frac{a_0}{2} + \sum_{n=1}^{\infty} A_n \sin(nx + \varphi_n)$$

的级数称为三角级数,此处 $A_n = \sqrt{a_n^2 + b_n^2}$,$\tan \varphi_n = a_n/b_n$.这里要明了 a_0, a_n 与 b_n 是常数.

一般项 $A_n \sin(nx + \varphi_n)$ 在物理上表示一个正弦波,这个正弦波具有振幅 A_n、周期 $\frac{2\pi}{n}$ 以及相位 φ_n.

三角级数是研究波的数学基础.对于求解工程与科学中的应用问题,以及研究纯数学中各种基本内容的关系,都是很重要的.

在 18 世纪中期,当数学家研究被拉紧的弦的振动时,人们的注意力就已指向三角级数了.1807 年,J. B. J. Fourier 宣布一个"任意的"函数 $f(x)$ 能够表为形式

$$f(x) = \frac{a_0}{2} + \sum_{n=1}^{\infty} (a_n \cos nx + b_n \sin nx),$$

其中,系数为

$$a_0 = \frac{1}{\pi} \int_{-\pi}^{\pi} f(x) dx, a_n = \frac{1}{\pi} \int_{-\pi}^{\pi} f(x) \cos nx \, dx, b_n = \frac{1}{\pi} \int_{-\pi}^{\pi} f(x) \sin nx \, dx, n = 1, 2, 3, \cdots$$ 给出

因为这是 Fourier 开辟的工作,故上面形式的三角级数又称为 Fourier 级数.

一、函数的 Fourier 级数

假定有一个三角函数序列:

$$1, \cos x, \sin x, \cos 2x, \sin 2x, \cdots, \cos nx, \sin nx, \cdots,$$

这个序列的所有元素有一个共同的周期 2π.由积分我们容易知道 $\int_{-\pi}^{\pi} \sin mx \sin nx \, dx = 0$

$(m \neq n)$,$\int_{-\pi}^{\pi} \cos mx \cos nx \, dx = 0 (m \neq n)$,

$$\int_{-\pi}^{\pi} \sin mx \cos nx \, dx = 0, \int_{-\pi}^{\pi} \sin nx \, dx = 0, \int_{-\pi}^{\pi} \cos nx \, dx = 0,$$

且

$$\int_{-\pi}^{\pi} \sin^2 nx \, dx = \int_{-\pi}^{\pi} \cos^2 nx \, dx = \pi.$$

这意味着,任意两个不同元素在 $[-\pi,\pi]$ 上是互相正交的.这些元素的正交性关系对应于坐标轴上标准单位向量之间的正交性关系:

$$i \cdot j = 0, \quad j \cdot k = 0, \quad k \cdot i = 0.$$

对任何给定的函数 f, f 这样定义在含 $[-\pi,\pi]$ 的区间 $[a,b]$ 上,即使得所有积分

$$a_n = \frac{1}{\pi}\int_{-\pi}^{\pi} f(x)\cos nx \, dx, \; n=0,1,2,\cdots, \; b_n = \frac{1}{\pi}\int_{-\pi}^{\pi} f(x)\sin nx \, dx, \; n=1,2,3,\cdots$$

存在,我们可以构造级数

$$\frac{a_0}{2} + \sum_{n=1}^{\infty}(a_n\cos nx + b_n\sin nx),$$

并称这个级数为对应于 f 的 Fourier 级数,或函数 f 的 Fourier 级数.常数 a_n 与 b_n 称为函数 f 的 Fourier 系数,而 $S_n(x)=\frac{a_0}{2}+\sum_{k=1}^{n}(a_k\cos kx + b_k\sin kx)$ 称为三角多项式.函数 f 确定它的 Fourier 级数,完全与任何这样的考虑无关,即级数是否收敛,它的和函数是否为 $f(x)$.

例 6.29 对于 f 求 Fourier 级数, f 定义如下

$$f(x) = \begin{cases} -1, & -\pi < x < 0; \\ 1, & 0 < x < \pi; \\ 0, & x = -\pi, 0, \pi. \end{cases}$$

解 由公式

$$a_n = \frac{1}{\pi}\int_{-\pi}^{0}(-\cos nx)dx + \frac{1}{\pi}\int_{0}^{\pi}\cos nx \, dx, \; b_n = \frac{1}{\pi}\int_{-\pi}^{0}(-\sin nx)dx + \frac{1}{\pi}\int_{0}^{\pi}\sin nx \, dx.$$

容易算出:

$$a_n = 0, n=0,1,2,\cdots \qquad b_n = \frac{2}{\pi}\cdot\frac{1-\cos n\pi}{n}, n=1,2,\cdots$$

因此 $b_2=b_4=b_6=\cdots=0, b_n=\frac{4}{n\pi}, n=1,3,5,\cdots$,所以, f 的 Fourier 级数是

$$f(x) \sim \frac{4}{\pi}\left(\frac{\sin x}{1}+\frac{\sin 3x}{3}+\frac{\sin 5x}{5}+\cdots\right).$$

因为我们还没有证明级数收敛于值 $f(x)$,故宁愿记成"$\sim$"而不记"$=$".记号 $\sim$ 可以读作"对应于".

注意 因为级数的每个项有周期 2π,它的和函数 F 如果存在,也是一个有周期 2π 的周期函数.

例 6.30 对定义为 $f(x)=\frac{x^2}{4}, -\pi \leqslant x \leqslant \pi$ 的函数求 Fourier 级数.

解 函数 f 是偶函数,故 $b_n=0$,而 $a_n=\frac{2}{\pi}\int_{0}^{\pi}\frac{x^2}{4}\cos nx \, dx$.

对 $n=0$,我们得 $a_0=\frac{\pi}{6}$.如果 $n>0$,我们有

$$\int_{0}^{\pi}x^2\cos nx \, dx = \left[\frac{x^2}{n}\sin nx - \frac{2}{n^3}\sin nx + \frac{2x}{n^2}\cos nx\right]_{0}^{\pi}$$

$$= \frac{2\pi}{n^2}\cos n\pi = \frac{2\pi}{n^2}(-1)^n,\text{就得}:a_n=(-1)^n\frac{1}{n^2}.\text{因此}$$

$$f(x) \sim \frac{\pi^2}{12} - \left(\frac{\cos x}{1^2} - \frac{\cos 2x}{2^2} + \frac{\cos 3x}{3^2} - \cdots \right).$$

存在于 Fourier 级数的项之间的正交性关系蕴涵着一个重要的结果,这就是下面的定理.

定理 19 假定 f 是在 $[-\pi, \pi]$ 上可积的任何函数,其 Fourier 系数满足不等式.

$$\frac{a_0^2}{2} + \sum_{k=1}^{\infty} (a_k^2 + b_k^2) \leqslant \frac{1}{\pi} \int_{-\pi}^{\pi} (f(x))^2 dx.$$

这个结果是有名的 Bessel 不等式.

证明 对任何 $n \geqslant 1$,令

$$S_n(x) = \frac{a_0}{2} + \sum_{k=1}^{n} (a_k \cos kx + b_k \sin kx),$$

通过应用系数的公式,对于证明

$$\frac{1}{\pi} \int_{-\pi}^{\pi} f(x) S_n(x) dx = \frac{a_0^2}{2} + \sum_{k=1}^{n} (a_k^2 + b_k^2);$$

就是一件直截了当的事情;此外,还考虑 $S_n(x)$ 与它自己相乘的全部可能的积,求得

$$\frac{1}{\pi} \int_{-\pi}^{\pi} (S_n(x))^2 dx = \frac{a_0^2}{2} + \sum_{k=1}^{n} (a_k^2 + b_k^2).$$

在这计算中需要正交关系与公式

$$\int_{-\pi}^{\pi} \sin^2 nx \, dx = \pi, \qquad \int_{-\pi}^{\pi} \cos^2 nx \, dx = \pi.$$

现在让我们考虑

$$\frac{1}{\pi} \int_{-\pi}^{\pi} (f(x) - S_n(x))^2 dx = \frac{1}{\pi} \int_{-\pi}^{\pi} (f(x))^2 dx - \frac{2}{\pi} \int_{-\pi}^{\pi} f(x) S_n(x) dx +$$

$$\frac{1}{\pi} \int_{-\pi}^{\pi} (S_n(x))^2 dx = \frac{1}{\pi} \int_{-\pi}^{\pi} (f(x))^2 dx - \frac{a_0}{2} - \sum_{k=1}^{n} (a_k^2 + b_k^2).$$

因为一个非负函数的积分是非负的,且因为 $(f(x) - S_n(x))^2 \geqslant 0$,故断定有

$$\frac{a_0^2}{2} + \sum_{k=1}^{n} (a_k^2 + b_k^2) \leqslant \frac{1}{\pi} \int_{-\pi}^{\pi} (f(x))^2 dx$$

对于 $n = 1, 2, \cdots$ 成立,所以推得级数 $\sum_{k=1}^{\infty} (a_k^2 + b_k^2)$ 是收敛的,且 Bessel 不等式是正确的.

现在我们转向讨论这个问题:即函数 f 的 Fourier 级数是否收敛,如果它收敛,它的和函数 $F(x)$ 是否等于所给函数 $f(x)$.

二、所给函数 $f(x)$ 的 Fourier 展开

为了回答上面的问题,有下面的定理.

定理 20 假定(1) f 在 $[-\pi, \pi]$ 上连续,或在 $[-\pi, \pi]$ 上,f 仅有有限个第一类不连续点;(2) f 在 $[-\pi, \pi]$ 上仅有有限个极值点.则 f 的 Fourier 级数.

$$\frac{a_0}{2} + \sum_{n=1}^{\infty} (a_n \cos nx + b_n \sin nx)$$

收敛,其中 $a_0 = \frac{1}{\pi} \int_{-\pi}^{\pi} f(x) dx$, $a_n = \frac{1}{\pi} \int_{-\pi}^{\pi} f(x) \cos nx \, dx$, $b_n = \frac{1}{\pi} \int_{-\pi}^{\pi} f(x) \sin nx \, dx$, $n = 1, 2, \cdots$.

级数的和函数用 $F(x)$ 表示,在区间 $(-\pi,\pi)$ 中,f 的连续点上我们有
$$F(x)=f(x);$$
在 f 的不连续点 c 上,我们有
$$F(c)=\frac{1}{2}(\lim_{x\to c-}f(x)+\lim_{x\to c+}f(x)),$$
在端点 $x=\pm\pi$ 上,我们有 $F(\pm\pi)=\frac{1}{2}(f(\pi)+f(-\pi))$.

这个函数 F 称为 f 的扩张.

注意 因为 Fourier 级数的每一项有共同的周期 2π,故和函数 F 在区间 $(-\infty,\infty)$ 上也有周期 2π.

在这里我们仅用定理把一个给定函数展开成为一个 Fourier 级数,而将不着手去证明这个定理.

例 6.31 在前一节中两个例子的 F 与 f 之间的关系如下:

对于
$$f(x)=\begin{cases}-1, & -\pi<x<0, \\ 1, & 0<x<\pi, \qquad \frac{1}{2}(f(-\pi)+f(\pi))=0, \\ 0, & x=0,\pm\pi,\end{cases}$$

我们有:
$$F(x)=\frac{4}{\pi}\left(\frac{\sin x}{1}+\frac{\sin 3x}{3}+\cdots\right),|x|<\infty$$
并且 $F(x)=f(x)$,$|x|\leqslant\pi$(见图 $6-3$);

对于 $f(x)=\dfrac{x^2}{4}$,$|x|\leqslant\pi$,$\dfrac{1}{2}(f(-\pi)+f(\pi))=\dfrac{1}{2}\cdot 2\cdot\dfrac{\pi^2}{4}=\dfrac{\pi^2}{4}$,

我们有
$$F(x)=\frac{\pi^2}{12}-\left(\frac{\cos x}{1^2}-\frac{\cos 2x}{2^2}+\frac{\cos 3x}{3^2}-\cdots\right),\quad |x|<\infty$$
与 $F(x)=f(x)$,$|x|\leqslant\pi$(见图 $6-4$).

因为 $f(0)=0=F(0)$,故得 $\dfrac{\pi^2}{12}=\dfrac{1}{1^2}-\dfrac{1}{2^2}+\dfrac{1}{3^2}-\cdots+(-1)^{n-1}\dfrac{1}{n^2}+\cdots$.

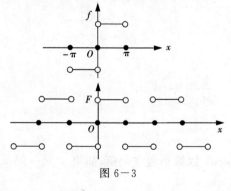

图 $6-3$

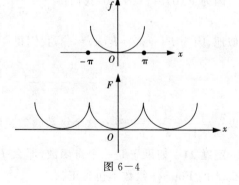

图 $6-4$

例 6.32 展开 $f(x)=\begin{cases}0, & -\pi\leqslant x\leqslant 0; \\ x, & 0<x\leqslant\pi\end{cases}$

成 Fourier 级数.

解 首先画出 $f(x)$ 的图像(见图 6-5).

由 $f(x) = \begin{cases} 0, -\pi \leqslant x \leqslant 0; \\ x, 0 < x \leqslant \pi \end{cases}$

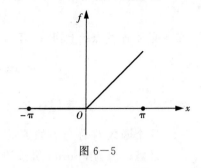

图 6-5

我们有 $\frac{1}{2}(f(-\pi) + f(\pi)) = \frac{1}{2}(0 + \pi) = \frac{\pi}{2}$.

然后计算 Fourier 系数

$$a_0 = \frac{1}{\pi} \int_{-\pi}^{\pi} f(x) \mathrm{d}x = \frac{1}{\pi} \int_0^{\pi} x \mathrm{d}x = \frac{\pi}{2}.$$

$$a_n = \frac{1}{\pi} \int_{-\pi}^{\pi} f(x) \cos nx \, \mathrm{d}x = \frac{1}{\pi} \int_0^{\pi} x \cos nx \, \mathrm{d}x = \frac{1}{n\pi} \frac{\cos nx}{n} \Big|_0^{\pi} = \begin{cases} -\dfrac{2}{n\pi}, n \text{ 为奇数}; \\ 0 \qquad n \text{ 为偶数}, \end{cases}$$

$$b_n = \frac{1}{\pi} \int_{-\pi}^{\pi} f(x) \sin nx \, \mathrm{d}x = \frac{1}{\pi} \int_0^{\pi} x \sin nx \, \mathrm{d}x = -\frac{x}{n\pi} \cos nx \Big|_0^{\pi} = -\frac{1}{n} \cos n\pi = \begin{cases} \dfrac{1}{n}, \quad n \text{ 为奇数}; \\ -\dfrac{1}{n}, n \text{ 为偶数}, \end{cases}$$

所以对于和函数 F,我们有表达式

$$F(x) = \frac{\pi}{4} - \frac{2}{\pi}\left(\frac{\cos x}{1^2} + \frac{\cos 3x}{3^2} + \frac{\cos 5x}{5^2} + \cdots\right) + \left(\sin x - \frac{1}{2}\sin 2x + \frac{1}{3}\sin 3x - \cdots + (-1)^{n-1}\right.$$

$\left. \dfrac{1}{n}\sin nx + \cdots \right), |x| < \infty$,且有 $F(x) = f(x)$,$|x| < \pi$.如图 6-6 所示.

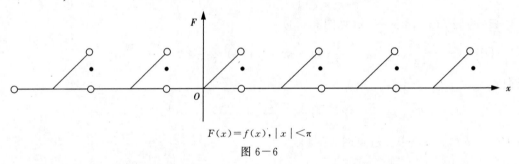

$$F(x) = f(x), |x| < \pi$$

图 6-6

因为 $F(0) = f(0) = 0$,我们得 $\dfrac{\pi}{4} = \dfrac{2}{\pi}\left(\dfrac{1}{1^2} + \dfrac{1}{3^2} + \dfrac{1}{5^2} + \cdots\right)$.

类似地,因为 $F(-\pi) = F(\pi) = \dfrac{\pi}{2}$,我们得

$$\frac{\pi}{2} = \frac{\pi}{4} - \frac{2}{\pi}\left(-\frac{1}{1^2} - \frac{1}{3^2} - \frac{1}{5^2} - \cdots\right) + 0,$$

所以 $\dfrac{\pi^2}{8} = \dfrac{1}{1^2} + \dfrac{1}{3^2} + \dfrac{1}{5^2} + \cdots$,这个级数收敛速度快.

定理 21 如果 f 是一个奇函数,那么 f 的 Fourier 级数不包含余弦;如果 f 是一偶函数,那么 f 的 Fourier 级数不包含正弦.

这个定理是不言而喻的,因为,如果 f 是奇函数,则 $f(x)\cos nx$ 是奇函数;如果 f 是偶函数,则 $f(x)\sin nx$ 是奇函数.例 6.31 就是这种情况.

下面让我们讨论一个给定在半区间上的函数 f 的 Fourier 展开.

如果 f 定义在 $[0,\pi]$ 上,而且满足定理 20 的条件,则 f 能以两种方法延拓到区间 $[-\pi,0]$ 令

$$f_1(x) = \begin{cases} f(x), & 0 \leqslant x \leqslant \pi; \\ -f(-x), & -\pi \leqslant x < 0 \end{cases} \quad \text{或} \quad f_2(x) = \begin{cases} f(x), & 0 \leqslant x \leqslant \pi; \\ f(-x), & -\pi \leqslant x < 0, \end{cases}$$

因此,函数 $f_1(x)$ 是一个奇函数,在区间 $[-\pi,\pi]$ 上满足定理 20 的条件,而函数 $f_2(x)$ 是一个偶函数,在区间 $[-\pi,\pi]$ 上也满足定理 20 的条件,所以,分别对应的 Fourier 展开是 $F_1(x)$ 与 $F_2(x)$.

$$F_1(x) = \sum_{n=1}^{\infty} b_n \sin nx, \qquad |x| < \infty, \qquad \text{且} \quad F_1(x) = f(x), \ 0 < x < \pi.$$

$$F_2(x) = \frac{a_0}{2} + \sum_{n=1}^{\infty} a_n \cos nx, \qquad |x| < \infty, \qquad \text{且} \quad F_2(x) = f(x), \quad 0 \leqslant x \leqslant \pi.$$

例 6.33 对函数 $f(x) = x + 1 (0 \leqslant x \leqslant \pi)$.求正弦展开式与余弦展开式.

解 首先让我们画出 f,F_1 与 F_2 的图,然后对应地计算 a_n 与 b_n.如图 6-7 所示.

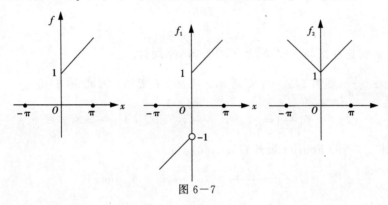

图 6-7

对应于 F_1,我们有 $a_n = 0, n = 0,1,2,\cdots$ 及

$$b_n = \frac{1}{\pi} \int_{-\pi}^{\pi} f_1(x) \sin nx \, dx = \frac{2}{\pi} \int_{-\pi}^{\pi} (x+1) \sin nx \, dx = \frac{2}{n\pi}(1 - \pi \cos n\pi - \cos n\pi).$$

所以,我们有

$$F_1(x) = \frac{2}{\pi}\left((\pi+2)\sin x - \frac{\pi}{2}\sin 2x + \frac{1}{3}(\pi+2)\sin 3x - \frac{\pi}{4}\sin 4x + \cdots \right), \ |x| < \infty$$

及 $F_1(x) = f(x), 0 < x < \pi$.如图 6-8 所示.

对应于 F_2,我们有 $b_n = 0, n = 1,2,\cdots$ 及 $a_0 = \frac{2}{\pi}\int_0^{\pi} f_2(x) \, dx = \pi + 2$,

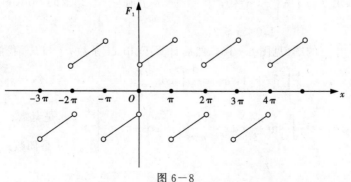

图 6-8

$$a_n = \frac{2}{\pi} \int_0^\pi f_2(x) \cos nx \, dx = \frac{2}{\pi} \int_0^\pi (x+1) \cos nx \, dx = \frac{2}{n^2\pi}(\cos n\pi - 1) = \frac{2}{n^2\pi}((-1)^n - 1).$$

所以，我们有

$$F_2(x) = \frac{\pi}{2} + 1 - \frac{4}{\pi}\left(\cos x + \frac{1}{3^2}\cos 3x + \frac{1}{5^2}\cos 5x + \cdots\right), \quad |x| < \infty$$

与 $F_2(x) = f(x)$，$0 \leqslant x \leqslant \pi$. 如图 6−9 所示.

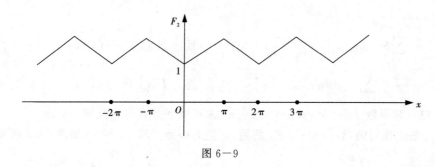

图 6−9

现在让我们讨论在区间 $[-l, l]$ 上 f 的 Fourier 展开.

让我们置 $x = \dfrac{lz}{\pi}$，则当 z 从 $-\pi$ 变到 π，x 将从 $-l$ 变到 l. 因此，我们得

$$f(x) = f\left(\frac{lz}{\pi}\right) = g(z), \quad -l \leqslant x \leqslant l, \quad -\pi \leqslant z \leqslant \pi.$$

在 $[-\pi, \pi]$ 上求 $g(z)$ 的 Fourier 展开 $G(z)$，我们得

$$G(z) = \frac{a_0}{2} + \sum_{n=1}^{\infty} (a_n \cos nz + b_n \sin nz),$$

其中，$a_n = \dfrac{1}{\pi} \displaystyle\int_{-\pi}^{\pi} g(z) \cos nz \, dz, n = 0, 1, 2, \cdots; b_n = \dfrac{1}{\pi} \displaystyle\int_{-\pi}^{\pi} g(z) \sin nz \, dz, n = 1, 2, \cdots.$

由替换 $z = \dfrac{\pi x}{l}$，我们最后得到在 $[-l, l]$ 上 $f(x)$ 的展开式 $F(x)$.

$$G(z) = F(x) = \frac{a_0}{2} + \sum_{n=1}^{\infty} \left(a_n \cos \frac{n\pi}{l}x + b_n \sin \frac{n\pi}{l}x\right),$$

在这里 $a_n = \dfrac{1}{l} \displaystyle\int_{-l}^{l} f(x) \cos \frac{n\pi}{l}x \, dx, n = 0, 1, 2, \cdots; b_n = \dfrac{1}{l} \displaystyle\int_{-l}^{l} f(x) \sin \frac{n\pi}{l}x \, dx, n = 1, 2, \cdots.$

例 6.34 假定 $f(x) = \begin{cases} 0, -2 \leqslant x < 0; \\ \dfrac{1}{2}, x = 0; \\ 1, 0 < x \leqslant 2, \end{cases}$ 求 f 在 $[-2, 2]$ 上的 Fourier 展开.

解 首先画出 f 的图（见图 6−10），然后计算 Fourier 系数 a_n 与 b_n，我们得到

$$a_0 = \frac{1}{2} \int_0^2 dx = 1, \quad a_n = \frac{1}{2} \int_0^2 \cos \frac{n\pi}{2}x \, dx = 0, n = 1, 2, \cdots.$$

$$b_n = \frac{1}{2} \int_0^2 \sin \frac{n\pi}{2}x \, dx = \frac{1}{n\pi}(1 - \cos n\pi) = \begin{cases} \dfrac{2}{n\pi}, & n \text{ 是奇数}; \\ 0, & n \text{ 是偶数}. \end{cases}$$

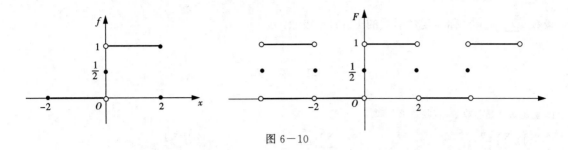

图 6—10

所以
$$F(x) = \frac{1}{2} + \frac{2}{\pi}\left(\sin\frac{\pi}{2}x + \frac{1}{3}\sin\frac{3\pi}{2}x + \cdots\right), \quad |x| < \infty.$$
$$F(x) = f(x), |x| < 2.$$

如果展开的区间是$[a,b]$，则用一个平移 $x = z + \dfrac{a+b}{2}$，我们可以把$[a,b]$转换成形式$[-l,l]$。

三、复数形式的 Fourier 级数

假定 $f(x)$ 定义在区间 $[-l,l]$ 上，其 Fourier 级数是
$$F(x) = \frac{a_0}{2} + \sum_{n=1}^{\infty}(a_n\cos n\omega x + b_n\sin n\omega x),$$
这里 $a_n = \dfrac{1}{l}\displaystyle\int_{-l}^{l} f(x)\cos n\omega x\,\mathrm{d}x, b_n = \dfrac{1}{l}\displaystyle\int_{-l}^{l} f(x)\sin n\omega x\,\mathrm{d}x, n = 1,2,\cdots,\omega = \dfrac{\pi}{l}$.

我们可以记级数为形式
$$F(x) = \frac{a_0}{2} + \sum_{n=1}^{\infty} A_n\sin(n\omega x + \varphi_n).$$

这里 $A_n = \sqrt{a_n^2 + b_n^2}$, $\quad \sin\varphi_n = \dfrac{a_n}{A_n}$, $\quad \cos\varphi_n = \dfrac{b_n}{A_n}$, $\quad n = 1,2,\cdots$.

在物理上称 $A_n\sin(n\omega x + \varphi_n)$ 为简单谐波。它的图形是一个有振幅 A_n 与相位 φ_n 的正弦波。

由 Euler 公式，我们有
$$\cos n\omega x = \frac{1}{2}(\mathrm{e}^{in\omega x} + \mathrm{e}^{-in\omega x}), \sin n\omega x = \frac{i}{2}(\mathrm{e}^{-in\omega x} - \mathrm{e}^{in\omega x})$$

因此，
$$\frac{a_0}{2} + \sum_{n=1}^{\infty}(a_n\cos n\omega x + b_n\sin n\omega x) = \frac{a_0}{2} + \sum_{n=1}^{\infty}\frac{a_n}{2}(\mathrm{e}^{in\omega x} + \mathrm{e}^{-in\omega x})$$

$$+ \sum_{n=1}^{\infty}\frac{ib_n}{2}(\mathrm{e}^{-in\omega x} - \mathrm{e}^{in\omega x}) = \frac{a_0}{2} + \sum_{n=1}^{\infty}\left(\frac{a_n - ib_n}{2}\mathrm{e}^{in\omega x} + \frac{a_n + ib_n}{2}\mathrm{e}^{-in\omega x}\right) = \sum_{n=-\infty}^{\infty} c_n\mathrm{e}^{in\omega x},$$

即
$$\frac{a_0}{2} + \sum_{n=1}^{\infty}(a_n\cos n\omega x + b_n\sin n\omega x) = \sum_{n=-\infty}^{\infty} c_n\mathrm{e}^{in\omega x},$$

其中，$\quad c_n = \dfrac{1}{2}(a_n - ib_n) = \dfrac{1}{2l}\displaystyle\int_{-l}^{l} f(x)\mathrm{e}^{-in\omega x}\,\mathrm{d}x,$

$$c_{-n} = \frac{1}{2}(a_n + ib_n) = \frac{1}{2l}\int_{-l}^{l} f(x)\mathrm{e}^{in\omega x}\,\mathrm{d}x, n = 1,2,\cdots,$$

$$c_0 = \frac{a_0}{2} = \frac{1}{2l}\int_{-l}^{l} f(x)\,\mathrm{d}x, \quad |c_n| = |c_{-n}| = \sqrt{a_n^2 + b_n^2} = \frac{1}{2}A_n.$$

级数 $\sum\limits_{n=-\infty}^{\infty} c_n e^{in\omega x}$ 称为复数形式的 Fourier 级数.

习 题 六

1. 确定级数是否收敛,若收敛求其和.

(1) $\sum\limits_{n=1}^{\infty} \dfrac{n^2}{n+1}$; (2) $\sum\limits_{n=1}^{\infty} n\sin\dfrac{1}{n}$; (3) $\sum\limits_{n=0}^{\infty} (-1)^n$;

(4) $\sum\limits_{n=3}^{\infty} \dfrac{1}{n(n-1)}$; (5) $\sum\limits_{n=1}^{\infty} 1/n(n+1)(n+2)$; (6) $\sum\limits_{n=0}^{\infty} \dfrac{2^n+5^n}{10^n}$.

2. 证明下列级数在各自的情况下收敛,而且有所指出的和.

(1) $\sum\limits_{n=1}^{\infty} 1/(2n-1)(2n+1)=\dfrac{1}{2}$; (2) $\sum\limits_{n=1}^{\infty} \dfrac{2}{3^{n-1}}=3$; (3) $\sum\limits_{n=2}^{\infty} \dfrac{1}{n^2-1}=\dfrac{3}{4}$;

(4) $\sum\limits_{n=1}^{\infty} \dfrac{2^n+3^n}{6^n}=\dfrac{3}{2}$; (5) $\sum\limits_{n=1}^{\infty} \dfrac{\sqrt{n+1}-\sqrt{n}}{\sqrt{n^2+n}}=1$; (6) $\sum\limits_{n=1}^{\infty} \dfrac{n}{(n+1)(n+2)(n+3)}=\dfrac{1}{4}$;

(7) $\sum\limits_{n=1}^{\infty} \dfrac{2n+1}{n^2(n+1)^2}=1$; (8) $\sum\limits_{n=1}^{\infty} \dfrac{2^n+n^2+n}{2^{n+1}n(n+1)}=1$; (9) $\sum\limits_{n=1}^{\infty} \dfrac{(-1)^{n-1}(2n+1)}{n(n+1)}=1$.

3. 如果对每一个 $n\geqslant 1$,$a_n=b_n$,就称两个级数 $\sum\limits_{n=1}^{\infty} a_n$ 与 $\sum\limits_{n=1}^{\infty} b_n$ 是恒等的.例如,级数 $0+0+0+\cdots$ 与级数 $(1-1)+(1-1)+(1-1)+\cdots$ 是恒等的,但是级数 $1+1+1+\cdots$ 与级数 $1+0+1+0+\cdots$ 不是恒等的.判断下面的每对级数是否恒等.

(1) $1-1+1-1+\cdots$ 与 $(2-1)-(3-2)+(4-3)-(5-4)+\cdots$

(2) $1-1+1-1+\cdots$ 与 $(1-1)+(1-1)+(1-1)+\cdots$

(3) $1-1+1-1+\cdots$ 与 $1+(-1+1)+(-1+1)+(-1+1)+\cdots$

(4) $1+\dfrac{1}{2}+\dfrac{1}{4}+\dfrac{1}{8}+\cdots$ 与 $1+\left(1-\dfrac{1}{2}\right)+\left(\dfrac{1}{2}-\dfrac{1}{4}\right)+\left(\dfrac{1}{4}-\dfrac{1}{8}\right)+\cdots$

4. 应用比较判别法、极限判别法与积分判别法,确定下列级数的敛散性.

(1) $\sum\limits_{n=1}^{\infty} \dfrac{1}{\sqrt{1+n^2}}$; (2) $\sum\limits_{n=1}^{\infty} \dfrac{1}{n+\sqrt{n}}$; (3) $\sum\limits_{n=2}^{\infty} \dfrac{1}{n\sqrt{\ln n}}$;

(4) $\sum\limits_{n=1}^{\infty} \dfrac{\ln n}{n^2}$; (5) $\sum\limits_{n=2}^{\infty} \dfrac{1}{n\sqrt{n^2-1}}$; (6) $\sum\limits_{n=2}^{\infty} \dfrac{1}{n(\ln n)^2}$;

(7) $\sum\limits_{n=3}^{\infty} \dfrac{3+\cos n}{n^2-4}$.

5. 确定出使级数 $\sum\limits_{n=2}^{\infty} 1/(n(\ln n)^p)$ 收敛的那些 p 值.

6. 证明:如果 $\sum\limits_{n=1}^{\infty} a_n$ 是非负收敛级数,则 $\sum\limits_{n=1}^{\infty} a_n^2$ 也是非负收敛级数.

7. 判别下列级数的收敛性或发散性.

(1) $\sum\limits_{n=1}^{\infty} n/(4n-3)(4n-1)$; (2) $\sum\limits_{n=1}^{\infty} \sqrt{2n-1}\ln(4n+1)/n(n+1)$; (3) $\sum\limits_{n=1}^{\infty} (n+1)/2^n$;

(4) $\sum\limits_{n=1}^{\infty} n^2/2^n$; (5) $\sum\limits_{n=1}^{\infty} |\sin x|/n^2$; (6) $\sum\limits_{n=1}^{\infty} n!/(n+2)!$;

(7) $\sum\limits_{n=1}^{\infty} (2+(-1)^n)/2^n$; (8) $\sum\limits_{n=2}^{\infty} \ln n/n\sqrt{n+1}$; (9) $\sum\limits_{n=3}^{\infty} 1/(n\ln n)(\ln\ln n)^s$;

(10) $\sum\limits_{n=1}^{\infty} (1+\sqrt{n})/((n+1)^3-1)$; (11) $\sum\limits_{n=1}^{\infty} (\ln n)^{-g}$; (12) $\sum\limits_{n=1}^{\infty} 1/\sqrt{n(n+1)}$;

(13) $\displaystyle\sum_{n=1}^{\infty} \left(n\cos^2\frac{n\pi}{3}\right)/2^n$;

(14) $\displaystyle\sum_{n=1}^{\infty} n\mathrm{e}^{-n2}$;

(15) $\displaystyle\sum_{n=1}^{\infty} \frac{|a_n|}{10^n}$, $|a_n|<10$;

(16) $\displaystyle\sum_{n=1}^{\infty}\int_0^{\frac{1}{n}} \frac{\sqrt{x}}{1+x^2}\mathrm{d}x$;

(17) $\displaystyle\sum_{n=1}^{\infty}\int_n^{n+1} \mathrm{e}^{-\sqrt{x}}\mathrm{d}x$.

8. 假设 f 是对所有 $x\geqslant 1$ 都有定义的一个非负递增函数. 应用积分判别法的证明所提供的方法去证明

$$\sum_{k=1}^{n-1} f(k)\leqslant \int_1^n f(x)\mathrm{d}x\leqslant \sum_{k=2}^n f(k).$$ 取 $f(x)=\ln x$. 导出不等式 $\mathrm{e}n^n\mathrm{e}^{-n}<n!<\mathrm{e}n^{n+1}\mathrm{e}^{-n}$. 而且证明当

$n\to\infty$ 时，$\dfrac{(n!)^{1/n}}{n}\to\dfrac{1}{\mathrm{e}}$，或当 $n\to\infty$ 时 $(n!)^{1/n}-\dfrac{n}{\mathrm{e}}\to 0$.

9. 确定下列级数的敛散性.

(1) $\displaystyle\sum_{n=1}^{\infty} \left(\frac{n}{2n+5}\right)^n$;

(2) $\displaystyle\sum_{n=1}^{\infty} \frac{(2n)!}{(n!)^2}$;

(3) $\displaystyle\sum_{n=1}^{\infty} \frac{\ln n}{\mathrm{e}^n}$;

(4) $\displaystyle\sum_{n=2}^{\infty} \frac{1}{(\ln n)^n}$;

(5) $\displaystyle\sum_{n=1}^{\infty} \frac{1\cdot3\cdot5\cdot\cdots(2n+1)}{2\cdot5\cdot8\cdot\cdots(3n+2)}$;

(6) $\displaystyle\sum_{n=1}^{\infty} \frac{(2n)!}{n!\,(2n)^n}$;

(7) $\displaystyle\sum_{n=2}^{\infty} \left(\frac{n!}{n^n}\right)^n$;

(8) $\displaystyle\sum_{n=1}^{\infty} \left(\sum_{k=1}^{\infty}\frac{1}{k}\right)^n$;

(9) $\displaystyle\sum_{n=1}^{\infty} \frac{\sin\frac{1}{n!}}{\cos\frac{1}{n!}}$;

(10) $\displaystyle\sum_{n=1}^{\infty} a_n$，在此 $a_n=\begin{cases}0 & n\text{ 为偶数,}\\ \left(\dfrac{n}{2n+1}\right)^n, & n\text{ 为奇数.}\end{cases}$

10. (1) 设 $a_{2n}=\dfrac{1}{n^2}$ 与 $a_{2n+1}=\dfrac{1}{(2n+1)^2}$. 证明 $\lim\limits_{n\to\infty}\dfrac{a_{n+1}}{a_n}$ 不存在，但是 $\displaystyle\sum_{n=1}^{\infty} a_n$ 收敛.

(2) 构造一个非负级数 $\displaystyle\sum_{n=1}^{\infty} a_n$，使得 $\lim\limits_{n\to\infty}\dfrac{a_{n+1}}{a_n}$ 不存在，但是 $\displaystyle\sum_{n=1}^{\infty} a_n$ 发散.

11. 判别下列级数的收敛性或发散性.

(1) $\displaystyle\sum_{n=1}^{\infty} \frac{(n!)^2}{(2n)!}$;

(2) $\displaystyle\sum_{n=1}^{\infty} \frac{(n!)^2}{2^{n^2}}$;

(3) $\displaystyle\sum_{n=1}^{\infty} \frac{2^n n!}{n^n}$;

(4) $\displaystyle\sum_{n=1}^{\infty} \frac{3^n n!}{n^n}$;

(5) $\displaystyle\sum_{n=1}^{\infty} \frac{n!}{3^n}$;

(6) $\displaystyle\sum_{n=1}^{\infty} \frac{n}{2^{2n}}$;

(7) $\displaystyle\sum_{n=1}^{\infty} 1/(\ln n)^{\frac{1}{n}}$;

(8) $\displaystyle\sum_{n=1}^{\infty} (n^{\frac{1}{n}}-1)^n$;

(9) $\displaystyle\sum_{n=1}^{\infty} \mathrm{e}^{-n^2}$;

(10) $\displaystyle\sum_{n=1}^{\infty} \left(\frac{1}{n}-\mathrm{e}^{-2n}\right)$;

(11) $\displaystyle\sum_{n=1}^{\infty} \frac{(1000)^n}{n!}$;

(12) $\displaystyle\sum_{n=1}^{\infty} \frac{n^{n+1/n}}{(n+1/n)^n}$;

(13) $\displaystyle\sum_{n=1}^{\infty} n^3(\sqrt{2}+(-1)^n)^n/3^n$;

(14) $\displaystyle\sum_{n=1}^{\infty} r^n|\sin nx|$, $r>0$.

12. 判别下列交错级数的敛散性.

(1) $\displaystyle\sum_{n=1}^{\infty} (-1)^n \frac{2n+1}{5n+1}$;

(2) $\displaystyle\sum_{n=1}^{\infty} (-1)^n \frac{n+2}{n^2+3n+5}$;

(3) $\displaystyle\sum_{n=1}^{\infty} (-1)^n \frac{(\ln n)^p}{n}$，在此 p 是任一正整数;

(4) $\displaystyle\sum_{n=1}^{\infty} (-1)^{n+1} \frac{n^2}{2n+1}$.

13. 用级数前四项的和作为级数和的一个近似值，求其误差的一个上界.

(1) $\displaystyle\sum_{n=1}^{\infty} (-1)^{n+1} \frac{1}{n!}$;

(2) $\displaystyle\sum_{n=1}^{\infty} (-1)^n \frac{1}{\sqrt{n+4}}$.

14. 求给出级数和的近似值，使误差小于 0.01.

(1) $\displaystyle\sum_{n=1}^{\infty} (-1)^{n+1} \frac{1}{1+n+6n^2}$;

(2) $\displaystyle\sum_{n=1}^{\infty} (-1)^n \frac{8}{10^n+1}$.

15. 判断哪些级数发散,哪些级数条件收敛,哪些级数绝对收敛.

(1) $\sum\limits_{n=1}^{\infty} (-1)^n \dfrac{n^n}{n!}$

(2) $\sum\limits_{n=2}^{\infty} (-1)^n \dfrac{1}{n(\ln n)}$;

(3) $\sum\limits_{n=1}^{\infty} \dfrac{\sin n}{n^2+1}$.

16. 使用级数的收敛性,验证给出的极限.

(1) $\lim\limits_{n\to\infty} \dfrac{(n+1)^2}{n!} = 0$;

(2) $\lim\limits_{n\to\infty} \dfrac{n!\, x^n}{n^n} = 0, \, |x| < e$;

(3) $\lim\limits_{n\to\infty} \dfrac{x^{2n}}{n!} = 0, \, \forall x$.

17. 证明级数 $\sum\limits_{n\to\infty}^{\infty} \dfrac{n!}{n^n} x^n$ 对于 $0 \leqslant x < e$ 收敛.

18. 假设 $\sum\limits_{n=1}^{\infty} a_n$ 收敛,而且它未必非负.给出一例子说明 $\sum\limits_{n=1}^{\infty} a_n^2$ 未必收敛.

19. 如果 $\sum\limits_{n=1}^{\infty} a_n$ 绝对收敛,则 $\sum\limits_{n=1}^{\infty} (a_n + a_{n+1})$ 必定绝对收敛吗?

20. 设 $a \neq 0$,又假定 $\lim\limits_{n\to\infty} a_n = a$ 且对所有的 n 有 $a_n \neq 0$,证明 $\sum\limits_{n=1}^{\infty} |a_{n+1} - a_n|$ 收敛,当且仅当 $\sum\limits_{n=1}^{\infty} \left| \dfrac{1}{a_{n+1}} - \dfrac{1}{a_n} \right|$ 收敛.

21. 判断下列级数的敛散性,在收敛的情况下,确定级数是绝对收敛还是条件收敛.

(1) $\sum\limits_{n=1}^{\infty} \dfrac{(-1)^{n+1}}{\sqrt{n}}$;

(2) $\sum\limits_{n=1}^{\infty} (-1)^n \dfrac{\sqrt{n}}{n+100}$;

(3) $\sum\limits_{n=1}^{\infty} \dfrac{(-1)^{n-1}}{n^s}$;

(4) $\sum\limits_{n=1}^{\infty} (-1)^n \left(\dfrac{1\cdot 3\cdot 5 \cdot \cdots \cdot (2n-1)}{2\cdot 4\cdot 6 \cdot \cdots \cdot (2n)} \right)^3$;

(5) $\sum\limits_{n=1}^{\infty} \dfrac{(-1)^{n(n-1)/2}}{2^n}$;

(6) $\sum\limits_{n=1}^{\infty} (-1)^n \left(\dfrac{2n+100}{3n+1} \right)^n$;

(7) $\sum\limits_{n=2}^{\infty} \dfrac{(-1)^n}{\sqrt{n} + (-1)^n}$;

(8) $\sum\limits_{n=1}^{\infty} \dfrac{(-1)^n}{\sqrt[n]{n}}$;

(9) $\sum\limits_{n=1}^{\infty} \dfrac{(-1)^n}{\ln(e^n + e^{-n})}$;

(10) $\sum\limits_{n=1}^{\infty} (-1)^n \dfrac{n^2}{1+n^2}$;

(11) $\sum\limits_{n=1}^{\infty} \dfrac{(-1)^n}{n(\ln(n+1))^2}$;

(12) $\sum\limits_{n=1}^{\infty} \dfrac{(-1)^n}{\ln\left(1+\dfrac{1}{n}\right)}$;

(13) $\sum\limits_{n=1}^{\infty} \dfrac{(-1)^n n^{37}}{(n+1)!}$;

(14) $\sum\limits_{n=1}^{\infty} (-1)^n \int_n^{n+1} \dfrac{e^{-x}}{x} dx$;

(15) $\sum\limits_{n=1}^{\infty} \sin(\ln n)$;

(16) $\sum\limits_{n=1}^{\infty} \ln\left(n\sin\dfrac{1}{n}\right)$;

(17) $\sum\limits_{n=1}^{\infty} (-1)^n \left(1 - n\sin\dfrac{1}{n}\right)$;

(18) $\sum\limits_{n=1}^{\infty} (-1)^n \left(1 - \cos\dfrac{1}{n}\right)$;

(19) $\sum\limits_{n=1}^{\infty} (-1)^n \arctan\dfrac{1}{2n+1}$;

(20) $\sum\limits_{n=1}^{\infty} \ln\left(1 + \dfrac{1}{|\sin n|}\right)$;

(21) $\sum\limits_{n=1}^{\infty} (-1)^n \left(\dfrac{\pi}{2} - \arctan(\ln n)\right)$;

(22) $\sum\limits_{n=1}^{\infty} 1/n\left(1 + \dfrac{1}{2} + \dfrac{1}{3} + \cdots + \dfrac{1}{n}\right)$;

(23) $\sum\limits_{n=2}^{\infty} \sin\left(n\pi + \dfrac{1}{\ln n}\right)$;

(24) $\sum\limits_{n=2}^{\infty} (-1)^n \left(e - \left(1 + \dfrac{1}{n}\right)^n\right)$;

(25) $\sum\limits_{n=2}^{\infty} \dfrac{(-1)^n}{(n+(-1)^n)^3}$;

(26) $\sum\limits_{n=1}^{\infty} (-1)^{\frac{n(n-1)}{2}} \dfrac{n^{100}}{2^n}$;

(27) $\sum\limits_{n=1}^{\infty} a_n$,其中 $a_n = \begin{cases} \dfrac{1}{n}, \text{如果 } n \text{ 是一个平方数,} \\ \dfrac{1}{n^2}, \text{其他;} \end{cases}$

(28) $\sum\limits_{n=1}^{\infty} a_n$,其中 $a_n = \begin{cases} \dfrac{1}{n^2}, \text{ 若 } n \text{ 是奇数,} \\ -\dfrac{1}{n}, \text{若 } n \text{ 是偶数;} \end{cases}$

(29) $\sum\limits_{n=1}^{\infty} \left(\sin\dfrac{1}{n}\right)^{3/2}$;

(30) $\sum\limits_{n=1}^{\infty} \left(1 - n\sin\dfrac{1}{n}\right)$;

(31) $\sum\limits_{n=1}^{\infty} \dfrac{\sin\dfrac{1}{n}}{n}$;

(32) $\sum\limits_{n=1}^{\infty} \dfrac{1}{n}\left(1 - n\sin\dfrac{1}{n}\right)$.

22. 假设 $\alpha、\beta > 0, \dfrac{1}{\alpha} + \dfrac{1}{\beta} = 1$，并且 $\sum |a_i|^{\alpha}$ 与 $\sum |b_i|^{\beta}$ 收敛. 证明 $\sum a_i b_i$ 绝对收敛及 $\sum |a_i b_i| \leqslant$

$\left(\sum |a_i|^{\alpha}\right)^{\frac{1}{\alpha}} \left(\sum |b_i|^{\beta}\right)^{\frac{1}{\beta}}$；当 $\alpha = \beta = 2$ 时，得 $\sum |a_i b_i| \leqslant \left(\sum |a_i|^2\right)^{\frac{1}{2}} \left(\sum |b_i|^2\right)^{\frac{1}{2}}$.

23. 求所给级数的收敛区间.

(1) $\displaystyle\sum_{n=0}^{\infty} 2^n x^n$； (2) $\displaystyle\sum_{n=0}^{\infty} \dfrac{(-1)^n}{n^2+1} x^{2n}$； (3) $\displaystyle\sum_{n=1}^{\infty} \dfrac{(-1)^n}{n^n} x^n$；

(4) $\displaystyle\sum_{n=0}^{\infty} \dfrac{n!}{(2n)!} x^n$； (5) $\displaystyle\sum_{n=2}^{\infty} \dfrac{\ln n}{n^2} x^n$； (6) $\displaystyle\sum_{n=1}^{\infty} x^n$.

24. 求所给级数的收敛半径.

(1) $\displaystyle\sum_{n=1}^{\infty} \dfrac{n^n}{n!} x^n$； (2) $\displaystyle\sum_{n=1}^{\infty} \dfrac{1^2 \cdot 3^2 \cdot 5^2 \cdot \cdots \cdot (2n-1)^2}{2^2 \cdot 4^2 \cdot 6^2 \cdot \cdots \cdot (2n)^2} x^{2n}$；

(3) $\displaystyle\sum_{n=1}^{\infty} \dfrac{1 \cdot 3 \cdot 5 \cdot \cdots \cdot (2n-1)}{2^n(1 \cdot 4 \cdot 7 \cdot \cdots \cdot (3n-2))} x^n$；(4) $\displaystyle\sum_{n=1}^{\infty} (n+1) x^n$；

(5) $\displaystyle\sum_{n=0}^{\infty} \dfrac{1}{n^2+1} x^{n+1}$.

25. 应用展式 $\dfrac{1}{1-x} = \displaystyle\sum_{n=0}^{\infty} x^n, |x| < 1$ 证明 $\displaystyle\sum_{n=1}^{\infty} n x^n = \dfrac{x}{(1-x)^2}$.

26. 证明 $\displaystyle\sum_{n=0}^{\infty} \dfrac{(-1)^n}{(2n)!} x^{2n}$ 与 $\displaystyle\sum_{n=0}^{\infty} \dfrac{(-1)^n}{(2n+1)!} x^{2n-1}$ 二者对于所有的 x 收敛.

27. 设 $f(x) = \displaystyle\sum_{n=0}^{\infty} \dfrac{(-1)^n}{(2n)!} x^{2n}$ 与 $g(x) = \displaystyle\sum_{n=0}^{\infty} \dfrac{(-1)^n}{(2n+1)!} x^{2n+1}$.

(1)证明 $f'(x) = -g(x)$ 与 $g'(x) = f(x)$.

(2)证明 $f''(x) = -f(x)$ 与 $g''(x) = -g(x)$.

(3)你知道什么函数满足性质(1)？什么函数满足性质(2)？

28. 对 $(e^x - 1 - x)/x^2$，求幂级数展开式，并且应用它去计算 $\displaystyle\lim_{x \to 0} \dfrac{e^x - 1 - x}{x^2}$ 的值.

29. 用一个幂级数表示 $\ln(1+x^2)$.这个幂级数的收敛半径是什么？

30. (1) 证明 $\ln \dfrac{1}{1-x} = \displaystyle\sum_{n=1}^{\infty} \dfrac{x^n}{n}$.   (2) 应用(1)证明 $\ln 2 = \displaystyle\sum_{n=1}^{\infty} \dfrac{1}{n 2^n}$.

(3) 应用事实 $\displaystyle\sum_{n=N}^{\infty} \dfrac{1}{n 2^n} \leqslant \sum_{n=N}^{\infty} \dfrac{1}{N 2^n}$ 估算 $\ln 2$，使误差小于 0.01.

31. (1)对于 $0 < |t| < 1$，证明 $\dfrac{\arctan t}{t} = \displaystyle\sum_{n=0}^{\infty} \dfrac{(-1)^n}{2n+1} t^{2n} = 1 - \dfrac{t^2}{3} + \dfrac{t^4}{5} - \dfrac{t^6}{7} + \cdots$

(2) 应用(1)部分，断定 $\displaystyle\lim_{t \to 0}(\arctan t/t) = 1$.

32. (1) 应用 e^x 的展开式，对 $x e^x$ 求一个幂级数展开式.

(2) 证明 $\displaystyle\sum_{n=0}^{\infty} \dfrac{1}{n! \cdot (n+2)} = 1$.

33. (1) 对 $\displaystyle\int_0^x \ln(1+t) dt$ 求一个幂级数展开式.

(2) 证明 $\displaystyle\sum_{n=0}^{\infty} \dfrac{1}{(n+1)(n+2)} = 2\ln 2 - 1$.

34. 证明对于每个 $R > 0$，存在一个幂级数 $\displaystyle\sum_{n=0}^{\infty} a_n x^n$，它的收敛半径是 R.

35. 设 $f(x) = \displaystyle\sum_{n=0}^{\infty} c_n x^n$ 有一个非零的收敛半径.

(1) 证明 如果 f 是一个偶函数，则对于所有的奇数 $n, c_n = 0$.

(2) 证明 如果 f 是一个奇函数,则对于所有的偶数 n,$c_n = 0$.

36. 假定 $f_n(x) = nx e^{-nx^2}$ $(n=1,2,\cdots)$,并且 x 是实数.证明 $\lim\limits_{n\to\infty}\int_0^1 f_n(x)\mathrm{d}x \neq \int_0^1 \lim\limits_{n\to\infty}f_n(x)\mathrm{d}x$.

这个习题说明了微分运算与极限运算不总是可以交换次序的.

37. 设 $f_n(x) = (\sin nx)/n$,而且对于每一个固定的实数 x 设

$f(x) = \lim\limits_{n\to\infty}f_n(x)$,证明 $\lim\limits_{n\to\infty}f'_n(0) \neq f'(0)$.

这个习题说明了微分运算与极限运算不总是可以交换的.

38. 证明级数 $\sum\limits_{n=1}^{\infty}\dfrac{\sin nx}{n^2}$ 对任何实数 x 收敛.

39. 求 f 围绕 a 的 Taylor 级数.在每种情况下,由证明对所有的 x:$\lim\limits_{n\to\infty}r_n(x)=0$,去证明你找到的 Taylor 级数收敛于 f.

(1) $f(x) = \cos x$,$a = \dfrac{\pi}{3}$;   (2) $f(x) = e^x$,$a = -2$.

40. 求 f 围绕给定的数 a 的 Taylor 级数.

(1) $f(x) = \dfrac{1}{x}$,$a = -1$;   (2) $f(x) = \dfrac{1}{x+2}$,$a = 0$;   (3) $f(x) = \sqrt{x}$,$a = 1$;

(4) $f(x) = \ln 3x$,$a = 1$;   (5) $f(x) = \ln\dfrac{1+x}{1-x}$,$a = 0$;   (6) $f(x) = \cos^2 x$,$a = 0$;

(7) $f(x) = \begin{cases} \dfrac{\sin x}{x}, & x \neq 0, \\ 1, & x = 0 \end{cases}$ $a = 0$.

41. (1) 证明:如果存在一个数 M,使得对于所有的 x,$|f^{(n)}(x)| \leqslant M$.则 f 围绕任何给定点 a 的 Taylor 级数对于所有的 x 都收敛于 $f(x)$.

(2) 令 $0 < \delta < 1$.假定对于 $(a-\delta, a+\delta)$ 中除 a 以外的每个 x,存在一个数 M_x,使得对于所有 x 与 a 中间的 t 及所有的 $n > 0$,有 $|f^{(n+1)}(x)| \leqslant \dfrac{M_x n!}{|x-a|^n}$.

证明对于所有在 $(a-\delta, a+\delta)$ 中的 x,f 围绕 a 的 Taylor 级数收敛于 $f(x)$.

42. (1) 假定 $\{a_n\}$ 是 Fibonacci 序列,定义是:$a_1 = a_2 = 1$,且对于 $n \geqslant 1$,$a_{n+2} = a_{n+1} + a_n$,证明 $\sum\limits_{n=1}^{\infty} a_n x^n$ 的收敛半径至少是 $\dfrac{1}{2}$.

(2) 证明 $\sum\limits_{n=1}^{\infty} a_n x^n = x/(1-x-x^2)$,对于 $|x| < \dfrac{1}{2}$.

43. 求 f 围绕 a 的 Taylor 级数.

(1) $f(x) = \sqrt{1-(x+1)^2}$,$a = -1$;   (2) $f(x) = \sqrt{2x-x^2}$,$a = 1$

44. 应用 $f(x) = \dfrac{1}{\sqrt{1-x^2}}$ 围绕 $a = 0$ 的展开式,对于 $|x| < 1$,证明

$$\arcsin x = x + \dfrac{1}{2 \cdot 3}x^3 + \dfrac{1 \cdot 3}{2 \cdot 4 \cdot 5}x^5 + \cdots = x + \sum\limits_{n=1}^{\infty} \dfrac{1 \cdot 3 \cdot 5 \cdot \cdots \cdot (2n-1)}{2 \cdot 4 \cdot 6 \cdot \cdots \cdot (2n)(2n+1)}x^{2n+1}.$$

45. 判定哪些级数收敛,哪些级数发散.

(1) $\sum\limits_{n=1}^{\infty} n^2 e^{-n/2}$;   (2) $\sum\limits_{n=2}^{\infty} \dfrac{6^n}{n^2(\ln n)^2}$;   (3) $\sum\limits_{n=1}^{\infty} \left(\dfrac{n^n}{n!}\right)^n$;   (4) $\sum\limits_{n=1}^{\infty} \dfrac{(2n)!}{2^n n!}$.

46. 应用 $\ln 2 = \sum\limits_{n=1}^{\infty} (-1)^{n+1}\dfrac{1}{n} = 1 - \dfrac{1}{2} + \dfrac{1}{3} - \dfrac{1}{4} + \cdots$ 与其邻近两项组合的事实,证明 $\ln 2 = \sum\limits_{n=0}^{\infty}$

$\dfrac{1}{(2n+1)(2n+2)} = \dfrac{1}{1 \cdot 2} + \dfrac{1}{3 \cdot 4} + \dfrac{1}{5 \cdot 6} + \cdots$

47. 证明 $\displaystyle\sum_{n=0}^{\infty} \frac{(-1)^n (2n+3)}{(n+1)(n+2)} = 1$.

48. 级数 $\displaystyle\sum_{n=1}^{\infty} (\sqrt{n^2+1} - \sqrt{n^2-1})/n$ 收敛吗?

49. 对于 $|x|<1$, 证明 $(1-x)\displaystyle\sum_{n=1}^{\infty} nx^n = \frac{x}{1-x}$.

50. 求每个级数的收敛区间.

(1) $\displaystyle\sum_{n=2}^{\infty} (-1)^n \frac{(\ln n)^2}{n^2} x^n$;　　　　(2) $\displaystyle\sum_{n=0}^{\infty} \frac{3^n}{5^{2n}} x^{3n}$.

51. 求下列每个级数的收敛半径.

(1) $\displaystyle\sum_{n=0}^{\infty} \frac{(n!)^2}{(2n)!} x^{2n}$;　　　　(2) $\displaystyle\sum_{n=1}^{\infty} \frac{n^{2n}}{(2n)!} x^n$.

52. 零阶 Bessel 函数 J_0 定义为 $J_0(x) = \displaystyle\sum_{n=0}^{\infty} (-1)^n \frac{1}{4^n (n!)^2} x^{2n}$.

(1) 证明对于所有的 x, 此级数收敛.

(2) 证明对于所有的 x, 有 $xJ_0''(x) + J_0'(x) + xJ_0(x) = 0$.

53. 估算 $\displaystyle\int_0^{\frac{1}{4}} \frac{\mathrm{d}x}{1+x^{\frac{3}{2}}}$ 的值, 使其值误差小于 0.001.

54. 对指出区间所给的每个函数, 求 Fourier 展开:

(1) $f(x) = 2x^2$, $|x| \leqslant \pi$;　　　　(2) $f(x) = \mathrm{e}^x + 1$, $|x| \leqslant \pi$;

(3) $f(x) = \begin{cases} \mathrm{e}^x, & -\pi \leqslant x < 0 \\ 1, & 0 \leqslant x \leqslant \pi; \end{cases}$　　　　(4) $f(x) = \begin{cases} -\dfrac{\pi}{2} & -\pi \leqslant x < -\dfrac{\pi}{2}, \\ x, & -\dfrac{\pi}{2} \leqslant x \leqslant \dfrac{\pi}{2}, \\ \dfrac{\pi}{2}, & \dfrac{\pi}{2} < x \leqslant \pi; \end{cases}$

(5) $f(x) = x^2 - x$, $|x| \leqslant 2$,　　　　(6) $f(x) = \begin{cases} x, & -1 \leqslant x < 0, \\ 1, & 0 \leqslant x \leqslant \dfrac{1}{2}, \\ -1, & \dfrac{1}{2} < x \leqslant 1. \end{cases}$

55. 对于函数 $f(x) = 2x^2$ 在 $0 \leqslant x \leqslant \pi$ 上求正弦展开.

56. 对于函数 $f(x) = \begin{cases} \cos\dfrac{\pi x}{l}, & 0 \leqslant x \leqslant \dfrac{l}{2}, \\ 0, & \dfrac{l}{2} < x \leqslant l \end{cases}$ 求 Fourier 展开.

57. 对函数 $f(x) = x$ 在 $1 \leqslant x \leqslant 3$ 上求 Fourier 展开.

第七章　多元函数微分学

在前几章中,我们讨论了一元(一个自变量)函数的极限、连续、微分学与积分学.一般来说,在理论上及实际应用中,无论什么问题都不只是由一个因素决定,而是由多个因素决定的,如矩形的面积 S 是由长 L 和高 H 决定的,即 $S=LH$.这样的例子还有很多.因此,讨论多元函数(multivariate function)具有很重要的意义.

本章与一元函数的情形类似,先讨论多元函数的概念、极限、连续,重点放在微分学.正因为多元函数微分学与一元函数微分学有许多相似之处,所以读者在学习过程中,应经常将二者的概念,定理,处理方法加以比较,这样一方面有助于复习和巩固,同时也帮助加深理解和掌握新的知识.但是一元函数微分学与二元函数微分学也存在着一些差异,这种差异主要是由二元函数自身的特殊性造成的,二元到多元就无本质差别了.因此我们重点讨论二元函数微分学.

7.1　多元函数的基本概念

为了有利于理解二元函数的空间形象,结合图形进行研究,故先介绍空间解析几何(spatial analytical geometry)的有关知识.

一、空间解析几何简介

1.空间直角坐标系

在空间任选一点 O,过 O 点作三条互相垂直的轴 Ox,Oy,Oz 和一个测度单位,并按右手法则规定三条坐标轴 Ox,Oy,Oz 的正方向(即将右手的拇指,食指分别指向 Ox,Oy 的正方向,则中指便确定 Oz 的正方向),如图 7-1 所示.这便构成了空间直角坐标系(three dimensional cartesian coordinate system).

每两条坐标轴决定一个坐标面,所以空间直角坐标系有三个坐标面,分别为 xOy、yOz 和 zOx 平面,这三个坐标面又将空间分成八个部分,每个部分称为一个卦限(见图 7-2),共八个卦限(octant).

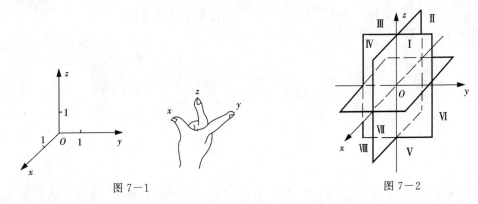

图 7-1　　　　　　　　　　图 7-2

取定空间直角坐标系后,可以建立空间点与有序数组之间的对应关系.

设 P 为空间任意一点,过 P 点作三个平面分别与 x,y,z 轴垂直,交点依次为 A、B、C(见图 7—3),这三点在 x,y,z 轴上的坐标依次为 x,y,z,于是空间一点 P,就有惟一的一组有序实数 (x,y,z) 与之对应.反之,任给一组有序实数 (x,y,z) 可依次在 x 轴,y 轴,z 轴上取坐标为 x,y,z 的点 A,B,C,过 A,B,C 分别作与坐标轴垂直的平面,则三个平面的交点 P 就是有序实数组 (x,y,z) 唯一对应的点,这样就建立了空间点 P 与一组有序实数 (x,y,z) 之间的一一对应关系,称 (x,y,z) 为点 P 的直角坐标,记作 $P(x,y,z)$,其中 x,y,z 分别称为点 P 的横坐标,纵坐标,竖坐标.

坐标面和坐标轴上点的坐标各有特征,如 x 轴上任一点的坐标为 $(x,0,0)$,xOy 平面上任意一点的坐标为 $(x,y,0)$,而坐标原点的坐标则为 $(0,0,0)$ 等.平行于坐标面和坐标轴的平面和直线也有其特征.如过 $B(3,2,-3)$ 且平行 xOy 平面的平面是 $z=-3$(见图 7—4);过点 $(4,3,1)$ 且垂直于 xOy 平面的直线方程是 $\begin{cases} x=4 \\ y=3 \end{cases}$(见图 7—5).

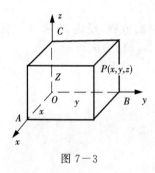

图 7—3

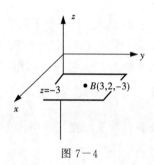

图 7—4

2.空间两点间的距离

为了研究空间图形与方程之间的关系,先讨论两点间的距离公式.

设 $P_1(x_1,y_1,z_1)$ 和 $P_2(x_2,y_2,z_2)$ 为空间任意两点,则其距离为

$$|P_1P_2|=\sqrt{(x_2-x_1)^2+(y_2-y_1)^2+(z_2-z_1)^2}. \qquad (7-1-1)$$

为证明此公式,可先过 P_1 及 P_2 各作三个平面分别平行于三个坐标面,这样便构成了一个以 P_1P_2 为对角线的长方体(见图 7—6).从图形和勾股定理容易看出

$$|P_1P_2|^2=|P_1A|^2+|AP_2|^2=|P_1B|^2+|BA|^2+|AP_2|^2$$
$$=(x_2-x_1)^2+(y_2-y_1)^2+(z_2-z_1)^2,$$

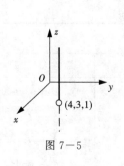

图 7—5

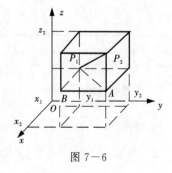

图 7—6

故 $$|P_1P_2|=\sqrt{(x_2-x_1)^2+(y_2-y_1)^2+(z_2-z_1)^2}.$$

例 7.1 求证以 $P_1(0,5,8)$,$P_2(2,7,3)$,$P_3(-2,3,13)$ 三点为顶点的三角形是等腰三角形.

解 因 $|P_1P_2| = \sqrt{(2-0)^2 + (7-5)^2 + (3-8)^2} = \sqrt{43}$,

$|P_1P_3| = \sqrt{(-2-0)^2 + (3-5)^2 + (13-8)^2} = \sqrt{43}$,

故 $|P_1P_2| = |P_1P_3|$,所以此三角形为等腰三角形.

3.空间曲面与曲线

建立空间直角坐标系和两点距离公式后,不仅使空间的点与有序数组建立一一对应关系,同时可将空间的曲面(包含平面)用含有 x,y,z 的一个方程 $F(x,y,z)=0$ 或 $z=f(x,y)$ 来表示(见图 $7-7$),即如果在曲面 S 上的点的坐标都满足方程

$$F(x,y,z) = 0, \qquad\qquad (7-1-2)$$

不在曲面上的点的坐标都不满足方程 $(7-1-2)$,则把方程 $(7-1-2)$ 叫曲面 (S) 的方程.

下面介绍几种常见的曲面方程,然后再给出几种简单空间曲线的表示法.

(1)平面方程:空间平面方程的一般形式为

$$Ax + By + Cz + D = 0, \qquad\qquad (7-1-3)$$

由 $(7-1-3)$ 式可知,一个平面方程是关于 x、y、z 的一次方程;反之,任一个三元一次方程都表示一平面,其中 A、B、C 不同时为零.表 $7-1$ 给出了一些特殊的空间平面.

空间平面方程也可写成截距式形式

$$\frac{x}{a} + \frac{y}{b} + \frac{z}{c} = 1, \qquad\qquad (7-1-4)$$

a,b,c 分别表示平面在三个轴上的截距,其图形如图 $7-8$ 所示.

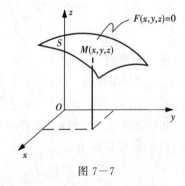

图 $7-7$

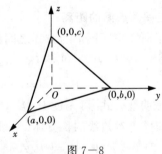

图 $7-8$

(2)三元二次方程则表示一曲面,我们称它为二次曲面(quadratic surface).

表 $7-1$ 　　　　　一些特殊的空间平面

	$Ax+By+Cz+D=0$	
	$D \neq 0$	$D = 0$
$A = 0$	$By+Cz+D=0$ 平行 x 轴	$By+Cz=0$ 通过 x 轴
$B = 0$	$Ax+Cz+D=0$ 平行 y 轴	$Ax+Cz=0$ 通过 y 轴
$C = 0$	$Ax+By+D=0$ 平行 z 轴	$Ax+By=0$ 通过 z 轴
$A = B = 0$	$Cz+D=0$ 平行 xOy 平面	$Cz=0$ 就是 xOy 平面
$B = C = 0$	$Ax+D=0$ 平行 yOz 平面	$Ax=0$ 就是 yOz 平面
$C = A = 0$	$By+D=0$ 平行 zOx 平面	$By=0$ 就是 zOx 平面

如何通过方程 $F(x,y,z)=0$ 来确定它的图形呢？这不能像平面解析几何那样用描点来作图，一般是通过"平行截口"来看其形状. 例如, 对于三元二次方程 $\dfrac{x^2}{a^2}+\dfrac{y^2}{b^2}=z$ 来说, 用平行于 xOy 平面的平面（即 $z=h$）去截曲面, 当 $h>0$ 时, 得 $\dfrac{x^2}{a^2}+\dfrac{y^2}{b^2}=h$ 是椭圆, 当 $h=0$ 时得 $\dfrac{x^2}{a^2}+\dfrac{y^2}{b^2}=0$ 是点, 当 $h<0$ 时, 没有截口. 如果用平行于 yOz 平面的平面（即 $x=h$）去截曲面, 不论 h 如何, 得抛物线 $z=\dfrac{y^2}{b^2}-\dfrac{h^2}{a^2}$ 开口向上, 用平行于 xOz 平面的平面（即 $y=h$）去截曲面, 产生的结果也是抛物线, 这种由"俯视"、"主视"、"侧视"合并想象出 $\dfrac{x^2}{a^2}+\dfrac{y^2}{b^2}=z$ 的图像为列于表 $7-2$ 中的椭圆抛物面.

表 7－2　　　　　　　　　　一些二次曲面的方程与图形

名　称	方　　程	图　形
球　面	$(x-a)^2+(y-b)^2+(z-c)^2=R^2$ 球心在 $O'(a,b,c)$, 半径为 R	
椭球面	$\dfrac{x^2}{a^2}+\dfrac{y^2}{b^2}+\dfrac{z^2}{c^2}=1$ a,b,c 为椭球面的半轴	
椭圆抛物面	$\dfrac{x^2}{a^2}+\dfrac{y^2}{b^2}=z$ $(a>0,b>0)$	
椭圆柱面	$\dfrac{x^2}{a^2}+\dfrac{y^2}{b^2}=1$ 当 $a=b$ 时为圆柱面	
双曲柱面	$\dfrac{x^2}{a^2}-\dfrac{y^2}{b^2}=1$	

续表

名　称	方　　程	图　形
抛物柱面	$x^2 - 2py = 0 (p > 0)$	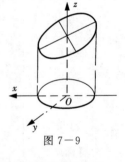
锥　面	$\dfrac{x^2}{a^2} + \dfrac{y^2}{b^2} - \dfrac{z^2}{c^2} = 0$ 当 $a = b$ 时为圆锥面	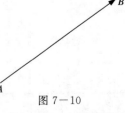

（3）空间曲线方程：两个平面一般相交于一条直线.同样,两个曲面一般相交于一条曲线.所以把两个曲面方程联立起来组成的方程组就是它们交线的方程,即

$$\begin{cases} F_1(x, y, z) = 0, \\ F_2(x, y, z) = 0, \end{cases} \tag{7-1-5}$$

这个方程组叫做空间曲线的一般方程(equation of space curve).

例 7.2 方程组

$$\begin{cases} x^2 + y^2 = 1, \\ 2x + 3y + 2z = 6 \end{cases}$$

确定的空间曲线是椭圆,它是由母线平行 z 轴,准线是 xOy 平面的圆 $x^2 + y^2 = 1$ 所成的圆柱面与平面 $\dfrac{x}{3} + \dfrac{y}{2} + \dfrac{z}{3} = 1$ 相交成的曲线.(见图 7-9)

例 7.3 方程组 $\begin{cases} x^2 + y^2 + z^2 = R^2, \\ z = 0 \end{cases}$ 与 $\begin{cases} x^2 + y^2 + z^2 = R^2, \\ x^2 + y^2 = R^2 \end{cases}$

的交线都是 xOy 平面上的圆周 $x^2 + y^2 = R^2$.由此可看出表示空间曲线的方程组不是惟一的.

图 7-9

二、向量的概念及向量的线性运算

1.向量的定义

在现实世界中有两种量,一种是只要用一个数字就可以表示,例如像温度、长度、质量、时间、密度等,这种量叫做数量.另一种量只有一个数字不能明确表示,例如速度、力、位移等,这种量既有大小又有方向,也即要用两个要素来表示它.像这种既有大小又有方向的叫做向量,也叫矢量.

向量常用 $\boldsymbol{a}$、$\boldsymbol{b}$、$\boldsymbol{c}$ 或 $\overrightarrow{AB}$ 来表示.$\overrightarrow{AB}$ 中的 A 为向量的起点,B 为向量的终点.在形象上往往用一条有向线段来表示如图 7-10 所示.

"$\overrightarrow{AB}$"读成"向量$\overrightarrow{AB}$","$\boldsymbol{a}$"读成"向量 $\boldsymbol{a}$".

2.与向量有关的几个概念

（1）向量的模：向量的大小叫做向量的模,用 $|\overrightarrow{AB}|$ 或 $|\boldsymbol{a}|$ 来表示,读成"向量 AB 的模".向量的模又叫做向量的长度,也就是空间中 A 点到 B 点的距离.向量的模是非负的数.即 $|\overrightarrow{AB}| \geqslant 0$.

图 7-10

(2) 零向量、单位向量、负向量:长度为零的向量叫做零向量,记成 **0**,零向量的模为零、方向不确定,即任何一个方向都是 **0** 的方向.

模为 1 的向量叫做单位向量,也即若 $|a|=1$,则 **a** 为单位向量.

若两个向量的模相等,方向相反,那么这两个向量互为相反向量(也叫负向量),向量 **a** 的负向量记成 $-a$.

(3) 向量相等、自由向量:若两个向量方向一致、模相等,则这两个向量叫做相等的向量.记成 $a=b$.

有了向量相等的概念,我们就可以将一个向量 **a** 经过平行移动后,得到与它相等的向量.因为空间中一个向量可以在空间自由地平行移动,从而使得其起点可以在空间中任何一点,这样的向量叫做自由向量.

3.向量的线性运算

(1) 向量的加法

定义 1 设向量 **a** 与向量 **b** 有共同的起点为 O,以 **a**,**b** 为邻边的平行四边形的对角线的向量 $\overrightarrow{OC}$ 叫做向量 **a** 与 **b** 的和,记成 $a+b$.即 $\overrightarrow{OC}=a+b$.如图 7-11 所示.

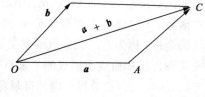

图 7-11

上述定义叫做向量加法的平行四边形法则.

基本性质:$a+b=b+a$　　　　　(交换律)

$$(a+b)+c=a+(b+c)\quad(结合律)$$

(2) 向量的减法

定义 2 向量 **a** 与 **b** 的差等于向量 **a** 与 $(-b)$ 的和,即 $a-b=a+(-b)$

(3) 数乘向量

定义 3 实数 λ 与向量 **a** 的乘积 λa 是一个向量,其模 $|\lambda a|=|\lambda||a|$,其方向如下:当 $\lambda>0$ 时,λa 与 **a** 方向一致;当 $\lambda<0$ 时,λa 与 **a** 的方向相反;当 $\lambda=0$ 时 $\lambda a=0$.

定理 1 非零向量 **a** 与 **b** 共线(平行)的充要条件是存在唯一实数 λ,使得 $a=\lambda b$ 或 $b=\lambda a$.

证明 充分性是显然的,下面只证必要性.

设 $b/\!/a$ 取 $|\lambda|=\dfrac{|b|}{|a|}$,当 **b** 与 **a** 同向时 λ 取正值,当 **b** 与 **a** 反向时 λ 取负值,即 $b=\lambda a$.这是因为此时 **b** 与 λa 同向,且

$$|\lambda a|=|\lambda||a|=\frac{|b|}{|a|}|a|=|b|.$$

再证数 λ 的唯一性,设 $b=\lambda a$,又设 $b=\mu a$,两式相减,便得 $(\lambda-\mu)a=0$,即 $|\lambda-\mu||a|=0$,因为 $|a|\neq0$,故 $|\lambda-\mu|=0$,即 $\lambda=\mu$,证毕.

基本性质:

$$\lambda(\mu a)=(\lambda\mu)a=\lambda\mu a.\qquad\qquad(结合律)$$

$$\lambda(a+b)=\lambda a+\lambda b,(\lambda+\mu)a=\lambda a+\mu a.\quad(分配律)$$

其中 λ,μ 均为实数,**a**,**b** 为向量.

向量的加法、减法和数乘向量统称为向量的线性运算.

三、多元函数的概念

在许多自然现象与科学实验中,经常遇到多个变量间的依赖关系.例如,圆柱体的体积 V 与它的底半径 R,高 H 之间的关系为 $V=\pi R^2 H$.又如,在电路中,电阻 R_1,R_2 并联后的总电阻 $R=\dfrac{R_1 R_2}{R_1+R_2}$ 由 R_1 与 R_2 决定.归纳这些共同特征,抽象成如下的多元函数概念.

定义 4 设 D 是平面点集,R 是实数集,f 是一个确定的对应关系,如果对于 D 中每一个点 (x,y),通过 f 都有实数集 R 内的惟一确定的元素 z 与之对应,则称 f 是定义在 D 上的一个二元函数(function of two variables).记为:$f:D \rightarrow R$.而 z 叫做 f 在点 (x,y) 的函数值,记 $z=f(x,y),(x,y) \in D$,习惯上也称 $f(x,y)$ 为二元函数.

类似地,可以定义三元函数 $u=f(x,y,z)$,以及 n 元函数 $y=f(x_1,x_2,\cdots,x_n)$.二元及二元以上的函数统称为多元函数(multivariate function).

在函数 $z=f(x,y)$ 中自变量 x 和 y 的允许取值范围(即使得对应规律有意义的那些点 (x,y) 的全体)称为此二元函数的定义域.今后本书研究的二元函数的定义域通常都是可以用一条或几条直线和曲线所围成的平面区域(domain).并把围成区域的直线和曲线叫做该区域的边界(frontier).包括边界在内的区域称为闭区域,如果区域延伸到无限远,就称这个区域为无界区域,如第一象限就是无界区域;如果以原点为圆心,半径适当大的圆可以把这个区域包括在内,则称该区域为有界区域.区域通常用字母 D 表示.

所谓一点的邻域,是指以该点为圆心,长度 δ 为半径的圆形区域(不包括圆周),记为 $U(x_0,\delta)$.

例 7.4 求函数 $z=\sqrt{4-x^2-y^2}$ 的定义域.

解 要使函数 $z=\sqrt{4-x^2-y^2}$ 有意义,必须使 $4-x^2-y^2 \geqslant 0$,即定义域为 $x^2+y^2 \leqslant 2^2$ 它是以原点为圆心,2 为半径的圆(闭区域),如图 7−12 所示.

例 7.5 求函数 $z=\arcsin \dfrac{x}{3}+\sqrt{xy}$ 的定义域.

解 要使函数有意义,首先在第一项中要求 $\left|\dfrac{x}{3}\right| \leqslant 1$,即 $-3 \leqslant x \leqslant 3$;其次第二项中要求 $xy \geqslant 0$,即 x 与 y 同号,因此,定义域为:

$$\begin{cases} 0 \leqslant x \leqslant 3, \\ y \geqslant 0 \end{cases} \quad \text{或} \quad \begin{cases} -3 \leqslant x \leqslant 0, \\ y \leqslant 0. \end{cases}$$

如图 7−13 所示.

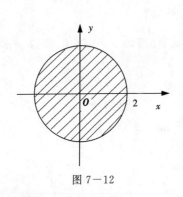

图 7−12

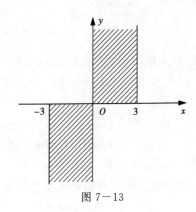

图 7−13

下面再论述二元函数 $z=f(x,y)$ 的几何意义.一元函数 $y=f(x)$ 通常表示 xOy 平面上一条曲线.而二元函数 $z=f(x,y)$,$(x,y)\in D$,它的定义域 D 是 xOy 平面上的一个区域.对于 D 中任意一点 $P(x,y)$,必有惟一的数 z 与其对应.因此三元有序数组 $(x,y,z)=(x,y,f(x,y))$ 就确定了空间的一个点 $M(x,y,f(x,y))$,当点 $P(x,y)$ 取遍 D 中所有点,$M(x,y,f(x,y))$ 就在空间构成一个曲面,所以二元函数 $z=f(x,y)$ 在空间内表示一个曲面(见图7—14).例如

$$z=\sqrt{R^2-x^2-y^2}$$

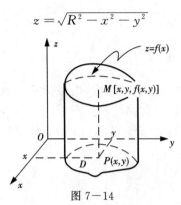

图7—14

表示的是以原点为圆心,R 为半径的上半球面,它的定义域 D 为 $x^2+y^2\leqslant R^2$.

7.2　二元函数的极限与连续

一、二元函数的极限

与一元函数的极限类似来讨论二元函数 $z=f(x,y)$ 的极限,也就是要讨论函数 $f(x,y)$ 当自变量 x,y 分别趋向于 x_0,y_0 时,函数值 z 的变化趋向.但是平面上动点 $P(x,y)$ 趋向于定点 $P_0(x_0,y_0)$ 的路径可以是多种多样的,不像在数轴上那样简单得只有左右两侧.如果将 $P(x,y)$ 与 $P_0(x_0,y_0)$ 之间的距离记作 ρ,则

$$\rho=|PP_0|=\sqrt{(x-x_0)^2+(y-y_0)^2}.$$

不论动点 $P(x,y)$ 趋近于定点 $P_0(x_0,y_0)$ 的路径怎样复杂,都可用"$\rho\to 0$"表示动点趋近于定点的极限过程,即 $P(x,y)\to P(x_0,y_0)$,这样就可以在一元函数极限概念的基础上给出二元函数的极限定义.

定义5　设二元函数 $z=f(x,y)$ 在点 $P_0(x_0,y_0)$ 的附近有定义(在该点也可以无定义),如果点 $P(x,y)$ 以任何路径无限趋近 $P_0(x_0,y_0)$ 时,即"$\rho\to 0$"时,函数 $f(x,y)$ 与某个常数 A 无限靠近,并要多靠近就有多靠近,则称 A 为函数 $z=f(x,y)$ 当 $P(x,y)$ 趋于 $P_0(x_0,y_0)$ 时的极限,记作

$$\lim_{P\to P_0}f(x,y)=A, \quad 或 \quad \lim_{\substack{x\to x_0\\y\to y_0}}f(x,y)=A \quad 或 \quad \lim_{\rho\to 0}f(x,y)=A.$$

若用 $\varepsilon-\delta$ 语言,则定义5可描述为

定义5′　设二元函数 $f(x,y)$ 在点 $P_0(x_0,y_0)$ 附近有定义(不考虑 P_0 点本身).如果对任意给定的 $\varepsilon>0$,总存在 $\delta>0$,当点 $P(x,y)$ 与定点 $P_0(x_0,y_0)$ 的距离 ρ 满足 $0<\rho<\delta$ 时,恒有 $|f(x,y)-A|<\varepsilon$,则称常数 A 为二元函数 $f(x,y)$ 在 P_0 点的极限 ,记为

$$\lim_{\substack{x\to x_0\\y\to y_0}}f(x,y)=A, \quad 或 \quad f(x,y)\to A \quad 当(P\to P_0)时.$$

注 由于二元函数极限和一元函数极限有很多相似之处,我们可以证明有关一元函数的极限运算法则,在二元函数中也同样成立.

例 7.6 求 $\lim\limits_{\substack{x\to 1\\y\to 2}}(3x^2+xy+5y^2)$.

解 原式 $=3\lim\limits_{\substack{x\to 1\\y\to 2}}x^2+\lim\limits_{\substack{x\to 1\\y\to 2}}xy+5\lim\limits_{\substack{x\to 1\\y\to 2}}y^2=3\cdot 1^2+1\cdot 2+5\cdot 2^2=25$.

例 7.7 求 $\lim\limits_{\substack{x\to 0\\y\to 0}}\dfrac{2-\sqrt{xy+4}}{xy}$

解 $\lim\limits_{\substack{x\to 0\\y\to 0}}\dfrac{2-\sqrt{xy+4}}{xy}=\lim\limits_{\substack{x\to 0\\y\to 0}}\dfrac{4-(xy+4)}{xy(2+\sqrt{xy+4})}=\lim\limits_{\substack{x\to 0\\y\to 0}}\dfrac{-1}{2+\sqrt{xy+4}}=-\dfrac{1}{4}$.

注意 一元函数极限存在的充要条件是左、右极限存在且相等.类似地,二元函数极限的存在是指 $P(x,y)$ 点以任何方式,任何路径趋近于 $P_0(x_0,y_0)$ 时,极限都要存在且相等,所以如果 $P(x,y)$ 以特殊的两条曲线趋于 $P_0(x_0,y_0)$ 时,函数趋于不同的值,此时函数极限就不存在.

例 7.8 讨论 $\lim\limits_{\substack{x\to 0\\y\to 0}}\dfrac{xy}{x^2+y^2}$.

解 取 $P(x,y)$ 沿着直线 $y=kx$ 趋于 $P_0(0,0)$,于是

$$\lim\limits_{\substack{x\to 0\\y\to 0}}\dfrac{xy}{x^2+y^2}=\lim\limits_{\substack{x\to 0\\y=kx}}\dfrac{xkx}{x^2+k^2x^2}=\lim\limits_{\substack{x\to 0\\y=kx}}\dfrac{k}{1+k^2}=\dfrac{k}{1+k^2},$$

由此可见,当 $P(x,y)$ 沿着不同的直线,如 $y=x(k=1)$ 和 $y=2x(k=2)$ 趋于 $P_0(0,0)$ 时,就得到不同的极限值 $\dfrac{1}{2}$ 和 $\dfrac{2}{5}$,所以此二元函数的极限不存在.

二、二元函数的连续性

仿一元函数可建立二元函数的连续性.

定义 6 设函数 $z=f(x,y)$ 在点 $P_0(x_0,y_0)$ 及其附近有定义,并且

$$\lim\limits_{\substack{x\to x_0\\y\to y0}}f(x,y)=f(x_0,y_0),$$

则称函数 $f(x,y)$ 在 $P_0(x_0,y_0)$ 点连续.

如果函数 $f(x,y)$ 在区域 D 内的每一点都是连续的,就说 $f(x,y)$ 是区域 D 上的连续函数.这在几何上表示为一个连续不断的曲面.

与一元连续函数运算法则类似,可以证明有限个二元连续函数的和、差、积、商(分母不为零)仍为连续函数.连续函数的复合函数也是连续函数,从而,一般常见的二元函数,是变量 x,y 的基本初等函数经有限次四则运算和复合而成的函数,如 $\sin(x+y)$,$\dfrac{x^2+y+xy}{1+x^2}$,$e^x\sin(x+y)$ 等,这些函数在它们的定义区域中都是连续的.

二元函数 $f(x,y)$ 的间断点,可以是一些孤立的点,也可以形成一条或几条曲线.

例 7.9 $f(x,y)=\begin{cases}\dfrac{xy}{x^2+y^2}, & \text{当 } x,y \text{ 不同时为零;}\\ 0, & \text{当 } x=y=0\end{cases}$ 在点 $(0,0)$ 是此函数的间断点.

(因 $\lim\limits_{\substack{x\to 0\\y\to 0}}f(x,y)$ 不存在).

例 7. 10 求函数 $z = \tan(x^2 + y^2)$ 的不连续点.

解 由于二元函数 $u = x^2 + y^2$ 在任何点 (x, y) 连续,于是复合函数 $z = \tan u$ 在 $u \neq k\pi + \dfrac{\pi}{2}$ 时,也即当 $x^2 + y^2 \neq k\pi + \dfrac{\pi}{2}$ ($k = 0, 1, 2, \cdots$) 时为连续的,或二元函数 $z = \tan(x^2 + y^2)$ 的间断点为 $x^2 + y^2 = k\pi + \dfrac{\pi}{2}$,这些不连续点的图形是一簇同心圆,圆心在原点,半径分别为

$$\sqrt{\frac{\pi}{2}}, \quad \sqrt{\pi + \frac{\pi}{2}}, \quad \sqrt{2\pi + \frac{\pi}{2}}, \cdots$$

7.3 偏导数与全微分

在一元函数中,我们从研究函数的变化率引入了导数的概念.对于多元函数同样需要讨论它对某个自变量的变化率,这时只有一个自变量在变化,其余的自变量都固定着.例如在热力学中,体积 V 与压强 p 和温度 T 的函数关系为 $V = k\dfrac{T}{p}$,它是一个二元函数,我们可以在等温过程(限制温度不变)中,考虑压强 p 变化时,体积 V 膨胀或压缩的快慢程度问题,或在等压过程中考虑体积随温度的变化率.在数学上讲,就是偏导数问题.

一、偏导数的定义及计算

1.偏增量

设函数 $z = f(x, y)$,在点 $P_0(x_0, y_0)$ 及其附近有定义,如果给 x_0 以增量 Δx,而 y_0 保持不变,于是函数 z 相应地有增量

$$f(x_0 + \Delta x, y_0) - f(x_0, y_0).$$

它被称为函数 $z = f(x, y)$ 在点 $P_0(x_0, y_0)$ 处对 x 的偏增量(partial increment),记作

$$\Delta z_x = f(x_0 + \Delta x, y_0) - f(x_0, y_0),$$

同理称 $\Delta z_y = f(x_0, y_0 + \Delta y) - f(x_0, y_0)$ 为函数 $z = f(x, y)$ 在点 $P_0(x_0, y_0)$ 处对 y 的偏增量.

2.偏导数的定义

定义 7 设函数 $z = f(x, y)$ 在点 (x_0, y_0) 的某一邻域内有定义,将 y 固定在 y_0,而 x_0 有增量 Δx 时,便有偏增量 $\Delta z_x = f(x_0 + \Delta x, y_0) - f(x_0, y_0)$. 若极限 $\lim\limits_{\Delta x \to 0} \dfrac{1}{\Delta x}[f(x_0 + \Delta x, y_0) - f(x_0, y_0)]$ 存在,则称函数 $z = f(x, y)$ 在点 (x_0, y_0) 处对于 x 可偏导或偏导数存在,此极限值称为函数 $z = f(x, y)$ 在点 (x_0, y_0) 处对 x 的偏导数(partial derivative),记作

$$\left.\frac{\partial z}{\partial x}\right|_{(x_0, y_0)}, \quad \left.\frac{\partial f}{\partial x}\right|_{(x_0, y_0)}, \quad z_x{}'(x_0, y_0), \quad f_x{}'(x_0, y_0).$$

类似地,函数 $z = f(x, y)$ 在点 (x_0, y_0) 处对 y 的偏导数定义为下面的极限

$$\lim_{\Delta y \to 0} \frac{f(x_0, y_0 + \Delta y) - f(x_0, y_0)}{\Delta y} = f_y{}'(x_0, y_0),$$

记作

$$\left.\frac{\partial z}{\partial y}\right|_{(x_0, y_0)}, \quad \left.\frac{\partial f}{\partial y}\right|_{(x_0, y_0)}, \quad z_y{}'(x_0, y_0), \quad f_y{}'(x_0, y_0).$$

同理,三元函数 $u = f(x,y,z)$ 在点 (x_0,y_0,z_0) 处对 x 的偏导数定义为

$$\frac{\partial u}{\partial x}\bigg|_{(x_0,y_0,z_0)} = \lim_{\Delta x \to 0} \frac{f(x_0+\Delta x,y_0,z_0)-f(x_0,y_0,z_0)}{\Delta x}.$$

如果函数 $z=f(x,y)$ 在区域 D 内每一点 (x,y) 处对 x 的偏导数都存在,那么 $f_x{}'(x、y)$ 就是 $x、y$ 的函数,称为 $z=f(x,y)$ 对 x 的偏导函数,记作 $\frac{\partial z}{\partial x}$、$\frac{\partial f}{\partial x}$、$z_x{}'(x,y)$ 或 $f_x{}'(x,y)$. 类似地有函数 $z=f(x,y)$ 对 y 的偏导函数,记为 $\frac{\partial z}{\partial y}$、$\frac{\partial f}{\partial y}$、$z_y{}'(x,y)$ 或 $f_y{}'(x,y)$.

由偏导函数的概念可知,在点 (x_0,y_0) 处对 x 的偏导数 $f_x{}'(x_0,y_0)$ 显然就是偏导函数 $f_x{}'(x,y)$ 在点 (x_0,y_0) 处的函数值, $f_y{}'(x_0,y_0)$ 亦是 $f_y{}'(x,y)$ 在点 (x_0,y_0) 处的函数值.以后我们在不致混淆的情况下把偏导函数简称为偏导数.

3.偏导数的几何意义

对二元函数 $z=f(x,y)$,如果将 y 固定为 y_0,那么平面 $y=y_0$ 与曲面 $z=f(x,y)$ 的交线 $C_1(x)$ 是一条平面曲线,方程是

$$\begin{cases} z=f(x,y), \\ y=y_0. \end{cases}$$

函数 $z=f(x,y)$ 在点 (x_0,y_0) 处的偏导数 $f_x{}'(x_0,y_0)$ 就是一元函数 $z=f(x,y_0)$ 在 x_0 处的导数,因此由一元函数导数的几何意义可知,函数 $z=f(x,y)$ 在 (x_0,y_0) 处的偏导数 $f_x{}'(x_0,y_0)$ 就表示曲线 $C_1(x)$ 在点 $M(x_0,y_0,f(x_0,y_0))$ 处的切线关于 x 轴的斜率(见图 7-15)即

$$\tan\alpha = f'_x(x_0,y_0).$$

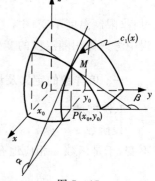

图 7-15

$f'_y(x_0,y_0)$ 也有类似的几何意义: $\tan\beta = f'_y(x_0,y_0)$.

如何求多元函数的偏导数?

从上面可知,一般不需要直接根据偏导数的定义来求,而是让多元函数中的一个自变量变动,其他的自变量都看成常量,这样求多元函数的偏导数就成为求一元函数的导数.

例 7.11 设 $f(x,y)=x^2+y^3-6xy$,求 $\frac{\partial f}{\partial x}$,$\frac{\partial f}{\partial y}$,并求 $f_x{}'(1,0)$,$f_y{}'(0,2)$.

解 求 $\frac{\partial f}{\partial x}$ 时,把 $f(x,y)=x^2+y^3-6xy$ 中的 y 看成常量,故

$$\frac{\partial f}{\partial x}=2x-6y, \quad 从而\ f_x{}'(1,0)=2\times1-6\times0=2;$$

求 $\frac{\partial f}{\partial y}$ 时,把 $f(x,y)=x^2+y^3-6xy$ 中的 x 看成常量,故

$$\frac{\partial f}{\partial y}=3y^2-6x,从而\ f_y{}'(0,2)=3\times4-6\times0=12.$$

例 7.12 求 $z=x^2\cos(xy)+x^y$ 的偏导数.

解 $\frac{\partial z}{\partial x}=2x\cos(xy)-x^2y\sin(xy)+yx^{y-1}$, $\quad \frac{\partial z}{\partial y}=-x^3\sin(xy)+x^y\ln x$.

例 7.13 设 $f(x,y)=\begin{cases} \dfrac{2xy}{x^2+y^2}, & 当\ x^2+y^2\neq0; \\ 0, & 当\ x=y=0, \end{cases}$ 求 $f_x{}'(0,0)$

解 求分段函数在分段点的导数时,必须用定义,这一点请读者注意:

$$f_x{}'(0,0) = \lim_{\Delta x \to 0} \frac{f(0 + \Delta x, 0) - f(0,0)}{\Delta x} = \lim_{\Delta x \to 0} \frac{\frac{2\Delta x \cdot 0}{(\Delta x)^2 + 0} - 0}{\Delta x} = 0.$$

二、高阶偏导数

一般说来,二元函数 $z = f(x,y)$ 的偏导数

$$\frac{\partial f(x,y)}{\partial x} = f_x{}'(x,y), \qquad \frac{\partial f(x,y)}{\partial y} = f_y{}'(x,y)$$

还是 x,y 的二元函数.如果这两个函数对自变量 x 和 y 的偏导数也存在,则称这些偏导数为函数 $f(x,y)$ 的二阶偏导数,有下列四个二阶偏导数:

$$\frac{\partial}{\partial x}\left(\frac{\partial z}{\partial x}\right) = \frac{\partial^2 z}{\partial x^2} = f''_{xx}(x,y); \qquad \frac{\partial}{\partial y}\left(\frac{\partial z}{\partial x}\right) = \frac{\partial^2 z}{\partial x \partial y} = f''_{xy}(x,y);$$

$$\frac{\partial}{\partial x}\left(\frac{\partial z}{\partial y}\right) = \frac{\partial^2 z}{\partial y \partial x} = f''_{yx}(x,y); \qquad \frac{\partial}{\partial y}\left(\frac{\partial z}{\partial y}\right) = \frac{\partial^2 z}{\partial y^2} = f''_{yy}(x,y).$$

其中 $f_{xy}{}''(x,y)$ 和 $f_{yx}{}''(x,y)$ 都称为混合偏导数.

仿此可以定义更高阶的偏导数,例如

$$\frac{\partial}{\partial x}\left(\frac{\partial^2 z}{\partial x^2}\right) = \frac{\partial^3 z}{\partial x^3}; \qquad \frac{\partial}{\partial y}\left(\frac{\partial^2 z}{\partial x^2}\right) = \frac{\partial^3 z}{\partial x^2 \partial y}; \qquad \frac{\partial}{\partial x}\left(\frac{\partial^2 z}{\partial x \partial y}\right) = \frac{\partial^3 z}{\partial x \partial y \partial x} \text{等}.$$

例 7.14 求 $z = x^3 y^2 - 3xy^3 + xy - 10$ 的二阶偏导数.

解 $\dfrac{\partial z}{\partial x} = 3x^2 y^2 - 3y^3 + y;$ $\qquad \dfrac{\partial z}{\partial y} = 2x^3 y - 9xy^2 + x;$ $\qquad \dfrac{\partial^2 z}{\partial x^2} = 6xy^2;$

$$\frac{\partial^2 z}{\partial x \partial y} = 6x^2 y - 9y^2 + 1; \qquad \frac{\partial^2 z}{\partial y \partial x} = 6x^2 y - 9y^2 + 1; \qquad \frac{\partial^2 z}{\partial y^2} = 2x^3 - 18xy.$$

注意:混合偏导数 $\dfrac{\partial^2 z}{\partial x \partial y}, \dfrac{\partial^2 z}{\partial y \partial x}$ 有时与求导的次序有关,可以证明,如果函数 $z = f(x,y)$ 的两个混合偏导数 $\dfrac{\partial^2 z}{\partial x \partial y}, \dfrac{\partial^2 z}{\partial y \partial x}$ 在区域 D 内都连续,那么这两个混合偏导数必相等,即 $\dfrac{\partial^2 z}{\partial x \partial y} = \dfrac{\partial^2 z}{\partial y \partial x}$,或者说它与求导的顺序无关,例 7.14 就是如此.

例 7.15 验证函数 $u = \dfrac{1}{\sqrt{x^2 + y^2 + z^2}}$ 满足偏微分方程(Laplace 方程)

$$\frac{\partial^2 u}{\partial x^2} + \frac{\partial^2 u}{\partial y^2} + \frac{\partial^2 u}{\partial z^2} = 0.$$

解 $\dfrac{\partial u}{\partial x} = -\dfrac{1}{2}(x^2 + y^2 + z^2)^{-\frac{3}{2}} \cdot 2x = -x(x^2 + y^2 + z^2)^{-\frac{3}{2}},$

$$\frac{\partial^2 u}{\partial x^2} = -(x^2 + y^2 + z^2)^{-\frac{3}{2}} + 3x^2(x^2 + y^2 + z^2)^{-\frac{5}{2}}.$$

由于函数 u 中变量 x,y,z 所处地位相同,可得

$$\frac{\partial^2 u}{\partial y^2} = -(x^2 + y^2 + z^2)^{-\frac{3}{2}} + 3y^2(x^2 + y^2 + z^2)^{-\frac{5}{2}},$$

$$\frac{\partial^2 u}{\partial z^2} = -(x^2 + y^2 + z^2)^{-\frac{3}{2}} + 3z^2(x^2 + y^2 + z^2)^{-\frac{5}{2}},$$

所以 $\dfrac{\partial^2 u}{\partial x^2} + \dfrac{\partial^2 u}{\partial y^2} + \dfrac{\partial^2 u}{\partial z^2} = -3(x^2 + y^2 + z^2)^{-\frac{3}{2}} + 3(x^2 + y^2 + z^2)(x^2 + y^2 + z^2)^{-\frac{5}{2}} = 0.$

三、全微分

在一元函数 $y = f(x)$ 中,我们把 $\Delta y = A\Delta x + o(\Delta x)$ 中的线性主要部分 $A\Delta x$ 称为 $y = f(x)$ 的微分,记为 dy,并进一步证明了在 $f'(x)$ 存在的情况下有 $A = f'(x)$,所以 $dy = f'(x)dx$,由于 dy 是 Δy 的线性主要部分,所以在计算中常用 $dy = f'(x)dx \approx \Delta y$.仿此来讨论二元函数的全微分.

1.全增量

设函数 $z = f(x, y)$ 在点 (x, y) 某一邻域内有定义,则称

$$\Delta z = f(x + \Delta x, y + \Delta y) - f(x, y)$$

为函数 $z = f(x, y)$ 在点 (x, y) 处的全增量(total increment).

2.全微分定义

定义 8 若 $\Delta z = A\Delta x + B\Delta y + o(\rho)$,其中 $A、B$ 只可能与 x, y 有关,而与 $\Delta x、\Delta y$ 无关,$\rho = \sqrt{\Delta x^2 + \Delta y^2}$.则称函数 $z = f(x, y)$ 在点 (x, y) 处可微,并把线性主要部分 $A\Delta x + B\Delta y$ 称为函数 $z = f(x, y)$ 在点 (x, y) 处的全微分(total differential),记为

$$dz = A\Delta x + B\Delta y.$$

我们有下面的命题:

命题 若函数 $z = f(x, y)$ 在点 (x, y) 处可微,则一定可偏导,且 $A = f_x'(x, y), B = f_y'(x, y)$.

证 由可微定义,$\Delta z = A\Delta x + B\Delta y + o(\rho)$,特别当 $\Delta y = 0$ 时,上式亦成立,故

$$\Delta z = f(x + \Delta x, y) - f(x, y) = A\Delta x + o(|\Delta x|),$$

从而 $\lim\limits_{\Delta x \to 0} \dfrac{\Delta z}{\Delta x} = A + \lim\limits_{\Delta x \to 0} \dfrac{o(|\Delta x|)}{\Delta x} = A$,即 $f_x'(x, y) = A$.同理可证 $f_y'(x, y) = B$.

与一元函数相同,特别 $z = x$ 时,可推得 $dz = dx = \Delta x$,同理可得 $dy = \Delta y$,于是全微分公式可写成

$$dz = f_x'(x, y)dx + f_y'(x, y)dy.$$

同样,三元函数 $u = f(x, y, z)$ 的全微分公式为

$$du = \dfrac{\partial u}{\partial x}dx + \dfrac{\partial u}{\partial y}dy + \dfrac{\partial u}{\partial z}dz.$$

例 7.16 求函数 $z = x^3 y + xy^3$ 的全微分.

解 因为 $\dfrac{\partial z}{\partial x} = 3x^2 y + y^3$, $\dfrac{\partial z}{\partial y} = x^3 + 3xy^2$,故

$$dz = \dfrac{\partial z}{\partial x}dx + \dfrac{\partial z}{\partial y}dy = (3x^2 y + y^3)dx + (x^3 + 3xy^2)dy.$$

例 7.17 求 $u = e^{x+z}\sin(x + y)$ 的全微分.

解 因为 $\dfrac{\partial u}{\partial x} = e^{x+z}\sin(x + y) + e^{x+z}\cos(x + y),$

$$\dfrac{\partial u}{\partial y} = e^{x+z}\cos(x + y), \quad \dfrac{\partial u}{\partial z} = e^{x+z}\sin(x + y),$$

故 $du = e^{x+z}[\sin(x + y) + \cos(x + y)]dx + e^{x+z}\cos(x + y)dy + e^{x+z}\sin(x + y)dz.$

读者请留意:在一元函数中,函数 $f(x)$ 在某一点可微,一定可导,反之亦成立,可是对多元函数,情况就不同了,函数 $z = f(x, y)$ 在某点可微,其偏导数一定存在,反之却不一定成立.从直观上

来解释,这是因为函数 $z = f(x,y)$ 在点 (x,y) 可微,要求该点切平面存在,而可偏导只要求函数在该点有 x 轴方向和 y 轴方向两条切线存在就行.但是可以证明:若函数 $z = f(x,y)$ 在点 (x,y) 附近有连续的一阶偏导数,那么函数在该点一定可微.

3.全微分的应用

由于全微分 $\mathrm{d}z = f_x{}'(x,y)\Delta x + f_y{}'(x,y)\Delta y$ 是全增量 Δz 中主要部分,即

$$\Delta z = f(x+\Delta x,y+\Delta y) - f(x,y) = f_x{}'(x,y)\Delta x + f_y{}'(x,y)\Delta y + o(\rho),$$

因此在计算时,常用 $\mathrm{d}z$ 近似代替 Δz,即 $\Delta z \approx \mathrm{d}z$,从而得到

$$f(x+\Delta x,y+\Delta y) \approx f(x,y) + f_x{}'(x,y)\Delta x + f_y{}'(x,y)\Delta y, \tag{7-3-1}$$

这就是计算二元函数值的一个近似公式.

例 7.18 用全微分计算 $0.97^{1.05}$ 的近似值.

解 令 $f(x,y) = x^y$,取 $x=1, y=1, \Delta x = -0.03, \Delta y = 0.05$,

故 $f_x{}'(1,1) = yx^{y-1}\big|_{(1,1)} = 1; f_y{}'(1,1) = x^y\ln x\big|_{(1,1)} = 0$,由公式 $(7-3-1)$ 可得

$$0.97^{1.05} \approx 1^1 + 1\times(-0.03) + 0\times(0.05) = 1 - 0.03 = 0.97.$$

例 7.19 将 x 千克盐溶于 y 千克水中,设盐和水在称重时的误差分别为 $\Delta x, \Delta y$,求盐水浓度的绝对误差与相对误差.

解 据浓度概念可知,盐水的浓度为 $z = \dfrac{x}{x+y}$,故盐水浓度绝对误差的近似值为

$$|\Delta z| \approx |\mathrm{d}z| = |f_x{}'(x,y)\Delta x + f_y{}'(x,y)\Delta y| \leqslant |f_x{}'(x,y)||\Delta x| + |f_y{}'(x,y)||\Delta y|,$$

由于

$$f_x{}'(x,y) = \frac{y}{(x+y)^2}, \quad f_y{}'(x,y) = \frac{-x}{(x+y)^2},$$

得

$$|\Delta z| \leqslant \left|\frac{y}{(x+y)^2}\right||\Delta x| + \left|\frac{-x}{(x+y)^2}\right||\Delta y|.$$

盐水浓度的相对误差为

$$\left|\frac{\Delta z}{z}\right| \leqslant \left|\frac{f_x{}'(x,y)}{z}\right||\Delta x| + \left|\frac{f_y{}'(x,y)}{z}\right||\Delta y| = \left|\frac{y}{x(x+y)}\right||\Delta x| + \left|\frac{1}{x+y}\right||\Delta y|.$$

7.4　多元复合函数与隐函数求导法则

一、复合函数求导法则

设函数 $z = f(u,v)$ 是变量 u,v 的函数,而 u,v 又是变量 x,y 的函数,即 $u = \varphi(x,y), v = \psi(x,y)$,因而 $z = f[\varphi(x,y),\psi(x,y)]$ 是 x,y 的复合函数,如何求复合函数关于 x,y 的偏导数 $\dfrac{\partial z}{\partial x}, \dfrac{\partial z}{\partial y}$ 呢?

定理 2 若(1)函数 $u = \varphi(x,y)$ 及 $v = \psi(x,y)$ 在点 (x,y) 处的偏导数 $\dfrac{\partial u}{\partial x}, \dfrac{\partial u}{\partial y}, \dfrac{\partial v}{\partial x}, \dfrac{\partial v}{\partial y}$ 都存在,(2)函数 $z = f(u,v)$ 在 (x,y) 的对应点 (u,v) 处可微,则复合函数 $z = f[\varphi(x,y),\psi(x,y)]$ 对 x,y 的偏导数存在,且

$$\frac{\partial z}{\partial x} = \frac{\partial z}{\partial u}\frac{\partial u}{\partial x} + \frac{\partial z}{\partial v}\frac{\partial v}{\partial x}; \quad \frac{\partial z}{\partial y} = \frac{\partial z}{\partial u}\frac{\partial u}{\partial y} + \frac{\partial z}{\partial v}\frac{\partial v}{\partial y}. \tag{7-4-1}$$

由偏导数记号表示法,$(7-4-1)$ 式右端的 $\dfrac{\partial z}{\partial u}, \dfrac{\partial z}{\partial v}$ 也可写成 $\dfrac{\partial f}{\partial u}, \dfrac{\partial f}{\partial v}$.

证 给 x 以改变量 $\Delta x (\Delta x \neq 0)$,让 y 保持不变,则 u, v 各得到改变量

$\Delta u_x = \varphi(x + \Delta x, y) - \varphi(x, y); \Delta v_x = \psi(x + \Delta x, y) - \psi(x, y).$ 从而函数 $z = f(u, v)$ 也得到改变量

$\Delta z_x = f(u + \Delta u_x, v + \Delta v_x) - f(u, v),$ 由于 $f(u, v)$ 是可微的,所以

$$\Delta z_x = \frac{\partial z}{\partial u} \cdot \Delta u_x + \frac{\partial z}{\partial v} \cdot \Delta v_x + o(\rho), \text{其中 } \rho = \sqrt{(\Delta u_x)^2 + (\Delta v_x)^2} \text{ 和} \lim_{\rho \to 0} \frac{o(\rho)}{\rho} = 0.$$

将上式两边同除以 Δx,得

$$\frac{\Delta z_x}{\Delta x} = \frac{\partial z}{\partial u} \frac{\Delta u_x}{\Delta x} + \frac{\partial z}{\partial v} \frac{\Delta v_x}{\Delta x} + \frac{o(\rho)}{\Delta x}, \tag{7-4-2}$$

因为 $u = \varphi(x, y), v = \psi(x, y)$ 的偏导数存在,故 $\Delta x \to 0$ 时,$\Delta u_x \to 0, \Delta v_x \to 0$,于是 $\rho \to 0$,且

$$\lim_{\Delta x \to 0} \frac{\Delta u_x}{\Delta x} = \frac{\partial u}{\partial x}, \quad \lim_{\Delta x \to 0} \frac{\Delta v_x}{\Delta x} = \frac{\partial v}{\partial x},$$

$$\lim_{\Delta x \to 0} \frac{o(\rho)}{\Delta x} = \lim_{\Delta x \to 0} \frac{o(\rho)}{\rho} \cdot \frac{\rho}{\Delta x}$$

$$= \lim_{\rho \to 0} \frac{o(\rho)}{\rho} \cdot \lim_{\Delta x \to 0} \sqrt{\left(\frac{\Delta u_x}{\Delta x}\right)^2 + \left(\frac{\Delta v_x}{\Delta x}\right)^2} = 0 \cdot \sqrt{\left(\frac{\partial u}{\partial x}\right)^2 + \left(\frac{\partial v}{\partial x}\right)^2} = 0.$$

于是对 $(7-4-2)$ 式左右两边取极限,令 $\Delta x \to 0$,得

$$\lim_{\Delta x \to 0} \frac{\Delta z_x}{\Delta x} = \lim_{\Delta x \to 0} \frac{\partial z}{\partial u} \cdot \frac{\Delta u_x}{\Delta x} + \lim_{\Delta x \to 0} \frac{\partial z}{\partial v} \cdot \frac{\Delta v_x}{\Delta x} + \lim_{\Delta x \to 0} \frac{o(\rho)}{\rho},$$

便有

$$\frac{\partial z}{\partial x} = \frac{\partial z}{\partial u} \frac{\partial u}{\partial x} + \frac{\partial z}{\partial v} \frac{\partial v}{\partial x},$$

同理可证

$$\frac{\partial z}{\partial y} = \frac{\partial z}{\partial u} \frac{\partial u}{\partial y} + \frac{\partial z}{\partial v} \frac{\partial v}{\partial y}.$$

对于多个自变量和多个中间变量亦有类似的结果.

例如 $z = f(u, v, w)$,而 $u = \varphi(x, y), v = \psi(x, y), w = w(x, y)$,则复合函数 $z = f[u(x, y), v(x, y), w(x, y)]$ 对自变量 x, y 的偏导数是

$$\frac{\partial z}{\partial x} = \frac{\partial z}{\partial u} \frac{\partial u}{\partial x} + \frac{\partial z}{\partial v} \frac{\partial v}{\partial x} + \frac{\partial z}{\partial w} \frac{\partial w}{\partial x}, \quad \frac{\partial z}{\partial y} = \frac{\partial z}{\partial u} \frac{\partial u}{\partial y} + \frac{\partial z}{\partial v} \frac{\partial v}{\partial y} + \frac{\partial z}{\partial w} \frac{\partial w}{\partial y}. \tag{7-4-3}$$

特别地,对于只有一个自变量或一个中间变量的情况,其结果如下:

例如 $z = f(u, v, w)$,而 $u = \varphi(t), v = \psi(t), w = w(t)$,则复合函数 $z = f[u(t), v(t), w(t)]$ 只是一个自变量 t 的函数. 这个复合函数对 t 的导数 $\dfrac{\mathrm{d}z}{\mathrm{d}t}$ 称为全导数,并有公式

$$\frac{\mathrm{d}z}{\mathrm{d}t} = \frac{\partial z}{\partial u} \frac{\mathrm{d}u}{\mathrm{d}t} + \frac{\partial z}{\partial v} \frac{\mathrm{d}v}{\mathrm{d}t} + \frac{\partial z}{\partial w} \frac{\mathrm{d}w}{\mathrm{d}t}. \tag{7-4-4}$$

又如 $z = f(u, x, y)$,其中 $u = \varphi(x, y)$ 是一个含两个自变量的中间变量,其复合函数 $z = f[\varphi(x, y), x, y]$ 对自变量 x, y 的偏导数为

$$\frac{\partial z}{\partial x} = \frac{\partial f}{\partial u} \frac{\partial u}{\partial x} + \frac{\partial f}{\partial x}, \quad \frac{\partial z}{\partial y} = \frac{\partial f}{\partial u} \frac{\partial u}{\partial y} + \frac{\partial f}{\partial y} \tag{7-4-5}$$

例 7.20 求 $z = (3x^2 + y^2)^{4x+2y}$ 的偏导数.

解 设 $u = 3x^2 + y^2, v = 4x + 2y$,则 $z = u^v$,故

$$\frac{\partial z}{\partial u} = v \cdot u^{v-1}, \quad \frac{\partial z}{\partial v} = u^v \ln u, \quad \frac{\partial u}{\partial x} = 6x, \quad \frac{\partial u}{\partial y} = 2y, \quad \frac{\partial v}{\partial x} = 4, \quad \frac{\partial v}{\partial y} = 2,$$

由公式（7－4－1）

$$\frac{\partial z}{\partial x} = \frac{\partial z}{\partial u}\frac{\partial u}{\partial x} + \frac{\partial z}{\partial v}\frac{\partial v}{\partial x} = vu^{v-1} \cdot 6x + u^v \ln u \cdot 4$$

$$= 6x(4x+2y)(3x^2+y^2)^{4x+2y-1} + 4(3x^2+y^2)^{4x+2y}\ln(3x^2+y^2),$$

$$\frac{\partial z}{\partial y} = \frac{\partial z}{\partial u}\frac{\partial u}{\partial y} + \frac{\partial z}{\partial v}\frac{\partial v}{\partial y} = vu^{v-1} \cdot 2y + u^v \ln u \cdot 2$$

$$= 2y(4x+2y)(3x^2+y^2)^{4x+2y-1} + 2(3x^2+y^2)^{4x+2y}\ln(3x^2+y^2).$$

例 7.21　求函数 $F = f(x, xy, xyz)$ 的偏导数.

解　设 $u = x, v = xy, w = xyz$，由公式（7－4－3）可得

$$\frac{\partial F}{\partial x} = \frac{\partial f}{\partial u} \cdot \frac{\partial u}{\partial x} + \frac{\partial f}{\partial v}\frac{\partial v}{\partial x} + \frac{\partial f}{\partial w}\frac{\partial w}{\partial x} = \frac{\partial f}{\partial u} + \frac{\partial f}{\partial v} \cdot y + \frac{\partial f}{\partial w}yz;$$

$$\frac{\partial F}{\partial y} = \frac{\partial f}{\partial u}\frac{\partial u}{\partial y} + \frac{\partial f}{\partial v}\frac{\partial v}{\partial y} + \frac{\partial f}{\partial w}\frac{\partial w}{\partial y} = \frac{\partial f}{\partial v} \cdot x + \frac{\partial f}{\partial w}xz, \left(因 \frac{\partial u}{\partial y} = 0\right);$$

$$\frac{\partial F}{\partial z} = \frac{\partial f}{\partial u}\frac{\partial u}{\partial z} + \frac{\partial f}{\partial v}\frac{\partial v}{\partial z} + \frac{\partial f}{\partial w}\frac{\partial w}{\partial z} = \frac{\partial f}{\partial w}xy, \left(因 \frac{\partial u}{\partial z} = 0, \frac{\partial v}{\partial z} = 0\right).$$

例 7.22　设 $z = \mathrm{e}^{x-2y}$，而 $x = \sin t, y = t^3$，求 $\dfrac{\mathrm{d}z}{\mathrm{d}t}$.

解　因　$\dfrac{\partial z}{\partial x} = \mathrm{e}^{x-2y}(x-2y)_x' = \mathrm{e}^{x-2y}, \dfrac{\partial z}{\partial y} = \mathrm{e}^{x-2y}(x-2y)_y' = -2\mathrm{e}^{x-2y},$

$$\frac{\mathrm{d}x}{\mathrm{d}t} = \cos t, \quad \frac{\mathrm{d}y}{\mathrm{d}t} = 3t^2,$$

由公式（7－4－4）得

$$\frac{\mathrm{d}z}{\mathrm{d}t} = \frac{\partial z}{\partial x} \cdot \frac{\mathrm{d}x}{\mathrm{d}t} + \frac{\partial z}{\partial y}\frac{\mathrm{d}y}{\mathrm{d}t} = \mathrm{e}^{x-2y} \cdot \cos t + (-2)\mathrm{e}^{x-2y}(3t^2) = \mathrm{e}^{x-2y}(\cos t - 6t^2).$$

例 7.23　设 $u = \mathrm{e}^{x^2+y^2+z^2}$，而 $z = x^2\cos y$，求 $\dfrac{\partial u}{\partial x}, \dfrac{\partial u}{\partial y}$.

解　由于 $u = \mathrm{e}^{x^2+y^2+z^2}$ 是一个中间变量 z，两个自变量 x, y 的函数，根据公式（7－4－5）可得

$$\frac{\partial u}{\partial x} = \frac{\partial f}{\partial z}\frac{\partial z}{\partial x} + \frac{\partial f}{\partial x} = [\mathrm{e}^{x^2+y^2+z^2} \cdot 2z](2x\cos y) + \mathrm{e}^{x^2+y^2+z^2} \cdot 2x$$

$$= 2x(2z\cos y + 1)\mathrm{e}^{x^2+y^2+z^2} = 2x(2x^2\cos^2 y + 1)\mathrm{e}^{x^2+y^2+x^4\cos^2 y},$$

$$\frac{\partial u}{\partial y} = \frac{\partial f}{\partial z}\frac{\partial z}{\partial y} + \frac{\partial f}{\partial y} = [\mathrm{e}^{x^2+y^2+z^2} \cdot 2z](-x^2\sin y) + \mathrm{e}^{x^2+y^2+z^2} \cdot 2y$$

$$= 2(y - x^4\sin y\cos y)\mathrm{e}^{x^2+y^2+x^4\cos^2 y}.$$

二、隐函数的求导法则

仿一元函数，若存在一个二元函数 $z = f(x, y)$，它满足方程 $F(x, y, z) = 0$ 即

$$F[x, y, f(x, y)] = 0,$$

则称二元函数 $z = f(x, y)$ 是由方程 $F(x, y, z) = 0$ 所确定的隐函数.

设方程 $F(x, y, z) = 0$ 确定的隐函数是 $z = f(x, y)$，于是 $F[x, y, f(x, y)] = 0$，左边是两个自变量及一个中间变量的复合函数，由公式（7－4－5）可得

$$\frac{\partial F}{\partial z}\frac{\partial z}{\partial x} + \frac{\partial F}{\partial x} = 0, \quad \frac{\partial F}{\partial z}\frac{\partial z}{\partial y} + \frac{\partial F}{\partial y} = 0,$$

解此方程,当 $\dfrac{\partial F}{\partial z} \neq 0$ 时得

$$\frac{\partial z}{\partial x} = -\frac{\dfrac{\partial F}{\partial x}}{\dfrac{\partial F}{\partial z}}, \quad \frac{\partial z}{\partial y} = -\frac{\dfrac{\partial F}{\partial y}}{\dfrac{\partial F}{\partial z}}. \tag{7-4-6}$$

例 7.24 求由方程 $\dfrac{x^2}{a^2} + \dfrac{y^2}{b^2} + \dfrac{z^2}{c^2} = 1$ 所确定的隐函数 $z = f(x, y)$ 的偏导数和全微分.

解 设 $F(x, y, z) = \dfrac{x^2}{a^2} + \dfrac{y^2}{b^2} + \dfrac{z^2}{c^2} - 1$,故 $\dfrac{\partial F}{\partial x} = \dfrac{2x}{a^2}$, $\dfrac{\partial F}{\partial y} = \dfrac{2y}{b^2}$, $\dfrac{\partial F}{\partial z} = \dfrac{2z}{c^2}$,

据隐函数求导公式(7-4-6)可得

$$\frac{\partial z}{\partial x} = -\frac{\dfrac{\partial F}{\partial x}}{\dfrac{\partial F}{\partial z}} = -\frac{2x}{a^2} \cdot \frac{c^2}{2z} = -\frac{c^2 x}{a^2 z}, \quad \frac{\partial z}{\partial y} = -\frac{\dfrac{\partial F}{\partial y}}{\dfrac{\partial F}{\partial z}} = -\frac{2y}{b^2} \cdot \frac{c^2}{2z} = -\frac{c^2 y}{b^2 z}.$$

再由全微分公式可得 $\mathrm{d}z = \dfrac{\partial z}{\partial x}\mathrm{d}x + \dfrac{\partial z}{\partial y}\mathrm{d}y = -\dfrac{c^2 x}{a^2 z}\mathrm{d}x - \dfrac{c^2 y}{b^2 z}\mathrm{d}y.$

例 7.25 求由方程 $\mathrm{e}^z - xyz = 0$ 确定的隐函数 $z = f(x, y)$ 的偏导数.

解 本题也可不用公式(7-4-6),而直接在方程 $\mathrm{e}^z - xyz = 0$ 两边对 x, y 求偏导,并将 z 看成是 x, y 的函数.于是,两边对 x 求偏导得

$$\mathrm{e}^z \cdot \frac{\partial z}{\partial x} - yz - xy \cdot \frac{\partial z}{\partial x} = 0, \quad \text{从而有} \frac{\partial z}{\partial x} = \frac{yz}{\mathrm{e}^z - xy},$$

两边对 y 求偏导得 $\mathrm{e}^z \dfrac{\partial z}{\partial y} - xz - xy \dfrac{\partial z}{\partial y} = 0$,从而有 $\dfrac{\partial z}{\partial y} = \dfrac{xz}{\mathrm{e}^z - xy}.$

7.5 多元函数的极值

在医药生产及医药研究中,往往会遇到多元函数的极值问题,与一元函数类似,下面给出二元函数的极值概念和求法,仿此可推广到多元函数.

一、二元函数极值的概念

定义 9 设函数 $z = f(x, y)$ 在点 (x_0, y_0) 的某一邻域内有定义,对于该邻域内的所有点 (x, y),如果总有 $f(x, y) < f(x_0, y_0)$ 成立,则称函数 $f(x, y)$ 在点 (x_0, y_0) 有极大值(见图 7-16);如果总有 $f(x, y) > f(x_0, y_0)$ 成立,则称函数 $f(x, y)$ 在点 (x_0, y_0) 有极小值(见图 7-17).

图 7-16   图 7-17

极大值与极小值统称为极值,使函数取得极值的点称为极值点.

例如,函数 $z=\sqrt{R^2-x^2-y^2}$ 在点 $(0,0)$ 处有极大值为 R(图 $7-16$).

函数 $z=x^2+y^2$ 在点 $(0,0)$ 处有极小值 0(图 $7-17$).

二、二元函数极值的必要条件和充分条件

定理 3 (极值存在的必要条件)若

(1) 函数 $z=f(x,y)$ 在点 (x_0,y_0) 处取极值;

(2) 函数 $z=f(x,y)$ 在点 (x_0,y_0) 处的两个一阶偏导数都存在,

则有 $\quad f_x{}'(x_0,y_0)=0,\quad f_y{}'(x_0,y_0)=0.$

证 如果取 $y=y_0$,则函数 $f(x,y_0)$ 是 x 的一元函数,因为 $x=x_0$ 时,$f(x_0,y_0)$ 是 $f(x,y_0)$ 的极值,据一元函数极值的必要条件知 $f_x{}'(x_0,y_0)=0$,同理有 $f_y{}'(x_0,y_0)=0.$

注意 使函数的各偏导数同时为零的点称为驻点.由定理 2 可知,可微函数的极值点必定是驻点,但驻点不一定是极值点,例如,函数 $z=y^2-x^2$ 在原点 $O(0,0)$ 处有 $z_x{}'(0,0)=-2x|_{(0,0)}=0$ 和 $z_y{}'(0,0)=2y|_{(0,0)}=0$,但原点 $(0,0)$ 不是此函数的极值点(见图 $7-$ 18),因此偏导数为零仅是极值存在的必要条件,不是充分条件.下面讨论极值存在的充分条件.

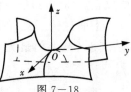

图 $7-18$

定理 4(极值存在的充分条件) 设函数 $z=f(x,y)$ 在点 (x_0,y_0) 的某一邻域内有一阶及二阶的连续偏导数,并且 $f_x{}'(x_0,y_0)=0,\quad f_y{}'(x_0,y_0)=0.$ 又设 $A=f_{xx}{}''(x_0,y_0),B=f_{xy}{}''(x_0,y_0),C=f_{yy}{}''(x_0,y_0)$,则

(1) 当 $B^2-AC<0$ 时,在点 (x_0,y_0) 处有极值,

且 $A<0$ 时,有极大值,$A>0$ 时,有极小值;

(2) 当 $B^2-AC>0$ 时,在点 (x_0,y_0) 处没有极值;

(3) 当 $B^2-AC=0$ 时,在点 (x_0,y_0) 处可能有极值,也可能没有极值.

(证明从略)

三、极值的求法

综上所述,可得求函数极值的方法和步骤:

(一) 求出函数 $z=f(x,y)$ 的一阶及二阶偏导数;

(二) 求方程组 $\begin{cases} f_x{}'(x,y)=0, \\ f_y{}'(x,y)=0 \end{cases}$ 的实数解,便得所有驻点;

(三) 对每个驻点求出 $A=f_{xx}{}''(x_0,y_0),B=f_{xy}{}''(x_0,y_0),C=f_{yy}{}''(x_0,y_0)$,并利用定理 3 判定驻点是不是极值点.如果是,便求出函数的极值.

例 7.26 求函数 $z=x^2+y^2$ 的极值(见图 $7-18$).

解 (一) $f_x{}'=2x,\quad f_y{}'=2y,\quad f_{xx}{}''=2,\quad f_{xy}{}''=0,\quad f_{yy}{}''=2;$

(二) 解方程组 $\begin{cases} 2x=0, \\ 2y=0, \end{cases}$ 得驻点 $(0,0)$;

(三) 判别:因 $A=f_{xx}{}''(0,0)=2,B=f_{xy}{}''(0,0)=0,C=f_{yy}{}''(0,0)=2,$

故 $\quad B^2-AC=0-2\times2<0$,又 $A=2>0$,

从而 $(0,0)$ 是 $z=x^2+y^2$ 的极小点,极小值为 $z=0^2+0^2=0$.

例 7.27 求函数 $f(x,y)=y^3-x^2+6x-12y+5$ 的极值.

解　（一）$f_x'(x,y)=-2x+6,f_y'(x,y)=3y^2-12=0,f_{xx}''=-2,f_{xy}''=0,f_{yy}''=6y$；

（二）解方程组 $\begin{cases} f_x'(x,y)=-2x+6=0, \\ f_y'(x,y)=3y^2-12=0, \end{cases}$　得驻点 $(3,2),(3,-2)$；

（三）判别：

（1）判别驻点 $(3,2)$

因 $A=f_{xx}''(3,2)=-2,B=f_{xy}''(3,2)=0,C=f_{yy}''(3,2)=12$，

故 $B^2-AC=0-(-2)\times12=24>0$，所以 $(3,2)$ 不是极值点.

（2）判别驻点 $(3,-2)$

因 $A=f_{xx}''(3,-2)=-2,B=f_{xy}''(3,-2)=0,C=f_{yy}''(3,-2)=-12$，

故　$B^2-AC=0-(-2)\times(-12)=-24<0$，又 $A=-2<0$，

所以在点 $(3,-2)$ 处函数有极大值，极大值为 $z=f(3,-2)=30$.

上面讨论了二元函数的极值问题，从定义知它是局部性问题，如果欲求二元函数在某个闭区域上的最大（小）值，除掉全部的极值外，还要加上不可微点（如圆锥面 $z=\sqrt{x^2+y^2}$ 在 $(0,0)$ 点 是极小值，但 $f_x'(0,0),f_y'(0,0)$ 都不存在）和区域边界点上的函数值进行比较，其中最大者（或最小者）就是二元函数在该区域上的最大值（或最小值）.因为区域的边界点一般说来是无限多的，这种方法不可能实施，但是有些实际问题能判断出极值必须在区域内部达到，这就变成上面讨论的问题.当然，有些实际问题从其实际意义便可判定出最大（小）值点.

例 7.28　将正数 a 表为 3 个正数的和，使它们的乘积为最大，求此 3 数.

解　设三个正数为 x,y,z，根据条件有 $x+y+z=a$，
求函数 $u=x\cdot y\cdot z=x\cdot y(a-x-y)$ 的最大值.函数 $u=x\cdot y(a-x-y)$ 的定义域为 $x>0,y>0,x+y<a$.

（一）求得 $u_x'=y(a-2x-y)$,　 $u_y'=x(a-2y-x)$,

（二）解方程组 $\begin{cases} u_x'=y(a-2x-y)=0, \\ u_y'=x(a-2y-x)=0 \end{cases}$ 得驻点 $M_1(0,0),M_2(0,a),M_3(a,0),M_4\left(\dfrac{a}{3},\dfrac{a}{3}\right)$

因为要求 $u=x\cdot y(a-x-y)$ 达到最大值，最大点不可能在边界上（即在 $x=0,y=0,x+y=a$）达到，而只有 $M_4\left(\dfrac{a}{3},\dfrac{a}{3}\right)$ 在区域内部，再据连续函数在闭区域上必存在最大值定理，所以 $M_4\left(\dfrac{a}{3},\dfrac{a}{3}\right)$ 是最大点（用定理 3 也可判别），故得 $x=\dfrac{a}{3},y=\dfrac{a}{3},z=\dfrac{a}{3}$，最大值为 $\dfrac{a^3}{27}$，这道题的思想与长方体的体积、表面积的最大值问题有相似之处.

习　题　七

(一) 基本题

1. 分别求出点 $P(2,3,4)$ 关于原点 O、x 轴、xOy 平面、yOz 平面对称点的坐标.

2. 一动点 $M(x,y,z)$ 与两定点 $P_1(2,-3,4)$ 和点 $P_2(-1,-3,6)$ 的距离相等，求这个动点的轨迹.

3. 求球面 $x^2+y^2+z^2-12x+4y-6z=0$ 的球心和半径.

4. 下列各方程在空间各表示什么图形？

　(1) $x=3$；　　　　(2) $x^2+y^2=4$；　(3) $x^2+y^2+z^2=16$；　(4) $x-y=1$；

(5) $z^2 = x^2 + y^2$；　(6) $z = x^2 + y^2$；　(7) $\begin{cases} \dfrac{x^2}{9} - \dfrac{y^2}{4} = 1, \\ z = 6. \end{cases}$

5. 求下列函数定义域,并画出其图形:

(1) $u = \dfrac{1}{\sqrt{x}} + \dfrac{1}{\sqrt{y}} + \dfrac{1}{\sqrt{z}}$；　(2) $z = \ln(4 - xy)$；　(3) $z = x + \arccos y$；

(4) $z = \sqrt{x^2 - 4} + \sqrt{4 - y^2}$；　(5) $z = \sqrt{\sin(x^2 + y^2)}$.

6. 已给函数 $f(u, v) = u^v$,试求 $f(xy, x + y)$.

7. 求下列函数的极限:

(1) $\lim\limits_{\substack{x \to 1 \\ y \to 2}} \dfrac{x + y}{x^2 - xy - y^2}$；　(2) $\lim\limits_{\substack{x \to 0 \\ y \to 0}} \dfrac{xy}{\sqrt{xy + 1} - 1}$；　(3) $\lim\limits_{\substack{x \to 0 \\ y \to 4}} \dfrac{\sin xy}{x}$；　(4) $\lim\limits_{\substack{x \to 0 \\ y \to 0}} \dfrac{x^2 y}{x^4 + y^2}$.

8. 求下列各函数的间断点

(1) $z = \dfrac{e^{x+y}}{x + y}$；　　(2) $z = \dfrac{1}{\cos(x^2 + y^2)}$；　　(3) $z = \dfrac{1}{(x - a)^2 + (y - b)^2}$.

9.(1) 设 $z = \ln\left(x + \dfrac{y}{2x}\right)$,求 $\dfrac{\partial z}{\partial y}\Big|_{\substack{x=1 \\ y=0}}$；

(2) 设 $z = (1 + xy)^y$,求 $\dfrac{\partial z}{\partial x}\Big|_{\substack{x=1 \\ y=1}}$,$\dfrac{\partial z}{\partial y}\Big|_{\substack{x=1 \\ y=1}}$；

(3) 设 $f(x, y) = e^{-x} \sin(x + 2y)$,求 $f_x{}'\left(0, \dfrac{\pi}{4}\right)$,$f_y{}'\left(0, \dfrac{\pi}{4}\right)$.

10. 求下列函数的一阶偏导数:

(1) $z = xy + \dfrac{x}{y}$；　　　(2) $z = \dfrac{x^2 - y^2}{\sqrt{x^2 + y^2}}$；　　(3) $z = \ln\tan\dfrac{x}{y}$；

(4) $u = \sin(x^2 + y^2 + z^2)$；　(5) $u = xy e^{\sin \pi xy}$；　　(6) $u = z^{xy}$.

11. 求下列函数的二阶偏导数 $\dfrac{\partial^2 z}{\partial x^2}$；　$\dfrac{\partial^2 z}{\partial x \partial y}$；　$\dfrac{\partial^2 z}{\partial y^2}$:

(1) $z = y^{\ln x}$；　(2) $z = \arcsin(xy)$.

12. 设 $z = e^x \cos y$,求证　$\dfrac{\partial^2 z}{\partial x^2} + \dfrac{\partial^2 z}{\partial y^2} = 0$.

13. 求下列函数的全微分:

(1) $z = \sqrt{\dfrac{x}{y}}$；　(2) $z = e^{x^2} + 2^y$；　(3) $u = z \arcsin \dfrac{x}{y}$.

14. 利用全微分计算 $\sqrt{(1.02)^3 + (1.97)^3}$ 的近似值.

15. 设有一圆柱形注射器,它的半径 R 由 2 厘米增到 2.05 厘米,其高 H 由 10 厘米减少到 9.8 厘米,试求体积变化的近似值.

16. 单摆的周期是 $T = 2\pi \sqrt{\dfrac{l}{g}}$,试求因测量 l 和 g 的误差而引起 T 的相对误差和绝对误差.

17. 求下列复合函数的偏导数或全导数:

(1) $z = u^2 \ln v$,而 $u = \dfrac{x}{y}$,$v = 3x - 2y$；　　(2) $z = \arctan(xy)$,而 $y = e^x$；

(3) $u = \dfrac{e^{ax}(y - z)}{a^2 + 1}$,而 $y = a \sin x$,$z = \cos x$；　(4) $u = f(x, y)$,而 $x = s + t$,$y = st$；

(5) 设 $u = f\left(x, \dfrac{x}{y}\right)$,求 $\dfrac{\partial^2 u}{\partial y^2}$.

18. 求下列隐函数的导数:

(1) 设 $\ln \sqrt{x^2 + y^2} = \arctan \dfrac{y}{x}$,　求 $\dfrac{\mathrm{d}y}{\mathrm{d}x}$.

(2) 设 $\sin y + z e^x - xy^2 = 0$,　求 $\dfrac{\partial z}{\partial x}$;　$\dfrac{\partial z}{\partial y}$.

(3) 设 $e^z = xyz$, 求 $\dfrac{\partial z}{\partial x}$;　$\dfrac{\partial z}{\partial y}$.

19.计算下列函数的极值:

(1) $f(x,y) = 4(x+y) - x^2 - y^2$.

(2) $f(x,y) = e^{2x}(x + y^2 + 2y)$.

20.用铁皮制造一个容积为 V 的无盖长方盒,问怎样的长、宽、高最省料?

(二) 补充题

1.已知函数 $f(u,v,w) = u^w + w^{u+v}$,试求:$f(x+y, x-y, xy)$.

2.求下列函数的定义域:

(1) $u = \sqrt{R^2 - x^2 - y^2 - z^2} + \dfrac{1}{\sqrt{x^2 + y^2 + z^2 - r^2}}$ $(R > r > 0)$;　(2) $u = \arccos \dfrac{z}{\sqrt{x^2 + y^2}}$.

3.求下列函数的极限:

(1) $\lim\limits_{\substack{x \to 0 \\ y \to 0}} \dfrac{xy}{\sqrt{xy + 1} - 1}$;　　　　(2) $\lim\limits_{\substack{x \to 0 \\ y \to 0}} \dfrac{1 - \cos(x^2 + y^2)}{(x^2 + y^2)x^2 y^2}$.

4.设 $z = e^{-\left(\frac{1}{x} + \frac{1}{y}\right)}$,求证 $x^2 \dfrac{\partial z}{\partial x} + y^2 \dfrac{\partial z}{\partial y} = 2z$.

5.(1) 验证 $r = \sqrt{x^2 + y^2 + z^2}$ 满足 $\dfrac{\partial^2 r}{\partial x^2} + \dfrac{\partial^2 r}{\partial y^2} + \dfrac{\partial^2 r}{\partial z^2} = \dfrac{2}{r}$;

(2) 验证 $z = \ln(e^x + e^y)$ 满足 $\dfrac{\partial^2 z}{\partial x^2} \cdot \dfrac{\partial^2 z}{\partial y^2} - \left(\dfrac{\partial^2 z}{\partial y \partial x}\right)^2 = 0$.

6.设 $z = f(\sin x, \cos y, e^{x+y})$,$f$ 具有二阶连续偏导数,求 $\dfrac{\partial^2 z}{\partial x^2}, \dfrac{\partial^2 z}{\partial x \partial y}, \dfrac{\partial^2 z}{\partial y^2}$.

7.设 $x = x(y,z)$、$y = y(x,z)$、$z = z(x,y)$ 都是由方程 $F(x,y,z) = 0$ 所确定的具有连续偏导数的函数,

证明:$\dfrac{\partial x}{\partial y} \cdot \dfrac{\partial y}{\partial z} \cdot \dfrac{\partial z}{\partial x} = -1$.

8.设 $z = xy + xF(u)$,而 $u = \dfrac{y}{x}$,$F(u)$ 为可导函数,证明:$x \dfrac{\partial z}{\partial x} + y \dfrac{\partial z}{\partial y} = z + xy$.

9.函数 $z = \dfrac{y^2 + 2x}{y^2 - 2x}$ 在何处是间断的?

10.求函数 $z = xy$ 在适合附加条件 $x + y = 1$ 下的极大值.

第八章 多元函数积分学

许多实际问题不仅用到一元函数的定积分,还要求我们讨论各种不同类型的多元函数的积分.从数学角度来看,一元函数的定积分的积分区域是直线上的区间,但在多元函数中,由于自变量个数不同,以及定义域的类型不同,就有各种不同类型的积分.例如对二元函数在平面有界区域上的积分就是二重积分,对三元函数在空间有界区域上就有三重积分,二元函数在平面光滑曲线上就有曲线积分,三元函数在光滑曲面上就有曲面积分,对 n 元函数依然如此.这里我们只讨论二重积分.

虽然积分有各种不同类型,但它们的定义、方法、性质、内容与一元函数定积分基本上是类似的,因此本章也是首先从实际问题出发,引出二重积分的概念,再讨论二重积分的性质,然后将二重积分化成两次定积分进行计算,最后介绍二重积分在几何、物理等方面的应用.

8.1 二重积分的概念和性质

一、二重积分的概念

我们知道,一元连续函数 $f(x)$ 在闭区间 $[a,b]$ 上的定积分是某种和式的极限

$$\int_a^b f(x)\mathrm{d}x = \lim_{\substack{n\to\infty \\ \lambda\to 0}} \sum_{i=1}^n f(\xi_i)\Delta x_i.$$

这个概念可以推广到二元函数 $f(x,y)$ 在有界闭区域 D 上的二重积分.下面先看实例.

1.曲顶柱体的体积

所谓曲顶柱体就是这样的立体:它的底是 xOy 平面上的区域 D,侧面是以 D 的边界曲线为准线而母线平行于 Z 轴的柱面,顶是曲面 $z= f(x,y)$,这里 $f(x,y)\geqslant 0$ 且在 D 上连续(见图8-1),现在要计算上述曲顶柱体的体积 V.

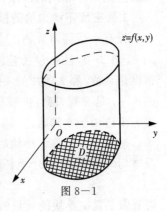
图8-1

我们知道,平顶柱体的高是不变的,它的体积可以用公式 —— 体积 = 高×底面积 —— 来计算.而曲顶柱体,当点 (x,y) 在区域 D 上变动时,高度 $f(x,y)$ 是个变量,因此它的体积不能直接用上式来计算,但如果回忆第四章中求曲边梯形面积的问题,就不难想到,那里所采用的解决办法,可以用来解决目前的问题.要计算曲顶柱体的体积 V,可采用分割、取近似、求和、取极限这四个步骤来完成.

(1) 分割

用一组曲线网把区域 D 分成 n 个小区域 $\Delta\sigma_1,\Delta\sigma_2,\cdots,\Delta\sigma_n$(见图8-2),不妨设 $\Delta\sigma_i$ 也代表第 i 个小区域的面积,分别以这些小区域的边界曲线为准线,作母线平行于 z 轴的柱面,这些柱面把原来的曲顶柱体分为 n 个小曲顶柱体,其体积分别记为 $\Delta V_1,\Delta V_2,\cdots,\Delta V_n$.

(2) 取近似

在每一个小区域 $\Delta\sigma_i$ 上任取一点 (ξ_i,η_i),以 $f(\xi_i,\eta_i)$ 为高而底为 $\Delta\sigma_i$ 的平顶柱体(见图

$8-3$) 的体积 $f(\xi_i,\eta_i)\Delta\sigma_i$ 来近似地代替相应的小曲顶柱体的体积 ΔV_i, 即

$$\Delta V_i \approx f(\xi_i,\eta_i)\Delta\sigma_i, \qquad (i=1,2,\cdots,n).$$

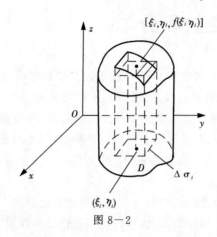

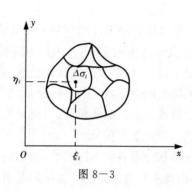

图 $8-2$ 　　　　　　　　　　　　　　　　图 $8-3$

（3）求和

由于 n 个小曲顶柱体体积的总和就是所要求的曲顶柱体的体积 V, 于是 n 个平顶柱体体积之和就是曲顶柱体体积的一个近似值

$$V \approx \sum_{i=1}^{n} f(\xi_i,\eta_i)\Delta\sigma_i.$$

（4）取极限

为了得出 V 的精确值, 可以把区域 D 无限细分, 令 $n\to\infty$ 且 n 个小区域 $\Delta\sigma_i$ 中最大的直径[①]$\lambda\to0$, 通过这个极限过程便得到:

$$V=\lim_{\substack{n\to\infty\\\lambda\to0}}\sum_{i=1}^{n} f(\xi_i,\eta_i)\Delta\sigma_i,$$

很自然把这个和式的极限作为曲顶柱体的体积.

2. 面密度不均匀的薄板的质量

设有一平面薄片占有 xOy 面上的区域 D, 它在点 (x,y) 处的面密度为 $\mu(x,y)$, 这里 $\mu(x,y)>0$, 且在 D 上连续. 现在要计算该薄片的质量 M. 我们知道, 如果薄片是均匀的, 即面密度是常数, 那么薄片的质量可以用公式 —— 质量＝面密度×面积 —— 来计算. 现在面密度 $\mu(x,y)$ 是变量, 薄片的质量就不能直接用上式来计算. 但是上面用来计算曲顶柱体体积的方法完全适用于本问题.

把薄片分成许多小块后, 只要小块所占的小区域 $\Delta\sigma_i$ 的直径很小, 这些小块就可以近似地看做均匀薄片, 在 $\Delta\sigma_i$ 上任取一点 (ξ_i,η_i), 则

$$\mu(\xi_i,\eta_i)\Delta\sigma_i \qquad (i=1,2,\cdots,n)$$

可看做是第 i 小块的质量的近似值. 通过求和, 取极限, 便得出

$$M=\lim_{\substack{n\to\infty\\\lambda\to0}}\sum_{i=1}^{n}\mu(\xi_i,\eta_i)\Delta\sigma_i$$

上面和式的极限便作为面密度不均匀的薄片的质量.

上面两个问题的实际意义虽然不同, 但所求量都归结为同形式的和式的极限. 在物理、力

---

① 一个闭区域的直径是指区域上任意两点间距离的最大者.

学、几何和工程技术中,有许多物理量或几何量都归结为这一形式的和式的极限.于是抽象出二重积分的数学定义.

定义 1　设 $f(x,y)$ 是闭区域 D 上的有界函数,将区域 D 任意分成 n 个小区域

$$\Delta\sigma_1, \quad \Delta\sigma_2, \quad \cdots, \quad \Delta\sigma_n,$$

其中 $\Delta\sigma_i$ 表示第 i 个小区域,也表示它的面积,在每个小区域 $\Delta\sigma_i$ 上任取一点 (ξ_i,η_i),作乘积 $f(\xi_i,\eta_i)\Delta\sigma_i(i=1,2,\cdots,n)$,并作和 $\sum\limits_{i=1}^{n}f(\xi_i,\eta_i)\Delta\sigma_i$.如果当各小区域的直径中的最大值 λ 趋于零时,这个和式的极限存在,且极限值与区域 D 的分法和点 (ξ_i,η_i) 的取法都无关,则称此极限值为函数 $f(x,y)$ 在区域 D 上的二重积分(double integral),记作 $\iint\limits_{D}f(x,y)\,\mathrm{d}\sigma$,即

$$\iint\limits_{D}f(x,y)\,\mathrm{d}\sigma=\lim_{\substack{n\to\infty\\ \lambda\to 0}}\sum_{i=1}^{n}f(\xi_i,\eta_i)\Delta\sigma_i.$$

其中 $f(x,y)$ 叫做被积函数,$f(x,y)\mathrm{d}\sigma$ 叫做被积表达式,$\mathrm{d}\sigma$ 叫做面积元素(element of area),x 与 y 叫做积分变量,D 叫做积分区域(region of integration),$\sum\limits_{i=1}^{n}f(\xi_i,\eta_i)\Delta\sigma_i$ 叫做积分和.

在二重积分记号 $\iint\limits_{D}f(x,y)\mathrm{d}\sigma$ 中的面积元素 $\mathrm{d}\sigma$ 象征着积分和中的 $\Delta\sigma_i$.因为二重积分的定义中区域 D 的划分是任意的,如果在直角坐标系中用平行于 x 轴和 y 轴的直线段来分割区域 D,那么除了靠边界曲线的一些小区域外,绝大部分的小区域都是矩形.设矩形小区域 $\Delta\sigma_i$ 的边长为 Δx_j 和 Δy_k,则 $\Delta\sigma_i=\Delta x_j\cdot\Delta y_k$.因此在直角坐标系中,有时也把面积元素 $\mathrm{d}\sigma$ 记作 $\mathrm{d}x\mathrm{d}y$,而把二重积分记作

$$\iint\limits_{D}f(x,y)\mathrm{d}\sigma=\iint\limits_{D}f(x,y)\mathrm{d}x\mathrm{d}y,$$

其中 $\mathrm{d}x\mathrm{d}y$ 叫做直角坐标系中的面积元素.

显然,曲顶柱体的体积是曲顶的立标函数 $f(x,y)$ 在 D 上的二重积分

$$V=\iint\limits_{D}f(x,y)\mathrm{d}\sigma;$$

面密度不均匀的薄片的质量是面密度函数 $\mu(x,y)$ 在 D 上的二重积分

$$M=\iint\limits_{D}\mu(x,y)\mathrm{d}\sigma.$$

如果 $f(x,y)\geqslant 0$,二重积分的数值就是以 D 为底,以曲面 $Z=f(x,y)$ 为顶,母线平行于 z 轴的曲顶柱体的体积;如果 $f(x,y)<0$,柱体位于 xOy 面的下方,这时二重积分的值是负的,其绝对值等于柱体的体积;如果 $f(x,y)$ 在 D 的若干部分区域上是正的,而在其余的部分区域上是负的,我们可以把 xOy 面上方的柱体体积取成正,xOy 面下方的柱体体积取成负,那么,$f(x,y)$ 在 D 上的二重积分就等于这些部分区域上的柱体体积的代数和.这就是二重积分的几何意义.

最后我们指出,当 $f(x,y)$ 在闭区域 D 内连续时,可以证明定义 1 中和式的极限必定存在,即 $f(x,y)$ 在 D 上的二重积分都是存在的,以后就不再说明了.

在实际问题中,经常遇到的是连续函数,一般情况下,非连续函数遇到得很少.因此,我们对非连续的二元函数 $f(x,y)$ 以及无界区域 D 的二重积分存在问题,就不从理论上论述了.

二、二重积分的性质

比较定积分与二重积分的定义可以想到,二重积分与定积分有类似的性质,现叙述如下:

性质 1 $\displaystyle\iint\limits_D kf(x,y)\mathrm{d}\sigma = k\iint\limits_D f(x,y)\mathrm{d}\sigma$ （k 为常数）

性质 2 $\displaystyle\iint\limits_D [f(x,y)\pm g(x,y)]\mathrm{d}\sigma = \iint\limits_D f(x,y)\mathrm{d}\sigma \pm \iint\limits_D g(x,y)\mathrm{d}\sigma$

性质 3 如果闭区域 D 由有限条曲线分为有限个部分区域,则二重积分具有对区域的可加性.例如 D 分为两个区域 D_1 与 D_2,则

$$\iint\limits_D f(x,y)\mathrm{d}\sigma = \iint\limits_{D_1} f(x,y)\mathrm{d}\sigma + \iint\limits_{D_2} f(x,y)\mathrm{d}\sigma.$$

性质 4 如果在 D 上,$f(x,y)=1$,σ 为 D 的面积,则 $\displaystyle\iint\limits_D 1\mathrm{d}\sigma = \iint\limits_D \mathrm{d}\sigma = \sigma$.

性质 5 如果在 D 上,$f(x,y)\leqslant g(x,y)$,则 $\displaystyle\iint\limits_D f(x,y)\mathrm{d}\sigma \leqslant \iint\limits_D g(x,y)\mathrm{d}\sigma$,

特别有

$$\left|\iint\limits_D f(x,y)\mathrm{d}\sigma\right| \leqslant \iint\limits_D |f(x,y)|\,\mathrm{d}\sigma.$$

性质 6 设 M、m 分别是 $f(x,y)$ 在闭区域 D 上的最大值和最小值,σ 是 D 的面积,则

$$m\sigma \leqslant \iint\limits_D f(x,y)\mathrm{d}\sigma \leqslant M\sigma.$$

性质 7 （二重积分的中值定理） 设 $f(x,y)$ 在闭区域 D 上连续,σ 是 D 的面积,则在 D 上至少存在一点 (ξ,η),使得下式成立

$$\iint\limits_D f(x,y)\mathrm{d}\sigma = f(\xi,\eta)\sigma.$$

中值定理的几何意义是:任意曲顶柱体的体积必有一个平顶柱体的体积与之相等,它们的底相同,后者的高 $f(\xi,\eta)$ 称为函数 $f(x,y)$ 在区域 D 上的平均值.

8.2 二重积分的计算

相对于重积分来说,定积分也叫做单积分.下面介绍二重积分的计算方法,这种方法是把二重积分化为两次单积分(二次积分)来计算.

一、在直角坐标系下二重积分的计算

由于二重积分 $\displaystyle\iint\limits_D f(x,y)\mathrm{d}\sigma$ 在几何上表示一个曲顶柱体的体积.我们借助这个几何特点,来寻求计算二重积分的方法.设曲顶柱体的底是区域 D,可以用不等式

$$\varphi_1(x)\leqslant y\leqslant \varphi_2(x),\quad a\leqslant x\leqslant b$$

来表示(见图 8-4),其中函数 $\varphi_1(x)$、$\varphi_2(x)$ 在 $[a,b]$ 上连续.设曲顶柱体的曲顶方程 $z=f(x,y)\geqslant 0$.我们将曲顶柱体的体积看成一些薄片的叠加,依然采用分割、取近似、求和、取极限的方法求其体积.

（1）分割

用垂直于 x 轴的一组平面 $x=x_i$(且 $a=x_0<x_1<\cdots<x_{i-1}<x_i<\cdots<x_n=b$)将曲顶柱体切成 n 块薄片,其厚度 $\Delta x_i = x_i - x_{i-1}$,体积为 ΔV_i,$(i=1,2,\cdots,n)$(见图 8-5),平面

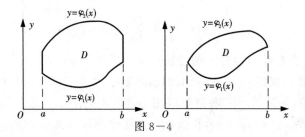

图 8－4

$x=x_i$ 截曲顶柱体所得截面是一个以区间 $[\varphi_1(x_i),\varphi_2(x_i)]$ 为底,以曲线 $z=f(x_i,y)$ 为曲边的曲边梯形,其在 yOz 平面上的投影如图 $8-6$ 中的阴影所示,这个截面的面积为

$$A(x_i)=\int_{\varphi_1(x_i)}^{\varphi_2(x_i)}f(x_i,y)\mathrm{d}y.$$

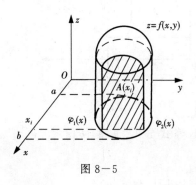

图 8－5

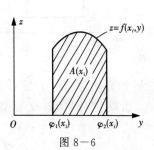

图 8－6

（2）取近似

当薄片切得很薄时,其上下底面积可近似地看作相等,所以

$$\Delta V_i\approx A(x_i)\cdot\Delta x_i=\int_{\varphi_1(x_i)}^{\varphi_2(x_i)}f(x_i,y)\mathrm{d}y\cdot\Delta x_i.$$

（3）求和

$$V\approx\sum_{i=1}^{n}\int_{\varphi_1(x_i)}^{\varphi_2(x_i)}f(x_i,y)\mathrm{d}y\cdot\Delta x_i.$$

（4）取极限

当 $n\to\infty,\lambda=\max\{\Delta x_i\}\to0$ 时,

$$V=\lim_{\substack{n\to\infty\\\lambda\to0}}\sum_{i=1}^{n}\int_{\varphi_1(x_i)}^{\varphi_2(x_i)}f(x_i,y)\mathrm{d}y\cdot\Delta x_i=\lim_{\substack{n\to\infty\\\lambda\to0}}\sum_{i=1}^{n}A(x_i)\Delta x_i$$

$$=\int_a^b A(x)\mathrm{d}x=\int_a^b\left[\int_{\varphi_1(x)}^{\varphi_2(x)}f(x,y)\mathrm{d}y\right]\mathrm{d}x.$$

又因,$V=\iint\limits_{D}f(x,y)\mathrm{d}\sigma$, 所以

$$\iint\limits_{D}f(x,y)\mathrm{d}\sigma=\int_a^b\left[\int_{\varphi_1(x)}^{\varphi_2(x)}f(x,y)\mathrm{d}y\right]\mathrm{d}x. \tag{8-2-1}$$

上式右端是一个先对 y、后对 x 的二次积分,就是说,先把 x 看做常数,把 $f(x,y)$ 只看做 y 的函数,并对 y 计算从 $\varphi_1(x)$ 到 $\varphi_2(x)$ 的定积分;然后把算得的结果(是 x 的函数)再对 x 计算在 $[a,b]$ 上的定积分.这个先对 y 后对 x 的二次积分也常记作 $\int_a^b\mathrm{d}x\int_{\varphi_1(x)}^{\varphi_2(x)}f(x,y)\mathrm{d}y$,因此,公式

(8−2−1)也可写成

$$\iint\limits_{D} f(x,y)\mathrm{d}\sigma = \int_a^b \mathrm{d}x \int_{\varphi_1(x)}^{\varphi_2(x)} f(x,y)\mathrm{d}y. \qquad (8-2-1')$$

这就是把二重积分化为先对 y 后对 x 的二次积分公式.

在上述讨论中,我们假定 $f(x,y) \geqslant 0$,但实际上公式(8−2−1)和(8−2−1′)的成立并不受此条件限制.类似地,如果积分区域 D 可以用不等式 $\psi_1(y) \leqslant x \leqslant \psi_2(y)$,$c \leqslant y \leqslant d$ 来表示(见图8−7),其中函数 $\psi_1(y)$,$\psi_2(y)$,在 $[c,d]$ 上连续,那么,就有

$$\iint\limits_{D} f(x,y)\mathrm{d}\sigma = \int_c^d \mathrm{d}y \int_{\psi_1(y)}^{\psi_2(y)} f(x,y)\mathrm{d}x. \qquad (8-2-2)$$

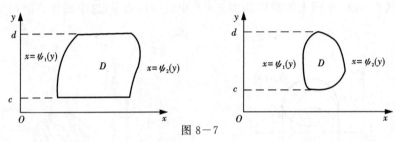

图 8−7

这就是把二重积分化为先对 x 后对 y 的二次积分公式.

特别地,如果积分区域 D 是矩形域,即可用不等式 $a \leqslant x \leqslant b$,$c \leqslant y \leqslant d$ 来表示(见图8−8),

则
$$\iint\limits_{D} f(x,y)\mathrm{d}\sigma = \int_a^b \mathrm{d}x \int_c^d f(x,y)\mathrm{d}y = \int_c^d \mathrm{d}y \int_a^b f(x,y)\mathrm{d}x.$$

若积分区域 D 比较复杂,如图8−9所示,则根据二重积分对区域的可加性,可把 D 分成若干部分,使每个部分区域的边界与平行于坐标轴的直线的交点不多于两点,分别求被积函数在各部分区域上的积分,然后相加,就可得到整个区域上的二重积分,即

$$\iint\limits_{D} f(x,y)\mathrm{d}\sigma = \iint\limits_{D_1} f(x,y)\mathrm{d}\sigma + \iint\limits_{D_2} f(x,y)\mathrm{d}\sigma + \iint\limits_{D_3} f(x,y)\mathrm{d}\sigma.$$

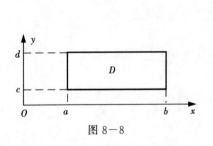

图 8−8

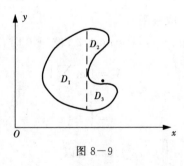

图 8−9

二重积分化为二次积分时,确定积分限是一个关键.积分限是根据积分区域 D 来确定的,因此,应先画出积分区域 D 的图形,再写出区域 D 上的点的坐标所要满足的不等式,从而定出积分的上、下限.

例8.1 计算 $\iint\limits_{D} xy\mathrm{d}\sigma$,其中 D 是由直线 $y=1$,$x=2$ 及 $y=x$ 所围成的区域.

解法1 首先画出区域 D(见图8−10),若先对 y 积分,后对 x 积分,则

$$D = \{(x,y) \mid 1 \leqslant x \leqslant 2, 1 \leqslant y \leqslant x\}.$$

由公式(8—2—1)得

$$\iint\limits_{D} f(x,y)\mathrm{d}\sigma = \int_1^2 \left[\int_1^x xy\,\mathrm{d}y \right] \mathrm{d}x = \int_1^2 \left[x\,\frac{y^2}{2} \right]_1^x \mathrm{d}x$$

$$= \int_1^2 \left(\frac{x^3}{2} - \frac{x}{2} \right) \mathrm{d}x = \left[\frac{x^4}{8} - \frac{x^2}{4} \right]_1^2 = 1\,\frac{1}{8}.$$

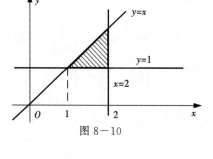

图 8—10

解法 2　若先对 x 积分,后对 y 积分,则

$$D = \{(x,y) \mid 1 \leqslant y \leqslant 2, y \leqslant x \leqslant 2\}.$$

由公式 (8—2—2) 得:

$$\iint\limits_{D} f(x,y)\mathrm{d}\sigma = \int_1^2 \left[\int_y^2 xy\,\mathrm{d}x \right] \mathrm{d}y = \int_1^2 \left[y \cdot \frac{x^2}{2} \right]_y^2 \mathrm{d}y =$$

$$\int_1^2 (2y - \frac{y^3}{2})\mathrm{d}y = \left[y^2 - \frac{y^4}{8} \right]_1^2 = 1\,\frac{1}{8}.$$

例 8.2　计算 $\iint\limits_{D} 3x^2 y^2 \mathrm{d}\sigma$,其中 D 是由 x 轴、y 轴和抛物线 $y=1-x^2$ 所围成在第一象限内的区域.

解　画出积分区域 D(见图 8—11),若先对 y 积分后对 x 积分,

则
$$D = \{(x,y) \mid 0 \leqslant x \leqslant 1, 0 \leqslant y \leqslant 1-x^2\}.$$

由公式(1) 得

$$\iint\limits_{D} 3x^2 y^2 \mathrm{d}\sigma = \int_0^1 \left[\int_0^{1-x^2} 3x^2 y^2 \mathrm{d}y \right] \mathrm{d}x = \int_0^1 \left[x^2 y^3 \right]_0^{1-x^2} \mathrm{d}x = \int_0^1 x^2 (1-x^2)^3 \mathrm{d}x = \frac{16}{315}.$$

若先对 x 积分,后对 y 积分,则 $D = \{(x,y) \mid 0 \leqslant y \leqslant 1, 0 \leqslant x \leqslant \sqrt{1-y}\}$,就有

$$\iint\limits_{D} 3x^2 y^2 \mathrm{d}\sigma = \int_0^1 \left[\int_0^{\sqrt{1-y}} 3x^2 y^2 \mathrm{d}x \right] \mathrm{d}y = \int_0^1 \left[x^3 y^2 \right] \Big|_0^{\sqrt{1-y}} \mathrm{d}y.$$

将上、下限代入后,计算积分比较麻烦.所以这里用公式(8—2—1)计算较为便利.

例 8.3　计算 $\iint\limits_{D} \frac{\sin x}{x} \mathrm{d}x\,\mathrm{d}y$,$D$ 是由 $y=0, y=x, x=1$ 围成的区域.

解　画出区域 D(见图 8—12),利用公式(8—2—1)先对 y 积分,后对 x 积分,则

$$D = \{(x,y) \mid 0 \leqslant x \leqslant 1, 0 \leqslant y \leqslant x\},$$

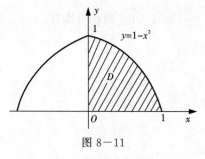

图 8—11

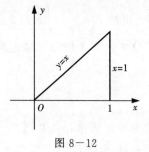

图 8—12

故 $\iint\limits_{D} \frac{\sin x}{x}\mathrm{d}x\,\mathrm{d}y = \int_0^1 \left[\int_0^x \frac{\sin x}{x}\mathrm{d}y \right] \mathrm{d}x = \int_0^1 \frac{\sin x}{x} \cdot x\,\mathrm{d}x = \int_0^1 \sin x\,\mathrm{d}x = -\cos 1 + 1 \approx 0.46.$

如果先对 x 积分,后对 y 积分,由于 $\int \frac{\sin x}{x}\mathrm{d}x$ 不能用初等函数来表示,这时二重积分是不能积出的.

例 8.4 计算 $\iint\limits_D x y \mathrm{d}\sigma$,其中 D 是抛物线 $y^2 = x$ 及直线 $y = x - 2$ 所围成的区域.

解 解方程组 $\begin{cases} y = x - 2, \\ y^2 = x \end{cases}$ 得到两个交点为 $(1, -1)$ 和 $(4, 2)$. 先对 x、后对 y 积分,则 $D = \{(x, y) \mid -1 \leqslant y \leqslant 2, y^2 \leqslant x \leqslant y + 2\}$（见图 8-13）.利用公式（8-2-2）得

$$\iint\limits_D x y \mathrm{d}\sigma = \int_{-1}^2 \left[\int_{y^2}^{y+2} x y \mathrm{d}x \right] \mathrm{d}y = \int_{-1}^2 \left[\frac{x^2}{2} y \right]_{y^2}^{y+2} \mathrm{d}y$$

$$= \frac{1}{2} \int_{-1}^2 \left[y(y+2)^2 - y^5 \right] \mathrm{d}y$$

$$= \frac{1}{2} \left[\frac{y^4}{4} + \frac{4}{3} y^3 + 2y^2 - \frac{y^6}{6} \right]_{-1}^2 = 5\frac{5}{8}.$$

若用公式（8-2-1）来计算,则由于在区间 $[0, 1]$ 及 $[1, 4]$ 上表示 $\varphi_1(x)$ 的式子不同,所以要用过交点 $(1, -1)$ 且平行于 y 轴的直线 $x = 1$ 把区域 D 分成 D_1 和 D_2 两部分（见图 8-14）,其中

$$D_1: 0 \leqslant x \leqslant 1, -\sqrt{x} \leqslant y \leqslant \sqrt{x}; \quad D_2: 1 \leqslant x \leqslant 4, x - 2 \leqslant y \leqslant \sqrt{x}.$$

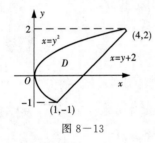

图 8-13

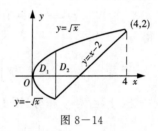

图 8-14

因此,根据二重积分的性质 3,就有

$$\iint\limits_D x y \mathrm{d}\sigma = \iint\limits_{D_1} x y \mathrm{d}\sigma + \iint\limits_{D_2} x y \mathrm{d}\sigma = \int_0^1 \left[\int_{-\sqrt{x}}^{\sqrt{x}} x y \mathrm{d}y \right] \mathrm{d}x + \int_1^4 \left[\int_{x-2}^{\sqrt{x}} x y \mathrm{d}y \right] \mathrm{d}x.$$

由此可见,这里用公式（8-2-1）来计算比较麻烦.

注意:例 8.3 和例 8.4 表明,选择积分次序既要根据被积函数 $f(x, y)$ 的情况,又要根据积分区域 D 的情况,这样才能确定一个适当的积分次序.

例 8.5 更换 $I = \int_0^1 \mathrm{d}x \int_0^{x^2} f(x, y) \mathrm{d}y + \int_1^3 \mathrm{d}x \int_0^{\frac{1}{2}(3-x)} f(x, y) \mathrm{d}y$ 的积分次序.

解 积分 I 是两个积分区域上的积分和.

$$D_1: 0 \leqslant x \leqslant 1, 0 \leqslant y \leqslant x^2;$$

$$D_2: 1 \leqslant x \leqslant 3, 0 \leqslant y \leqslant \frac{1}{2}(3-x).$$

上述区域的图形可以画出（见图 8-15）,显然这个区域为 $D = D_1 + D_2$.

原题设的积分是先对 y 后对 x 积分.如果更换积分次序,即应先对 x 后对 y 积分,则积分区域 $D = \{(x, y) \mid 0 \leqslant y \leqslant 1, \sqrt{y} \leqslant x \leqslant 3 - 2y\}$.应用公式（8-2-2）得

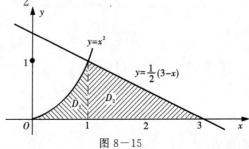

图 8-15

$$I = \iint\limits_{D} f(x,y)\mathrm{d}x\mathrm{d}y = \int_0^1 \mathrm{d}y \int_{\sqrt{y}}^{3-2y} f(x,y)\mathrm{d}x.$$

二、在极坐标系下二重积分的计算

当二重积分的积分区域 D 是圆或圆的一部分,或者被积函数为 $f(x^2+y^2)$、$f\left(\dfrac{x}{y}\right)$、$f\left(\dfrac{y}{x}\right)$ 等形式时,一般采用极坐标计算二重积分较为方便.

要在极坐标系中计算二重积分,需将被积函数和积分区域 D 都改用极坐标表示.在解析几何中已知道,平面上任意一点的极坐标 (r,θ) 与它的直角坐标 (x,y) 的变换公式为

$$\begin{cases} x = r\cos\theta, & 0 \leqslant r < +\infty; \\ y = r\sin\theta, & 0 \leqslant \theta \leqslant 2\pi. \end{cases}$$

下面介绍在极坐标系中二重积分的计算公式.

设通过极点的射线与区域 D 的边界线的交点不多于两点,我们用一组同心圆 $(r=$ 常数$)$ 和一组通过极点的射线 $(\theta=$ 常数$)$,将区域 D 分成很多小区域(见图 $8-16$).

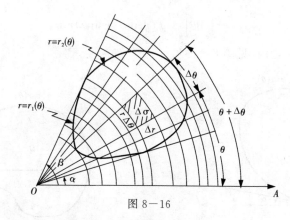

图 $8-16$

将极角分别为 θ 和 $\theta+\Delta\theta$ 的两条射线和半径分别为 r 与 $r+\Delta r$ 的两条圆弧所围成的小区域记作 $\Delta\sigma$,则由扇形面积公式得 $\Delta\sigma = \dfrac{1}{2}(r+\Delta r)^2\Delta\theta - \dfrac{1}{2}r^2\Delta\theta = r\Delta r\Delta\theta + \dfrac{1}{2}(\Delta r)^2\Delta\theta$,略去高阶无穷小 $\dfrac{1}{2}(\Delta r)^2\Delta\theta$,得 $\Delta\sigma \approx r\Delta r\Delta\theta$,所以面积元素是 $\mathrm{d}\sigma = r\mathrm{d}r\mathrm{d}\theta$,而被积函数为 $f(x,y) = f(r\cos\theta, r\sin\theta)$,于是,有

$$\iint\limits_{D} f(x,y)\mathrm{d}\sigma = \iint\limits_{D} f(r\cos\theta, r\sin\theta)r\mathrm{d}r\mathrm{d}\theta. \tag{8-2-3}$$

这就是将直角坐标系中的二重积分变换为极坐标系下的二重积分的计算公式.

为了计算极坐标系下的二重积分,仍将它化为二次积分计算,并由极点位置情况来讨论如何根据积分区域 D 确定二次积分的上、下限.

(1) 极点在区域 D 之外(见图 $8-17$)

设 $D = \{(r,\theta) \mid \alpha \leqslant \theta \leqslant \beta, r_1(\theta) \leqslant r \leqslant r_2(\theta)\}$,其中函数 $r_1(\theta)$,$r_2(\theta)$ 在区间 $[\alpha,\beta]$ 上连续,则

$$\iint\limits_{D} f(r\cos\theta, r\sin\theta)r\mathrm{d}r\mathrm{d}\theta = \int_{\alpha}^{\beta} \left[\int_{\varphi_1(\theta)}^{\varphi_2(\theta)} f(r\cos\theta, r\sin\theta)r\mathrm{d}r\right]\mathrm{d}\theta, \tag{8-2-4}$$

上式也可写成

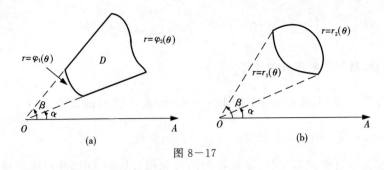

图 8-17

$$\iint\limits_{D} f(r\cos\theta, r\sin\theta) r \mathrm{d}r \mathrm{d}\theta = \int_{\alpha}^{\beta} \mathrm{d}\theta \int_{\varphi_{1}(\theta)}^{\varphi_{2}(\theta)} f(r\cos\theta, r\sin\theta) r \mathrm{d}r. \qquad (8-2-4')$$

(2) 极点在区域 D 的边界上(见图 8-18)

设 $D = \{(r,\theta) \mid \alpha \leqslant \theta \leqslant \beta, 0 \leqslant r \leqslant r(\theta)\}$,于是

$$\iint\limits_{D} f(r\cos\theta, r\sin\theta) r \mathrm{d}r \mathrm{d}\theta$$

$$= \int_{\alpha}^{\beta} \mathrm{d}\theta \int_{0}^{r(\theta)} f(r\cos\theta, r\sin\theta) r \mathrm{d}r. \qquad (8-2-5)$$

(3) 极点在区域 D 之内(见图 8-19)

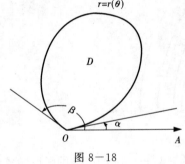

图 8-18

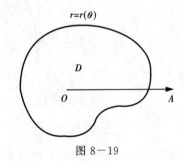

图 8-19

设 $D = \{(r,\theta) \mid 0 \leqslant \theta \leqslant 2\pi, 0 \leqslant r \leqslant r(\theta)\}$,于是

$$\iint\limits_{D} f(r\cos\theta, r\sin\theta) r \mathrm{d}r \mathrm{d}\theta$$

$$= \int_{0}^{2\pi} \mathrm{d}\theta \int_{0}^{r(\theta)} f(r\cos\theta, r\sin\theta) r \mathrm{d}r. \qquad (8-2-6)$$

例 8.6 计算二重积分 $\iint\limits_{D} \sqrt{x^2 + y^2} \mathrm{d}\sigma$,其中 D 是圆 $x^2 + y^2 = 2y$ 围成的区域(见图 8-20).

解 圆 $x^2 + y^2 = 2y$ 的极坐标方程是 $r = 2\sin\theta$,则 $D = \{(r,\theta) \mid 0 \leqslant \theta \leqslant \pi, 0 \leqslant r \leqslant 2\sin\theta\}$. 由公式(8-2-5)得

$$\iint\limits_{D} \sqrt{x^2 + y^2} \mathrm{d}\sigma = \iint\limits_{D} r \cdot r \mathrm{d}r \mathrm{d}\theta = \int_{0}^{\pi} \mathrm{d}\theta \int_{0}^{2\sin\theta} r^2 \mathrm{d}r$$

$$= \int_{0}^{\pi} \left[\frac{r^3}{3}\right]_{0}^{2\sin\theta} \mathrm{d}\theta = \frac{8}{3} \int_{0}^{\pi} \sin^3\theta \mathrm{d}\theta$$

$$= \frac{8}{3} \int_{0}^{\pi} (\cos^2\theta - 1) \mathrm{d}\cos\theta$$

$$= \frac{8}{3}\left(\frac{1}{3}\cos^3\theta - \cos\theta\right)\Big|_0^\pi = \frac{32}{9}.$$

例 8.7　计算二重积分 $\displaystyle\iint\limits_D \frac{\mathrm{d}x\,\mathrm{d}y}{1+x^2+y^2}$，其中 D 是由 $x^2+y^2\leqslant 1$ 所确定的圆域（见图 8-21）.

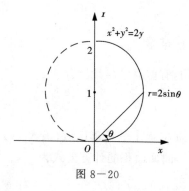

图 8-20

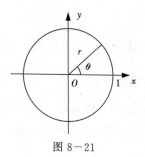

图 8-21

解　题中区域 D 在极坐标系下可表示为

$$D = \{(r,\theta)\mid 0\leqslant\theta\leqslant 2\pi, 0\leqslant r\leqslant 1\}.$$

于是由公式（8-2-6）得

$$\iint\limits_D \frac{\mathrm{d}x\,\mathrm{d}y}{1+x^2+y^2} = \int_0^{2\pi}\mathrm{d}\theta\int_0^1 \frac{r}{1+r^2}\mathrm{d}r$$

$$= \int_0^{2\pi}\left[\frac{1}{2}\ln(1+r^2)\right]_0^1\mathrm{d}\theta$$

$$= \int_0^{2\pi}\frac{1}{2}\ln2\,\mathrm{d}\theta = \frac{1}{2}\ln2\cdot\theta\Big|_0^{2\pi} = \pi\ln2.$$

例 8.8　求球面 $x^2+y^2+z^2=4a^2$ 与圆柱面 $x^2+y^2=2ax$ 所包围的立体的体积（指含在柱体内的部分（见图 8-22））.

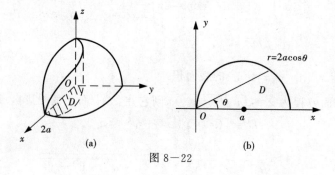

图 8-22

解　由对称性,

$$V = 4\iint\limits_D \sqrt{4a^2-x^2-y^2}\,\mathrm{d}x\,\mathrm{d}y,$$

其中 D 为半圆周 $y=\sqrt{2ax-x^2}$ 及 x 轴所围成的区域,在极坐标系中 $D=\{(r,\theta)\mid 0\leqslant\theta\leqslant \frac{\pi}{2}, 0\leqslant r\leqslant 2a\cos\theta\}$. 于是

$$V = 4\iint\limits_D \sqrt{4a^2-x^2-y^2}\,\mathrm{d}x\,\mathrm{d}y$$

$$= 4 \int_0^{\frac{\pi}{2}} d\theta \int_0^{2a\cos\theta} \sqrt{4a^2 - r^2}\, r\, dr$$

$$= \frac{32}{3} a^3 \int_0^{\frac{\pi}{2}} (1 - \sin^3\theta)\, d\theta = \frac{32}{3} a^3 \left(\frac{\pi}{2} - \frac{2}{3} \right).$$

8.3 二重积分应用举例

这里简略地介绍二重积分在几何和物理方面的应用,有些只给出计算公式.

一、曲面的面积

设曲面 S 由方程 $z = f(x, y)$ 给出,D 为曲面 S 在 xOy 面上的投影区域,函数 $f(x, y)$ 在 D 上具有连续偏导数 $f_x(x, y)$ 和 $f_y(x, y)$. 则可以推出曲面面积的计算公式为

$$S = \iint\limits_D \sqrt{1 + f_x^2(x, y) + f_y^2(x, y)}\, dx\, dy \qquad (8-3-1)$$

例 8.9 求曲面 $z = 4 - x^2 - y^2$ 在 $z \geqslant 0$ 部分的面积.

解 曲面 $z = 4 - x^2 - y^2$ 在 xOy 平面上的投影区域 $D = \{(x, y) \mid x^2 + y^2 \leqslant 4\}$(见图 8-23).

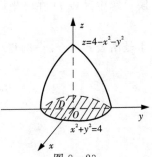

图 8-23

$$\frac{\partial z}{\partial x} = -2x, \quad \frac{\partial z}{\partial y} = -2y,$$

$$1 + \left(\frac{\partial z}{\partial x} \right)^2 + \left(\frac{\partial z}{\partial y} \right)^2 = 1 + 4x^2 + 4y^2,$$

所求面积为

$$S = \iint\limits_D \sqrt{1 + 4x^2 + 4y^2}\, dx\, dy$$

$$= \int_0^{2\pi} d\theta \int_0^2 \sqrt{1 + 4r^2}\, r\, dr = 2\pi \left[\frac{1}{12} (1 + 4r^2)^{\frac{3}{2}} \right]_0^2$$

$$= \frac{1}{6} \pi (17\sqrt{17} - 1).$$

例 8.10 求球 $x^2 + y^2 + z^2 = a^2$ 的表面积.

解 取上半球面方程为 $z = \sqrt{a^2 - x^2 - y^2}$,则它在 xOy 面上的投影区域

$$D = \{(x, y) \mid x^2 + y^2 \leqslant a^2\}.$$

由 $$\frac{\partial z}{\partial x} = \frac{-x}{\sqrt{a^2 - x^2 - y^2}}, \quad \frac{\partial z}{\partial y} = \frac{-y}{\sqrt{a^2 - x^2 - y^2}}$$

得 $$\sqrt{1 + \left(\frac{\partial z}{\partial x} \right)^2 + \left(\frac{\partial z}{\partial y} \right)^2} = \frac{a}{\sqrt{a^2 - x^2 - y^2}}.$$

因为这个函数在区域 D 的边界即圆周 $x^2 + y^2 = a^2$ 上不连续,故不能直接用公式(8-3-1),所以先取区域 $D_1 = \{(x, y) \mid x^2 + y^2 \leqslant b^2, (0 < b < a)\}$ 为积分区域,算出对应于 D_1 上的球面面积 S_1 后,令 $b \to a$ 取 S_1 的极限[①],就得到半球面的面积

---

① 这个极限就是函数 $\frac{a}{\sqrt{a^2 - x^2 - y^2}}$ 在区域 D 上的所谓广义二重积分.

$$S_1 = \iint\limits_{D_1} \frac{a}{\sqrt{a^2 - x^2 - y^2}} \mathrm{d}x\,\mathrm{d}y,$$

利用极坐标,得

$$S_1 = \iint\limits_{D_1} \frac{a}{\sqrt{a^2 - r^2}} r\,\mathrm{d}r\,\mathrm{d}\theta = a \int_0^{2\pi} \mathrm{d}\theta \int_0^b \frac{r}{\sqrt{a^2 - r^2}} \mathrm{d}r = 2\pi a(a - \sqrt{a^2 - b^2}),$$

所以　$S = 2\lim\limits_{b \to a} S_1 = 2\lim\limits_{b \to a} \left[2\pi a(a - \sqrt{a^2 - b^2}) \right] = 4\pi a^2.$

二、平面薄片的质量

对于密度均匀的平面薄片,它的质量为:$M = \mu S$(μ 是密度,S 是面积,M 是质量),对于非均匀密度平面薄片质量,直接由 8.1 节可知:

$$M = \iint\limits_D \mu(x,y)\mathrm{d}\sigma = \iint\limits_D \mu(x,y)\mathrm{d}x\,\mathrm{d}y. \tag{8-3-2}$$

三、静力矩

力学上规定,质点对于一轴的静力矩等于这一点质量与它到轴的距离的乘积,质点系对一轴的静力矩等于该系中各点对同一轴的静力矩之和,现在求平面薄片对 Ox 轴的静力矩 M_x 及对 Oy 轴的静力矩 M_y.

设有一区域 D 的一块平面薄片,面密度为 $\mu(x,y)$,将区域 D 分成几个小区域 $\Delta\sigma_i(i=1, 2,\cdots,n)$,在 $\Delta\sigma_i$ 中任取一点(x_i,y_i),假定把 $\Delta\sigma_i$ 的近似质量 $\mu(x_i,y_i)\Delta\sigma_i$ 看做集中在一点上,则它对 Ox 轴的静力矩的近似值为 $y_i\mu(x_i,y_i)\Delta\sigma_i$,整个区域 D 的薄片对 Ox 轴的静力矩近似为 $M_x \approx \sum\limits_{i=1}^n y_i\mu(x_i,y_i)\Delta\sigma_i$. 当 $n \to \infty$ 且 n 个小区域 $\Delta\sigma_i$ 中最大直径 $\lambda \to 0$ 时,和式的极限如果存在,则平面薄片对 Ox 轴的静力矩为

$$M_x = \lim\limits_{\substack{n \to \infty \\ \lambda \to 0}} \sum\limits_{i=1}^n y_i\mu(x_i,y_i)\Delta\sigma_i = \iint\limits_D y\mu(x,y)\mathrm{d}x\,\mathrm{d}y. \tag{8-3-3}$$

类似地,平面薄片对 Oy 轴的静力矩为 $M_y = \iint\limits_D x\mu(x,y)\mathrm{d}x\,\mathrm{d}y.$ \qquad (8-3-4)

四、平面薄片的重心

设平面薄片域 D 的重心为$(\bar{x}, \bar{y})$,M 是薄片的质量,M_x, M_y 分别是薄片对 Ox 轴和 Oy 轴的静力矩,根据重心定义,得 $\bar{x}M = M_y$,$\bar{y}M = M_x$.由上面质量和静力矩公式,得

$$\bar{x} = \frac{\iint\limits_D x\mu(x,y)\mathrm{d}x\,\mathrm{d}y}{\iint\limits_D \mu(x,y)\mathrm{d}x\,\mathrm{d}y}, \quad \bar{y} = \frac{\iint\limits_D y\mu(x,y)\mathrm{d}x\,\mathrm{d}y}{\iint\limits_D \mu(x,y)\mathrm{d}x\,\mathrm{d}y}. \tag{8-3-5}$$

如果薄片是均匀的,即 $\mu(x,y)$ 为常数,则均匀薄片的重心公式为

$$\bar{x} = \frac{1}{A}\iint\limits_D x\,\mathrm{d}x\,\mathrm{d}y, \quad \bar{y} = \frac{1}{A}\iint\limits_D y\,\mathrm{d}x\,\mathrm{d}y, \tag{8-3-6}$$

其中 $A = \iint\limits_D \mathrm{d}x\,\mathrm{d}y$ 为区域 D 的面积.

例 8.11 求位于两圆 $r = 2\sin\theta$ 和 $r = 4\sin\theta$ 之间的均匀薄片的重心（见图 8-24）.

解 因为区域 D 对称于 y 轴，所以重心 $C(\bar{x}, \bar{y})$ 必位于 y 轴上，于是 $\bar{x} = 0$. 再由公式 (8-3-6) 得

$$\bar{y} = \frac{1}{A} \iint\limits_{D} y \, \mathrm{d}x \, \mathrm{d}y.$$

由于区域 D 位于半径为 1 与半径为 2 的两圆之间，所以其面积 $A = 3\pi$. 再利用极坐标计算积分.

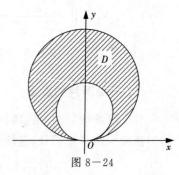

图 8-24

$$\iint\limits_{D} y \, \mathrm{d}x \, \mathrm{d}y = \iint\limits_{D} r^2 \sin\theta \, \mathrm{d}r \, \mathrm{d}\theta = \int_0^\pi \sin\theta \, \mathrm{d}\theta \int_{2\sin\theta}^{4\sin\theta} r^2 \, \mathrm{d}r$$

$$= \frac{56}{3} \int_0^\pi \sin^4\theta \, \mathrm{d}\theta = 7\pi,$$

因此 $\bar{y} = \dfrac{7\pi}{3\pi} = \dfrac{7}{3}$，所求重心是 $C\left(0, \dfrac{7}{3}\right)$.

我们还可以借助于二重积分及技巧求出下面概率积分的值，这个积分今后常用到.

例 8.12 证明概率积分 $\displaystyle\int_0^{+\infty} \mathrm{e}^{-x^2} \, \mathrm{d}x = \dfrac{\sqrt{\pi}}{2}$.

证明 假定概率积分值为 I，并知 e^{-x^2} 为偶函数，于是

$$I = \int_0^{+\infty} \mathrm{e}^{-x^2} \, \mathrm{d}x = \frac{1}{2} \int_{-\infty}^{+\infty} \mathrm{e}^{-x^2} \, \mathrm{d}x,$$

$$I^2 = \frac{1}{4} \int_{-\infty}^{+\infty} \mathrm{e}^{-x^2} \, \mathrm{d}x \int_{-\infty}^{+\infty} \mathrm{e}^{-y^2} \, \mathrm{d}y = \frac{1}{4} \int_{-\infty}^{+\infty} \int_{-\infty}^{+\infty} \mathrm{e}^{-(x^2+y^2)} \, \mathrm{d}x \, \mathrm{d}y = \frac{1}{4} \int_0^{+\infty} r \mathrm{e}^{-r^2} \, \mathrm{d}r \int_0^{2\pi} \mathrm{d}\theta$$

$$= \frac{\pi}{4},$$

所以 $\quad I = \dfrac{\sqrt{\pi}}{2}$.

习 题 八

（一）基本题

1. 化二重积分 $\displaystyle\iint\limits_{D} f(x, y) \, \mathrm{d}x \, \mathrm{d}y$ 为二次积分（写出两种积分次序）：

(1) $D = \{(x, y) \mid |x| \leqslant 1, |y| \leqslant 1\}$；

(2) D 是由 y 轴，$y = 1$ 及 $y = x$ 围成的区域；

(3) D 是由 x 轴，$y = \ln x$ 及 $x = \mathrm{e}$ 围成的区域；

(4) D 是由 x 轴，圆 $x^2 + y^2 - 2x = 0$ 在第一象限的部分及直线 $x + y = 2$ 围成的区域；

(5) D 是由 x 轴与抛物线 $y = 4 - x^2$ 在第二象限的部分及圆 $x^2 + y^2 - 4y = 0$ 在第一象限的部分围成的区域.

2. 作出下列各二次积分所对应的二重积分的积分区域 D，并更换积分次序：

(1) $\displaystyle\int_0^{\frac{1}{2}} \mathrm{d}x \int_x^{1-x} f(x, y) \, \mathrm{d}y$；　　　(2) $\displaystyle\int_0^1 \mathrm{d}y \int_{y-1}^{1-y} f(x, y) \, \mathrm{d}y$；

(3) $\displaystyle\int_{-a}^{a} \mathrm{d}x \int_0^{\sqrt{a^2-x^2}} f(x, y) \, \mathrm{d}y$；　　(4) $\displaystyle\int_0^{\frac{1}{4}} \mathrm{d}y \int_y^{\sqrt{y}} f(x, y) \, \mathrm{d}x + \int_{\frac{1}{4}}^{\frac{1}{2}} \mathrm{d}y \int_y^{\frac{1}{2}} f(x, y) \, \mathrm{d}x$.

3. 计算下列二重积分：

(1) $\iint\limits_{D}(x^3+3x^2y+y^3)\mathrm{d}\sigma,D=\{(x,y)\mid 0\leqslant x\leqslant 1,0\leqslant y\leqslant 1\}$;

(2) $\iint\limits_{D}x\cos(x+y)\mathrm{d}\sigma$,其中 D 是三顶点分别为$(0,0),(\pi,0)$ 和(π,π) 的三角形区域;

(3) $\iint\limits_{D}\mathrm{e}^{x+y}\mathrm{d}\sigma,D=\{(x,y)\mid\mid x\mid+\mid y\mid\leqslant 1\}$;

(4) $\iint\limits_{D}(x^2+y^2-x)\mathrm{d}\sigma$,其中 D 是由直线 $y=2,y=x$ 及 $y=2x$ 所围成的区域;

(5) $\iint\limits_{D}(x^2-y^2)\mathrm{d}\sigma,D=\{(x,y)\mid 0\leqslant y\leqslant\sin x,0\leqslant x\leqslant\pi\}$;

(6) $\iint\limits_{D}\ln(x^2+y^2)\mathrm{d}\sigma,D=\{(x,y)\mid 1\leqslant x^2+y^2\leqslant 4\}$;

(7) $\iint\limits_{D}\arctan\dfrac{y}{x}\mathrm{d}\sigma$,其中 D 是由圆周 $x^2+y^2=4$ 和 $x^2+y^2=1$ 及直线 $y=0,y=x$ 所围成的在第一象限内的区域;

(8) $\iint\limits_{D}\sin(x^2+y^2)\mathrm{d}\sigma,D=\{(x,y)\mid\pi^2\leqslant x^2+y^2\leqslant 4\pi^2\}$

4.利用二重积分求下列曲面所围成的立体的体积:

(1) $z=x^2+y^2,z=h$;　(2) $y=0,y=kx(k>0),z=0,x^2+y^2+z^2=R^2$(第一卦限);

(3) $z=1+x+y,z=0,y=0,x=0,x+y=1$.

5.求球面 $x^2+y^2+z^2=a^2$ 在圆柱面 $x^2+y^2=\pm ax$ 外部的那部分面积.

6.求曲面 $az=xy$ 包含在圆柱 $x^2+y^2=a^2$ 内那部分的面积.

7.求半径为 R,顶角为 2α 的扇形的重心.

8.设密度函数为 $\mu=x^2+y^2$,求 $y=0,y=x,x=1$ 所围成的三角形生物体薄壳的质量.

(二) 补充题

1.设一元函数 $f(x)$ 在$[a,b]$ 上可积,$g(y)$ 在$[c,d]$ 上可积.证明:二元函数 $F(x,y)=f(x)g(y)$ 在 $D=\{(x,y)\mid a\leqslant x\leqslant b,c\leqslant y\leqslant d\}$ 上可积,而且

$$\iint\limits_{D}F(x,y)\mathrm{d}x\mathrm{d}y=\int_a^bf(x)\mathrm{d}x\int_c^dg(y)\mathrm{d}y.$$

2.设一元函数 $f(x)$ 在$[a,b]$ 上可积.在 $D=\{(x,y)\mid a\leqslant x\leqslant b,a\leqslant y\leqslant b\}$ 上定义 $F(x,y)=[f(x)-f(y)]^2$.

(1) 将重积分$\iint\limits_{D}F(x,y)\mathrm{d}x\mathrm{d}y$ 化为累次积分.

(2) 证明$\left(\int_a^bf(x)\mathrm{d}x\right)^2\leqslant(b-a)\int_a^bf^2(x)\mathrm{d}x$.

3.在下列积分中改变积分的顺序:

(1) $\int_0^1\mathrm{d}y\int_0^yf(x,y)\mathrm{d}x$;　　　　(2) $\int_1^e\mathrm{d}x\int_0^{\ln x}f(x,y)\mathrm{d}y$;　　　　(3) $\int_0^2\mathrm{d}y\int_{y^2}^{3y}f(x,y)\mathrm{d}x$;

(4) $\int_{-1}^1\mathrm{d}x\int_{-\sqrt{1-x^2}}^{1-x^2}f(x,y)\mathrm{d}y$;　(5) $\int_1^2\mathrm{d}x\int_{\sqrt{x}}^2f(x,y)\mathrm{d}y$;　(6) $\int_0^\pi\mathrm{d}y\int_{\sin\frac{y}{2}}^{\sin y}f(x,y)\mathrm{d}x$;

(7) $\int_1^2\mathrm{d}x\int_{2-x}^{\sqrt{2x-a}}f(x,y)\mathrm{d}y$,　$(0<a<1)$.

4.证明 Dirichlet 公式:

$$\int_0^a\mathrm{d}x\int_0^xf(x,y)\mathrm{d}y=\int_0^a\mathrm{d}y\int_y^af(x,y)\mathrm{d}x\quad(a>0).$$

5.设一元函数 $g(x)$ 在$[0,1]$ 上可积,证明:

$$\int_0^1\mathrm{d}x\int_x^1g(t)\mathrm{d}t=\int_0^1\tan(t)\mathrm{d}t.$$

6.计算下列二重积分:

(1) D 是由 $y^2 = 2px(p > 0)$, $x = \dfrac{p}{2}$ 围成的区域,计算 $\iint\limits_{D} x^m y^k \mathrm{d}x\mathrm{d}y$ $(m,k > 0)$.

(2) D 由 $y = 0$, $y = \sin x^2$, $x = 0$ 和 $x = \sqrt{\pi}$ 围成,计算 $\iint\limits_{D} x\mathrm{d}x\mathrm{d}y$.

(3) $D = \{(x,y) \mid 0 \leqslant x \leqslant y^2, 0 \leqslant y \leqslant 2 + x, x \leqslant 2\}$,计算 $\iint\limits_{D} x^2 y^2 \mathrm{d}x\mathrm{d}y$.

(4) D 由 $y = \sqrt{1 - x^2}$, $y = 0$ 围成,计算 $\iint\limits_{D} (x^2 + 3xy^2)\mathrm{d}x\mathrm{d}y$.

7.平面区域 D 的面积 A 由公式

$$A = \int_0^a \mathrm{d}x \int_{a-x}^{\sqrt{a^2 - x^2}} \mathrm{d}y$$

给出,问 D 由哪些曲线围成?

8.利用极坐标,计算下列积分:

(1) Ω 由双纽线 $(x^2 + y^2)^2 = a^2(x^2 - y^2)(x \geqslant 0)$ 围成,计算 $\iint\limits_{\Omega} (x^2 + y^2)\mathrm{d}x\mathrm{d}y$;

(2) Ω 由阿基米德螺线 $r = \theta$ 和半射线 $\theta = \pi$ 围成,计算 $\iint\limits_{\Omega} x\mathrm{d}x\mathrm{d}y$;

(3) Ω 由对数螺线 $r = e^\theta$ 和半射线 $\theta = 0$, $\theta = \dfrac{\pi}{2}$ 围成,计算 $\iint\limits_{\Omega} xy\mathrm{d}x\mathrm{d}y$.

9.在下列积分中,利用极坐标,并用两种不同的顺序将 $\iint\limits_{D} f(x,y)\mathrm{d}x\mathrm{d}y$ 化为对 r 和 θ 的累次积分:

(1) $\Omega = \{(x,y) \mid 0 \leqslant x \leqslant 1, 0 \leqslant y \leqslant 1\}$;

(2) Ω 由 $x^2 + y^2 = 1$ 和 $x^2 + y^2 - 2x - 2y + 1 = 0$ 围成;

(3) Ω 由 $x^2 + y^2 = 1$, $y \geqslant 0$ 和 $y = 1 - x$ 围成;

(4) Ω 由 $y = x^2$, $y = \sqrt{3} x^2$, $x = 1$ 围成.

第九章 常微分方程

微分学和积分学是从已知的函数出发,来研究它的变化率(导数)和原函数.可是在许多实际问题中,往往不能直接找到所需要的函数关系(未知函数),但是可以像代数里列方程那样,根据问题所提供的已知条件,列出包含未知函数及其导数或微分的方程,然后从方程中解出未知函数.这类方程就是本章要讨论的微分方程.

微分方程理论的三项基本任务是:列出微分方程;解出微分方程;进一步研究微分方程的解(函数关系)的性质.本章主要介绍微分方程的基本概念,几种常用的微分方程的解法及其在生物医学方面的应用.

9.1 微分方程的基本概念

下面我们通过几何学和物理学中的两个实例来介绍微分方程的基本概念.

一、两个实例

例 9.1 一曲线通过点 $(1,2)$,且在该曲线上任意点 $M(x,y)$ 处的切线斜率为 $2x$,求这条曲线的方程.

解 设所求曲线的方程为 $y=f(x)$,根据导数的几何意义,由题设可得

$$\frac{\mathrm{d}y}{\mathrm{d}x}=2x \quad \text{或} \quad \mathrm{d}y=2x\,\mathrm{d}x, \tag{9-1-1}$$

对方程两端积分,得

$$y=\int 2x\,\mathrm{d}x=x^2+C. \tag{9-1-2}$$

其中 C 为任意常数.又因为曲线过点 $(1,2)$,所以曲线方程(9-1-2)应当满足条件:$x=1$ 时 $y=2$,或写成 $y\mid_{x=1}=2$.将这个条件代入式(9-1-2),得 $C=1$.于是所求曲线的方程为

$$y=x^2+1. \tag{9-1-3}$$

例 9.2 设一质量为 m 的物体,在重力作用下,沿直线下落,物体下落的距离 s(向下为正)随时间 t 而改变.在不考虑空气阻力的情况下,试求距离 s 与时间 t 的关系.

解 根据牛顿第二定律,质量 m 与加速度 $\dfrac{\mathrm{d}^2 s}{\mathrm{d}t^2}$ 的乘积等于沿加速度方向的作用力 mg,因此,在任意时刻 t 应有 $m\dfrac{\mathrm{d}^2 s}{\mathrm{d}t^2}=mg$,即

$$\frac{\mathrm{d}^2 s}{\mathrm{d}t^2}=g, \tag{9-1-4}$$

式中 g 为重力加速度.积分一次,得

$$\frac{\mathrm{d}s}{\mathrm{d}t}=gt+C_1, \tag{9-1-5}$$

再积分一次,得到

$$s = \frac{1}{2}gt^2 + C_1 t + C_2, \qquad\qquad (9-1-6)$$

C_1, C_2 是两个任意常数. 这个等式便是所求的距离 s 与时间 t 的关系.

如果物体的初始位置在坐标原点, 初始速度为零, 则函数 $s = s(t)$ 满足条件 $t = 0$ 时, $s = 0$, $\dfrac{\mathrm{d}s}{\mathrm{d}t} = 0$, 或写成 $s\big|_{t=0} = 0$, $\dfrac{\mathrm{d}s}{\mathrm{d}t}\Big|_{t=0} = 0$. 由式 $(9-1-5)$ 和式 $(9-1-6)$ 可得 $C_1 = 0$, $C_2 = 0$. 于是

$$s = \frac{1}{2}gt^2, \qquad\qquad (9-1-7)$$

此式即为物理学中自由落体的位移公式.

二、微分方程的基本概念

上述两个例子中的方程 $(9-1-1)$ 和 $(9-1-4)$ 都是含有未知函数的导数或微分的方程. 一般地, 含有未知函数的导数或微分的方程, 称为微分方程(differential equation). 未知函数是一元函数的微分方程称为常微分方程(ordinary differential equation). 未知函数是多元函数的微分方程称为偏微分方程(partial differential equation). 方程 $(9-1-1)$ 和 $(9-1-4)$ 都是常微分方程. 这里我们只讨论常微分方程, 以后也简称为微分方程或方程.

在一个微分方程中, 未知函数的导数的最高阶数称为这个微分方程的阶(order). 阶为 n 的微分方程称为 n 阶微分方程. 如例 9.1 中的方程 $(9-1-1)$ 就是一阶微分方程, 例 9.2 中的方程 $(9-1-4)$ 为二阶微分方程.

凡是把某个函数及其导数代入微分方程后, 能使之成为恒等式的函数, 称为微分方程的解(solution). 可以验证式 $(9-1-2)$ 和式 $(9-1-3)$ 都是方程 $(9-1-1)$ 的解, 式 $(9-1-6)$ 和式 $(9-1-7)$ 都是方程 $(9-1-4)$ 的解. 寻求微分方程的解的过程称为解微分方程. 在微分方程的解中, 有的含有任意常数[例如式 $(9-1-2)$ 和式 $(9-1-6)$], 有的不含任意常数[例如式 $(9-1-3)$ 和式 $(9-1-7)$]. 一般地, 不含任意常数的解称为微分方程的特解(particular solution); 含有方程的阶数那么多个独立任意常数的解称为微分方程的通解(general solution). 所谓独立任意常数, 是指它们不能合并起来用较少的任意常数代替. 例如 $C_1 x + C_2$ 中 C_1 和 C_2 是独立的两个任意常数, 而 $C_1 x + C_2 x$ 中的 C_1 和 C_2 就不是独立的两个任意常数, 因为 C_1 和 C_2 可用一个任意常数 $C_3 (C_3 = C_1 + C_2)$ 来代替. 因此, 解 $(9-1-2)$ 是方程 $(9-1-1)$ 的通解, 式 $(9-1-3)$ 是其特解; 解 $(9-1-6)$ 是方程 $(9-1-4)$ 的通解, 而式 $(9-1-7)$ 是特解.

微分方程的特解的图形是一条平面曲线, 称为积分曲线(integral curve); 通解表示的是平面上的一族曲线, 称为积分曲线族(family of integral curve). 例如, 方程 $(9-1-1)$ 的特解 $(9-1-3)$ 表示一条抛物线; 其通解 $(9-1-2)$ 表示的是一族抛物线(见图 9-1).

通常, 微分方程的特解可用该解应满足的条件来确定通解中的任意常数后得到. 例如, 用条件 $y\big|_{x=1} = 2$ 代入通解 $(9-1-2)$, 则得特解 $(9-1-3)$; 以条件 $s\big|_{t=0} = 0$ 且 $\dfrac{\mathrm{d}s}{\mathrm{d}t}\Big|_{t=0} = 0$ 确定通解 $(9-1-6)$ 中的任意常数后, 就得到特解 $(9-1-7)$. 对于未知函数为 $y = y(x)$ 的 n 阶微分方程, 用来确定通解中任意常数的条件一般是:

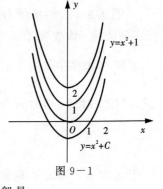

图 9-1

$$y\big|_{x=x_0} = y_0, \quad y'\big|_{x=x_0} = y'_0, \quad \cdots, \quad y^{(n-1)}\big|_{x=x_0} = y_0^{(n-1)},$$

其中 $x_0, y_0, y'_0, \cdots, y_0^{(n-1)}$ 都是给定的值. 这种条件称为初始条件(initial condition), 附加

初始条件的微分方程问题称为初值问题.

9.2 可分离变量的微分方程

一、可分离变量的微分方程

形如

$$\frac{\mathrm{d}y}{\mathrm{d}x} = f(x)g(y) \qquad (9-2-1)$$

的方程称为可分离变量的微分方程(variables separable differential equation),它的特点是:右边是只含 x 的函数和只含 y 的函数的乘积.

将方程(9-2-1)改写成

$$\frac{\mathrm{d}y}{g(y)} = f(x)\mathrm{d}x. \qquad (9-2-2)$$

这叫做分离变量(separation variables).对上式左边的 y,我们还不知道它是 x 的什么样的函数.但如果 $G(y)$ 是 $\frac{1}{g(y)}$ 的一个原函数,则根据不定积分的换元积分法,当 y 是 x 的可微函数时,仍有

$$\int \frac{\mathrm{d}y}{g(y)} = G(y) + C,$$

所以,把式(9-2-2)两边分别对 y 和 x 积分,即得

$$G(y) = \int f(x)\mathrm{d}x = F(x) + C. \qquad (9-2-3)$$

其中 $F(x)$ 是 $f(x)$ 的一个原函数.上式左边本来也应该有任意常数,我们把它归并到右边去了.这样就证明了:凡是(9-2-2)的解必定满足式(9-2-3).反之,如果 y 作为 x 的函数是隐函数方程(9-2-3)的解,则微分此方程就知 y 是方程(9-2-2)的解.

顺便提及,如果 $y=y_0$ 是方程 $g(y)=0$ 的一个根,把它代入(9-2-1)式验证,可知 $y=y_0$ 也是(9-2-1)的一个特解.一般而论,这个解会在由(9-2-1)化为(9-2-2)时丢失,故有时不包含在通解之中,这也是我们为什么不把通解定义为解的一般表达式的原因.以后我们不再关注这类问题.

例9.3 (细胞的生长)在一个理想的环境中,细胞的生长速率与当时的体积成正比.若 $t=0$ 时体积为 v_0,求细胞在任意时刻 t 时的体积.

解 设 $v(t)$ 表示在时刻 t 时细胞的体积,依题意有 $\dfrac{\mathrm{d}v(t)}{\mathrm{d}t} = \lambda v(t)$,式中 $\lambda > 0$ 为确定的常数.分离变量后,两边各自积分,得 $\ln|v(t)| = \lambda t + C'$,($C'$ 为任意常数). 从而,通解为

$$v(t) = C\mathrm{e}^{\lambda t}, \quad (C = \pm \mathrm{e}^{C'}, \text{即 } C \neq 0).$$

显然,$v(t)=0$ 是方程 $\dfrac{\mathrm{d}v(t)}{\mathrm{d}t} = \lambda v(t)$ 的解,即当 $C=0$ 时,$v(t)=C\mathrm{e}^{\lambda t}$ 仍是方程的解,故 C 可为任意常数.以后遇到类似情况,为了运算方便起见,可将 $\ln|v(t)|$ 记为 $\ln v(t)$,C' 记为 $\ln C$,只要记住最后得到的 C 为任意常数就行了.今后凡是 C 可为任意常数之处,均不再进行上述讨论与说明.

根据问题所给的初始条件 $v(0)=v_0$,可定出 $C=v_0$,故

$$v(t)=v_0\mathrm{e}^{\lambda t}.$$

这一函数关系表明,在理想环境中,细胞是随时间按指数规律生长的.

一般地,若变量随时间的变化率总是正比于它自身,这个量就按指数规律变化,反之亦然.许多物理、化学或生物定律中的变量都是指数变化的,如 Newton 冷却律,放射性衰变,种群增殖的 Malthus 律,药物的分解,两种化学物质的相互转化等都是如此.

例 9.4 (持续性颅内压与容积的关系)医学上持续性颅内压 P 与容积 V 的关系表现为如下的微分方程:

$$\frac{\mathrm{d}P}{\mathrm{d}V}=aP(b-P),\qquad(9-2-4)$$

其中 a,b 为确定的常数.解这个方程.

解 分离变量,得 $\qquad\dfrac{\mathrm{d}P}{P(b-P)}=a\,\mathrm{d}V,$

两边积分,左边的积分 $\displaystyle\int\frac{\mathrm{d}P}{P(b-P)}=\frac{1}{b}\int\left(\frac{1}{P}+\frac{1}{b-P}\right)\mathrm{d}P$,因而有 $\dfrac{1}{b}[\ln P-\ln(b-P)+\ln C]=aV$ 或 $\dfrac{CP}{b-P}=\mathrm{e}^{abV}$,从上式中解出 P,得原方程的通解:

$$P=\frac{b}{1+C\mathrm{e}^{-abV}}.(C\neq0).\qquad(9-2-5)$$

方程(9-2-4)因其解(9-2-5)是 Logistic 函数而称为 Logistic 方程.

例 9.5 (绦虫的感染)绦虫的卵混在食物中进入小肠后孵化成幼虫,并穿过小肠壁进入动物机体中.存活下来的幼虫数 N 既依赖于幼虫穿过小肠所费的时间,又受自然死亡率的影响.可以记 $\dfrac{\mathrm{d}N}{\mathrm{d}t}=-\mu N$,其中 μ 是死亡系数.观察数据表明 μ 也是时间的函数:$\dfrac{\mathrm{d}\mu}{\mathrm{d}t}=k\mu$.求 N 的通解.

解 方程 $\dfrac{\mathrm{d}\mu}{\mathrm{d}t}=k\mu$ 的通解为 $\mu=C_1\mathrm{e}^{kt}$,代入 $\dfrac{\mathrm{d}N}{\mathrm{d}t}$,得 $\dfrac{\mathrm{d}N}{\mathrm{d}t}=-C_1\mathrm{e}^{kt}N$,分离变量后两边积分,有 $\ln N=-\dfrac{C_1}{k}\mathrm{e}^{kt}+\ln C_2$,因此,$N$ 的通解是 Gompertz 函数:

$$N=C_2\mathrm{e}^{-C_1\mathrm{e}^{kt}/k}.(C_1\neq0,C_2\neq0).$$

例 9.6 (食饵-猎手模型)B 鱼只以 A 鱼为食物,A 鱼的食物是小虫.设小虫数总是充分地多,问两种鱼共同生活时数量的变化情况.

解 鱼的尾数是非负整数,但是为了应用微分的方法,将鱼数看成是时间的连续函数,分别以 x、y 表示 A、B 鱼的数量($x\geq0,y\geq0$).如果两种鱼各自单独地生活,则 A 鱼的增长率正比于 A 鱼的现存量:

$$\frac{\mathrm{d}x}{\mathrm{d}t}=\lambda x,\qquad(9-2-6)$$

而 B 鱼没有食物要逐渐死亡,减少率也正比于它自己的现存量

$$\frac{\mathrm{d}y}{\mathrm{d}t}=-\mu y,\qquad(9-2-7)$$

其中 $\lambda>0,\mu>0$ 分别是 A 鱼、B 鱼的品种所确定的比例常数.现在两种鱼共同生活,A 鱼将有一部分被 B 鱼吃掉,于是比例常数 λ 将减小,减小的多少与 B 鱼的量 y 有关,设正比于 B 鱼

的量 y. 即（9－2－6）应改为 $\dfrac{\mathrm{d}x}{\mathrm{d}t}=(\lambda-\alpha y)x$. 类似地，$B$ 鱼有了食物 A 鱼，比例常数 μ 将减小，

减小多少，与 A 鱼的量 x 有关，设正比于 A 鱼的量 x，即（9－2－7）应改为 $\dfrac{\mathrm{d}y}{\mathrm{d}t}=$

$-(\mu-\beta x)y$，这是著名的 Lotka-Volterra 的食饵－猎手方程：

$$\begin{cases}\dfrac{\mathrm{d}x}{\mathrm{d}t}=(\lambda-\alpha y)x, & (9-2-8)\\[2mm]\dfrac{\mathrm{d}y}{\mathrm{d}t}=(\beta x-\mu)y, & (9-2-9)\end{cases}$$

其中 α,β 也是正数.

以（9－2－8）式除（9－2－9）式得微分方程

$$\frac{\mathrm{d}y}{\mathrm{d}x}=\frac{(\beta x-\mu)y}{(\lambda-\alpha y)x},$$

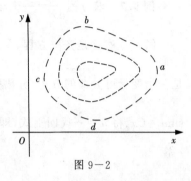

图 9－2

分离变量后积分，得通解

$$\alpha y+\beta x-\lambda\ln y-\mu\ln x=C.$$

对不同的 C，解是不同的闭曲线（见图 9－2）. 曲线 ab 段表示 B 鱼有较多的食物 x，所以数量在增加；bc 段表示 B 鱼多到一定数量时相对地 A 鱼较少，食物不充分，B 鱼逐渐减少；cd 段表示 B 鱼少到一定数量时，A 鱼得以增长；da 段表示 A 鱼增长到一定数量，B 鱼有较多的食物也逐渐增长，然后又进入 ab 段. 如此重复，A、B 鱼能长期地共同存在下去，没有一种会死光.

二、可化为变量分离的某些方程

有些微分方程，看上去并不是可分离变量的，但是通过作适当的变量代换，就可以化成变量分离的方程.

1. 齐次方程

$$\frac{\mathrm{d}y}{\mathrm{d}x}=f(x,y) \qquad (9-2-10)$$

称为齐次方程(homogeneous equation)，如果右边的函数 $f(x,y)$ 是 x,y 的零次齐次函数，即

$$f(tx,ty)\equiv f(x,y).$$

在上述恒等式中令 $t=\dfrac{1}{x}$，则得

$$f(x,y)\equiv f\left(1,\frac{y}{x}\right),$$

记 $f\left(1,\dfrac{y}{x}\right)=\varphi\left(\dfrac{y}{x}\right)$，则方程（9－2－10）可写成

$$\frac{\mathrm{d}y}{\mathrm{d}x}=\varphi\left(\frac{y}{x}\right). \qquad (9-2-11)$$

为了解方程（9－2－11），自然想到去作变换 $u=\dfrac{y}{x}$，即 $y=ux$. 于是

$$\frac{\mathrm{d}y}{\mathrm{d}x}=x\,\frac{\mathrm{d}u}{\mathrm{d}x}+u.$$

代入（9－2－11）便得到 u 所适合的方程：

$$x\frac{\mathrm{d}u}{\mathrm{d}x}+u=\varphi(u),$$

亦即 $\frac{\mathrm{d}u}{\mathrm{d}x}=\frac{\varphi(u)-u}{x}$. 这已是一个变量可分离的方程,用分离变量法解之,得

$$\int\frac{\mathrm{d}u}{\varphi(u)-u}=\int\frac{1}{x}\mathrm{d}x=\ln|x|+C,$$

求出积分后,用 $\frac{y}{x}$ 换回 u,即得(9−2−11)的通解.

例 9.7 求方程 $\frac{\mathrm{d}y}{\mathrm{d}x}=\frac{y}{x}+\tan\frac{y}{x}$ 的通解.

解 显然这是齐次方程,令 $u=\frac{y}{x}$,则原方程化为 $u+x\frac{\mathrm{d}u}{\mathrm{d}x}=u+\tan u$,即 $x\frac{\mathrm{d}u}{\mathrm{d}x}=\tan u$. 这是一个变量可分离的方程,分离变量得 $\cot u\,\mathrm{d}u=\frac{1}{x}\mathrm{d}x$,两边积分,得 $\ln\sin u=\ln x+\ln C$,因而 $\sin u=Cx$. 将 $u=\frac{y}{x}$ 代回上式,即得原方程的通解:

$$\sin\frac{y}{x}=Cx.$$

例 9.8 求方程 $y^{2}+x^{2}\frac{\mathrm{d}y}{\mathrm{d}x}=xy\frac{\mathrm{d}y}{\mathrm{d}x}$ 的通解.

解 原方程可化为 $\frac{\mathrm{d}y}{\mathrm{d}x}=\dfrac{\left(\dfrac{y}{x}\right)^{2}}{\dfrac{y}{x}-1}$, 这是齐次方程,令 $u=\frac{y}{x}$,则化为 $u+x\frac{\mathrm{d}u}{\mathrm{d}x}=\frac{u^{2}}{u-1}$. 化简并分离变量,得 $\frac{u-1}{u}\mathrm{d}u=\frac{1}{x}\mathrm{d}x$,两边积分,得 $u-\ln u+\ln C=\ln x$,即 $xu=Ce^{u}$. 将 $u=\frac{y}{x}$ 代回上式,可得原方程的通解:

$$y=Ce^{\frac{y}{x}}.$$

2. $\dfrac{\mathrm{d}y}{\mathrm{d}x}=f(ax+bx+c)$ 型方程

形如

$$\frac{\mathrm{d}y}{\mathrm{d}x}=f(ax+by+c) \tag{9-2-12}$$

的方程,其中 a、b 和 c 均为常数,用变量代换的方法,亦可将其化为变量分离的方程求解.

令 $z=ax+by+c$,则

$$\frac{\mathrm{d}z}{\mathrm{d}x}=a+b\frac{\mathrm{d}y}{\mathrm{d}x},$$

代入式(9−2−12),有

$$\frac{\mathrm{d}z}{\mathrm{d}x}=a+bf(z),$$

分离变量后积分,得

$$\int\frac{\mathrm{d}z}{a+bf(z)}=x+C,$$

算出积分，再用 $ax+by+c$ 换回 z，即得式（9-2-12）的通解.

例 9.9 求方程 $\dfrac{\mathrm{d}y}{\mathrm{d}x}=\dfrac{1}{x-y}+1$ 的通解.

解 令 $z=x-y$，则 $\dfrac{\mathrm{d}z}{\mathrm{d}x}=1-\dfrac{\mathrm{d}y}{\mathrm{d}x}$，代入原方程，得 $1-\dfrac{\mathrm{d}z}{\mathrm{d}x}=\dfrac{1}{z}+1$，即 $\dfrac{\mathrm{d}z}{\mathrm{d}x}=-\dfrac{1}{z}$，或 $z\,\mathrm{d}z=$ $-\mathrm{d}x$ 积分，得 $\dfrac{1}{2}z^2=-x+C$，将 $x-y$ 换回 z，即得原方程的通解：

$$(x-y)^2=-2x+C'\qquad(C'=2C).$$

9.3 一阶线性微分方程

一、一阶线性方程

形如

$$\frac{\mathrm{d}y}{\mathrm{d}x}+P(x)y=Q(x)\tag{9-3-1}$$

的方程，其中 $P(x)$、$Q(x)$ 为已知函数，称为关于 y 的一阶线性微分方程（first-order linear differential equation）.所谓"线性"是指方程中的未知函数及其（各阶）导数都是一次幂的.例如 $\dfrac{\mathrm{d}y}{\mathrm{d}x}+2y=x$ 是关于 y 的一阶线性方程.而 $y\ln y\,\mathrm{d}x+(x-\ln y)\mathrm{d}y=0$ 就不是关于 y 的一阶线性方程，但化成 $\dfrac{\mathrm{d}x}{\mathrm{d}y}+\dfrac{1}{y\ln y}x=\dfrac{1}{y}$ 后可见，它是关于 x 的一阶线性方程.

当 $Q(x)\equiv0$ 时，（9-3-1）式称为齐次线性方程（homogeneous linear equation），否则，称为非齐次线性方程（nonhomogeneous linear equation），这时，$Q(x)$ 称为非齐次项（nonhomogeneous term）.显然，齐次线性方程

$$\frac{\mathrm{d}y}{\mathrm{d}x}+P(x)y=0$$

是可分离变量的方程，有通解

$$y=C\mathrm{e}^{-\int P(x)\mathrm{d}x}.\tag{9-3-2}$$

其中 $\displaystyle\int P(x)\mathrm{d}x$ 是 $P(x)$ 的一个原函数.

现在讨论非齐次线性方程（9-3-1）的解法.把方程（9-3-1）改写成

$$\frac{\mathrm{d}y}{y}=\frac{Q(x)}{y}\mathrm{d}x-P(x)\mathrm{d}x$$

的形式，两边积分后得出

$$\ln|y|=\int\frac{Q(x)}{y}\mathrm{d}x-\int P(x)\mathrm{d}x,$$

上式右边的第一个积分中含有未知函数 y，这个积分还不能计算.但我们知道 y 是 x 的函数，因此，$\dfrac{Q(x)}{y}$ 也是 x 的函数，从而这一积分也是 x 的函数，记为 $u(x)$.这样，上式就可以写成：

$$\ln|y|=u(x)-\int P(x)\mathrm{d}x,$$

即 $y = \pm e^{u(x)} \cdot e^{-\int P(x)dx}$. 令 $C(x) = \pm e^{u(x)}$, 那么

$$y = C(x)e^{-\int P(x)dx} \tag{9-3-3}$$

这里 $C(x)$ 是一个待定的函数.

至此, 非齐次线性方程的解虽然还没有求出, 但已经知道解的形式如(9-3-3)所示. 若把(9-3-3)式与齐次线性方程的通解(9-3-2)比较, 则可以看出, 在对应的齐次线性方程的通解中, 将任意常数 C 换成 x 的函数 $C(x)$, 便是(9-3-3). 这种把对应的齐次线性方程通解中的任意常数变易为待定函数来求非齐次线性方程通解的方法, 称为常数变易法 (variation of parameter).

下面就来确定 $C(x)$. 为此, 对(9-3-3)求导, 得

$$y' = C'(x)e^{-\int P(x)dx} - P(x)C(x)e^{-\int P(x)dx},$$

将它及(9-3-3)代入(9-3-1)式左边, 得到

$$C'(x)e^{-\int P(x)dx} = Q(x),$$

这是个可分离变量的方程, 解之得

$$C(x) = \int Q(x)e^{\int P(x)dx}dx + C, \quad (C \text{ 为任意常数}).$$

将它代入(9-3-3)中, 得非齐次线性方程(9-3-1)的通解公式:

$$y = e^{-\int P(x)dx}\left(\int Q(x)e^{\int P(x)dx}dx + C\right) = Ce^{-\int P(x)dx} + e^{-\int P(x)dx}\int Q(x)e^{\int P(x)dx}dx,$$

$$\tag{9-3-4}$$

式中的各个积分, 均只表示被积函数的一个原函数.

由(9-3-4)式可见, 一阶非齐次线性方程的通解由两项组成, 第一项 $Ce^{-\int P(x)dx}$ 是对应的齐次线性方程的通解, 第二项 $e^{-\int P(x)dx}\int Q(x)e^{\int P(x)dx}dx$ 是原方程(9-3-1)的一个特解, 在通解(9-3-4)中令 $C = 0$, 便得到这个特解.

例 9.10 用常数变易法求一阶线性方程

$$\frac{dy}{dx} + y\cos x = e^{-\sin x} \tag{9-3-5}$$

的通解.

解 先将对应的齐次线性方程 $\frac{dy}{dx} + y\cos x = 0$ 分离变量, 得 $\frac{dy}{y} = -\cos x dx$, 两边积分得 $\ln y = -\sin x + \ln C$, 于是 $y = Ce^{-\sin x}$. 根据常数变易法, 设原方程 (9-3-5) 的解为

$$y = C(x)e^{-\sin x}, \tag{9-3-6}$$

故 $\frac{dy}{dx} = e^{-\sin x}\frac{dC(x)}{dx} - C(x)e^{-\sin x} \cdot \cos x$, 将它及(9-3-6)代入方程(9-3-5), 得 $e^{-\sin x}\frac{dC(x)}{dx} = e^{-\sin x}$ 或 $\frac{dC(x)}{dx} = 1$, 从而 $C(x) = x + C$. 将其代回(9-3-6)式, 得方程(9-3-5)的通解:

$$y = (x + C)e^{-\sin x} = xe^{-\sin x} + Ce^{-\sin x}.$$

例 9.11 用通解公式求一阶线性方程 $\frac{dy}{dx} - \frac{1}{x}y = x^2$ 的通解.

解 这里 $P(x) = -\frac{1}{x}, Q(x) = x^2$, 故由 (9-3-4) 得:

$$y = \mathrm{e}^{\int \frac{\mathrm{d}x}{x}} \left(\int x^2 \mathrm{e}^{-\int \frac{\mathrm{d}x}{x}} \mathrm{d}x + C \right) = \mathrm{e}^{\ln x} \left(\int x^2 \mathrm{e}^{-\ln x} \mathrm{d}x + C \right)$$

$$= x \left(\int x \mathrm{d}x + C \right) = x \left(\frac{1}{2} x^2 + C \right). \tag{9-3-7}$$

严格地说,上式的写法仅当 $x > 0$ 时才成立.因为 $x < 0$ 时应写成 $\int \dfrac{\mathrm{d}x}{x} = \ln|x| = \ln(-x)$,从而 $\mathrm{e}^{\int \frac{\mathrm{d}x}{x}} = -x$.但这时 (9-3-7) 式右边为:

$$y = -x \left(\int x^2 \cdot \frac{1}{-x} \mathrm{d}x + C \right) = x \left(\int x \mathrm{d}x - C \right) = x \left(\frac{1}{2} x^2 - C \right), \tag{9-3-8}$$

由于 C 是任意常数,所以 (9-3-8) 式右边实际上和 (9-3-7) 式右边完全一样.正是因为这个缘故,以后凡是用公式 (9-3-4) 解方程而 $\int P(x)\mathrm{d}x$ 是对数函数时,可不必在该对数函数内部取绝对值.

例 9.12 (饮食与体重的关系) 某人每天从食物中获取 10500J 热量,其中 5040J 用于基础代谢.他每天的活动强度,相当于每 kg 体重消耗 67.2J.此外,余下的热量均以脂肪的形式储存起来,每 42000J 可转化为 1kg 脂肪.问:这个人的体重是怎样随时间变化的,会达到平衡吗?

解 解决本问题的关键,是要建立起合适的微分方程.体重 W 应是时间 t 的连续函数,题中没有直接提到它的变化率,所涉及的时间也仅仅是"每天".因此,只能先从 $\Delta t = 1$ 天的意义上着手分析体重的变化量 ΔW,依题意:他每天的进食量相当于获得 $10500/42000 = 0.25$kg 体重,基础代谢用去 $5040/42000 = 0.12$kg,其活动消耗为每 kg 体重 $67.2/42000 = 0.0016$kg,所以 $\Delta W = (0.25 - 0.12 - 0.0016W)\Delta t$,在长为 Δt 的时间间隔内,W 的平均变化率为 $\dfrac{\Delta W}{\Delta t} = 0.13 - 0.0016W$,因其对任意长的 Δt 皆成立,故令 $\Delta t \to 0$,从而得到

$$\frac{\mathrm{d}W}{\mathrm{d}t} + 0.0016W = 0.13. \tag{9-3-9}$$

这是个一阶线性方程,解之得

$$W = \mathrm{e}^{-\int 0.0016 \mathrm{d}t} \left(\int 0.13 \mathrm{e}^{\int 0.0016 \mathrm{d}t} \mathrm{d}t + C \right) = \mathrm{e}^{-0.0016t} \left(\frac{0.13}{0.0016} \mathrm{e}^{0.0016t} + C \right) = 81.25 + C\mathrm{e}^{-0.0016t}.$$

假定在 $t = 0$ 时,这个人的体重为 W_0,代入上式可确定 $C = W_0 - 81.25$.因此,他的体重随时间变化的函数为

$$W = 81.25 + (W_0 - 81.25)\mathrm{e}^{-0.0016t}.$$

因 $t \to +\infty$ 时,$W \to 81.25$,故他的体重会在 81.25kg 处达到平衡.如果我们只想知道这个平衡值,可直接在方程 (9-3-9) 中令 $\dfrac{\mathrm{d}W}{\mathrm{d}t} = 0$,因为在平衡状态下,$W$ 不再发生变化.

二、Bernoulli(伯努利)方程

形如

$$\frac{\mathrm{d}y}{\mathrm{d}x} + P(x)y = Q(x)y^n \quad (n \neq 0, 1) \tag{9-3-10}$$

的方程称为 Bernoulli 方程,用变量代换可将其化成一阶线性方程 ($n = 0, 1$ 时已是一阶线性方程).为此将 (9-3-10) 式两边同除以 y^n,得:

$$y^{-n} \frac{dy}{dx} + P(x)y^{1-n} = Q(x),$$

写成

$$\frac{1}{1-n} \frac{dy^{1-n}}{dx} + P(x)y^{1-n} = Q(x),$$

再作变换 $z = y^{1-n}$，就得到一阶线性方程：

$$\frac{dz}{dx} + (1-n)P(x)z = (1-n)Q(x),$$

解出 z，再由变换 $z = y^{1-n}$ 回到 y，便可得方程（9-3-10）的解.

例 9.13 求方程 $\frac{dy}{dx} - \frac{4}{x}y = x\sqrt{y}$ $(y>0, x \neq 0)$ 的通解.

解 这是 Bernoulli 方程，其中 $n = \frac{1}{2}$，令 $z = \sqrt{y}$，则 $\frac{dz}{dx} = \frac{1}{2\sqrt{y}} \frac{dy}{dx}$，于是原方程可化为 $\frac{dz}{dx}$

$- \frac{2}{x}z = \frac{x}{2}$，根据公式（9-3-4），有

$$z = e^{\int \frac{2}{x}dx} \left(\int \frac{x}{2} e^{-\int \frac{2}{x}dx} + C \right) = x^2 \left(\int \frac{x}{2} \cdot \frac{1}{x^2} dx + C \right) = x^2 \left(\frac{1}{2} \ln|x| + C \right).$$

将 $\sqrt{y}$ 代替 z，便得原方程的通解：

$$y = x^4 \left(\frac{1}{2} \ln|x| + C \right)^2.$$

上节例 9.4 中所讲的 Logistic 方程也是 Bernoulli 方程，它有着广泛的应用，请看下例：

例 9.14 （新技术的推广）一项医疗新技术在 $t=0$ 时被介绍到有 N 家医院的社区里. 假设对于一家尚未采用该技术的医院来说，只有当看到已采用了的医院因此获益后才会引进它. 试建立描述这种新技术推广的合适的方程并解之.

解 设 $p(t)$ 表示 t 时刻已采用该技术的医院数. 尽管 $p(t)$ 显然是作整数变化的，但当 $p(t)$ 的数值较大时，突然增加个别医院的这种变化与 $p(t)$ 相比非常小，因此我们仍把它近似地看做时间的连续函数.

依题意有理由进一步假设：在很短的时间区间 Δt 内引进这项技术的医院数 Δp 与此前已采用的医院数 p 以及尚不了解其效益的医院数 $N-p$ 成正比. 因此，有某个正常数 k，使

$$\Delta p = kp(N-p)\Delta t \quad \text{或} \quad \frac{\Delta p}{\Delta t} = kp(N-p),$$

令 $\Delta t \rightarrow 0$，得微分方程 $\frac{dp}{dt} = kp(N-p)$ 或 $\frac{dp}{dt} - kNp = -kp^2$，令 $z = p^{-1}$，则 $\frac{dp}{dt} = -\frac{1}{z^2} \frac{dz}{dt}$，原方程化为 $\frac{dz}{dt} + kNz = k$，

$$z = e^{-\int kNdt} \left(\int k e^{\int kNdt} dt + C \right) = e^{-kNt} \left(\frac{1}{N} e^{kNt} + C \right) = \frac{1}{N}(1 + CNe^{-kNt}),$$

因而

$$p = \frac{1}{z} = \frac{N}{1 + CNe^{-kNt}},$$

设 $p(0) = 1$，即在 $t=0$ 时有一家医院采用了这项技术，可定出 $C = \frac{N-1}{N}$. 所以

$$p = \frac{N}{1+(N-1)\mathrm{e}^{-kNt}}.$$

9.4　几种可降阶的微分方程

二阶及二阶以上的微分方程称为高阶微分方程.这里,我们讨论几种特殊类型的高阶方程,它们的通解可以通过降低方程阶数的方法求得.

一、$y^{(n)}=f(x)$ 型方程

这种方程的特点是其右边只是自变量 x 的函数,不难看出,只要把 $y^{(n-1)}$ 作为新的未知函数,则原方程就化成了新未知函数的一阶方程,两边积分就得到一个 $n-1$ 阶的方程

$$y^{(n-1)}=\int f(x)\mathrm{d}x+C_1,$$

同理可得

$$y^{(n-2)}=\int\left[\int f(x)\mathrm{d}x+C_1\right]\mathrm{d}x+C_2.$$

依此方法继续进行,直到积分 n 次,便得到方程的含有 n 个任意常数的通解.

例 9.15　求方程 $y'''=\mathrm{e}^{2x}-\cos x$ 的通解.

解　对所给的方程积分三次.积分一次得

$$y''=\int(\mathrm{e}^{2x}-\cos x)\mathrm{d}x+C_1=\frac{1}{2}\mathrm{e}^{2x}-\sin x+C_1,$$

再积分一次得

$$y'=\int\left(\frac{1}{2}\mathrm{e}^{2x}-\sin x+C_1\right)\mathrm{d}x+C_2=\frac{1}{4}\mathrm{e}^{2x}+\cos x+C_1x+C_2,$$

最后积分得

$$y=\int\left(\frac{1}{4}\mathrm{e}^{2x}+\cos x+C_1x+C_2\right)\mathrm{d}x+C_3=\frac{1}{8}\mathrm{e}^{2x}+\sin x+\frac{C_1}{2}x^2+C_2x+C_3,$$

这就是所求的通解.

二、$y''=f(x,y')$ 型方程

这类方程的特点是右边不含未知函数 y.显然 y' 也是 x 的未知函数,又由于 $y''=(y')'$,所以此类方程可以看做关于 y' 的一阶方程.为了求它的通解,自然要作变量代换 $p(x)=y'$,这样 $p'=y''$,于是原方程可降阶为:

$$p'=f(x,p),$$

这是以 x 为自变量、p 为未知函数的一阶方程.若它是可解的,设它的通解为:

$$p=\varphi(x,C_1),$$

然后,将 y' 代替 p,便得以 x 为自变量、y 为未知函数的一阶方程

$$y'=\varphi(x,C_1),$$

对上式两边积分,便得原方程的通解

$$y=\int\varphi(x,C_1)\mathrm{d}x+C_2.$$

例 9.16 求方程 $y''=\dfrac{2xy'}{1+x^2}$ 满足初始条件 $y\mid_{x=0}=1$，$y'\mid_{x=0}=3$ 的特解.

解 此方程右端不含未知函数 y，故令 $p(x)=y'$，则 $p'=y''$，于是原方程降阶为

$$\frac{\mathrm{d}p}{\mathrm{d}x}=\frac{2x}{1+x^2}p,$$

分离变量得 $\dfrac{\mathrm{d}p}{p}=\dfrac{2x}{1+x^2}\mathrm{d}x$，积分并化简，得 $p=C_1(1+x^2)$. 由初始条件 $y'\mid_{x=0}=3$，得 $C_1=3$，

在上式中用 y' 代替 p，得如下的微分方程 $\dfrac{\mathrm{d}y}{\mathrm{d}x}=3(1+x^2)$，积分得 $y=x^3+3x+C_2$，再由初始

条件 $y\mid_{x=0}=1$，得 $C_2=1$. 故所求特解是：

$$y=x^3+3x+1.$$

例 9.17 (血管中血液的流速)如图 9-3 所示，在血管内流动的血液，在离血管中心线距离 r 的不同流层上的流速不一样，在同一流层上，流速相同，所以速度 w 为 r 的函数 $w=w(r)$，试求 $w(r)$.

解 液体流动的 Newton 定律告诉我们：不同流层之间的相互摩擦力 F 与层和层之间的接触面 S 及流体速度变化方向上的速度变化率(速度梯度) $\dfrac{\mathrm{d}w}{\mathrm{d}r}$ 成正比，即

$$F(r)=\mu S\frac{\mathrm{d}w}{\mathrm{d}r}, \qquad (9-4-1)$$

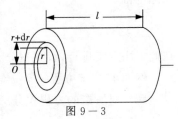

图 9-3

其中 μ 为比例系数，称为黏度(黏滞系数).

当 r 有微小变化 $\mathrm{d}r$ 时，所形成的薄环柱体上所受摩擦力 f 是其内表面的摩擦力 $F(r)$(与流动方向一致)与外表面的摩擦力 $-[F(r)+\mathrm{d}F(r)]$(负号表示这一力的方向与液流方向相反)的和.即

$$f=F(r)+[-F(r)-\mathrm{d}F(r)]=-\mathrm{d}F(r)=-\mathrm{d}\left(\mu S\frac{\mathrm{d}w}{\mathrm{d}r}\right).$$

考虑长为 l 的一段血管，则两流层的接触面 $S=2\pi rl$，代入上式，得

$$f=-2\pi l\mu\mathrm{d}\left(r\frac{\mathrm{d}w}{\mathrm{d}r}\right). \qquad (9-4-2)$$

另一方面，推动血液流动的力是由这段血管两端的压力差产生的，如果血管两端的静压强(即单位面积上的压力)为 p_1 和 p_2，则薄环柱体两端的压力差为

$$(p_1-p_2)2\pi r\mathrm{d}r, \qquad (9-4-3)$$

于是式(9-4-2)和式(9-4-3)应相等，即

$$-2\pi l\mu\mathrm{d}\left(r\frac{\mathrm{d}w}{\mathrm{d}r}\right)=(p_1-p_2)2\pi r\mathrm{d}r,$$

$$l\frac{\mathrm{d}}{\mathrm{d}r}\left(r\frac{\mathrm{d}w}{\mathrm{d}r}\right)=-(p_1-p_2)\frac{r}{\mu},$$

$$lr\frac{\mathrm{d}^2w}{\mathrm{d}r^2}+l\frac{\mathrm{d}w}{\mathrm{d}r}=-(p_1-p_2)\frac{r}{\mu},$$

$$l\frac{\mathrm{d}^2w}{\mathrm{d}r^2}+\frac{l}{r}\frac{\mathrm{d}w}{\mathrm{d}r}=-\frac{p_1-p_2}{\mu},$$

令 $l\dfrac{\mathrm{d}w}{\mathrm{d}r}=y$，$\dfrac{p_1-p_2}{\mu}=\alpha$，上式就降阶为一阶线性方程$\dfrac{\mathrm{d}y}{\mathrm{d}r}+\dfrac{1}{r}y=-\alpha$，其通解是 $y=\dfrac{C_1}{r}-\dfrac{\alpha r}{2}$，

以 $y=l\dfrac{\mathrm{d}w}{\mathrm{d}r}$ 代回，得方程 $l\dfrac{\mathrm{d}w}{\mathrm{d}r}=\dfrac{C_1}{r}-\dfrac{\alpha r}{2}$，解此方程得

$$lw=C_1\ln r-\frac{\alpha}{4}r^2+C_2.$$

由于 $r=0$ 时，血流速度必为有限值，因此必有 $C_1=0$. 此外，在管壁 $r=R$（血管半径为 R）时，

有 $w=0$，因而 $C_2=\dfrac{\alpha R^2}{4}$. 于是 $lw=\dfrac{\alpha(R^2-r^2)}{4}$，将 $\alpha=\dfrac{p_1-p_2}{\mu}$ 代回上式，得

$$w=\frac{(p_1-p_2)(R^2-r^2)}{4\mu l},$$

上式即为血流速度沿半径 r 的分布情况.

三、$y''=f(y,y')$ 型方程

这类方程的特点是右边不显含自变量 x. 所以可设 $y'=p(y)$，并利用复合函数的求导法则，把 y'' 化为对 y 的导数，即

$$y''=\frac{\mathrm{d}y'}{\mathrm{d}x}=\frac{\mathrm{d}p(y)}{\mathrm{d}x}=\frac{\mathrm{d}p}{\mathrm{d}y}\cdot\frac{\mathrm{d}y}{\mathrm{d}x}=p\,\frac{\mathrm{d}p}{\mathrm{d}y},$$

代入原方程，得

$$p\,\frac{\mathrm{d}p}{\mathrm{d}y}=f(y,p),$$

这是以 y 为自变量，p 为未知函数的一阶方程，若求得它的通解是

$$p=\varphi(y,C_1),$$

则由 $p=\dfrac{\mathrm{d}y}{\mathrm{d}x}$ 可得微分方程

$$\frac{\mathrm{d}y}{\mathrm{d}x}=\varphi(y,C_1).$$

这是一个可分离变量的方程，解之便得原方程的通解：

$$\int\frac{\mathrm{d}y}{\varphi(y,C_1)}=x+C_2.$$

例 9.18　求微分方程 $2yy''=1+y'^2$ 的通解.

解　原方程可化为 $y''=\dfrac{1+y'^2}{2y}$，属于 $y''=f(y,y')$ 型. 故令 $p(y)=y'$，则 $y''=p\dfrac{\mathrm{d}p}{\mathrm{d}y}$，于是，

原方程可降阶为 $p\dfrac{\mathrm{d}p}{\mathrm{d}y}=\dfrac{1+p^2}{2y}$，分离变量，积分并化简得 $1+p^2=C_1y$，然后，将 y' 代

替 p 代入上式，可得方程 $1+y'^2=C_1y$，即 $\dfrac{\mathrm{d}y}{\mathrm{d}x}=\pm\sqrt{C_1y-1}$. 分离变量，积分可得 $\pm\dfrac{2}{C_1}\cdot$

$\sqrt{C_1y-1}=x+C_2$，化简可得原方程的通解

$$C_1y-1=\frac{C_1^2}{4}(x+C_2)^2.$$

注意：在求解第二、第三两种类型微分方程的过程中，我们虽然都采用了变量代换 $p=y'$，但不可混淆. 在 $y''=f(x,y')$ 型中，p 视为 x 的函数；在 $y''=f(y,y')$ 型中，p 视为 y 的函数.

另外,对 $y'' = f(y')$ 型的微分方程,它既属于第二种类型,也属于第三种类型.此时 p 是视为 x 的函数,还是视为 y 的函数,需要根据具体方程进行选择,使得方程容易求解.

9.5 二阶常系数线性微分方程

如果方程中未知函数的导数的最高阶数是二阶的,且未知函数及其各阶导数都是一次幂的,则称这种方程为二阶线性微分方程(second order linear differential equation).它的标准形式是

$$A(x)y'' + B(x)y' + C(x)y = f(x), \tag{9-5-1}$$

其中 $A(x)$、$B(x)$、$C(x)$、$f(x)$ 均为已知函数,且 $A(x) \not\equiv 0$.

在方程(9-5-1)中,如果 $f(x) \equiv 0$,则

$$A(x)y'' + B(x)y' + C(x)y = 0, \tag{9-5-2}$$

我们称之为二阶线性齐次微分方程(homogeneous second-order linear differential equation);当 $f(x) \not\equiv 0$ 时,则称(9-5-1)为二阶线性非齐次微分方程(nonhomogeneous second-order linear differential equation),$f(x)$ 称为非齐次项.

如果 $A(x)$、$B(x)$ 及 $C(x)$ 皆恒为常数,则称(9-5-1)为二阶常系数线性微分方程(second-order linear differential equation with constant coefficients).其标准形式为

$$ay'' + by' + cy = f(x). \tag{9-5-3}$$

其中 a、b、c 均为常数,$a \neq 0$.本节主要介绍二阶常系数线性微分方程的解法.为了讨论方便,先介绍一下二阶线性微分方程解的结构.

一、二阶线性微分方程解的结构

定理 1 设函数 y_1 和 y_2 是齐次方程(9-5-2)的两个解,则 $y = C_1 y_1 + C_2 y_2$ 也是方程(9-5-2)的解,其中 C_1 和 C_2 是两个任意常数.

证 将 $y = C_1 y_1 + C_2 y_2$ 代入(9-5-2)式左边,得

$$A(x)(C_1 y_1 + C_2 y_2)'' + B(x)(C_1 y_1 + C_2 y_2)' + C(x)(C_1 y_1 + C_2 y_2)$$
$$= A(x)(C_1 y_1'' + C_2 y_2'') + B(x)(C_1 y_1' + C_2 y_2') + C(x)(C_1 y_1 + C_2 y_2)$$
$$= C_1[A(x)y_1'' + B(x)y_1' + C(x)y_1] + C_2[A(x)y_2'' + B(x)y_2' + C(x)y_2].$$

由于 y_1、y_2 都是方程(9-5-2)的解,所以上式右边方括号中的表达式都等于 0,因而右边等于 0,故 $y = C_1 y_1 + C_2 y_2$ 也是方程(9-5-2)的解.

例如,容易验证 $y_1 = e^x$ 和 $y_2 = 3e^x$ 是方程 $y'' - y' = 0$ 的两个解,由定理 1 可知 $y = C_1 e^x + 3C_2 e^x$ 也是这个方程的解,但不是通解.因为 C_1 与 C_2 不是独立的,实际上 $y = (C_1 + 3C_2)e^x = Ce^x$,即 C_1 与 C_2 可合并成一个任意常数 $C(C = C_1 + 3C_2)$.

那么,当方程(9-5-2)的两个解 y_1 和 y_2 具备了什么样的条件时,函数 $y = C_1 y_1 + C_2 y_2$ 才是方程(9-5-2)的通解呢? 为了回答这个问题,我们引入函数线性相关(linearly dependent)和线性无关(linearly independent)的概念.设 $y_1 = y_1(x)$ 及 $y_2 = y_2(x)$ 为 x 的两个函数,若 $y_1(x)/y_2(x) \equiv$ 常数,则称 y_1 和 y_2 为线性相关的,否则称为线性无关的.例如,函数 $\sin x$ 和 $\cos x$,因为 $\sin x/\cos x = \tan x \not\equiv$ 常数,所以是线性无关的;而 $3\sin^2 x$ 和 $1 - \cos^2 x$,由于 $3\sin^2 x/(1 - \cos^2 x) = 3$ 为常数,所以是线性相关的.

设 y_1 和 y_2 是方程(9−5−2)的两个特解,一般地,如果 y_1、y_2 线性相关,即有常数 k,使 $y_1/y_2 \equiv k$,那么

$$C_1 y_1 + C_2 y_2 = C_1(ky_2) + C_2 y_2 = (C_1 k + C_2)y_2,$$

这说明 $C_1 y_1 + C_2 y_2$ 中实际上只含有一个任意常数 $C = C_1 k + C_2$;但当 y_1 与 y_2 线性无关时,$C_1 y_1 + C_2 y_2$ 中就确实含有两个独立的任意常数.因此,我们有

定理 2　设 y_1 和 y_2 是齐次方程(9−5−2)的两个线性无关的特解,则

$$y = C_1 y_1 + C_2 y_2$$

就是方程(9−5−2)的通解.

定理2不仅给出了方程(9−5−2)的通解形式,同时还说明:要求(9−5−2)的通解,只需求得(9−5−2)的两个线性无关的特解.

定理 3　设 y^* 是非齐次方程(9−5−1)的一个特解,$\overline{y}$ 是其对应的齐次方程(9−5−2)的通解,则 $y = y^* + \overline{y}$ 是方程(9−5−1)的通解.

证　因为 y^* 和 $\overline{y}$ 分别是(9−5−1)的特解和(9−5−2)的通解,所以

$$A(x)y^{*\prime\prime} + B(x)y^{*\prime} + C(x)y^* = f(x), \quad A(x)\overline{y}^{\prime\prime} + B(x)\overline{y}^{\prime} + C(x)\overline{y} = 0,$$

把 $y = y^* + \overline{y}$ 代入方程(9−5−1)的左边,得

$$A(x)(y^* + \overline{y})^{\prime\prime} + B(x)(y^* + \overline{y})^{\prime} + C(x)(y^* + \overline{y})$$
$$= [A(x)y^{*\prime\prime} + B(x)y^{*\prime} + C(x)y^*] + [A(x)\overline{y}^{\prime\prime} + B(x)\overline{y}^{\prime} + C(x)\overline{y}]$$
$$= f(x) + 0 = f(x).$$

因此,$y = y^* + \overline{y}$ 是方程(9−5−1)的解.又因为 $\overline{y}$ 是(9−5−2)的通解,所以它一定含有两个独立任意常数,从而,$y = y^* + \overline{y}$ 是(9−5−1)的通解.

这个定理指出,欲求二阶线性非齐次方程的通解,只需求出对应齐次方程的通解和它自己的一个特解,然后两者相加即可.

定理 4　设 y_1 和 y_2 分别是方程

$$A(x)y^{\prime\prime} + B(x)y^{\prime} + C(x)y = f_1(x) \text{ 和 } A(x)y^{\prime\prime} + B(x)y^{\prime} + C(x)y = f_2(x)$$

的解,则 $y = y_1 + y_2$ 是方程 $A(x)y^{\prime\prime} + B(x)y^{\prime} + C(x)y = f_1(x) + f_2(x)$ 的解.

只要将 $y = y_1 + y_2$ 代入上式的左边,看其是否等于右边,定理便可证明.该定理称为叠加原理(principle of superposition),它指出:若线性方程的非齐次项是几个函数之和,则可逐个求解以这些函数为非齐次项的方程,再将所得各解相加就是原方程的解.这样就可使求解工作简化.

二、二阶常系数线性齐次方程的解法

二阶常系数线性齐次微分方程的一般形式是

$$ay^{\prime\prime} + by^{\prime} + cy = 0, \tag{9−5−4}$$

式中 a、b、c 皆为常数,且 $a \neq 0$.由前面的定理 2 可知,求方程(9−5−4)的通解可归结为求它的两个线性无关的特解.

因为方程(9−5−4)有线性常系数的特点,而指数函数 e^{rx} 的导数仍是同类型的函数,因此有可能选择适当的 r,使 e^{rx} 适合方程(9−5−4).据此,设(9−5−4)有形如 $y = e^{rx}$ 的解,将它及 $y^{\prime} = re^{rx}$、$y^{\prime\prime} = r^2 e^{rx}$ 一并代入(9−5−4),可得

$$e^{rx}(ar^2 + br + c) = 0,$$

由于 $e^{rx} \neq 0$,因此必有

$$ar^2 + br + c = 0, \tag{9-5-5}$$

由此可见,若 r 是二次代数方程(9−5−5)的一个根,则 e^{rx} 就是方程(9−5−4)的一个特解. 我们把代数方程(9−5−5)称为微分方程(9−5−4)的特征方程(characteristic equation),其 根称为特征根(characteristic root).

注意:特征方程中 r^2、r 的系数及常数项依次为方程(9−5−4)中 y''、y' 及 y 的系数.

方程(9−5−4)的特征根为

$$r_{1,2} = \frac{-b \pm \sqrt{b^2 - 4ac}}{2a}.$$

由于判别式 $b^2 - 4ac$ 的符号不同,决定了(9−5−4)的通解有不同的类型,现分三种情况讨论 如下:

1. $b^2 - 4ac > 0$

这时方程(9−5−5)有两个相异的实根 r_1 和 r_2,因此 $y_1 = e^{r_1 x}$ 和 $y_2 = e^{r_2 x}$ 是方程(9−5−4)的两个特解,由于 $e^{r_1 x}/e^{r_2 x} = e^{(r_1 - r_2)x}$ 不为常数,所以 y_1 和 y_2 线性无关,故方程(9−5−4)的 通解为

$$y = C_1 e^{r_1 x} + C_2 e^{r_2 x}.$$

例 9.19 求微分方程 $y'' + y' - 2y = 0$ 满足初始条件 $y \big|_{x=0} = 1, y' \big|_{x=0} = -2$ 的特解.

解 所给方程的特征方程是 $r^2 + r - 2 = 0$,它有两个相异的实根 $r_1 = -2$ 和 $r_2 = 1$.于是, 原方程的通解为 $y = C_1 e^{-2x} + C_2 e^x$,对上式求导,得 $y' = -2C_1 e^{-2x} + C_2 e^x$,将初始条件分别 代入原方程及上式,得如下的线性代数方程组:

$$\begin{cases} C_1 + C_2 = 1 \\ -2C_1 + C_2 = -2, \end{cases}$$

从中解出 $C_1 = 1, C_2 = 0$.故所求特解是 $y = e^{-2x}$.

2. $b^2 - 4ac = 0$

此时特征方程(9−5−5)有二重实根 $r_1 = r_2 = -\dfrac{b}{2a}$,故 $y_1 = e^{r_1 x} = e^{-\frac{b}{2a}x}$ 是方程(9−5−4) 的一个特解.为了求得(9−5−4)的通解,还必须找到它的一个与 y_1 线性无关的特解 y_2.

要使 y_2 与 y_1 线性无关,不妨设 $y_2/y_1 = u(x)$ 不为常数,即 $y_2 = u(x)e^{r_1 x}$,其中 $u(x)$ 是 待定函数.为了确定 $u(x)$,求出 $y_2' = u'(x)e^{r_1 x} + r_1 u(x)e^{r_1 x}$ 和 $y_2'' = u''(x)e^{r_1 x} + 2r_1 u'(x)e^{r_1 x} + r_1^2 u(x)e^{r_1 x}$,代入方程(9−5−4)并整理,得

$$e^{r_1 x}[au''(x) + (2ar_1 + b)u'(x) + (ar_1^2 + br_1 + c)] = 0,$$

由于 $e^{r_1 x} \neq 0$,故必有

$$au''(x) + (2ar_1 + b)u'(x) + (ar_1^2 + br_1 + c) = 0,$$

由于 $r_1 = -\dfrac{b}{2a}$ 是特征方程(9−5−5)的重根,所以有

$$ar_1^2 + br_1 + c = 0$$

及

$$2ar_1 + b = 0,$$

又因 $a \neq 0$,因此必有

$$u''(x) = 0,$$

两次积分,得

$$u(x) = Ax + B$$

其中 A、B 为任意常数. 由于只需求得不为常数的 $u(x)$, 故可取 $A=1$, $B=0$, 则有 $u(x)=x$, 由此可得 $y_2 = x\mathrm{e}^{r_1 x}$ 为方程(9-5-4)的一个特解, 显然它与 $y_1 = \mathrm{e}^{r_1 x}$ 线性无关. 从而方程(9-5-4)的通解为

$$y = (C_1 + C_2 x)\mathrm{e}^{r_1 x} = (C_1 + C_2 x)\mathrm{e}^{-\frac{b}{2a}x}.$$

例 9.20　求微分方程 $4y'' - 4y' + y = 0$ 满足初始条件 $y\,|_{x=0} = 2$, $y'\,|_{x=0} = 5$ 的特解.

解　原方程的特征方程为 $4r^2 - 4r + 1 = 0$, 特征根为 $r_1 = r_2 = \dfrac{1}{2}$, 故原方程的通解为 $y = \mathrm{e}^{\frac{x}{2}}(C_1 + C_2 x)$, 对上式求导, 得 $y' = \mathrm{e}^{\frac{x}{2}}\left(\dfrac{1}{2}C_1 + \dfrac{1}{2}C_1 x + C_2\right)$, 将初始条件代入原方程及上式, 得

$$\begin{cases} C_1 = 2, \\ \dfrac{1}{2}C_1 + C_2 = 5. \end{cases}$$

解得 $C_1 = 2$, $C_2 = 4$. 于是所求特解为 $y = 2\mathrm{e}^{\frac{x}{2}} + 4x\mathrm{e}^{\frac{x}{2}}$.

3. $b^2 - 4ac < 0$

此时特征方程(9-5-5)有一对共轭复根

$$r_{1,2} = \frac{-b \pm \sqrt{b^2 - 4ac}}{2a} = \alpha \pm \mathrm{i}\beta,$$

因此, $y_1 = \mathrm{e}^{(\alpha+\mathrm{i}\beta)x}$ 和 $y_2 = \mathrm{e}^{(\alpha-\mathrm{i}\beta)x}$ 是方程(9-5-4)的特解, 由于 $\mathrm{e}^{(\alpha+\mathrm{i}\beta)x}/\mathrm{e}^{(\alpha-\mathrm{i}\beta)x} = \mathrm{e}^{2\mathrm{i}\beta x}$ 不是常数, 所以是两个线性无关的解. 但这两个解含有复数, 不便于应用. 为了得出实数解, 利用 Euler 公式 $\mathrm{e}^{\mathrm{i}\theta} = \cos\theta + \mathrm{i}\sin\theta$, 将 y_1 和 y_2 写成下面的形式

$$y_1 = \mathrm{e}^{(\alpha+\mathrm{i}\beta)x} = \mathrm{e}^{\alpha x}(\cos\beta x + \mathrm{i}\sin\beta x), \quad y_2 = \mathrm{e}^{(\alpha-\mathrm{i}\beta)x} = \mathrm{e}^{\alpha x}(\cos\beta x - \mathrm{i}\sin\beta x).$$

由定理 1 可知, y_1 与 y_2 的线性组合仍是方程(9-5-4)的解, 所以

$$y_1^* = \frac{1}{2}y_1 + \frac{1}{2}y_2 = \mathrm{e}^{\alpha x}\cos\beta x, \quad y_2^* = \frac{1}{2\mathrm{i}}y_1 - \frac{1}{2\mathrm{i}}y_2 = \mathrm{e}^{\alpha x}\sin\beta x$$

也是方程(9-5-4)的解, 且不难看出 y_1^* 与 y_2^* 是线性无关的. 因此, 方程(9-5-4)有通解

$$y = \mathrm{e}^{\alpha x}(C_1 \cos\beta x + C_2 \sin\beta x).$$

例 9.21　求方程 $y'' - 4y' + 5y = 0$ 的通解.

解　所给方程的特征方程 $r^2 - 4r + 5 = 0$ 有一对共轭复根 $r_{1,2} = 2 \pm i$, 于是原方程的通解为

$$y = \mathrm{e}^{2x}(C_1 \cos x + C_2 \sin x).$$

以上讨论的结果可列表总结如下(见表 9-1):

表 9-1

特征方程 $ar^2 + br + c = 0$ 的根	微分方程 $ay'' + by' + cy = 0$ 的通解
相异实根 r_1 和 r_2	$y = C_1 \mathrm{e}^{r_1 x} + C_2 \mathrm{e}^{r_2 x}$
重根 $r_1 = r_2 = -\dfrac{b}{2a}$	$y = \mathrm{e}^{-\frac{b}{2a}}(C_1 + C_2 x)$
共轭复根 $r_{1,2} = \alpha \pm \mathrm{i}\beta$	$y = \mathrm{e}^{\alpha x}(C_1 \cos\beta x + C_2 \sin\beta x)$

总之, 求二阶常系数线性齐次方程的通解, 不必进行积分, 只要求其特征方程的根即可.

三*、几种二阶常系数线性非齐次方程的解法

由定理3可知,二阶常系数线性非齐次方程(9-5-3)的通解是由其对应的齐次方程(9-5-4)的通解$\overline{y}$加上它自己的一个特解y^*所构成,而求齐次方程通解的问题上面已经解决,因此,剩下的关键是怎样求得非齐次方程的一个特解.

下面只介绍当方程(9-5-3)中的$f(x)$取两种常见类型时求y^*的所谓待定系数法(method of undetermined coefficient),其特点是不用积分就可求出y^*来.

1.$f(x)=\mathrm{e}^{\lambda x}P_m(x)$型,其中$\lambda$是常数,$P_m(x)$是$x$的$m$次多项式.

我们知道,方程(9-5-3)的特解是使(9-5-3)成为恒等式的函数.那么怎样的函数能使(9-5-3)成为恒等式呢?注意到式(9-5-3)右边的非齐次项$f(x)$是多项式$P_m(x)$与指数函数$\mathrm{e}^{\lambda x}$的乘积,而这类函数的导数仍是同一类型的函数,因此有可能选择适当的多项式$R(x)$,使$y^*=R(x)\mathrm{e}^{\lambda x}$满足方程(9-5-3).为此,将

$$y^*=R(x)\mathrm{e}^{\lambda x},\ y^{*\prime}=[\lambda R(x)+R'(x)]\mathrm{e}^{\lambda x},\ y^{*\prime\prime}=[\lambda^2 R(x)+2\lambda R'(x)+R''(x)]\mathrm{e}^{\lambda x}$$

代入方程(9-5-3)并消去$\mathrm{e}^{\lambda x}$,得

$$aR''(x)+(2a\lambda+b)R'(x)+(a\lambda^2+b\lambda+c)R(x)=P_m(x). \qquad (9-5-6)$$

由此可见

(1)如果λ不是(9-5-3)所对应齐次方程的特征方程$ar^2+br+c=0$的根,即$a\lambda^2+b\lambda+c\neq0$,因$P_m(x)$是$m$次多项式,为使(9-5-6)式两边恒等,可令$R(x)$为一个系数待定的$m$次多项式$R_m(x)$:

$$R_m(x)=a_0 x^m+a_1 x^{m-1}+\cdots+a_{m-1}x+a_m.$$

代入式(9-5-6),比较等式两边x的同次幂系数,可得$m+1$个方程联立的代数方程组,从中解出各$a_i(i=0,1,\cdots,m)$,就得所求的特解.

(2)若λ是特征方程$ar^2+br+c=0$的单根,即$a\lambda^2+b\lambda+c=0$但$2a\lambda+b\neq0$,要使(9-5-6)式恒等,则$R'(x)$必须是m次多项式,故可令

$$R(x)=xR_m(x),$$

用同样的方法可确定$R_m(x)$中的系数.

(3)当λ是特征方程的重根时,同时有$a\lambda^2+b\lambda+c=0$及$2a\lambda+b=0$,此时要使式(9-5-6)恒等,则$R''(x)$必须是m次多项式,故令

$$R(x)=x^2 R_m(x),$$

同样可确定$R_m(x)$中的系数.

总之,我们有如下结论:如果$f(x)=P_m(x)\mathrm{e}^{\lambda x}$,则二阶常系数线性非齐次方程(9-5-3)有形如

$$y^*=x^k R_m(x)\mathrm{e}^{\lambda x}$$

的特解,其中$R_m(x)$是与$P_m(x)$同次的多项式,而k是λ作为对应齐次方程的特征根的重数(λ不是根时,$k=0$).

例 9.22 求方程$y''+5y'+6y=3x^2-x+8$的通解.

解 这是二阶常系数线性非齐次方程,且非齐次项是$P_m(x)\mathrm{e}^{\lambda x}$型(其中$P_m(x)=3x^2-x+8,\lambda=0$).先求对应齐次方程的通解$\overline{y}$.因齐次方程的特征方程为$r^2+5r+6=0$,故其根为$r_1=-2,r_2=-3$,所以$\overline{y}=C_1\mathrm{e}^{-2x}+C_2\mathrm{e}^{-3x}$.再求非齐次方程的一个特解$y^*$.由于$\lambda=0$不是特征根,故特解形式为$y^*=a_0 x^2+a_1 x+a_2$,其中$a_0$、$a_1$、$a_2$为

待定系数.代入原方程,得
$$6a_0x^2 + (10a_0 + 6a_1)x + 2a_0 + 5a_1 + 6a_2 = 3x^2 - x + 8,$$
比较等式两边 x 的同次幂系数,有
$$\begin{cases} 6a_0 = 3, \\ 10a_0 + 6a_1 = -1, \\ 2a_0 + 5a_1 + 6a_2 = 8. \end{cases}$$
解得 $a_0 = \dfrac{1}{2}$,$a_1 = -1$,$a_2 = 2$.从而 $y^* = \dfrac{1}{2}x^2 - x + 2$.于是原方程的通解为
$$y = \bar{y} + y^* = C_1 e^{-2x} + C_2 e^{-3x} + \dfrac{1}{2}x^2 - x + 2.$$

例 9.23　求方程 $y'' + 5y' + 6y = 10e^{\frac{x}{2}} + e^{-2x}$ 的通解.

解　由上例可知对应齐次方程的通解为 $\bar{y} = C_1 e^{-2x} + C_2 e^{-3x}$.所给方程的非齐次项为 $10e^{\frac{x}{2}} + e^{-2x}$,怎样才能求得它的一个特解呢?叠加原理可以帮助我们解决这个问题:设 y_1^* 和 y_2^* 分别是方程
$$y'' + 5y' + 6y = 10e^{\frac{x}{2}} \tag{9-5-7}$$
及
$$y'' + 5y' + 6y = e^{-2x} \tag{9-5-8}$$
的特解,则 $y^* = y_1^* + y_2^*$ 就是原方程的特解.下面就依次来求(9-5-7)和(9-5-8)的特解 y_1^* 和 y_2^*.方程(9-5-7)右边的函数 $10e^{\frac{x}{2}}$ 属于 $P_m(x)e^{\lambda x}$ 型$\left(\text{其中 } P_m(x) = 10, \lambda = \dfrac{1}{2}\right)$.由于 λ 不是特征根,故设 $y_1^* = Ae^{\frac{x}{2}}$,其中 A 为待定系数.将上式及 $y_1^{*\prime} = \dfrac{A}{2}e^{\frac{x}{2}}$、$y_1^{*\prime\prime} = \dfrac{A}{4}e^{\frac{x}{2}}$ 一并代入(9-5-7),得 $Ae^{\frac{x}{2}}\left(\dfrac{1}{4} + \dfrac{5}{2} + 6\right) = 10e^{\frac{x}{2}}$,比较上式两边可得 $A = \dfrac{8}{7}$,于是 $y_1^* = \dfrac{8}{7}e^{\frac{x}{2}}$.方程 (9-5-8) 右边的函数为 e^{-2x},也属 $P_m(x)e^{\lambda x}$ 型(其中 $P_m(x) = 1, \lambda = -2$),而 $\lambda = -2$ 是特征方程的单根,故设 $y_2^* = Bxe^{-2x}$,其中 B 为待定系数.将它代入方程(9-5-8)并整理,得 $Be^{-2x} = e^{-2x}$,故 $B = 1$,从而 $y_2^* = xe^{-2x}$.这样,原方程有特解 $y^* = y_1^* + y_2^* = \dfrac{8}{7}e^{\frac{x}{2}} + xe^{-2x}$,因此所求通解为
$$y = \bar{y} + y^* = C_1 e^{-2x} + C_2 e^{-3x} + \dfrac{8}{7}e^{\frac{x}{2}} + xe^{-2x}.$$

2. $f(x) = e^{\lambda x}[P_m(x)\cos wx + Q_n(x)\sin wx]$ 型,其中 λ、w 是常数,$P_m(x)$、$Q_n(x)$ 分别是 x 的 m 次、n 次多项式,其中有一个可为零.

对于这种类型,我们不加讨论地给出以下结论:如果 $f(x) = e^{\lambda x}[P_m(x)\cos \omega x + Q_n(x)\sin \omega x]$,则二阶常系数线性非齐次方程(9-5-3)的特解可设为
$$y^* = x^k e^{\lambda x}[R_l^{(1)}(x)\cos \omega x + R_l^{(2)}(x)\sin \omega x],$$
其中 $R_l^{(1)}(x)$、$R_l^{(2)}(x)$ 是 l 次多项式,$l = \max\{m, n\}$,而 k 按 $\lambda \pm i\omega$ 是或者不是特征根依次取 1 或 0.

例 9.24　求微分方程
$$y'' + 3y' + 2y = 2\sin x + \cos x$$
的通解及满足初始条件 $y|_{x=0} = \dfrac{3}{2}$,$y'|_{x=0} = -\dfrac{1}{2}$ 的特解.

解 对应齐次方程的特征方程 $r^2 + 3r + 2 = 0$ 有根 $r_1 = -1, r_2 = -2$,所以齐次方程的通解为

$$\bar{y} = C_1 e^{-x} + C_2 e^{-2x}.$$

原方程的非齐次项 $2\sin x + \cos x$ 属于 $e^{\lambda x}[P_m(x)\cos\omega x + Q_n(x)\sin\omega x]$ 型(其中 $\lambda = 0, \omega = 1$,$P_m(x) = 1$ 和 $Q_n(x) = 2$ 都是零次多项式),因 $\lambda \pm i\omega = \pm i$ 不是特征根,故原方程有形如 $y^* = A\cos x + B\sin x$ 的特解,其中 A、B 为待定系数,由于 $y^{*\prime} = -A\sin x + B\cos x, y^{*\prime\prime} = -A\cos x - B\sin x$,代入原方程并化简,得 $(-3A + B)\sin x + (A + 3B)\cos x = 2\sin x + \cos x$,从而

$$\begin{cases} -3A + B = 2, \\ A + 3B = 1, \end{cases}$$

解之得 $A = -\dfrac{1}{2}, B = \dfrac{1}{2}$.故 $y^* = -\dfrac{1}{2}\cos x + \dfrac{1}{2}\sin x$.于是,原方程的通解为 $y = \bar{y} + y^* = C_1 e^{-x} + C_2 e^{-2x} - \dfrac{1}{2}\cos x + \dfrac{1}{2}\sin x$.对上式求导,有 $y' = -C_1 e^{-x} - 2C_2 e^{-2x} + \dfrac{1}{2}\sin x + \dfrac{1}{2}\cos x$,把初始条件代入以上两式得到 $C_1 + C_2 - \dfrac{1}{2} = \dfrac{3}{2}, -C_1 - 2C_2 + \dfrac{1}{2} = -\dfrac{1}{2}$,解之得 $C_1 = 3, C_2 = -1$.故满足初始条件的特解为

$$y = 3e^{-x} - e^{-2x} - \dfrac{1}{2}\cos x + \dfrac{1}{2}\sin x.$$

9.6* 微分方程的数值解法

许多很有价值的微分方程的解往往不能用初等函数来表达,而在实际问题中通常只需要求出解在若干个离散点上的近似值.因此,研究微分方程解的近似方法就显得十分必要.本节只讨论一阶微分方程初值问题的数值解法(numerical method),即:求满足

$$\begin{cases} \dfrac{dy}{dx} = f(x, y), \\ y\big|_{x=x_0} = y_0 \end{cases} \tag{9-6-1}$$

的特解 $y = y(x)$ 在一系列点 $x_0 < x_1 < x_2 < \cdots < x_n < \cdots$ 上的近似值 $y_i (i = 1, 2, \cdots)$.

一、Euler(欧拉)折线法

从几何上看,求方程$(9-6-1)$的特解 $y = y(x)$,就是求一条过点(x_0, y_0)的曲线,使其在每点(x, y)处的切线斜率等于给定函数 $f(x, y)$ 在该点的值.

Euler 折线法是用一条折线来近似代替曲线 $y = y(x)$.具体做法如下(见图 $9-4$):

过点 $M(x_0, y_0)$ 作以 $f(x_0, y_0)$ 为斜率的直线

$$y = y_0 + f(x_0, y_0)(x - x_0),$$

该直线与直线 $x = x_1$ 的交点记作 $M_1(x_1, y_1)$,其中

$$y_1 = y_0 + f(x_0, y_0)(x_1 - x_0),$$

取 $y(x_1) \approx y_1$.

类似地,再过点 $M_1(x_1, y_1)$ 作以 $f(x_1, y_1)$ 为斜率的直线

$$y = y_1 + f(x_1, y_1)(x - x_1),$$

该直线与直线 $x = x_2$ 的交点记作 $M_2(x_2, y_2)$,其中

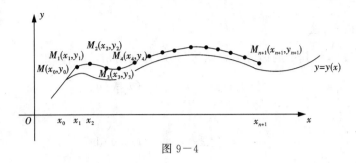

图 9—4

$$y_2 = y_1 + f(x_1, y_1)(x_2 - x_1),$$

取 $y(x_2) \approx y_2$.

这样继续下去,一般地,如果已得到 $M_n(x_n, y_n)$,则过点 $M_n(x_n, y_n)$ 以 $f(x_n, y_n)$ 为斜率作直线

$$y = y_n + f(x_n, y_n)(x - x_n),$$

当 $x = x_{n+1}$ 时,得

$$y_{n+1} = y_n + f(x_n, y_n)(x_{n+1} - x_n),$$

取 $y(x_{n+1}) \approx y_{n+1}$.这样,从初始值 y_0 出发,逐步求出 $y_1, y_2, \cdots, y_{n+1}$,这些就是特解 $y(x)$ 分别在 $x_1, x_2, \cdots, x_{n+1}$ 的近似值.

应用中为简便起见,常取 $x_{n+1} - x_n = h_n = h$ 为常数(即所谓等步长),这时 Euler 折线法的计算公式为

$$\begin{cases} y_{n+1} = y_n + h f(x_n, y_n), \\ x_n = x_0 + nh, \end{cases} (n = 0, 1, 2, \cdots). \qquad (9-6-2)$$

Euler 折线法是比较古老的一种数值解法,但它体现了数值方法的基本思想,当求解区间不太长,且精度要求不太高时,可用此法.

例 9.25　若 $\dfrac{\mathrm{d}y}{\mathrm{d}x} = 2x + y$ 且初始条件为 $y\,|_{x=0} = 1$,用 Euler 折线法求 $y(0.5)$ 的近似值(取 $h = 0.1$),并与精确值比较.

解　取 $x_0 = 0, y_0 = 1, h = 0.1, f(x, y) = 2x + y$,利用 $(9-6-2)$ 式可得

$$y_1 = y_0 + h f(x_0, y_0) = 1 + 0.1 \times (2 \times 0 + 1) = 1.1,$$
$$y_2 = y_1 + h f(x_1, y_1) = 1.1 + 0.1 \times (2 \times 0.1 + 1.1) = 1.23.$$

这样继续下去,可得表 9—2 中各值:

故求得 $y(0.5)$ 的近似值为 $y_5 = 1.8315$.现求 $y(0.5)$ 的精确值.原方程是一阶线性方程,其通解为 $y = Ce^x - 2x - 2$,将 $y\,|_{x=0} = 1$ 代入上式,得特解 $y = 3e^x - 2x - 2$,因此 $y(0.5) = 3e^{0.5} - 2 \times 0.5 - 2$ 约为 1.9461.

由此看来,要得到更精确的结果,可以利用较小的 h 或其他方法.

表 9—2

x	y	$\dfrac{\mathrm{d}y}{\mathrm{d}x} = 2x + y$
0.0	1.0000	1.0000
0.1	1.1000	1.3000
0.2	1.2300	1.6300
0.3	1.3930	1.9930
0.4	1.5923	2.3923
0.5	1.8315	

二、Picard(皮卡)法

对初值问题(1),将其中的微分方程两边积分,并利用初始条件,得

$$y(x) - y(x_0) = \int_{x_0}^{x} f(x,y)\mathrm{d}x$$

即

$$y(x) = y(x_0) + \int_{x_0}^{x} f(x,y)\mathrm{d}x \qquad (9-6-3)$$

以 $y(x_0) = y_0$ 作为对 $y(x)$ 的首次近似,记为 $y_1(x)$。用 y_1 代替(9-6-3)式右边的 y,可得 $y(x)$ 的一个新的近似 $y_2(x)$:

$$y_2(x) = y_0 + \int_{x_0}^{x} f(x,y_1)\mathrm{d}x,$$

这样继续下去,可得一个近似解序列

$$y_1(x), \quad y_2(x), \quad \cdots, \quad y_n(x), \quad \cdots$$

其中,

$$y_n(x) = y_0 + \int_{x_0}^{x} f(x,y_{n-1})\mathrm{d}x.$$

此序列的极限如果存在,就是所求的解 $y(x)$。通常只要执行这步骤几次,就能得到较好的近似解。

例 9.26 利用 Picard 法求例 9.25 中 $y(0.5)$ 的近似值。

解 对微分方程积分,利用初始条件,则有 $y(x) = 1 + \int_{0}^{x} (2x+y)\mathrm{d}x$,以 $y_1 = 1$ 作首次近似,得到第二次近似

$$y_2(x) = 1 + \int_{0}^{x} (2x+1)\mathrm{d}x = 1 + x + x^2,$$

于是,第三次近似为

$$y_3(x) = 1 + \int_{0}^{x} [2x + (1+x+x^2)]\mathrm{d}x = 1 + x + \frac{3}{2}x^2 + \frac{1}{3}x^3,$$

这样进行下去,得到逐次近似式

$$y_4(x) = 1 + \int_{0}^{x} \left[2x + \left(1+x+\frac{3}{2}x^2+\frac{1}{3}x^3\right)\right]\mathrm{d}x = 1 + x + \frac{3}{2}x^2 + \frac{1}{2}x^3 + \frac{1}{12}x^4,$$

$$y_5(x) = 1 + \int_{0}^{x} \left[2x + \left(1+x+\frac{3}{2}x^2+\frac{1}{2}x^3+\frac{1}{12}x^4\right)\right]\mathrm{d}x$$

$$= 1 + x + \frac{3}{2}x^2 + \frac{1}{2}x^3 + \frac{1}{8}x^4 + \frac{1}{60}x^5,$$

$$y_6(x) = 1 + \int_{0}^{x} \left[2x + \left(1+x+\frac{3}{2}x^2+\frac{1}{2}x^3+\frac{1}{8}x^4+\frac{1}{60}x^5\right)\right]\mathrm{d}x$$

$$= 1 + x + \frac{3}{2}x^2 + \frac{1}{2}x^3 + \frac{1}{8}x^4 + \frac{1}{40}x^5 + \frac{1}{360}x^6,$$

在最后的近似式中,置 $x = 0.5$,则有 $y(0.5) \approx y_6(0.5) \approx 1.9469$。

三、Runge-Kutta(龙格-库塔)法

设 $y(x)$ 是初值问题(9-6-1)的解,由微分中值定理得

$$\frac{y(x_{n+1}) - y(x_n)}{h} = y'(\xi),$$

其中 $\xi \in (x_n, x_{n+1})$，$h = x_{n+1} - x_n$．因 $\dfrac{\mathrm{d}y}{\mathrm{d}x} = f(x, y)$，所以有

$$\frac{y(x_{n+1}) - y(x_n)}{h} = f(\xi, y(\xi))$$

或者

$$y(x_{n+1}) = y(x_n) + hf(\xi, y(\xi)), \tag{9-6-4}$$

其中的 $f(\xi, y(\xi))$ 称为函数 $y(x)$ 在区间 $[x_n, x_{n+1}]$ 上的平均斜率．这样，只要对平均斜率提供一种算法，由（9-6-4）便相应得到一种初值问题（9-6-1）的数值解法．

若取点 x_n 处的斜率值 $f(x_n, y_n)$ 作为 $y(x)$ 在区间 $[x_n, x_{n+1}]$ 上平均斜率的近似值，就得到 Euler 折线法，其精度自然很低．如果设法在 $[x_n, x_{n+1}]$ 中多找几个点的斜率值，然后将它们加权平均，以此作为平均斜率的近似值，则可能构造出具有较高精度的计算格式．这就是 Runge-Kutta 法的基本思想．

根据上述思想，经过较为复杂的数学推演，可导出四阶 Runge-Kutta 法的经典格式：

$$\begin{cases} y_{n+1} = y_n + \dfrac{1}{6}(k_1 + 2k_2 + 2k_3 + k_4), \\ k_1 = hf(x_n, y_n), \\ k_2 = hf\left(x_n + \dfrac{1}{2}h, y_n + \dfrac{1}{2}k_1\right), \\ k_3 = hf\left(x_n + \dfrac{1}{2}h, y_n + \dfrac{1}{2}k_2\right), \\ k_4 = hf(x_n + h, y_n + k_3), \\ h = x_{n+1} - x_n, \end{cases} \quad n = 0, 1, 2, \cdots. \tag{9-6-5}$$

Runge-Kutta 法的主要优点是：精度较高，能满足通常的计算要求；每次计算 y_{n+1}，只用到前一次的结果 y_n，因此，在已知初值 y_0 的条件下，可用它自动计算；计算过程中改变步长不受限制．缺点是计算量较大．

例 9.27 利用 Runge-Kutta 法求例 9.25 中 $y(0.5)$ 的近似值．

解 取 $x_0 = 0, y_0 = 1, h = 0.5, f(x, y) = 2x + y$，代入（9-6-5）中，得

$$k_1 = 0.5[2 \times 0 + 1] = 0.5,$$

$$k_2 = 0.5\left[2 \times 0.25 + \left(1 + \frac{1}{2} \times 0.5\right)\right] = 0.875,$$

$$k_3 = 0.5\left[2 \times 0.25 + \left(1 + 0.875 \times \frac{1}{2}\right)\right] = 0.9688,$$

$$k_4 = 0.5[2 \times 1 + (1 + 0.9688)] = 1.4844,$$

于是 $\quad y(0.5) \approx 1 + \dfrac{1}{6}(0.5 + 2 \times 0.875 + 2 \times 0.9688 + 1.4844) = 1.9454.$

和准确值比较，可以看出，虽然步长加大了四倍，但精度比 Euler 折线法高．

9.7* 微分方程在医学数学模型中的应用

微分方程的理论在 17 世纪末就开始发展起来，很快就成了研究自然现象的强有力的工

具.远在十七八世纪,力学、天文学、物理学和工程技术就已借助于微分方程,取得了巨大成就.质点动力学和刚体动力学的问题很容易化成微分方程的求解问题,1846 年,Leverrier 根据这个方程预见了海王星的存在,并确定出海王星在天空中的位置.到现在,微分方程这个工具在力学、天文学、物理学以及工程技术的各领域中,得到了更为广泛的应用.自动控制和各种电子学装置的设计,弹道的计算,飞机和导弹飞行的稳定性研究,或者化学反应过程的稳定性的研究等,都可以化归为微分方程的问题来讨论.

20 世纪 60 年代以来,随着数学在生物医学中应用的日益广泛和深入,医学中的微分方程模型也大量涌现.这里我们再介绍几个这方面的例子.由于这些方程是由实际问题及有关的学科推导得来,而不是从自己的头脑中凭空想象出来的,当我们以这样或那样的方法解决了问题以后,还须回到实际中去.因此,对于怎样建立方程,建立什么样的方程以及方程的解如何回过头来解释实际现象,读者应该予以特别的重视.事实上,在这整个过程中充满着辩证法,值得很好的学习.当然,对于较复杂的实际问题,要能建立起合适的微分方程是不容易的,必须对问题的本质有深刻的了解,并且纯熟地掌握数学及其他有关学科的工具才能办到.本节的目的只是为此打下一个初步然而是重要的基础.

一、细菌的繁殖

(一)首先考虑最简单的情况,假定所讨论的系统满足下述 3 个条件:①系统是孤立的,即除系统本身的繁殖以外,没有由系统外向内迁入和由系统内向外迁出的情况;②细菌的密度不大,它的繁殖率不会受到过度拥挤、营养不足和代谢产物毒性等因素的影响;③系统不受温度、湿度等环境因素的影响.当满足或几乎满足上述条件时,设在 t 时刻细菌的数目为 $y(t)$,则 t 时刻的繁殖率为 $\dfrac{\mathrm{d}y}{\mathrm{d}t}$.实验证明,其繁殖率与细菌的数目成正比,即

$$\frac{\mathrm{d}y}{\mathrm{d}t} = ky. \tag{9-7-1}$$

又假定细菌开始繁殖时的数目为 y_0,即 $y|_{t=0} = y_0$,解 (9-7-1) 式,可得细菌数目的变化规律

$$y = y_0 \mathrm{e}^{kt}.$$

上式说明,在简单情况下,细菌数目按指数增殖.

(二)若放弃条件①,即假定有外来细菌迁入或有细菌向外迁出,设其迁移是时间 t 的线性函数,则 (9-7-1) 式应改为

$$\frac{\mathrm{d}y}{\mathrm{d}t} = ky + At + B, \tag{9-7-2}$$

上式是一阶线性微分方程,解之得

$$y = \mathrm{e}^{\int k\mathrm{d}t}\left[\int (At+B)\mathrm{e}^{-\int k\mathrm{d}t}\mathrm{d}t + C\right] = C\mathrm{e}^{kt} - \frac{At+B}{k} - \frac{A}{k^2},$$

由于 $y|_{t=0} = y_0$,得 $C = y_0 + \dfrac{B}{k} + \dfrac{A}{k^2}$,故

$$y = \left(y_0 + \frac{B}{k} + \frac{A}{k^2}\right)\mathrm{e}^{kt} - \frac{At+B}{k} - \frac{A}{k^2}.$$

由上式可看出,细菌的繁殖开始时缓慢,后来则很快,称之为有迁移的细菌繁殖规律.

二、神经兴奋

我们可以把神经纤维上的神经元想象成一个电系统.细胞质(原生质)包含有大量不同的离

子,如阳离子(带正电荷),阴离子(带负电荷).当电流作用到神经纤维上时,阳离子就移到阴极,阴离子就移到阳极,这就产生了神经兴奋.

基于在阴极引起兴奋的观测,Rashevsky 提出必须具备两种不同类型的阳离子才能产生这个过程.一种是兴奋型,另一种是抑制型.这两种不同类型的阳离子之间又具有对抗性,称为对抗性因子.设 $\varepsilon = \varepsilon(t)$ 表示在某时刻 t 阴极附近兴奋型阳离子的浓度,$j = j(t)$ 表示在某时刻 t 阴极附近抑制型阳离子的浓度,理论表明,无论何时只要比率 ε/j 超过一定的阈值就产生兴奋.用 c 表示阈值,则 $\varepsilon/j \geqslant c$ 时,兴奋;$\varepsilon/j < c$ 时,不兴奋.

设 ε_0 和 j_0 分别表示兴奋和抑制停止时的浓度,当 ε 增加且 j 保持在某限定值上,则兴奋就可能发生;当 ε 没有像 j 增长得快时,兴奋就不会产生.

用 I 表示刺激电流的强度,为简单起见,假定 I 在某一段时间内不变,且 Rashevsky 假定 $\dfrac{\mathrm{d}\varepsilon}{\mathrm{d}t}$ 是由两项组成,一项是与 I 成正比,而第二项是负的,它与 $(\varepsilon - \varepsilon_0)$ 成正比且表示扩散中阳离子的损失,也就是

$$\frac{\mathrm{d}\varepsilon}{\mathrm{d}t} = KI - k(\varepsilon - \varepsilon_0),$$

式中 $K > 0, k > 0$.利用分离变量法,就可以解出这个微分方程并写出 $\varepsilon = \varepsilon(t)$ 的显函数.

同样,对于 $j = j(t)$ 可以得出微分方程

$$\frac{\mathrm{d}j}{\mathrm{d}t} = MI - m(j - j_0),$$

其中 M、m 均为正常数.对它也同样可求出显函数解.比率 $\varepsilon(t)/j(t)$ 决定了是否有兴奋产生且在何时产生.这个结果与实验吻合得很好.

三、肿瘤生长

实验曾观察到:起初分裂的肿瘤细胞,其生长率与肿瘤当时的体积成正比.设 $V(t)$ 表示在时刻 t 时肿瘤的体积,即 $\dfrac{\mathrm{d}V}{\mathrm{d}t} = \lambda V$,$\lambda$ 叫生长系数,其解为 $V(t) = V_0 \mathrm{e}^{\lambda t}$,其中 V_0 是初始时刻 $t = 0$ 时肿瘤的体积.此解指出肿瘤细胞随时间按指数生长的规律,每经过 $t = \ln 2/\lambda$ 一段时间,$V(t) = 2V_0$,即肿瘤体积就要增加一倍,把 $t = \ln 2/\lambda$ 称为倍增时间.但是,实际上肿瘤并不总是随时间按指数规律生长,当肿瘤变大时,肿瘤体积增加一倍所需要的时间不断延长,这说明肿瘤生长随时间越来越慢,生长率随时间越来越小.研究表明,肿瘤生长率除与体积 V 成正比以外,还按负指数 e^{-at} 衰减,即

$$\frac{\mathrm{d}V}{\mathrm{d}t} = \lambda \mathrm{e}^{-at} V,$$

其解是 Gompertz 函数

$$V(t) = V_0 \mathrm{e}^{\frac{\lambda}{a}(1 - \mathrm{e}^{-at})},$$

其中 a 叫衰减系数.不难看出,当 $t \to \infty$ 时,$V(t) \to V_0 \mathrm{e}^{\frac{\lambda}{a}}$,因此把 $V_0 \mathrm{e}^{\frac{\lambda}{a}}$ 看成是肿瘤生长的极限值.

对衰减系数 a 的解释有两种相互矛盾的理论,第一种理论是将 e^{-at} 分配给体积生长系数 λ,即 $\dfrac{\mathrm{d}V}{\mathrm{d}t} = (\lambda \mathrm{e}^{-at})V$,意思是说,肿瘤生长变慢是由于肿瘤细胞平均分裂时间变慢,而生殖细胞所占的比例并不改变.第二种理论是将 e^{-at} 分配到肿瘤体 $V(t)$ 上,即 $\dfrac{\mathrm{d}V}{\mathrm{d}t} = \lambda(V \mathrm{e}^{-at})$,意思是

说,肿瘤细胞的平均分裂时间保持不变,生长变慢是由于肿瘤中生殖细胞的死亡.对后者可能的解释是:当肿瘤生长达到临界体积时,在肿瘤中心由于血液供应不足,氧和营养的供应被限制在肿瘤表面层之内,中心部位的供应越来越困难,结果在肿瘤中心处形成坏死的"核",随着肿瘤体积的增加,坏死核迅速增大,因此使肿瘤生长变慢.

四、阻滞的人口增长

人口的增长率受着出生率和死亡率的控制,而出生率和死亡率又受自然环境、物质资源、卫生条件、社会制度等诸因素的影响,是一个复杂的问题.为简单起见,我们只研究人口的自然增长.

设 $y = y(t)$ 表示在时间 t 时人群的总数,n、m 分别表示该人群的出生率和死亡率,且已知开始时人群的总数 $y(0) = y_0$,则在 t 到 $t + \Delta t$ 这段时间内人群总数的改变量为

$$y(t + \Delta t) - y(t) \approx ny(t)\Delta t - my(t)\Delta t,$$

于是有

$$\frac{y(t + \Delta t) - y(t)}{\Delta t} \approx (n - m)y(t),$$

令 $\Delta t \to 0$,得

$$\frac{dy}{dt} = (n - m)y(t), \tag{9-7-3}$$

如果设 n、m 均为常数,则由上式得

$$y = y_0 e^{(n-m)t}.$$

这是一个指数函数,很明显,随着时间的推移,当 $n - m < 0$ 时,人口总数将逐渐减少;当 $n - m > 0$ 时,人口总数将无限制地增加.这显然不符合人口增长的实际情况.为了得到较符合实际的人口增长模型,我们假定出生率和死亡率都是人口总数的函数,且是线性函数,并且人口总数增加时,出生率将随人口总数的增加而减少,而死亡率却随人口总数的增加而增加,即

$$n = a - by, \quad m = p + qy,$$

式中 a、b、p、q 均为大于零的常数,则

$$n - m = (a - p) - (b + q)y = (b + q)\left(\frac{a - p}{b + q} - y\right) = \lambda(B - y),$$

其中 $\lambda = b + q, B = \dfrac{a - p}{b + q}$,则 $(9-7-3)$ 式成为

$$\frac{dy}{dt} = \lambda(B - y)y, \tag{9-7-4}$$

上式是著名的阻滞方程,也是 Logistic 方程,其通解为

$$y = \frac{B}{1 + Ce^{-B\lambda t}}, \tag{9-7-5}$$

由初始条件 $y\big|_{t=0} = y_0$,可得 $C = (B - y_0)/y_0$.不难看出 y 是单调增加的函数,且当 $t \to +\infty$ 时,$y \to B$.该模型反映了人口增长起初缓慢,接着变快,最后又变慢,而在拐点的邻近增长最快.现求拐点的位置,即使 $y = y(t)$ 的二阶导数为零的点.对 $(9-7-4)$ 式再求导,得

$$\frac{d^2 y}{dt^2} = \lambda\left[\frac{dy}{dt}(B - y) - y\frac{dy}{dt}\right] = \lambda(B - 2y)\frac{dy}{dt},$$

仅当 $B - 2y = 0$ 或 $y = \dfrac{B}{2}$ 时,$\dfrac{d^2 y}{dt^2}$ 才等于零.这就是说拐点在

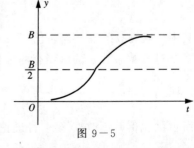

图 9-5

$y = \dfrac{B}{2}$ 的位置,即人口总数达到极限值一半以前的时期是加速增长时期,过了极限值一半以后的时期是减速增长时期.图 9—5 给出了 (9—7—5) 式的图形,它是一条 S 形曲线.

五、无移除的简单流行病学模型

我们来考虑最简单的一类流行病学的数学模型.假定感染是通过一个团体内部成员之间的接触而传播的,感染者不因死亡、痊愈或隔离而被移除,则所有的易感者最终都将变为感染者.

设在时刻 t 时的易感人数为 $S(t)$,感染人数为 $I(t)$,并假设:①该团体是封闭的,总人数为 N,开始时不妨假定只有一个感染者;②该团体中各成员之间的接触是均匀的,因而易感者转为感染者的变化率与当时的易感人数和感染人数的乘积成正比.

由上述假定,可建立如下的数学模型

$$
\begin{cases}
\dfrac{\mathrm{d}s}{\mathrm{d}t} = -\beta S I, & (9—7—6) \\
S + I = N & (9—7—7) \\
I(0) = 1,
\end{cases}
$$

方程中的比例系数 β 称为感染率.

利用 (9—7—7) 式,方程 (9—7—6) 可改写为

$$
\frac{\mathrm{d}S}{\mathrm{d}t} = -\beta S(N - S). \tag{9—7—8}
$$

这是 Logistic 方程,解之得满足初始条件 $I(0) = 1$ 的特解

$$
S = \frac{N(N-1)}{(N-1) + \mathrm{e}^{\beta N t}}, \tag{9—7—9}
$$

它描述了易感人数随时间变化的动态关系,是一简易的流行病学模型.其图形如图 9—6 所示.

在实践中,人们往往对流行曲线(epidemic curve)更感兴趣.该曲线给出新病例发生(即易感人数减少)的速率 $-\dfrac{\mathrm{d}S}{\mathrm{d}t}$.只要将 (9—7—9) 式代入 (9—7—8) 式即得:

$$
-\frac{\mathrm{d}S}{\mathrm{d}t} = \frac{\beta(N-1)N^2 \mathrm{e}^{\beta N t}}{[(N-1) + \mathrm{e}^{\beta N t}]^2}, \qquad (9—7—10)
$$

当 $N = 10, \beta = 0.2$ 时,流行曲线如图 9—6 中的虚线所示.

为了求出曲线的峰值 $\left(-\dfrac{\mathrm{d}S}{\mathrm{d}t}\right)_{\max}$ 及出现峰值的时间 t_m,

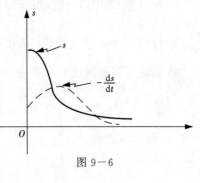

图 9—6

我们对方程 (9—7—10) 求导得

$$
-\frac{\mathrm{d}^2 S}{\mathrm{d}t^2} = \frac{[(N-1) - \mathrm{e}^{\beta N t}]\beta^2 (N-1)N^3 \mathrm{e}^{\beta N t}}{[(N-1) + \mathrm{e}^{\beta N t}]^3}
$$

令 $-\dfrac{\mathrm{d}^2 S}{\mathrm{d}t^2} = 0$,则得

$$
t_m = \frac{\ln(N-1)}{\beta N}, \tag{9—7—11}
$$

代入 (9—7—10) 式,则得

$$\left(-\frac{dS}{dt}\right)_{\max}=\frac{\beta N^2}{4}. \tag{9-7-12}$$

此时, $S=\dfrac{N}{2}$.就是说,当易感人数减至团体总人数的一半时,在单位时间内发生新病例的个数最多.在 $N=10,\beta=0.2$ 的情况下,由(9-7-11)和(9-7-12)式可得 $t_m=1.1$ (单位时间),

$$\left(-\frac{dS}{dt}\right)_{\max}=5.$$

六、药物动力学中的房室模型

药物动力学是研究药物在机体内的吸收、分布、代谢及排泄的时间过程,以及这些过程与药理效应之间的定量关系的科学,简称药动学.药动学对于新药研究,剂型改革,以及药物治疗方案的设计,尤其是实施个体化给药,有着直接的指导意义和临床实用价值.

为了揭示药物在体内的动力学规律,通常在给药后的一系列时刻采取血样,测定血药浓度,然后对血药浓度——时间数据作理论分析.

室分析是一种经典的理论分析方法,此方法将机体看成一个系统,系统内部按动力学特点分为若干个"房室",药物的吸收、分布、代谢及排泄过程都在室内或室间进行.在药动学中,一室模型是最简单的室模型,然而在给药方案的设计中却是最多采用的.该模型如图 9-7 所示,它把机体当做一个动力学上的同质单元,适用于给药以后,药物瞬即分布到血液及其他组织中,并达到动态平衡,从而血药浓度的变化能反映整个体内药物浓度变化的情况.

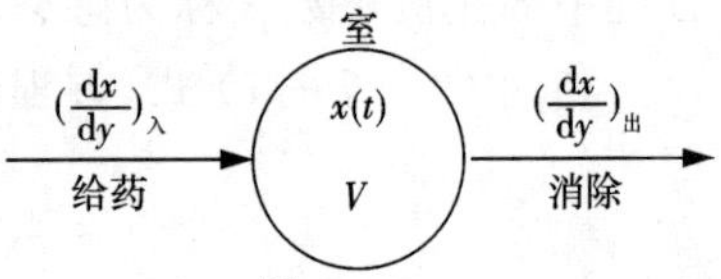

图 9-7

在图 9-7 中, V 代表房室的容积,通常称为药物的表观分布容积, $\left(\dfrac{dx}{dt}\right)_{入}$ 和 $\left(\dfrac{dx}{dt}\right)_{出}$ 分别表示药物输入(给药)速率和输出(消除)速率.由于单位时间内室中药量的改变,即变化率 $\dfrac{dx}{dt}$,应等于输入与输出速率之差,故一室模型的一般动力学方程为

$$\frac{dx}{dt}=\left(\frac{dx}{dt}\right)_{入}-\left(\frac{dx}{dt}\right)_{出}.$$

通常,假定消除是一级过程,即 $\left(\dfrac{dx}{dt}\right)_{出}=Kx$, K 为一级消除速率常数,代入上式,有

$$\frac{dx}{dt}+Kx=\left(\frac{dx}{dt}\right)_{入}. \tag{9-7-13}$$

于是,体内药量的变化规律便视给药速率而定.

1. 快速静脉注射

在快速静脉注射给药时,可以认为一个剂量 D 是瞬即输入到房室内的,没有吸收过程.因而 $\left(\dfrac{dx}{dt}\right)_{入}=0$,初始条件为 $x\mid_{t=0}=D$,故(9-7-13)式变为

$$\frac{dx}{dt}+Kx=0,$$

解之,得

$$x = D\mathrm{e}^{-Kt}.$$

因血药浓度 $C = \dfrac{x}{V}$，在上式两边除以 V 便得血药浓度随时间变化的规律

$$C = \frac{D}{V}\mathrm{e}^{-Kt} = C_0\mathrm{e}^{-Kt}, \tag{9-7-14}$$

其中 $C_0 = \dfrac{D}{V}$ 表示 $t = 0$ 时的血药浓度，即初始血药浓度.

实际工作中，用来表征药物消除快慢的参数常常是药物的血浆半衰期，记为 $t_{\frac{1}{2}}$，它是指血浆药物浓度衰减至原定值的一半所需要的时间.容易证明，半衰期与消除速率常数的关系为

$$t_{\frac{1}{2}} = \frac{\ln 2}{K} \approx \frac{0.693}{K}.$$

2.恒速静脉滴注

以恒定的速率 K_0 作静脉滴注给药时，$\left(\dfrac{\mathrm{d}x}{\mathrm{d}t}\right)_\lambda = K_0$，初始条件为 $x\,|_{t=0} = 0$，故 $(9-7-13)$ 式变为

$$\frac{\mathrm{d}x}{\mathrm{d}t} + Kx = K_0,$$

解之，得

$$x = \frac{K_0}{K}(1 - \mathrm{e}^{-Kt}).$$

两边除以 V，便得血药浓度随时间变化的规律

$$C = \frac{K_0}{VK}(1 - \mathrm{e}^{-Kt}).$$

当 $t \to \infty$ 时，C 趋于极限值 $\dfrac{K_0}{VK}$，称为稳态血药浓度.

若 $t = T$ 时停止滴注，则此后的血药浓度按 $(9-7-14)$ 式下降.因 $t = T$ 时血药浓度 $C_T = \dfrac{K_0}{VK}(1 - \mathrm{e}^{-KT})$，故当 $t \geqslant T$ 时，有

$$C = \frac{K_0}{VK}(1 - \mathrm{e}^{-Kt})\mathrm{e}^{-K(t-T)}.$$

3.口服或肌内注射

在口服或肌注的情况下，大多数药物输入室内(吸收入血)的过程可当做一级过程处理，但也有的药物需作零级过程处理.在后一种情况下，相应的数学模型及其解与恒速静脉滴注相同，但此时 K_a 称为零级吸收速率常数.在前一种情况下，则有

$$\left(\frac{\mathrm{d}x}{\mathrm{d}t}\right)_\lambda = K_a x_a = K_a F D\mathrm{e}^{-K_a t},$$

其中 x_a 表示在时刻 t "吸收部位"的药量，K_a 为一级吸收速率常数，F 为所给剂量 D 中可吸收的分数 $(0 \leqslant F \leqslant 1)$，此时，式 $(9-7-13)$ 变为

$$\frac{\mathrm{d}x}{\mathrm{d}t} + Kx = K_a F D\mathrm{e}^{-K_a t},$$

在初始条件 $x\,|_{t=0} = 0$ 下，方程的解为

$$x = \frac{K_a F D}{K_a - K}(\mathrm{e}^{-Kt} - \mathrm{e}^{-K_a t}),$$

从而,血药浓度随时间的变化规律为

$$C = \frac{K_a FD}{V(K_a - K)}(e^{-Kt} - e^{-K_a t}). \qquad (9-7-15)$$

现在,我们求最大血药浓度(峰浓度)$C_{\max}$ 及其到达的时间(达峰时)t_m.为此,求出导数 $\dfrac{dC}{dt}$,即

$$\frac{dC}{dt} = \frac{K_a FD}{V(K_a - K)}(-Ke^{-Kt} + K_a e^{-K_a t}),$$

并令 $\dfrac{dC}{dt} = 0$,解得

$$t_m = \frac{1}{K_a - K}\ln\frac{K_a}{K},$$

代入(9-7-15)式,得

$$C_{\max} = \frac{K_a FD}{V(K_a - K)}(e^{-Kt_m} - e^{-K_a t_m}),$$

利用 $-Ke^{-Kt_m} + K_a e^{-K_a t_m} = 0$,上式可简化为

$$C_{\max} = \frac{FD}{V}e^{-Kt_m}$$

以上 3 类给药途径相应的 C-t 曲线如图 9-8 所示.

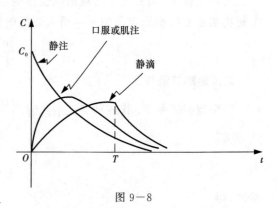

图 9-8

习 题 九

(一) 基本题

1.求下列微分方程的通解:

(1) $y' = e^{2x-y}$;
(2) $e^x dx + dx = \sin 2y\, dy$;
(3) $(4x + xy^2)dx + (y + x^2 y)dy = 0$;

(4) $x^3 dy - (yx^2 - y^3)dx = 0$;
(5) $\dfrac{dy}{dx} + 3y = 8$;
(6) $\dfrac{dy}{dx} = \dfrac{1}{2x+y+1} - 1$;

(7) $x\dfrac{dy}{dx} - 2y = x^3\cos 4x$;
(8) $x\, dy - y\, dx - \dfrac{x}{\ln x}dx = 0$.

2.求下列微分方程满足所给初始条件的特解:

(1) $y' = \dfrac{x}{y} + \dfrac{y}{x}$, $y\mid_{x=1} = 2$;
(2) $xy' + 1 = 4e^{-y}$, $y\mid_{x=-2} = 0$;

(3) $xy' + y - e^x = 0$, $y\mid_{x=1} = 3e$;
(4) $\dfrac{dy}{dx} - y\cot x = 2x\sin x$, $y\mid_{x=\frac{\pi}{2}} = \pi$.

3.求下列微分方程的通解:

(1) $y'' + 2y' = 4x$;
(2) $y'' = xe^x$;
(3) $1 + yy'' + y'^2 = 0$;

(4) $y'' = 1 + (y')^2$;
(5) $y'' + \dfrac{1}{y^3} = 0$;
(6) $xy'' - 3y' = x^2$.

4.求下列微分方程满足初始条件的特解:

(1) $y'' = \dfrac{2xy'}{1+x^2}$, $y\mid_{x=0} = 1$, $y'\mid_{x=0} = 3$;
(2) $y'' = 2yy'$, $y\mid_{x=0} = 1$, $y'\mid_{x=0} = 2$.

5.求下列微分方程的通解:

(1) $y'' - 2y' - 3y = 0$;
(2) $y'' + 2y' + 3y = 0$;
(3) $4y'' - 4y' + y = 0$;
(4) $y'' + y = 0$.

6.求下列微分方程的通解：

(1) $y'' + y' = 4e^{2x}$；　　　　　　(2) $y'' + 3y' + 2y = x^2 + x + 1$；　(3) $y'' - y' - 2y = e^{2x}$；

(4) $y'' - 2y' + y = \cos x + \sin x$；　(5) $y'' + y = \cos x + \sin x$；　　(6) $y'' - 4y' + 4y = (3x + 8)e^{2x}$．

7.求下列初值问题的特解：

(1) $\dfrac{d^2 s}{dt^2} + \dfrac{ds}{dt} - 2s = 0$, $s(0) = 1, s'(0) = -2$；　(2) $y'' - 8y' + 16y = 0, y(0) = 2, y'(0) = 5$；

(3) $y'' + 4y = 0, y\left(\dfrac{\pi}{4}\right) = 5, y'\left(\dfrac{\pi}{4}\right) = -4$；　(4) $y'' - 2y' - 3y = 3x^2, y(0) = \dfrac{2}{3}, y'(0) = -3$．

8.根据 Newton 冷却定律——物体在空气中冷却的速率与该物体和空气的温度差成正比,求在温度为 20℃ 的空气中,物体经过 20 分钟由 100℃ 冷却到 60℃ 的冷却规律.

9.放射性物质的质量随时间的推移而减少,这种现象称为衰变.实验表明,衰变速率与物质当时的质量成正比,比例常数 k 称为衰变系数,假设放射性物质的初始质量为 N_0,求衰变规律及半衰期(质量减少一半所需的时间)$t\frac{1}{2}$.

10.静脉输入葡萄糖是一种重要的治疗手段.设葡萄糖以每分钟 k 克的固定速率输入到血液中,与此同时,血液中的葡萄糖还会转化为其他物质或转移到其他地方,其速率与血液中葡萄糖的含量成正比,比例常数为 a,试求血液中葡萄糖含量的变化规律,并确定达到平衡时血液中葡萄糖的含量.

(二) 补充题

1.$y^2 dx + (x + 1) dy = 0$,求方程的通解,并求满足初始条件:$x = 0, y = 1$ 的特解.

2.解微分方程 $\dfrac{dy}{dx} = \dfrac{1 + y^2}{xy + x^3 y}$.

3.作适当的变换求解下列方程:

(1) $\dfrac{dy}{dx} = (x + y)^2$；　　　(2) $\dfrac{dy}{dx} = \dfrac{1}{(x + y)^2}$；　　　(3) $\dfrac{dy}{dx} = \dfrac{x - y + 5}{x - y - 2}$．

4.证明方程 $\dfrac{x}{y} \dfrac{dy}{dx} = f(xy)$ 经变换 $xy = u$ 可化为分离方程,并由此解下列方程:

(1) $y(1 + x^2 y^2) dx = x dy$；　　(2) $\dfrac{x}{y} \dfrac{dy}{dx} = \dfrac{2 + x^2 y^2}{2 - x^2 y^2}$．

5.已知 $f(x) \displaystyle\int_0^x f(t) dt = 1, x \neq 0$,试求 $f(x)$ 的一般表达式.

6.求具有性质

$$x(t + s) = \frac{x(t) + x(s)}{1 - x(t)x(s)}$$

的函数 $x(t)$,已知 $x'(0)$ 存在.

7.求下列方程的解:

(1) $\dfrac{dy}{dx} = y + \sin x$；　　　(2) $\dfrac{dx}{dt} + 3x = e^{2t}$；　　　(3) $\dfrac{dy}{dx} + xy = x^3 y^3$；

(4) $\dfrac{dy}{dx} = \dfrac{e^y + 3x}{x^2}$；　　　(5) $y = e^x + \displaystyle\int_0^x y(t) dt$．

8.设函数 $\varphi(t)$ 于 $-\infty < t < +\infty$ 上连续,$\varphi'(0)$ 存在且满足关系式:

$$\varphi(t + s) = \varphi(t) + \varphi(s),$$

试求此函数.

9.$y^2(y' - 1) = (2 - y')^2$,求通解.

10.解下列二阶微分方程:

(1) $y'' + 2y' + 10y = 0$；　　　(2) $y'' + y' + y = 0$；

(3) $y'' + 9y = x \sin 3x$；　　　(4) $y'' + y = \sin x - \cos 2x$．

第十章 线性代数初步

行列式、矩阵是数学中的一种重要工具,它们不仅在线性代数中占据重要的地位,而且广泛地深入到医学统计、生物化学、生物物理等医学领域,在工业、农业、科学研究、生产和行政管理方面也显示出越来越多的优越性,特别是计算机的发展和普及,给矩阵的运算、理论提供了实践的物质基础,从而更进一步促进了矩阵的广泛应用和发展.

本章主要介绍 n 阶行列式、矩阵的概念和运算、矩阵的初等变换和线性方程组、特征根和特征向量.

10.1 行 列 式

一、行列式的概念

行列式是解线性方程组的有力工具,我们先从求解二、三元线性方程组着手,引出二、三阶行列式.

求方程组

$$\begin{cases} a_{11}x_1 + a_{12}x_2 = b_1, \\ a_{21}x_1 + a_{22}x_2 = b_2 \end{cases} \tag{10-1-1}$$

的解,可用消元法得

$$x_1 = \frac{b_1 a_{22} - a_{12} b_2}{a_{11} a_{22} - a_{12} a_{21}}; \quad x_2 = \frac{a_{11} b_2 - b_1 a_{21}}{a_{11} a_{22} - a_{12} a_{21}}. \tag{10-1-2}$$

为了便于记忆这个表达式,我们引进记号

$$\begin{vmatrix} a_{11} & a_{12} \\ a_{21} & a_{22} \end{vmatrix} = a_{11} a_{22} - a_{12} a_{21},$$

它称为二阶行列式,它含有两行、两列.横写的叫行,竖写的叫列.从上式可知,二阶行列式是这样两个项的代数和,一个是在从左上角到右下角的对角线上两元素的乘积,取正号;另一个是在从右上角到左下角的对角线上两元素的乘积,取负号.同理,可将(10-1-2)式中两个分子分别写成

$$b_1 a_{22} - a_{12} b_2 = \begin{vmatrix} b_1 & a_{12} \\ b_2 & a_{22} \end{vmatrix}; \quad a_{11} b_2 - b_1 a_{21} = \begin{vmatrix} a_{11} & b_1 \\ a_{21} & b_2 \end{vmatrix},$$

如果再将这 3 个行列式分别记为 D、D_1、D_2,便可将方程组(10-1-1)的唯一解(10-1-2)写成

$$x_1 = \frac{D_1}{D}; \quad x_2 = \frac{D_2}{D}.$$

再来解三元线性方程组

$$\begin{cases} a_{11}x_1 + a_{12}x_2 + a_{13}x_3 = b_1, \\ a_{21}x_1 + a_{22}x_2 + a_{23}x_3 = b_2, \\ a_{31}x_1 + a_{32}x_2 + a_{33}x_3 = b_3, \end{cases} \tag{10-1-3}$$

用消去法可得解（要求分母不为零）

$$x_1 = \frac{b_1 a_{22} a_{33} + a_{12} a_{23} b_3 + a_{13} b_2 a_{32} - b_1 a_{23} a_{32} - a_{12} b_2 a_{33} - a_{13} a_{22} b_3}{a_{11} a_{22} a_{33} + a_{12} a_{23} a_{31} + a_{13} a_{21} a_{32} - a_{11} a_{23} a_{32} - a_{12} a_{21} a_{33} - a_{13} a_{22} a_{31}},$$

若记上式分母为 D，则

$$x_2 = \frac{a_{11} b_2 a_{33} + b_1 a_{23} a_{31} + a_{13} a_{21} b_3 - a_{11} a_{23} b_3 - b_1 a_{21} a_{33} - a_{13} b_2 a_{31}}{D},$$

$$x_3 = \frac{a_{11} a_{22} b_3 + a_{12} b_2 a_{31} + b_1 a_{21} a_{32} - a_{11} b_2 a_{32} - a_{12} a_{21} b_3 - b_1 a_{22} a_{31}}{D}.$$

　　同前面一样，为了便于记忆，我们引进三阶行列式

$$\begin{vmatrix} a_{11} & a_{12} & a_{13} \\ a_{21} & a_{22} & a_{23} \\ a_{31} & a_{32} & a_{33} \end{vmatrix} = a_{11} a_{22} a_{33} + a_{12} a_{23} a_{31} + a_{13} a_{21} a_{32} - a_{11} a_{23} a_{32} - a_{12} a_{21} a_{33} - a_{13} a_{22} a_{31},$$

$$(10-1-4)$$

它含有三行、三列，是 6 个项的代数和，这 6 个项我们这样来记忆：在下图中，实线上 3 个元素的乘积构成的 3 项都取正号，虚线上的 3 个元素的乘积构成的 3 项都取负号.如图 10-1 所示.

　　现在再来研究三阶行列式的结构，从（10-1-4）式可以看出：

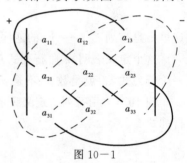

图 10-1

　　（1）三阶行列式（10-1-4）中每项都是 3 个元素的乘积，这三个元素位于不同的行、不同的列.因此，（10-1-4）式右端的任意除正负号外可以写成 $a_{1j_1} a_{2j_2} a_{3j_3}$.这里第一个下标称行标，将其排成标准排列 1 2 3，而第二个下标称列标，将其排成 $j_1 j_2 j_3$，它是 1，2，3 三个数的某个排列，这样的排列共有 6 种，对应（10-1-4）式右端共含 6 项.

　　（2）三阶行列式（10-1-4）中的 6 项每项前带有不同的符号，下面来研究每项前面的符号是如何确定的.

　　首先介绍排列 $j_1 j_2 \cdots j_n$ 的逆序数的概念.在一个排列中对于数字 j 来说，比 j 大而排在 j 之前的数字的个数叫做该数字 j 的逆序数.排列中所有数字的逆序数之和称为该排列 $j_1 j_2 \cdots j_n$ 的逆序数.

　　例如排列 7 5 3 1 4，其中 7 的逆序数为 0；5 的逆序数为 1；3 的逆序数为 2；1 的逆序数为 3；4 的逆序数为 2，因此排列 75314 的逆序数为

$$0 + 1 + 2 + 3 + 2 = 8.$$

　　逆序数是偶数的排列称为偶排列；逆序数是奇数的排列称为奇排列.

　　现在观察（10-1-4）式的展开式，带正号的三项的列标 $j_1 j_2 j_3$ 的排列均为偶排列；而带负号的三项的列标 $j_1 j_2 j_3$ 的排列均为奇排列.因此各项所带的正负号可以表示为 $(-1)^{\tau}$，其中 τ 为列标排列的逆序数.

　　综合以上两点，三阶行列式可以写成

$$\begin{vmatrix} a_{11} & a_{12} & a_{13} \\ a_{21} & a_{22} & a_{23} \\ a_{31} & a_{32} & a_{33} \end{vmatrix} = \sum (-1)^{\tau} a_{1j_1} a_{2j_2} a_{3j_3},$$

其中 τ 为排列 $j_1 j_2 j_3$ 的逆序数,Σ 表示对 $1,2,3$ 三个数字的所有排列 $j_1 j_2 j_3$ 取和.

综上所述,我们找出了三阶行列式的构造规律,即它所含的项数,项的构成以及每项所取的符号的规律.根据这一规律,我们来定义 n 阶行列式.

定义 1 设有 n^2 个数,排成 n 行 n 列的表,记作

$$\begin{vmatrix} a_{11} & \cdots & a_{1n} \\ \vdots & & \vdots \\ a_{n1} & \cdots & a_{nn} \end{vmatrix},$$

它叫做 n 阶行列式(determinant of order n).n 阶行列式的值等于所有可能的取自不同行不同列的 n 个元素的乘积的代数和,这些所有可能的取自不同行不同列的 n 个元素的乘积共 $n!$ 项.其一般项为

$$a_{1j_1} a_{2j_2} \cdots a_{nj_n},$$

当 $j_1 j_2 \cdots j_n$ 是偶排列时这项取正号,当 $j_1 j_2 \cdots j_n$ 是奇排列时这项取负号.即

$$\begin{vmatrix} a_{11} & \cdots & a_{1n} \\ \vdots & & \vdots \\ a_{n1} & \cdots & a_{nn} \end{vmatrix} = \sum (-1)^{\tau} a_{1j_1} a_{2j_2} \cdots a_{nj_n},$$

这里 τ 是排列 $j_1 j_2 \cdots j_n$ 的逆序数,Σ 表示对 $1,2,\cdots,n$ 的所有排列共 $n!$ 项取和.

这个定义表明,n 阶行列式正是前面所说的二阶、三阶行列式的推广.要注意当 $n=1$ 时,一阶行列式 $|a|$ 就是数 a,不是 a 的绝对值.

例 10.1 用行列式定义证明主对角线(从左上角到右下角的对角线)上侧元素都为 0 的行列式

$$D = \begin{vmatrix} a_{11} & & & \text{\Large 0} \\ a_{21} & a_{22} & & \\ \vdots & \vdots & \ddots & \\ a_{n1} & a_{n2} & \cdots & a_{nn} \end{vmatrix} = a_{11} a_{22} a_{33} \cdots a_{nn}.$$

证明 我们来考虑行列式 D 中不为 0 的项有哪些.由定义知,D 的一般项为

$$a_{1j_1} a_{2j_2} \cdots a_{nj_n},$$

因 D 的第 1 行除 a_{11} 外其余元素全为 0,所以 j_1 只能取 1,再因为第 2 行除 a_{21}、a_{22} 外,其余元素都为 0,所以 j_2 只可能取 1,2 这两个值.但由于 $j_1=1$,所以 j_2 不能再取 1,从而只有 $j_2=2$,这样逐步推下去,容易知道 D 中除去

$$a_{11} a_{22} a_{33} \cdots a_{nn}$$

这一项之外,其余的项都为 0,而这一项的逆序数为 0,符号取"$+$",故有

$$D = a_{11} a_{22} a_{33} \cdots a_{nn}.$$

例 10.1 这样的行列式称为下三角形行列式,与此类似,主对角线下侧的元素都为 0 的行列式称为上三角形行列式.同理可证明上三角形行列式的值也等于主对角线上 n 个元素之积.

二、n 阶行列式的性质和计算

1. 行列式的性质

如果把 n 阶行列式

$$D = \begin{vmatrix} a_{11} & \cdots & a_{1n} \\ \vdots & & \vdots \\ a_{n1} & \cdots & a_{nn} \end{vmatrix}$$

的行依次变为列,就得到一个新行列式

$$D' = \begin{vmatrix} a_{11} & \cdots & a_{n1} \\ \vdots & & \vdots \\ a_{1n} & \cdots & a_{nn} \end{vmatrix},$$

则 D' 叫做 D 的转置行列式(transposed determinant).

性质 1　n 阶行列式的值与其转置行列式的值相等.

性质 1 说明在行列式中行与列所处的地位是相同的,因此以下我们要讨论的性质对行成立,对列也同样成立.(为简便计,以后我们以 r_i 表示行列式的第 i 行,以 c_i 表示行列式的第 i 列.)

性质 2　行列式某一行(列)的公因子可以提出去,或者说用数 k 乘行列式的某一行(列),等于以数 k 乘这个行列式.(第 i 行提出公因子 k,记作 $r_i \div k$;第 i 行乘以 k,记作 kr_i.)即

$$\begin{vmatrix} a_{11} & a_{12} & \cdots & a_{1n} \\ \vdots & \vdots & & \vdots \\ ka_{i1} & ka_{i2} & \cdots & ka_{in} \\ \vdots & \vdots & & \vdots \\ a_{n1} & a_{n2} & \cdots & a_{nn} \end{vmatrix} \xlongequal{r_i \div k} k \begin{vmatrix} a_{11} & a_{12} & \cdots & a_{1n} \\ \vdots & \vdots & & \vdots \\ a_{i1} & a_{i2} & \cdots & a_{in} \\ \vdots & \vdots & & \vdots \\ a_{n1} & a_{n2} & \cdots & a_{nn} \end{vmatrix}.$$

证明　由行列式定义

$$\begin{vmatrix} a_{11} & a_{12} & \cdots & a_{1n} \\ \vdots & \vdots & & \vdots \\ ka_{i1} & ka_{i2} & \cdots & ka_{in} \\ \vdots & \vdots & & \vdots \\ a_{n1} & a_{n2} & \cdots & a_{nn} \end{vmatrix} = \sum (-1)^{\tau} a_{1j_1} a_{2j_2} \cdots (ka_{ij_i}) \cdots a_{nj_n}$$

$$= k \sum (-1)^{\tau} a_{1j_1} a_{2j_2} \cdots a_{ij_i} \cdots a_{nj_n} = k \begin{vmatrix} a_{11} & a_{12} & \cdots & a_{1n} \\ \vdots & \vdots & & \vdots \\ a_{i1} & a_{i2} & \cdots & a_{in} \\ \vdots & \vdots & & \vdots \\ a_{n1} & a_{n2} & \cdots & a_{nn} \end{vmatrix}.$$

推论 1　如果行列式中有一行(列)元素全是零,那么此行列式等于零.

性质 3　若行列式的某行(列)的各元素是两项之和,则这个行列式可拆成两个行列式的和,即

$$\begin{vmatrix} a_{11} & a_{12} & \cdots & a_{1n} \\ \vdots & \vdots & & \vdots \\ b_1+c_1 & b_2+c_2 & \cdots & b_n+c_n \\ \vdots & \vdots & & \vdots \\ a_{n1} & a_{n2} & \cdots & a_{nn} \end{vmatrix} = \begin{vmatrix} a_{11} & a_{12} & \cdots & a_{1n} \\ \vdots & \vdots & & \vdots \\ b_1 & b_2 & \cdots & b_n \\ \vdots & \vdots & & \vdots \\ a_{n1} & a_{n2} & \cdots & a_{nn} \end{vmatrix} + \begin{vmatrix} a_{11} & a_{12} & \cdots & a_{1n} \\ \vdots & \vdots & & \vdots \\ c_1 & c_2 & \cdots & c_n \\ \vdots & \vdots & & \vdots \\ a_{n1} & a_{n2} & \cdots & a_{nn} \end{vmatrix}.$$

此性质证明由 n 阶行列式的定义可直接写出.

性质 4　互换行列式的两行(列),则行列式变号.(交换 i,j 两行记作 $r_i \longleftrightarrow r_j$)

可以验证 $\begin{vmatrix} a_{11} & a_{12} & a_{13} \\ a_{21} & a_{22} & a_{23} \\ a_{31} & a_{32} & a_{33} \end{vmatrix} \xrightarrow{r_1 \longleftrightarrow r_2} - \begin{vmatrix} a_{21} & a_{22} & a_{23} \\ a_{11} & a_{12} & a_{13} \\ a_{31} & a_{32} & a_{33} \end{vmatrix}$.

推论 2　如果行列式中有两行(列)完全相同,那么行列式等于0.

因把这相同的两行(列)互换,有 $D = -D$,故 $D = 0$.

推论 3　行列式中如果有两行(列)成比例,那么行列式等于0.

性质 5　把行列式的某一行(列)的元素同乘以数 k 对应地加到另一行(列)上去,行列式的值不变.(以数 k 乘以第 j 行加到第 i 行上记作 $r_i + kr_j$)即

$$\begin{vmatrix} a_{11} & a_{12} & \cdots & a_{1n} \\ \vdots & \vdots & & \vdots \\ a_{i1} & a_{i2} & \cdots & a_{in} \\ \vdots & \vdots & & \vdots \\ a_{j1} & a_{j2} & \cdots & a_{jn} \\ \vdots & \vdots & & \vdots \\ a_{n1} & a_{n2} & \cdots & a_{nn} \end{vmatrix} \xrightarrow{r_i + kr_j} \begin{vmatrix} a_{11} & a_{12} & \cdots & a_{1n} \\ \vdots & \vdots & & \vdots \\ a_{i1}+ka_{j1} & a_{i2}+ka_{j2} & \cdots & a_{in}+ka_{jn} \\ \vdots & \vdots & & \vdots \\ a_{j1} & a_{j2} & \cdots & a_{jn} \\ \vdots & \vdots & & \vdots \\ a_{n1} & a_{n2} & \cdots & a_{nn} \end{vmatrix}.$$

此性质可以根据性质3及性质4的推论3直接证得.

2. 行列式的计算

现在利用行列式的性质来化简行列式,以便于计算.

例 10.2　计算

$$D = \begin{vmatrix} a+b & c & c \\ a & b+c & a \\ b & b & c+a \end{vmatrix} \text{ 的值.}$$

解　由性质5

$$D = \begin{vmatrix} a+b & c & c \\ a & b+c & a \\ b & b & c+a \end{vmatrix} \xrightarrow[r_1+(-1)r_3]{r_1+(-1)r_2} \begin{vmatrix} 0 & -2b & -2a \\ a & b+c & a \\ b & b & c+a \end{vmatrix}$$

$$\xrightarrow{r_1 \div (-2)} -2 \begin{vmatrix} 0 & b & a \\ a & b+c & a \\ b & b & c+a \end{vmatrix} \xrightarrow[r_3+(-1)r_1]{r_2+(-1)r_1} -2 \begin{vmatrix} 0 & b & a \\ a & c & 0 \\ b & 0 & c \end{vmatrix} = 4abc.$$

例 10.3　计算

$$D = \begin{vmatrix} 3 & 1 & 1 & 1 \\ 1 & 3 & 1 & 1 \\ 1 & 1 & 3 & 1 \\ 1 & 1 & 1 & 3 \end{vmatrix} \text{ 的值.}$$

解　这个行列式的特点是各行4个数的和都是6,把第2,3,4各列同时加到第1列,有

$$D = \begin{vmatrix} 6 & 1 & 1 & 1 \\ 6 & 3 & 1 & 1 \\ 6 & 1 & 3 & 1 \\ 6 & 1 & 1 & 3 \end{vmatrix} \xrightarrow{c_1 \div 6} 6 \begin{vmatrix} 1 & 1 & 1 & 1 \\ 1 & 3 & 1 & 1 \\ 1 & 1 & 3 & 1 \\ 1 & 1 & 1 & 3 \end{vmatrix} \xrightarrow[\substack{c_3 + (-1)c_1 \\ c_4 + (-1)c_1}]{c_2 + (-1)c_1}$$

$$6 \begin{vmatrix} 1 & 0 & 0 & 0 \\ 1 & 2 & 0 & 0 \\ 1 & 0 & 2 & 0 \\ 1 & 0 & 0 & 2 \end{vmatrix} \xrightarrow{\text{由例 10.1 可知}} 6 \times 1 \times 2^3 = 48.$$

现在利用降阶法来计算行列式的值,也就是把一个高阶行列式转化为一些阶数较低的行列式来计算.为此,先引进余子式和代数余子式的概念.

在 n 阶行列式中,把元素 a_{ij} 所在的第 i 行和第 j 列划去后,剩下来的 $n-1$ 阶行列式叫做元素 a_{ij} 的余子式(cominor),记作 M_{ij};而 M_{ij} 前面附以符号 $(-1)^{i+j}$ 后,叫做元素 a_{ij} 的代数余子式(algebraic cominor),用符号 A_{ij} 来表示,即

$$A_{ij} = (-1)^{i+j} M_{ij}.$$

例如四阶行列式

$$D = \begin{vmatrix} a_{11} & a_{12} & a_{13} & a_{14} \\ a_{21} & a_{22} & a_{23} & a_{24} \\ a_{31} & a_{32} & a_{33} & a_{34} \\ a_{41} & a_{42} & a_{43} & a_{44} \end{vmatrix}$$

中元素 a_{32} 的余子式和代数余子式分别为

$$M_{32} = \begin{vmatrix} a_{11} & a_{13} & a_{14} \\ a_{21} & a_{23} & a_{24} \\ a_{41} & a_{43} & a_{44} \end{vmatrix}; A_{32} = (-1)^{3+2} M_{32} = -M_{32}.$$

定理 1 行列式等于它的任一行(列)的各元素与其对应的代数余子式乘积之和,即

$$D = a_{i1} A_{i1} + a_{i2} A_{i2} + \cdots + a_{in} A_{in} \quad (\text{按第 } i \text{ 行展开})$$

$$(D = a_{1j} A_{1j} + a_{2j} A_{2j} + \cdots + a_{nj} A_{nj}) \quad (\text{按第 } j \text{ 列展开})$$

这个定理叫做行列式按行(列)展开法则.定理的证明略去,下面举例来说明此定理的应用.

例 10.4 计算

$$D = \begin{vmatrix} 3 & 1 & -1 & 2 \\ -5 & 1 & 3 & -4 \\ 2 & 0 & 1 & -1 \\ 1 & -5 & 3 & -3 \end{vmatrix} \text{ 的值.}$$

解 实际计算时,我们总是按含 0 最多的行或列来展开,因为 0 的代数余子式我们用不着计算.由于 D 的第三行已经有一个 0,我们不妨保留一个最简单的数 $a_{33} = 1$,将第三行中其余两元素用性质 5 都变成 0:

$$\begin{vmatrix} 3 & 1 & -1 & 2 \\ -5 & 1 & 3 & -4 \\ 2 & 0 & 1 & -1 \\ 1 & -5 & 3 & -3 \end{vmatrix} \xrightarrow{c_1 + 2c_4} \begin{vmatrix} 7 & 1 & -1 & 2 \\ -13 & 1 & 3 & -4 \\ 0 & 0 & 1 & -1 \\ -5 & -5 & 3 & -3 \end{vmatrix}$$

$$\xrightarrow{c_4+c_3} \begin{vmatrix} 7 & 1 & -1 & 1 \\ -13 & 1 & 3 & -1 \\ 0 & 0 & 1 & 0 \\ -5 & -5 & 3 & 0 \end{vmatrix} = 1 \times (-1)^{3+3} \begin{vmatrix} 7 & 1 & 1 \\ -13 & 1 & -1 \\ -5 & -5 & 0 \end{vmatrix}$$

$$\xrightarrow{r_2+r_1} \begin{vmatrix} 7 & 1 & 1 \\ -6 & 2 & 0 \\ -5 & -5 & 0 \end{vmatrix} = 1 \times (-1)^{1+3} \begin{vmatrix} -6 & 2 \\ -5 & -5 \end{vmatrix} = 40.$$

例 10.5 计算

$$D = \begin{vmatrix} 1 & 0 & 1 & 3 \\ 1 & -1 & 4 & 2 \\ -1 & -1 & 2 & 3 \\ 3 & 3 & 1 & 1 \end{vmatrix} \text{的值.}$$

解 按第一列展开

$$D = \begin{vmatrix} 1 & 0 & 1 & 3 \\ 1 & -1 & 4 & 2 \\ -1 & -1 & 2 & 3 \\ 3 & 3 & 1 & 1 \end{vmatrix} \xrightarrow[\substack{r_3+r_1 \\ r_4+(-3)r_1}]{r_2+(-1)r_1} \begin{vmatrix} 1 & 0 & 1 & 3 \\ 0 & -1 & 3 & -1 \\ 0 & -1 & 3 & 6 \\ 0 & 3 & -2 & -8 \end{vmatrix}$$

$$= 1 \times (-1)^{1+1} \begin{vmatrix} -1 & 3 & -1 \\ -1 & 3 & 6 \\ 3 & -2 & -8 \end{vmatrix} \xrightarrow{r_2+(-1)r_1} \begin{vmatrix} -1 & 3 & -1 \\ 0 & 0 & 7 \\ 3 & -2 & -8 \end{vmatrix}$$

$$= 7 \times (-1)^{2+3} \begin{vmatrix} -1 & 3 \\ 3 & -2 \end{vmatrix} = 49.$$

有时我们也可将行列式化为上（下）三角形行列式,再据前面例 10.1 可知此行列式的值等于主对角线上各元素之积.

例 10.6 计算

$$D = \begin{vmatrix} 1 & 0 & 1 & 3 \\ 1 & -1 & 4 & 2 \\ -1 & -1 & 2 & 3 \\ 3 & 3 & 1 & 1 \end{vmatrix} \text{的值.}$$

解
$$D = \begin{vmatrix} 1 & 0 & 1 & 3 \\ 1 & -1 & 4 & 2 \\ -1 & -1 & 2 & 3 \\ 3 & 3 & 1 & 1 \end{vmatrix} \xrightarrow[\substack{r_3+r_1 \\ r_4+(-3)r_1}]{r_2+(-1)r_1} \begin{vmatrix} 1 & 0 & 1 & 3 \\ 0 & -1 & 3 & -1 \\ 0 & -1 & 3 & 6 \\ 0 & 3 & -2 & -8 \end{vmatrix}$$

$$\xrightarrow[\substack{r_4+3r_2}]{r_3+(-1)r_2} \begin{vmatrix} 1 & 0 & 1 & 3 \\ 0 & -1 & 3 & -1 \\ 0 & 0 & 0 & 7 \\ 0 & 0 & 7 & -11 \end{vmatrix}$$

$$\xrightarrow{r_3 \longleftrightarrow r_4} - \begin{vmatrix} 1 & 0 & 1 & 3 \\ 0 & -1 & 3 & -1 \\ 0 & 0 & 7 & -11 \\ 0 & 0 & 0 & 7 \end{vmatrix} = -(-1) \cdot 7 \cdot 7 = 49.$$

由定理 1 还可得到下面的重要推论：

推论 4　行列式任一行(列)的元素与另一行(列)的对应元素的代数余子式乘积之和等于零，即

$$a_{i1}A_{j1} + a_{i2}A_{j2} + \cdots + a_{in}A_{jn} = 0, \quad 当 i \neq j$$
$$(a_{1i}A_{1j} + a_{2i}A_{2j} + \cdots + a_{ni}A_{nj} = 0, \quad 当 i \neq j)$$

证明　我们对行作证明. 不妨设 $i < j$，考虑下面两个行列式

$$D = \begin{vmatrix} a_{11} & a_{12} & \cdots & a_{1n} \\ \vdots & \vdots & & \vdots \\ a_{i1} & a_{i2} & \cdots & a_{in} \\ \vdots & \vdots & & \vdots \\ a_{j1} & a_{j2} & \cdots & a_{jn} \\ \vdots & \vdots & & \vdots \\ a_{n1} & a_{n2} & \cdots & a_{nn} \end{vmatrix}; D_1 = \begin{vmatrix} a_{11} & a_{12} & \cdots & a_{1n} \\ \vdots & \vdots & & \vdots \\ a_{i1} & a_{i2} & \cdots & a_{in} \\ \vdots & \vdots & & \vdots \\ a_{i1} & a_{i2} & \cdots & a_{in} \\ \vdots & \vdots & & \vdots \\ a_{n1} & a_{n2} & \cdots & a_{nn} \end{vmatrix} \begin{array}{l} \leftarrow 第 i 行 \\ \\ \leftarrow 第 j 行, \end{array}$$

将行列式 D 中的第 i 行元素与第 j 行的对应元素的代数余子式作乘积之和得

$$a_{i1}A_{j1} + a_{i2}A_{j2} + \cdots + a_{in}A_{jn}, \tag{10-1-5}$$

再将行列式 D_1 按第 j 行展开，有下式

$$D_1 = a_{i1}A_{j1} + a_{i2}A_{j2} + \cdots + a_{in}A_{jn} \tag{10-1-6}$$

由于 D 与 D_1 的第 j 行的各元素的代数余子式是相同的，因此(10-1-5)、(10-1-6)两式应相等，再因 D_1 的第 i 行与第 j 行对应元素相同，故 $D_1 = 0$，从而得

$$a_{i1}A_{j1} + a_{i2}A_{j2} + \cdots + a_{in}A_{jn} = 0.$$

三、线性方程组和 Cramer(克莱姆)法则

现在应用 n 阶行列式来给出 n 元线性方程组的求解公式.

设含 n 个未知数 n 个方程的线性方程组

$$\begin{cases} a_{11}x_1 + a_{12}x_2 + \cdots + a_{1n}x_n = b_1, \\ a_{21}x_1 + a_{22}x_2 + \cdots + a_{2n}x_n = b_2, \\ \vdots \qquad \vdots \qquad\qquad \vdots \\ a_{n1}x_1 + a_{n2}x_2 + \cdots + a_{nn}x_n = b_n, \end{cases} \tag{10-1-7}$$

其系数构成的行列式

$$D = \begin{vmatrix} a_{11} & a_{12} & \cdots & a_{1n} \\ a_{21} & a_{22} & \cdots & a_{2n} \\ \vdots & \vdots & & \vdots \\ a_{n1} & a_{n2} & \cdots & a_{nn} \end{vmatrix}$$

叫做方程组(10-1-7)的系数行列式.

定理 2(Cramer 法则)　如果线性方程组(10-1-7)的系数行列式不等于零，那么方程组(10-1-7)有唯一解

$$x_1 = \frac{D_1}{D}; \quad x_2 = \frac{D_2}{D}; \quad \cdots; \quad x_n = \frac{D_n}{D}, \tag{10-1-8}$$

其中 $D_j(j=1,2,\cdots,n)$ 是把系数行列式 D 中第 j 列元素用方程组右端的常数代替后得到的 n 阶行列式 即

$$D_j = \begin{vmatrix} a_{11} & \cdots & a_{1j-1} & b_1 & a_{1j+1} & \cdots & a_{1n} \\ a_{21} & \cdots & a_{2j-1} & b_2 & a_{2j+1} & \cdots & a_{2n} \\ \vdots & & \vdots & \vdots & \vdots & & \vdots \\ a_{n1} & \cdots & a_{nj-1} & b_n & a_{nj+1} & \cdots & a_{nn} \end{vmatrix}.$$

证 我们用系数行列式 D 的第 1 列各元素的代数余子式 $A_{11},A_{21},\cdots,A_{n1}$,分别去乘方程组(10-1-7)中的第 1,第 2,$\cdots$第 n 个方程的两边,再将它们相加,得

$$(a_{11}A_{11} + a_{21}A_{21} + \cdots + a_{n1}A_{n1})x_1 + (a_{12}A_{11} + a_{22}A_{21} + \cdots + a_{n2}A_{n1})x_2$$
$$+ \cdots + (a_{1n}A_{11} + a_{2n}A_{21} + \cdots + a_{nn}A_{n1})x_n = b_1A_{11} + b_2A_{21} + \cdots + b_nA_{n1},$$

由推论 4,上式变为

$$(a_{11}A_{11} + a_{21}A_{21} + \cdots + a_{n1}A_{n1})x_1 = b_1A_{11} + b_2A_{21} + \cdots + b_nA_{n1}$$

即 $Dx_1 = D_1$ 或 $x_1 = \frac{D_1}{D}$.

同理用第 2 列,$\cdots$,第 n 列各元素的代数余子式去乘方程组(10-1-7)中各个方程的两边,可得 $x_2 = \frac{D_2}{D}, \cdots, x_n = \frac{D_n}{D}$.不难验证上式满足方程组(10-1-7),因此(10-1-8)是(10-1-7)的解,并从得出解的过程中可知,若 $D \neq 0$,这组数 $\frac{D_1}{D}, \frac{D_2}{D}, \cdots, \frac{D_n}{D}$ 只能是唯一的数,即解是唯一的.

例 10.7 解方程组

$$\begin{cases} x - y + z + 2t = 1, \\ x + y - 2z + t = 1, \\ x + y + t = 2, \\ x + z - t = 1. \end{cases}$$

解 先计算系数行列式 D 的值:

$$D = \begin{vmatrix} 1 & -1 & 1 & 2 \\ 1 & 1 & -2 & 1 \\ 1 & 1 & 0 & 1 \\ 1 & 0 & 1 & -1 \end{vmatrix} = -10 \neq 0,$$

可知满足 Cramer 法则条件,再计算

$$D_1 = \begin{vmatrix} 1 & -1 & 1 & 2 \\ 1 & 1 & -2 & 1 \\ 2 & 1 & 0 & 1 \\ 1 & 0 & 1 & -1 \end{vmatrix} = -8; D_2 = \begin{vmatrix} 1 & 1 & 1 & 2 \\ 1 & 1 & -2 & 1 \\ 1 & 2 & 0 & 1 \\ 1 & 1 & 1 & -1 \end{vmatrix} = -9;$$

$$D_3 = \begin{vmatrix} 1 & -1 & 1 & 2 \\ 1 & 1 & 1 & 1 \\ 1 & 1 & 2 & 1 \\ 1 & 0 & 1 & -1 \end{vmatrix} = -5; D_4 = \begin{vmatrix} 1 & -1 & 1 & 1 \\ 1 & 1 & -2 & 1 \\ 1 & 1 & 0 & 2 \\ 1 & 0 & 1 & 1 \end{vmatrix} = -3.$$

于是得　$x = \dfrac{4}{5}; y = \dfrac{9}{10}; z = \dfrac{1}{2}; t = \dfrac{3}{10}.$

特别地,当线性方程组(10-1-7)的常数项 $b_1, b_2, \cdots, b_n$ 全为零时,即

$$\begin{cases} a_{11}x_1 + a_{12}x_2 + \cdots + a_{1n}x_n = 0, \\ a_{21}x_1 + a_{22}x_2 + \cdots + a_{2n}x_n = 0, \\ \quad\vdots \qquad\quad \vdots \qquad\qquad\quad \vdots \\ a_{n1}x_1 + a_{n2}x_2 + \cdots + a_{nn}x_n = 0. \end{cases} \qquad (10-1-9)$$

称为齐次线性方程组(system of linear homogeneous equation).若 $D \neq 0$,则由 Cramer 法则知,齐次方程组(10-1-9)一定有唯一的一组零解 $x_1 = \dfrac{D_1}{D} = 0, \cdots, x_n = \dfrac{D_n}{D} = 0$,因此 $D = 0$ 是齐次线性方程组(10-1-9)有非零解的充要条件.这是因为若 $D = 0$,由于 $D_1 = 0, \cdots, D_n = 0$,再由 $Dx_1 = D_1, \cdots, Dx_n = D_n$ 可知 $x_1, x_2, \cdots, x_n$ 可以分别是任意数(未知数间有约束条件).充分性的证明可用反证法:若 $D \neq 0$,由 Cramer 法则知(10-1-9)有唯一零解,与有非零解矛盾.

例 10.8　k 为何值时,方程组

$$\begin{cases} kx_1 + x_2 = 0, \\ x_1 + kx_2 = 0. \end{cases}$$

可能有非零解?

解　齐次线性方程组若有非零解,必有

$$\begin{vmatrix} k & 1 \\ 1 & k \end{vmatrix} = 0,$$

即 $k^2 - 1 = 0$,得 $k = 1$ 或 $k = -1$.故当 $k = 1$ 或 $k = -1$ 时,齐次线性方程组可能有非零解.

10.2　矩　　阵

矩阵是从研究一般线性方程组:

$$\begin{cases} a_{11}x_1 + a_{12}x_2 + \cdots + a_{1n}x_n = b_1, \\ a_{21}x_1 + a_{22}x_2 + \cdots + a_{2n}x_n = b_2, \\ \quad\vdots \qquad\quad \vdots \qquad\qquad\quad \vdots \\ a_{m1}x_1 + a_{m2}x_2 + \cdots + a_{mn}x_n = b_m \end{cases} \qquad (10-2-1)$$

的解而引出来的概念.(10-2-1)式中的 m 与 n 可以不相等,即使 $m = n$ 时,其系数行列式也可能等于零,对于这种方程组,不能直接用 Cramer 法则.方程组(10-2-1)是否有解;有多少解;又如何求出解,这些问题显然与方程组(10-2-1)中的系数 a_{ij} 及常数 b_i 有关.因此我们研究系数与常数之间的关系.将方程组(10-2-1)的系数或再将常数加进去排成一个矩形数表:

$$\begin{bmatrix} a_{11} & \cdots & a_{1n} \\ \vdots & & \vdots \\ a_{m1} & \cdots & a_{mn} \end{bmatrix} \quad \text{或} \quad \begin{bmatrix} a_{11} & \cdots & a_{1n} & b_1 \\ \vdots & & \vdots & \vdots \\ a_{m1} & \cdots & a_{mn} & b_n \end{bmatrix},$$

这种形式的矩形数表在数学上统称为矩阵.

以后讨论一些变量与另一变量之间的相关关系时亦利用这种矩形数表格.

如,某中学对学生身高体重的一份统计表(见表10-1):

表 10－1

人数\\身高\\体重	40 千克	50 千克	60 千克	70 千克	80 千克
1.4 米	20	16	4	2	0
1.5 米	80	100	80	20	10
1.6 米	30	120	150	120	30
1.7 米	15	30	120	150	120
1.8 米	0	1	2	8	10

反映身高与体重关系的系数也可以看成 5 行 5 列的数表

$$\begin{bmatrix} 20 & 16 & 4 & 2 & 0 \\ 80 & 100 & 80 & 20 & 10 \\ 30 & 120 & 150 & 120 & 30 \\ 15 & 30 & 120 & 150 & 120 \\ 0 & 1 & 2 & 8 & 10 \end{bmatrix},$$

其中第一行反映了身高 1.4 米与体重的关系,可表示为 1 行 5 列的数表(称行向量或行矩阵)

$$(20 \quad 16 \quad 4 \quad 2 \quad 0)$$

反映体重 70 千克与身高的关系,也可以看成 5 行 1 列的数表(称列向量或列矩阵)

$$\begin{bmatrix} 2 \\ 20 \\ 120 \\ 150 \\ 8 \end{bmatrix}$$

一、矩阵的概念

定义 2　由 $m \times n$ 个数排成 m 行 n 列的数表

$$A = \begin{bmatrix} a_{11} & \cdots & a_{1n} \\ \vdots & & \vdots \\ a_{m1} & \cdots & a_{mn} \end{bmatrix}$$

叫做 $m \times n$ 矩阵(matrix),这 $m \times n$ 个数叫做矩阵 A 的元素,a_{ij} 叫做矩阵 A 的第 i 行第 j 列元素.元素是实数的矩阵叫实矩阵,我们主要讨论的是实矩阵,矩阵简记为 $A = (a_{ij})_{m \times n}$.

当 $m = n$ 时,A 称为 n 阶方阵.

值得注意的是,n 阶方阵 A 与 n 阶行列式是完全不同的概念,n 阶方阵是一个由 $n \times n$ 个元素组成的方形表;而 n 阶行列式则表示一个数.

只有一行的矩阵 $A = [a_1, a_2, \cdots, a_n]$ 称为行向量,或行矩阵(row matrix);只有一列的矩阵

$$A = \begin{bmatrix} a_1 \\ a_2 \\ \vdots \\ a_m \end{bmatrix}$$

称为列向量或列矩阵(column matrix).

$m \times n$ 矩阵可以看成是由 m 个行向量组成,也可以看成是由 n 个列向量组成.

如果 $\boldsymbol{A} = (a_{ij})$ 与 $\boldsymbol{B} = (b_{ij})$ 都是 $m \times n$ 矩阵,并且它们的对应元素相等,即:

$$a_{ij} = b_{ij} \quad (i = 1, 2, \cdots, m; \quad j = 1, 2, \cdots n),$$

那么就称矩阵 $\boldsymbol{A}$ 与矩阵 $\boldsymbol{B}$ 相等,记作 $\boldsymbol{A} = \boldsymbol{B}$.

在 n 阶方阵中由左上角向右下角所引的对角线称为主对角线, $a_{ii}(i = 1, 2, \cdots, n)$ 称为方阵 $(a_{ij})_n$ 的对角线元素.

对角线元素都是 1,其余元素都是 0 的 n 阶方阵为 n 阶单位阵(unit matrix),记为 $\boldsymbol{I}_n$.

如
$$\boldsymbol{I}_2 = \begin{bmatrix} 1 & 0 \\ 0 & 1 \end{bmatrix}, \quad \boldsymbol{I}_4 = \begin{bmatrix} 1 & 0 & 0 & 0 \\ 0 & 1 & 0 & 0 \\ 0 & 0 & 1 & 0 \\ 0 & 0 & 0 & 1 \end{bmatrix}.$$

除对角线元素外其余元素都为 0 的方阵称为对角矩阵(diagonal matrix).如

$$\begin{bmatrix} 2 & 0 & 0 \\ 0 & 3 & 0 \\ 0 & 0 & 4 \end{bmatrix}.$$

形如

$$\begin{bmatrix} a_{11} & a_{12} & \cdots & a_{1n} \\ & a_{22} & \cdots & a_{2n} \\ & \mathbf{0} & \ddots & \vdots \\ & & & a_{nn} \end{bmatrix}, \quad \begin{bmatrix} a_{11} & & & \mathbf{0} \\ a_{12} & a_{22} & & \\ \vdots & \vdots & \ddots & \\ a_{n1} & a_{n2} & \cdots & a_{nn} \end{bmatrix}$$

的方阵分别称上三角形矩阵和下三角形矩阵,统称为阶梯形矩阵.

元素都是零的矩阵称为零矩阵(zero matrix)记为 $\mathbf{0}$.

例 10.9 写出矩阵

$$\boldsymbol{A} = \begin{bmatrix} 1 & 1 & 1 \\ 2 & 2 & 2 \\ 3 & 3 & 3 \end{bmatrix}$$

的对角矩阵、阶梯形矩阵.

解 $\boldsymbol{A}$ 的对角阵、阶梯矩阵分别为:

$$\begin{bmatrix} 1 & 0 & 0 \\ 0 & 2 & 0 \\ 0 & 0 & 3 \end{bmatrix}, \quad \begin{bmatrix} 1 & 1 & 1 \\ 0 & 2 & 2 \\ 0 & 0 & 3 \end{bmatrix}, \quad \begin{bmatrix} 1 & 0 & 0 \\ 2 & 2 & 0 \\ 3 & 3 & 3 \end{bmatrix}.$$

二、矩阵的运算

1. 矩阵的加法和数乘

定义 3 设有两个 $m \times n$ 矩阵 $\boldsymbol{A} = (a_{ij}), \boldsymbol{B} = (b_{ij})$,那么矩阵 $\boldsymbol{A}$ 与 $\boldsymbol{B}$ 之和记作 $\boldsymbol{A} + \boldsymbol{B}$,规定为

$$\boldsymbol{A} + \boldsymbol{B} = \begin{bmatrix} a_{11} + b_{11} & \cdots & a_{1n} + b_{1n} \\ \vdots & & \vdots \\ a_{m1} + b_{m1} & \cdots & a_{mn} + b_{mn} \end{bmatrix}.$$

要注意两个矩阵的相加与行列式的相加有不同的规定,矩阵相加是两个矩阵的所有对应元素都得相加,而两个行列式的相加只是它们的值相加.

定义 4 一个实数 $\lambda(\neq 0)$ 与矩阵 A 的数乘记作 λA 或 $A\lambda$,规定为

$$\lambda A = A\lambda = \begin{bmatrix} \lambda a_{11} & \cdots & \lambda a_{1n} \\ \vdots & & \vdots \\ \lambda a_{m1} & \cdots & \lambda a_{mn} \end{bmatrix}.$$

注意可以把 $(-1)A$ 写成 $-A$.还应该注意矩阵的数乘与行列式的数乘规定是不同的,不同点在哪里留给读者考虑.

例 10.10 计算 $3\begin{bmatrix} 1 & 1 \\ -2 & 2 \\ 1 & 1 \end{bmatrix} - 2\begin{bmatrix} 2 & 0 \\ 1 & -1 \\ 0 & 1 \end{bmatrix}$.

$$3\begin{bmatrix} 1 & 1 \\ -2 & 2 \\ 1 & 1 \end{bmatrix} - 2\begin{bmatrix} 2 & 0 \\ 1 & -1 \\ 0 & 1 \end{bmatrix} = \begin{bmatrix} 3 & 3 \\ -6 & 6 \\ 3 & 3 \end{bmatrix} - \begin{bmatrix} 4 & 0 \\ 2 & -2 \\ 0 & 2 \end{bmatrix} = \begin{bmatrix} -1 & 3 \\ -8 & 8 \\ 3 & 1 \end{bmatrix}.$$

矩阵的加法与数乘满足以下八条性质:

(1) $A + B = B + A$;   (2) $(A + B) + C = A + (B + C)$;

(3) $k(\lambda A) = k\lambda A$;   (4) $k(A + B) = kA + kB$;

(5) $(k + \lambda)A = kA + \lambda A$;   (6) $0 + A = A$;

(7) $A + (-A) = 0$;   (8) $1 \cdot A = A$.

其中 A 和 B 是 $m \times n$ 矩阵,0 矩阵也是 $m \times n$ 的零矩阵,k,λ 为非零实数.它们的成立可以根据矩阵加法和数乘的定义直接得到.

2. 矩阵的乘法

矩阵的乘法是一个重要的运算,也是一个难点,为使大家对矩阵乘法有一个初步印象,先举个实例说明,然后给出矩阵乘法的定义.

例 10.11 设某医药公司下设甲、乙两个药厂,分别都生产Ⅰ、Ⅱ、Ⅲ三种产品,这三种产品都需消耗 A、B、C 三种材料,它们的日产量和消耗如表 10−2 所示:

表 10−2

工厂 \ 产品产量	Ⅰ	Ⅱ	Ⅲ	产品 \ 材料消耗	A	B	C
甲	25	20	35	Ⅰ	50	100	120
				Ⅱ	60	150	90
乙	30	15	40	Ⅲ	70	200	80

试求出甲、乙两厂每月所需三种材料 A、B、C 的数量.

甲厂对材料 A 的需求量为 $25 \times 50 + 20 \times 60 + 35 \times 70 = 4900$;

甲厂对材料 B 的需要量为 $25 \times 100 + 20 \times 150 + 35 \times 200 = 12500$;

甲厂对材料 C 的需求量为 $25 \times 120 + 20 \times 90 + 35 \times 80 = 7600$;

乙厂对材料 A 的需求量为 $35 \times 50 + 15 \times 60 + 40 \times 70 = 5200$;

乙厂对材料 B 的需求量为 $30 \times 100 + 15 \times 150 + 40 \times 200 = 13250$;

乙厂对材料 C 的需求量为 $30 \times 120 + 15 \times 90 + 40 \times 80 = 8150$.

将甲、乙两厂对材料 A、B、C 的需求量列表(见表 10−3):

表 10−3

需求量＼材料 工厂	A	B	C
甲	4900	12500	7600
乙	5200	13250	8150

现将三个表的数据写成矩阵

$$A = \begin{bmatrix} 25 & 20 & 25 \\ 30 & 15 & 40 \end{bmatrix} = \begin{bmatrix} a_{11} & a_{12} & a_{13} \\ a_{21} & a_{22} & a_{33} \end{bmatrix}_{2 \times 3}, B = \begin{bmatrix} 50 & 100 & 120 \\ 60 & 150 & 90 \\ 70 & 200 & 80 \end{bmatrix} = \begin{bmatrix} b_{11} & b_{12} & b_{13} \\ b_{21} & b_{22} & b_{23} \\ b_{31} & b_{32} & b_{33} \end{bmatrix}_{3 \times 3},$$

$$C = \begin{bmatrix} 4900 & 12500 & 7600 \\ 5200 & 13250 & 8150 \end{bmatrix} = \begin{bmatrix} c_{11} & c_{12} & c_{13} \\ c_{21} & c_{22} & c_{23} \end{bmatrix}_{2 \times 3},$$

显然,矩阵 C 是矩阵 A 和矩阵 B 按某种方式的运算而得到的,例如

$$c_{11} = 25 \times 50 + 20 \times 60 + 35 \times 70 = a_{11} \cdot b_{11} + a_{12} \cdot b_{21} + a_{13} \cdot b_{31} = 4900,$$

这一规则对其他的 c_{ij} 也成立,即 c_{ij} 是 A 中的第 i 行与 B 中的第 j 列对应元素乘积之和,即

$$c_{ij} = a_{i1} \cdot b_{1j} + a_{i2} \cdot b_{2j} + a_{i3} \cdot b_{3j}, \quad \begin{pmatrix} i = 1, 2; \\ j = 1, 2, 3 \end{pmatrix}.$$

现在对两个矩阵相乘进行规定:

定义 5　设 $A = (a_{ij})$ 是一个 $m \times k$ 矩阵,$B = (b_{ij})$ 是一个 $k \times n$ 矩阵,则规定矩阵 A 与矩阵 B 的乘积是一个 $m \times n$ 矩阵 $C = (c_{ij})$,其中

$$c_{ij} = a_{i1} \cdot b_{1j} + a_{i2} \cdot b_{2j} + \cdots + a_{ik} \cdot b_{kj}, \quad (i = 1, 2, \cdots, m; j = 1, 2, \cdots, n),$$

并把此乘积记作 $C_{mn} = A_{mk} \cdot B_{kn}$.

必须注意,只有当第一个矩阵(左矩阵)的列数等于第二个矩阵(右矩阵)的行数时,两个矩阵才能相乘.

例 10.12　设 $A = \begin{bmatrix} 1 & 0 & 3 \\ 2 & 1 & 0 \end{bmatrix}$,$B = \begin{bmatrix} 4 & 1 \\ -1 & 1 \\ 2 & 0 \end{bmatrix}$,求 AB 和 BA.

解

$$AB = \begin{bmatrix} 1 & 0 & 3 \\ 2 & 1 & 0 \end{bmatrix} \begin{bmatrix} 4 & 1 \\ -1 & 1 \\ 2 & 0 \end{bmatrix}$$

$$= \begin{bmatrix} 1 \times 4 + 0 \times (-1) + 3 \times 2 & 1 \times 1 + 0 \times 1 + 3 \times 0 \\ 2 \times 4 + 1 \times (-1) + 0 \times 2 & 2 \times 1 + 1 \times 1 + 0 \times 0 \end{bmatrix} = \begin{bmatrix} 10 & 1 \\ 7 & 3 \end{bmatrix},$$

$$BA = \begin{bmatrix} 4 & 1 \\ -1 & 1 \\ 2 & 0 \end{bmatrix} \begin{bmatrix} 1 & 0 & 3 \\ 2 & 1 & 0 \end{bmatrix} = \begin{bmatrix} 6 & 1 & 12 \\ 1 & 1 & -3 \\ 2 & 0 & 6 \end{bmatrix},$$

可见　$AB \neq BA$,因此一般说来矩阵乘法不适合交换律,这与我们实数乘法是不同的.

例 10.13 设

$$A = \begin{bmatrix} 1 & 2 & 1 & 1 \\ 0 & 2 & 2 & 4 \\ 4 & 6 & 8 & 0 \end{bmatrix}, \quad B_1 = \begin{bmatrix} 25 \\ 10 \\ 30 \\ 0 \end{bmatrix}, \quad B_2 = \begin{bmatrix} 40 \\ 0 \\ 30 \\ 5 \end{bmatrix},$$

可以得 $\quad AB_1 = AB_2 = \begin{bmatrix} 75 \\ 80 \\ 400 \end{bmatrix}.$

但是,要注意不能从 $AB_2 = AB_1$ 中消去 A 得 $B_1 = B_2$,即矩阵不适合消去律.

虽然矩阵乘法不满足交换律,消去律等,但是这些运算表达式有时还是起到方便、简洁、明了等作用.

例 10.14 线性方程组

$$\begin{cases} a_{11}x_1 + a_{12}x_2 + \cdots + a_{1n}x_n = b_1, \\ a_{21}x_1 + a_{22}x_2 + \cdots + a_{2n}x_n = b_2, \\ \vdots \quad\quad \vdots \quad\quad\quad\quad \vdots \\ a_{m1}x_1 + a_{m2}x_2 + \cdots + a_{mn}x_n = b_m \end{cases}$$

可以写成矩阵方程形式

$$\begin{bmatrix} a_{11} & \cdots & a_{1n} \\ \vdots & & \vdots \\ a_{m1} & \cdots & a_{mn} \end{bmatrix} \begin{bmatrix} x_1 \\ \vdots \\ x_n \end{bmatrix} = \begin{bmatrix} b_1 \\ \vdots \\ b_m \end{bmatrix}$$

或写成 $\quad AX = B$,其中 A、X、B 分别代表上面 3 个矩阵.这是因为

$$AX = \begin{bmatrix} a_{11} & \cdots & a_{1n} \\ \vdots & & \vdots \\ a_{m1} & \cdots & a_{mn} \end{bmatrix} \begin{bmatrix} x_1 \\ \vdots \\ x_n \end{bmatrix} = \begin{bmatrix} a_{11}x_1 + a_{12}x_2 + \cdots + a_{1n}x_n \\ \vdots \\ a_{m1}x_1 + a_{m2}x_2 + \cdots + a_{mn}x_n \end{bmatrix} = \begin{bmatrix} b_1 \\ \vdots \\ b_m \end{bmatrix},$$

由两矩阵相等的原则便得到上面线性方程组.

例 10.15 设有两个线性变换

$$\begin{cases} y_1 = x_1 + 3x_2, \\ y_2 = 2x_1 + x_3; \end{cases} \quad \begin{cases} x_1 = 4z_1 + z_2, \\ x_2 = -z_1 + z_2, \\ x_3 = 2z_1, \end{cases}$$

将 y_1, y_2 分别用 z_1, z_2 线性表示.

解 因为上两线性变换可写成

$$\begin{bmatrix} y_1 \\ y_2 \end{bmatrix} = \begin{bmatrix} 1 & 3 & 0 \\ 2 & 0 & 1 \end{bmatrix} \begin{bmatrix} x_1 \\ x_2 \\ x_3 \end{bmatrix}, \quad \begin{bmatrix} x_1 \\ x_2 \\ x_3 \end{bmatrix} = \begin{bmatrix} 4 & 1 \\ -1 & 1 \\ 2 & 0 \end{bmatrix} \begin{bmatrix} z_1 \\ z_2 \end{bmatrix},$$

故

$$\begin{bmatrix} y_1 \\ y_2 \end{bmatrix} = \begin{bmatrix} 1 & 3 & 0 \\ 2 & 0 & 1 \end{bmatrix} \begin{bmatrix} 4 & 1 \\ -1 & 1 \\ 2 & 0 \end{bmatrix} \begin{bmatrix} z_1 \\ z_2 \end{bmatrix} = \begin{bmatrix} 1 & 4 \\ 10 & 2 \end{bmatrix} \begin{bmatrix} z_1 \\ z_2 \end{bmatrix},$$

得

$$\begin{cases} y_1 = z_1 + 4z_2, \\ y_2 = 10z_1 + 2z_2. \end{cases}$$

矩阵的乘法满足结合律和分配律:

(1) $(A_{mn}B_{ns})C_{sp} = A_{mn}(B_{ns}C_{sp})$;

(2) $(kA)B = A(kB) = k(AB)$;

(3) $A(B+C) = AB + AC$;

(4) $(A+B)C = AC + BC$.

以上性质直接根据矩阵的乘法、加法、数乘定义可得,读者可以自行验证.

3. 矩阵的转置

定义 6 把矩阵 A 的行依次换成列而得到的矩阵,叫做 A 的 **转置矩阵**(transposed matrix),记作 A' 或 A^T,即

$$A = \begin{bmatrix} a_{11} & \cdots & a_{1n} \\ \vdots & & \vdots \\ a_{m1} & \cdots & a_{mn} \end{bmatrix}_{m \times n}, \text{则} \quad A^T = \begin{bmatrix} a_{11} & \cdots & a_{m1} \\ \vdots & & \vdots \\ a_{1n} & \cdots & a_{mn} \end{bmatrix}_{n \times m}.$$

转置矩阵满足下面的规律:

(1) $(A^T)^T = A$;

(2) $(A+B)^T = A^T + B^T$;

(3) $(kA)^T = kA^T$;

(4) $(AB)^T = B^T A^T$.

前 3 式显然成立,(4)的推证较繁,用实例加以说明.

例 10.16 已知 $A = \begin{bmatrix} 2 & 0 & -1 \\ 1 & 3 & 2 \end{bmatrix}, B = \begin{bmatrix} 1 & 7 & -1 \\ 4 & 2 & 3 \\ 2 & 0 & 1 \end{bmatrix},$

验证 $(AB)^T = B^T A^T$.

证 $AB = \begin{bmatrix} 2 & 0 & -1 \\ 1 & 3 & 2 \end{bmatrix} \begin{bmatrix} 1 & 7 & -1 \\ 4 & 2 & 3 \\ 2 & 0 & 1 \end{bmatrix} = \begin{bmatrix} 0 & 14 & -3 \\ 17 & 13 & 10 \end{bmatrix},$

故 $(AB)^T = \begin{bmatrix} 0 & 17 \\ 14 & 13 \\ -3 & 10 \end{bmatrix},$

又因 $A^T = \begin{bmatrix} 2 & 1 \\ 0 & 3 \\ -1 & 2 \end{bmatrix}, \quad B^T = \begin{bmatrix} 1 & 4 & 2 \\ 7 & 2 & 0 \\ -1 & 3 & 1 \end{bmatrix},$

故 $B^T A^T = \begin{bmatrix} 1 & 4 & 2 \\ 7 & 2 & 0 \\ -1 & 3 & 1 \end{bmatrix} \begin{bmatrix} 2 & 1 \\ 0 & 3 \\ -1 & 2 \end{bmatrix} = \begin{bmatrix} 0 & 17 \\ 14 & 13 \\ -3 & 10 \end{bmatrix},$

得 $(AB)^T = B^T A^T.$

转置矩阵还有如下特征:

设 A 为 n 阶方阵,如果有 $A = A^T$ 或 $a_{ij} = a_{ji}$,则称 A 是对称矩阵.如果有 $A = -A^T$ 或 $a_{ij} = -a_{ji}$,从而 $a_{ii} = 0$ 时,则称 A 为反对称矩阵.

例如

$$\boldsymbol{A} = \begin{bmatrix} 1 & 1 & -3 \\ 1 & 2 & 4 \\ -3 & 4 & 8 \end{bmatrix}, \quad 则 \boldsymbol{A}^\mathrm{T} = \begin{bmatrix} 1 & 1 & -3 \\ 1 & 2 & 4 \\ -3 & 4 & 8 \end{bmatrix},$$

即 $\boldsymbol{A} = \boldsymbol{A}^\mathrm{T}$,所以 $\boldsymbol{A}$ 是对称矩阵.

例如

$$\boldsymbol{A} = \begin{bmatrix} 0 & 1 & -3 \\ -1 & 0 & 2 \\ 3 & -2 & 0 \end{bmatrix}, 则 -\boldsymbol{A}^\mathrm{T} = \begin{bmatrix} 0 & 1 & -3 \\ -1 & 0 & 2 \\ 3 & -2 & 0 \end{bmatrix},$$

即 $\boldsymbol{A} = -\boldsymbol{A}^\mathrm{T}$,所以 $\boldsymbol{A}$ 是反对称矩阵.

设 $\boldsymbol{A}$ 为 n 阶实数方阵,如果有 $\boldsymbol{A}\boldsymbol{A}^\mathrm{T} = \boldsymbol{A}^\mathrm{T}\boldsymbol{A} = \boldsymbol{I}$,则 $\boldsymbol{A}$ 为正交矩阵,例如,

$$\begin{bmatrix} 1 & 0 \\ 0 & -1 \end{bmatrix}, \begin{bmatrix} 0 & -1 \\ -1 & 0 \end{bmatrix}, \begin{bmatrix} \cos\theta & -\sin\theta \\ \sin\theta & \cos\theta \end{bmatrix},$$

由定义可以验证它们都是正交矩阵.

正交矩阵还有如下的重要性质.

性质 如果 $\boldsymbol{A}$ 为正交矩阵,则 $\boldsymbol{A}$ 中每一行(或列)的 n 个元素的平方和等于 1;不同行(或列)对应元素的乘积和等于 0,即

$$\sum_{k=1}^{n} a_{ik} a_{jk} = \begin{cases} 1, & 当 i = j 时; \\ 0, & 当 j \neq i 时. \end{cases}$$

这是因为,设 $\boldsymbol{A}$ 为 n 阶的正交方阵,即

$$\boldsymbol{A} = \begin{bmatrix} a_{11} & \cdots & a_{1n} \\ \vdots & & \vdots \\ a_{n1} & \cdots & a_{nn} \end{bmatrix}, \quad 则 \boldsymbol{A}^\mathrm{T} = \begin{bmatrix} a_{11} & \cdots & a_{n1} \\ \vdots & & \vdots \\ a_{1n} & \cdots & a_{nn} \end{bmatrix},$$

由于 $\boldsymbol{A}\boldsymbol{A}^\mathrm{T} = \boldsymbol{I}$,根据矩阵乘法规则及矩阵相等的定义,由

$$\boldsymbol{A}\boldsymbol{A}^\mathrm{T} = \begin{bmatrix} a_{11} & \cdots & a_{1n} \\ \vdots & & \vdots \\ a_{n1} & \cdots & a_{nn} \end{bmatrix} \begin{bmatrix} a_{11} & \cdots & a_{n1} \\ \vdots & & \vdots \\ a_{1n} & \cdots & a_{nn} \end{bmatrix} = \begin{bmatrix} 1 & & & \boldsymbol{0} \\ & 1 & & \\ & & \ddots & \\ \boldsymbol{0} & & & 1 \end{bmatrix}$$

便得

$$a_{i1}^2 + a_{i2}^2 + \cdots + a_{in}^2 = 1 \quad (i = 1, 2, \cdots, n);$$
$$a_{i1}a_{j1} + a_{i2}a_{j2} + \cdots + a_{in}a_{jn} = 0 \quad (i \neq j, i = 1, 2, \cdots, n; j = 1, 2, \cdots, n).$$

例如,已知

$$\boldsymbol{A} = \begin{bmatrix} \cos\theta & -\sin\theta \\ \sin\theta & \cos\theta \end{bmatrix} 为正交矩阵,$$

则 $\cos^2\theta + (+\sin^2\theta) = 1$, $\sin^2\theta + \cos^2\theta = 1$,而 $\cos\theta\sin\theta + (-\sin\theta)\cos\theta = 0$.

三、方阵的行列式

由于方阵的行数和列数相等,因此,我们可以定义方阵的行列式.

定义 7 由 n 阶方阵 $\boldsymbol{A}$ 的元素所构成的行列式(各元素的位置不变)叫做方阵 $\boldsymbol{A}$ 的行列

式,记作 $|A|$,或 $\det A$.

应该注意,方阵的行列式已是一个确定的数了.并且它满足下述规律(设 A,B 为 n 阶方阵,λ 为实数):

(1) $|A^T|=|A|$;

(2) $|\lambda A|=\lambda^n|A|$;

(3) $|AB|=|A||B|$.

由(3)式可知,对于 n 阶方阵 A、B,一般说来 $AB\neq BA$,但总有 $|AB|=|A||B|=|B||A|=|BA|$.

例 10.17 设 $A=\begin{bmatrix}1 & 3\\2 & -2\end{bmatrix}$,$B=\begin{bmatrix}2 & 5\\3 & 4\end{bmatrix}$,求 $|AB|$ 的值.

解 $|A|=-8$,$|B|=-7$,$|AB|=|A||B|=(-8)(-7)=56$.

例 10.17 可以先算出 AB 矩阵,再求 $|AB|$.

对于方阵,可以定义 n 阶方阵的幂:

$$A^1=A,\quad A^2=A\cdot A,\quad\cdots,\quad A^{k+1}=A^kA.$$

显然只有方阵的幂才有意义,但要注意一般地 $(AB)^k\neq A^kB^k$.

四、矩阵的逆

在数学中,对于给定的一个数 $a\neq 0$,则 $\dfrac{1}{a}$ 存在,并且有

$$a\cdot\frac{1}{a}=a\,a^{-1}=a^{-1}a=1.$$

仿照上面的数学关系,在矩阵中引进一个重要的概念.

1. 逆矩阵的定义

定义 8 设 A 为 n 阶方阵,I 是 n 阶单位方阵,如果有一个 n 阶方阵 B,使 $AB=BA=I$,则说方阵 A 是可逆的,并把方阵 B 称为方阵 A 的逆矩阵(inverse matrix),记 $B=A^{-1}$.

上式又可以写成 $AA^{-1}=A^{-1}A=I$.

注意:A^{-1} 是矩阵 A 的逆矩阵记号,有它自己的计算公式,决不能把 A^{-1} 当做矩阵 A 的倒数 $\dfrac{1}{A}$ 去理解.并且我们这里对方阵才能讨论它的逆矩阵.那么矩阵 A 满足什么条件时,逆矩阵 A^{-1} 才能存在,以及如何求 A^{-1} 呢?

2.逆矩阵的存在性的判定和求法

定义 9 设 A 是 n 阶方阵,若 $|A|\neq 0$,则方阵 A 称为非奇异矩阵.若 $|A|=0$,则称方阵 A 为奇异矩阵.

定理 3 方阵 A 有逆矩阵存在的充分必要条件是 A 为非奇异矩阵,且

$$A^{-1}=\frac{1}{|A|}A^*.$$

其中 A^* 称为方阵 A 的伴随方阵(conjugate transpose matrix),它是 $|A|$ 的各元素的代数余子式所构成的方阵

$$A^*=\begin{bmatrix}A_{11} & \cdots & A_{n1}\\\vdots & & \vdots\\A_{1n} & \cdots & A_{nn}\end{bmatrix}.$$

证明略.

例 10.18 求

$$A = \begin{bmatrix} 1 & 0 & 1 \\ 2 & 1 & 0 \\ 1 & 1 & 1 \end{bmatrix}$$

的逆矩阵.

解 因 $|A|=2 \neq 0$，所以逆矩阵 A^{-1} 存在，由定理 3 知先求伴随矩阵 A^* . 由于

$$A_{11} = \begin{vmatrix} 1 & 0 \\ 1 & 1 \end{vmatrix} = 1, \quad A_{12} = -\begin{vmatrix} 2 & 0 \\ 1 & 1 \end{vmatrix} = -2, \quad A_{13} = \begin{vmatrix} 2 & 1 \\ 1 & 1 \end{vmatrix} = 1, \quad A_{21} = -\begin{vmatrix} 0 & 1 \\ 1 & 1 \end{vmatrix} = 1,$$

$$A_{22} = \begin{vmatrix} 1 & 1 \\ 1 & 1 \end{vmatrix} = 0, \quad A_{23} = -\begin{vmatrix} 1 & 0 \\ 1 & 1 \end{vmatrix} = -1, \quad A_{31} = \begin{vmatrix} 0 & 1 \\ 1 & 0 \end{vmatrix} = -1, \quad A_{32} = -\begin{vmatrix} 1 & 1 \\ 2 & 0 \end{vmatrix} = 2,$$

$$A_{33} = \begin{vmatrix} 1 & 0 \\ 2 & 1 \end{vmatrix} = 1,$$

所以 $A^* = \begin{bmatrix} A_{11} & A_{21} & A_{31} \\ A_{12} & A_{22} & A_{32} \\ A_{13} & A_{23} & A_{33} \end{bmatrix} = \begin{bmatrix} 1 & 1 & -1 \\ -2 & 0 & 2 \\ 1 & -1 & 1 \end{bmatrix},$

故 $A^{-1} = \dfrac{1}{|A|} A^* = \dfrac{1}{2} \begin{bmatrix} 1 & 1 & -1 \\ -2 & 0 & 2 \\ 1 & -1 & 1 \end{bmatrix} = \begin{bmatrix} \dfrac{1}{2} & \dfrac{1}{2} & -\dfrac{1}{2} \\ -1 & 0 & 1 \\ \dfrac{1}{2} & -\dfrac{1}{2} & \dfrac{1}{2} \end{bmatrix}.$

例 10.19 利用逆矩阵解线性方程组

$$\begin{cases} x_1 + x_3 = 1, \\ 2x_1 + x_2 = 0, \\ x_1 + x_2 + x_3 = 2. \end{cases}$$

解 上面线性方程组可以写成

$$\begin{bmatrix} 1 & 0 & 1 \\ 2 & 1 & 0 \\ 1 & 1 & 1 \end{bmatrix} \begin{bmatrix} x_1 \\ x_2 \\ x_3 \end{bmatrix} = \begin{bmatrix} 1 \\ 0 \\ 2 \end{bmatrix} \quad \text{或} \quad AX = B.$$

据例 10.18 可求得 A 的逆矩阵

$$A^{-1} = \begin{bmatrix} \dfrac{1}{2} & \dfrac{1}{2} & -\dfrac{1}{2} \\ -1 & 0 & 1 \\ \dfrac{1}{2} & -\dfrac{1}{2} & \dfrac{1}{2} \end{bmatrix}.$$

又将 $AX = B$ 两边左乘 A^{-1}，可得 $A^{-1}AX = A^{-1}B$，由于 $A^{-1}A = I$，而 $IX = X$，故

$$X = A^{-1}B = \begin{bmatrix} \dfrac{1}{2} & \dfrac{1}{2} & -\dfrac{1}{2} \\ -1 & 0 & 1 \\ \dfrac{1}{2} & -\dfrac{1}{2} & \dfrac{1}{2} \end{bmatrix} \begin{bmatrix} 1 \\ 0 \\ 2 \end{bmatrix} = \begin{bmatrix} -\dfrac{1}{2} \\ 1 \\ \dfrac{3}{2} \end{bmatrix},$$

得

$$\begin{bmatrix} x_1 \\ x_2 \\ x_3 \end{bmatrix} = \begin{bmatrix} -\dfrac{1}{2} \\ 1 \\ \dfrac{3}{2} \end{bmatrix}, \quad \text{即} \quad \begin{cases} x_1 = -\dfrac{1}{2}, \\ x_2 = 1, \\ x_3 = \dfrac{3}{2}. \end{cases}$$

注：一般来说，对于一个 n 个未知量的 n 个方程的线性方程组

$$\begin{cases} a_{11}x_1 + a_{12}x_2 + \cdots + a_{1n}x_n = b_1, \\ a_{21}x_1 + a_{22}x_2 + \cdots + a_{2n}x_n = b_2, \\ \qquad\vdots \qquad\qquad \vdots \qquad\qquad \vdots \\ a_{n1}x_1 + a_{n2}x_2 + \cdots + a_{nn}x_n = b_n \end{cases}$$

或 $$AX = B,$$

若 A 的逆矩阵存在，可用逆矩阵方法求解，因为由 $AX=B$ 两边左乘 A^{-1} 得 $A^{-1}AX = A^{-1}B$，即

$X = A^{-1}B$，亦即只要求出 A^{-1} 再与 B 左乘便得解 $\quad X = \begin{bmatrix} x_1 \\ x_2 \\ \vdots \\ x_n \end{bmatrix}$ 了．

推论 若 $AB = I$（或 $BA = I$），则 $B = A^{-1}$．

证明 $|A| \cdot |B| = |I| = 1$，故 $|A| \neq 0$，因而 A^{-1} 存在，于是

$$B = IB = (A^{-1}A)B = A^{-1}(AB) = A^{-1}(I) = A^{-1}.$$

由此推论得，如果方阵 A 是可逆的，那么它的逆矩阵是唯一的．

3. 逆矩阵的运算性质

逆矩阵满足下述运算规律：

(1) 若 A 可逆，则 A^{-1} 亦可逆，且 $(A^{-1})^{-1} = A$．

(2) 若 A 可逆，数 $\lambda \neq 0$，则 λA 可逆，且 $(\lambda A)^{-1} = \dfrac{1}{\lambda}A^{-1}$．

(3) 若 A、B 为同阶方阵且均可逆，则 AB 亦可逆，且 $(AB)^{-1} = B^{-1}A^{-1}$．

证明 $(AB)(B^{-1}A^{-1}) = A(BB^{-1})A^{-1} = AIA^{-1} = AA^{-1} = I$．即 $(AB)^{-1} = B^{-1}A^{-1}$．

(4) 若 A 可逆，则 A^{T} 亦可逆，且 $(A^{\mathrm{T}})^{-1} = (A^{-1})^{\mathrm{T}}$．

证明 $A^{\mathrm{T}}(A^{-1})^{\mathrm{T}} = (A^{-1}A)^{\mathrm{T}} = I^{\mathrm{T}} = I$，

故 $\quad (A^{\mathrm{T}})^{-1} = (A^{-1})^{\mathrm{T}}$．

五、矩阵的初等变换和线性方程组

初等变换是矩阵的一种基本运算，用它可以简化矩阵的形式，从而易于判定一般线性方程组的有解条件和求解方法并求解．但这些问题比较抽象，为使读者能有具体的感受，先看具体引例．

1. 引例

解齐次线性方程组

$$\begin{cases} 3x_1 + 2x_2 + x_3 = 1, \\ x_1 + 2x_2 - 3x_3 = 2, \\ 4x_1 + 4x_2 - 2x_3 = 3. \end{cases} \tag{10-2-2}$$

解 这时它们的系数行列式

$$\begin{vmatrix} 3 & 2 & 1 \\ 1 & 2 & -3 \\ 4 & 4 & -2 \end{vmatrix} = 0$$

不能用 Cramer 法则.容易看出(10-2-2)式中第 1 个方程加第 2 个方程就是第 3 个方程,因此第一,第二两个方程的公共解也是第三个方程的解,所以第三个方程是多余的,可以从方程组中删去,保留前两个方程.又因

$$\begin{vmatrix} 3 & 2 \\ 1 & 2 \end{vmatrix} = 4 \neq 0,$$

这样求解方程组(10-2-2),只需求保留方程组

$$\begin{cases} 3x_1 + 2x_2 = 1 - x_3, \\ x_1 + 2x_2 = 2 + 3x_3 \end{cases}$$

的解,用 Gramer 法则可得

$$x_1 = \frac{1}{4}\begin{vmatrix} 1-x_3 & 2 \\ 2+3x_3 & 2 \end{vmatrix} = -\frac{1}{2} - 2x_3, \quad x_2 = \frac{1}{4}\begin{vmatrix} 3 & 1-x_3 \\ 1 & 2+3x_3 \end{vmatrix} = \frac{5}{4} + \frac{5}{2}x_3,$$

故任意给出 x_3 的一个数值 C,便得方程组(10-2-2)的解

$$\begin{cases} x_1 = -\dfrac{1}{2} - 2C, \\ x_2 = \dfrac{5}{4} + \dfrac{5}{2}C, \\ x_3 = C. \end{cases}$$

方程组(10-2-2)有无穷多个解.

从上面的解法中,自然会提出如下问题:

(1) 如何判定一般线性方程组(10-2-2)是否有解?

(2) 一般线性方程组(10-2-2)如果有解,又如何去求解.如何判断线性方程组中是否有多余方程? 如果有多余方程,是否所有的系数行列式全为 0? 能保留的方程是否总存在不为 0 的系数行列式? 综合上述,我们引进矩阵的秩和初等变换.

2. 矩阵的秩和初等变换

定义 10 在 $m \times n$ 矩阵 A 中,任何 k 个行 k 个列 $\{k \leqslant \min(n,m)\}$,位于这些行列的交点处的元素构成的 k 阶行列式,称为矩阵 A 的 k 阶子式.

例如 $A = \begin{bmatrix} 3 & 2 & 1 & 1 \\ 1 & 2 & -3 & 2 \\ 4 & 4 & -2 & 3 \end{bmatrix}_{3\times 4}$,则 $\begin{vmatrix} 3 & 2 & 1 \\ 1 & 2 & 2 \\ 4 & 4 & 3 \end{vmatrix}$,$\begin{vmatrix} 3 & 2 \\ 1 & 2 \end{vmatrix}$,$|3|$ 分别是 A 的三阶、二阶、一阶子式.$m \times n$ 矩阵 A 的 k 阶子式共有 $C_m^k \cdot C_n^k$ 个.

定义 11 若矩阵 A 中,有一个 r 阶子式 $D \neq 0$,且所有大于 r 阶的子式都等于零,则称矩阵 A 的秩(rank)为 r,记为 $R(A) = r$.

例 10.20 求矩阵

$$A = \begin{bmatrix} 3 & 2 & 1 & 1 \\ 1 & 2 & -3 & 2 \\ 4 & 4 & -2 & 3 \end{bmatrix}$$

的秩.

解　容易算出 A 的三阶行列式有 4 个,这 4 个三阶行列式(子式)都为零,但是有二阶子式

$$\begin{vmatrix} 3 & 2 \\ 1 & 2 \end{vmatrix} = 4 \neq 0,$$

所以 A 的秩是 2,即 $R(A)=2$.

直接利用定义来计算矩阵的秩,往往要计算许多行列式,如 $m \times n$ 矩阵的 k 阶子式就有 $C_m^k C_n^k$ 个,计算很不方便,因此想到能否将矩阵简化成上(下)三角矩阵,或有些行的元素全为 0,这样计算其 k 阶子式就方便了,为此引进矩阵的初等变换(elementary transformation).

定义 12　下面的三种变换称为矩阵的初等行变换:

(1) 对调两行(对调 i,j 两行,记作 $r_i \leftrightarrow r_j$);

(2) 以数 $k \neq 0$ 乘某一行中的所有元素(第 i 行乘 k,记作 kr_i);

(3) 把某一行所有元素的 k 倍加到另一行对应元素上去(第 j 行的 k 倍加到第 i 行上,记作 $r_i + kr_j$).

把定义中的"行"换成"列"即得矩阵的初等列变换的定义(所用的记号是把"r"换成"c").

矩阵的初等行变换与初等列变换,统称初等变换.

如果矩阵 A 经有限次初等变换变成矩阵 B,就称矩阵 A 与矩阵 B 等价,记作 $A \sim B$.

那么,一个矩阵经过初等变换后,其秩会不会改变呢?我们有下面的定理.

定理 4　若 $A \sim B$,则 $R(A)=R(B)$.此定理不证了,下面举例说明它的应用.

例 10.21　求矩阵

$$A = \begin{bmatrix} 1 & 2 & -1 & 4 \\ 2 & 4 & 3 & 5 \\ -1 & -2 & 6 & -7 \end{bmatrix}$$

的秩.

解　$A \xrightarrow{r_2 + (-2)r_1} \begin{bmatrix} 1 & 2 & -1 & 4 \\ 0 & 0 & 5 & -3 \\ -1 & -2 & 6 & -7 \end{bmatrix} \xrightarrow{r_3 + r_1} \begin{bmatrix} 1 & 2 & -1 & 4 \\ 0 & 0 & 5 & -3 \\ 0 & 0 & 5 & -3 \end{bmatrix}$

$\xrightarrow{r_3 + (-1)r_2} \begin{bmatrix} 1 & 2 & -1 & 4 \\ 0 & 0 & 5 & -3 \\ 0 & 0 & 0 & 0 \end{bmatrix} = B,$

很容易看出最后一个矩阵所有的三阶子式都为零,而

$$\begin{vmatrix} -1 & 4 \\ 5 & -3 \end{vmatrix} = -17 \neq 0,$$

故 $R(A)=R(B)=2$,即矩阵 A 的秩为 2.

对上面最后一个矩阵 B 再进一步利用初等变换,可以变成更简单的形式,即标准形

$$B = \begin{bmatrix} 1 & 2 & -1 & 4 \\ 0 & 0 & 5 & -3 \\ 0 & 0 & 0 & 0 \end{bmatrix} \xrightarrow[\substack{c_3 + c_1 \\ c_4 + (-4)c_1}]{c_2 + (-2)c_1} \begin{bmatrix} 1 & 0 & 0 & 0 \\ 0 & 0 & 5 & -3 \\ 0 & 0 & 0 & 0 \end{bmatrix}$$

$$\xrightarrow{c_3 + \frac{4}{3}c_4} \begin{bmatrix} 1 & 0 & 0 & 0 \\ 0 & 0 & 1 & -3 \\ 0 & 0 & 0 & 0 \end{bmatrix} \xrightarrow[c_2 \leftrightarrow c_3]{c_4 + 3c_3} \begin{bmatrix} 1 & 0 & 0 & 0 \\ 0 & 1 & 0 & 0 \\ 0 & 0 & 0 & 0 \end{bmatrix}.$$

一般来说,一个 $m \times n$ 矩阵 A 经初等行变换,再经初等列变换,就可以化为如下的最简形式:

$$
I_1 = \begin{bmatrix}
1 & 0 & \cdots & 0 & 0 & \cdots & 0 \\
0 & 1 & \ddots & \vdots & \vdots & \vdots & \vdots \\
\vdots & \ddots & \ddots & 0 & \vdots & & \vdots \\
0 & \cdots & 0 & 1 & 0 & \cdots & 0 \\
0 & \cdots & \cdots & 0 & 0 & \cdots & 0 \\
\vdots & & \vdots & \vdots & \vdots & & \vdots \\
0 & \cdots & \cdots & 0 & 0 & \cdots & 0
\end{bmatrix},
$$

即标准形,它的左上角是一个 r 阶单位阵,其他元素都是零.

3. 利用矩阵的秩和初等变换解线性方程组

设线性方程组

$$
\begin{cases}
a_{11}x_1 + a_{12}x_2 + \cdots + a_{1n}x_n = b_1, \\
a_{21}x_1 + a_{22}x_2 + \cdots + a_{2n}x_n = b_2, \\
\quad \vdots \qquad \vdots \qquad\quad \vdots \\
a_{m1}x_1 + a_{m2}x_2 + \cdots + a_{mn}x_n = b_m,
\end{cases}
\tag{10-2-3}
$$

其系数矩阵为 $m \times n$ 矩阵

$$
A = \begin{bmatrix}
a_{11} & \cdots & a_{1n} \\
\vdots & & \vdots \\
a_{m1} & \cdots & a_{mn}
\end{bmatrix},
$$

将方程组(10-2-3)的常数项添加在矩阵 A 的最右边,构成一个 $m \times (n+1)$ 矩阵

$$
B = \begin{bmatrix}
a_{11} & \cdots & a_{1n} & b_1 \\
\vdots & & \vdots & \vdots \\
a_{m1} & \cdots & a_{mn} & b_m
\end{bmatrix},
$$

矩阵 B 称为方程(10-2-3)的增广矩阵.

现在用矩阵的秩来判别方程组(10-2-3)是否有解.

定理 5 线性方程组(10-2-3)有解的充分必要条件是它的系数矩阵 A 与增广矩阵 B 有相同的秩,即 $R(A) = R(B)$,并且 $R(A) = n$ 时有唯一解;$R(A) < n$ 时,有无穷多解.

证明略,下面举例来说明此定理的应用.

例 10.22 解线性方程组

$$
\begin{cases}
x_1 - x_2 + 2x_3 = 1, \\
x_1 - 2x_2 - x_3 = 2, \\
3x_1 - x_2 + 5x_3 = 3, \\
-2x_1 + 2x_2 + 3x_3 = -4.
\end{cases}
$$

解 用初等行变换(注意只对行不对列):

$$
B = \begin{bmatrix}
1 & -1 & 2 & 1 \\
1 & -2 & -1 & 2 \\
3 & -1 & 5 & 3 \\
-2 & 2 & 3 & -4
\end{bmatrix}
\xrightarrow[\substack{r_3 + (-3)r_1 \\ r_4 + 2r_1}]{r_2 + (-1)r_1}
\begin{bmatrix}
1 & -1 & 2 & 1 \\
0 & -1 & -3 & 1 \\
0 & 2 & -1 & 0 \\
0 & 0 & 7 & -2
\end{bmatrix}
$$

$$\xrightarrow{r_3+2r_2}\begin{bmatrix}1 & -1 & 2 & 1\\0 & -1 & -3 & 1\\0 & 0 & -7 & 2\\0 & 0 & 7 & -2\end{bmatrix}\xrightarrow{r_4+r_3}\begin{bmatrix}1 & -1 & 2 & 1\\0 & -1 & -3 & 1\\0 & 0 & -7 & 2\\0 & 0 & 0 & 0\end{bmatrix},$$

显然 $R(A)=3$, $R(B)=3$, 故 $R(A)=R(B)$, 方程组有解, 并且 $R(A)=3=n$, 所以方程组有唯一解.

又如何去求解呢? 我们注意到下面两件事:

(1) 对于方程组只进行初等行变换, 它不会影响方程组的解, 即原来方程组和变换后的方程组是等价(或同解)方程组. 这一点在过去用消去法(实际是进行初等行变换)解线性方程组时, 是确认的事实.

(2) 矩阵 B 经初等行变换后, 若其一行全为 0, 那么这一行所确定的方程是多余的方程(因为它对任何解都满足), 可以删去, 若能找到不为 0 的子行列式, 那么它所确定的方程是保留方程, 所有这些保留方程组成的方程组的解, 即为原方程组的解.

因此, 本题求原方程组的解就变成求方程组

$$\begin{cases}x_1-x_2+2x_3=1,\\-x_2-3x_3=1,\\-7x_3=2\end{cases}$$

的解, 立刻可得 $x_3=-\dfrac{2}{7}$; $x_2=-1-3x_3=-1+\dfrac{6}{7}=-\dfrac{1}{7}$; $x_1=1+x_2-2x_3=\dfrac{10}{7}$.

读者可以用此解来验证, 满足原方程组的每一个方程.

例 10.23 求解方程组

$$\begin{cases}x_1-2x_2+3x_3-x_4+2x_5=2,\\3x_1-x_2+5x_3-3x_4-x_5=6,\\2x_1+x_2+2x_3-2x_4-3x_5=8.\end{cases}$$

解 作初等行变换.

$$B=\begin{bmatrix}1 & -2 & 3 & -1 & 2 & 2\\3 & -1 & 5 & -3 & -1 & 6\\2 & 1 & 2 & -2 & -3 & 8\end{bmatrix}$$

$$\xrightarrow[r_3+(-2)r_1]{r_2+(-3)r_1}\begin{bmatrix}1 & -2 & 3 & -1 & 2 & 2\\0 & 5 & -4 & 0 & -7 & 0\\0 & 5 & -4 & 0 & -7 & 4\end{bmatrix}\xrightarrow{r_3-r_2}\begin{bmatrix}1 & -2 & 3 & -1 & 2 & 2\\0 & 5 & -4 & 0 & -7 & 0\\0 & 0 & 0 & 0 & 0 & 4\end{bmatrix},$$

显然 $R(A)=2$, $R(B)=3$, 故 $R(A)\neq R(B)$, 方程组无解.

例 10.24 求解方程组

$$\begin{cases}x_1-x_2+x_3-x_4=1,\\x_1-x_2-x_3+x_4=0,\\x_1-x_2-2x_3+2x_4=-\dfrac{1}{2}.\end{cases}$$

解 对增广矩阵作初等行变换.

$$B=\begin{bmatrix}1 & -1 & 1 & -1 & 1\\1 & -1 & -1 & 1 & 0\\1 & -1 & -2 & 2 & -\dfrac{1}{2}\end{bmatrix}$$

$$\xrightarrow[\substack{r_2+(-1)r_1 \\ r_3+(-1)r_1}]{} \begin{bmatrix} 1 & -1 & 1 & -1 & 1 \\ 0 & 0 & -2 & 2 & -1 \\ 0 & 0 & -3 & 3 & -\dfrac{3}{2} \end{bmatrix} \xrightarrow[\substack{\frac{1}{2}r_2 \\ \frac{1}{3}r_3}]{} \begin{bmatrix} 1 & -1 & 1 & -1 & 1 \\ 0 & 0 & -1 & 1 & -\dfrac{1}{2} \\ 0 & 0 & -1 & 1 & -\dfrac{1}{2} \end{bmatrix}$$

$$\xrightarrow[r_3+(-1)r_2]{} \begin{bmatrix} 1 & -1 & 1 & -1 & 1 \\ 0 & 0 & -1 & 1 & -\dfrac{1}{2} \\ 0 & 0 & 0 & 0 & 0 \end{bmatrix} \xrightarrow[r_1+r_2]{} \begin{bmatrix} 1 & -1 & 0 & 0 & \dfrac{1}{2} \\ 0 & 0 & -1 & 1 & -\dfrac{1}{2} \\ 0 & 0 & 0 & 0 & 0 \end{bmatrix},$$

显然 $R(\mathbf{A})=2,R(\mathbf{B})=2$,故 $R(\mathbf{A})=R(\mathbf{B})$ 有解,又 $R(\mathbf{A})=2<4=n$,所以方程组有无穷多组解,并且原方程组的解就变成求下面方程组的解,

$$\begin{cases} x_1 - x_2 = \dfrac{1}{2}, \\ -x_3 + x_4 = -\dfrac{1}{2} \end{cases} \quad \text{或} \quad \begin{cases} x_1 = \dfrac{1}{2} + x_2, \\ x_4 = -\dfrac{1}{2} + x_3. \end{cases}$$

因自由变量 x_2,x_3 可以任意取值,令 $x_2=C_1,x_3=C_2$,故得一般解 $\begin{cases} x_1 = \dfrac{1}{2} + C_1, \\ x_2 = C_1, \\ x_3 = C_2, \\ x_4 = -\dfrac{1}{2} + C_2. \end{cases}$

由于 C_1,C_2 可为任意值,所以方程组有无穷多组解,特别取 $C_1=0,C_2=0$ 时,就得到一个特解:

$$x_1 = \dfrac{1}{2}, \quad x_2 = 0, \quad x_3 = 0, \quad x_4 = -\dfrac{1}{2}.$$

当非齐次线性方程组(10−2−3)的常数项全为零,即 $b_1=b_2=\cdots=b_m=0$ 时,方程组(10−2−3)称为齐次线性方程组,它的一般形式如下:

$$\begin{cases} a_{11}x_1 + a_{12}x_2 + \cdots + a_{1n}x_n = 0, \\ a_{21}x_1 + a_{22}x_2 + \cdots + a_{2n}x_n = 0, \\ \quad \vdots \qquad \vdots \qquad \qquad \vdots \\ a_{m1}x_1 + a_{m2}x_2 + \cdots + a_{mn}x_n = 0. \end{cases} \tag{10−2−4}$$

由于齐次方程的系数矩阵 $\mathbf{A}$ 与增广矩阵 $\mathbf{B}$ 的秩总是相同的,即 $R(\mathbf{A})=R(\mathbf{B})$,所以齐次线性方程组总是有解的,$x_1=x_2=\cdots=x_n=0$ 就是齐次方程组的一般解,由定理 5 知:

(1) 当 $R(\mathbf{A})=r=n$ 时,齐次方程组有唯一解,所以这时只有零解.

(2) 当 $R(\mathbf{A})=r<n$ 时,齐次方程组有无穷多组解,并容易得知齐次方程组有非零解的充要条件是 $R(\mathbf{A})<n$.

例 10.25 求解齐次线性方程组

$$\begin{cases} x_1 + 2x_2 - x_3 \quad + 3x_5 = 0, \\ 2x_1 - x_2 \quad + x_4 - x_5 = 0, \\ 3x_1 + x_2 - x_3 + x_4 + 2x_5 = 0, \\ \quad -5x_2 + 2x_3 + x_4 - 7x_5 = 0. \end{cases}$$

解　对系数矩阵进行初等行变换：

$$A = \begin{bmatrix} 1 & 2 & -1 & 0 & 3 \\ 2 & -1 & 0 & 1 & -1 \\ 3 & 1 & -1 & 1 & 2 \\ 0 & -5 & 2 & 1 & -7 \end{bmatrix} \xrightarrow[r_3 + (-3)r_1]{r_2 + (-2)r_1} \begin{bmatrix} 1 & 2 & -1 & 0 & 3 \\ 0 & -5 & 2 & 1 & -7 \\ 0 & -5 & 2 & 1 & -7 \\ 0 & -5 & 2 & 1 & -7 \end{bmatrix}$$

$$\xrightarrow[r_4 + (-1)r_2]{r_3 + (-1)r_2} \begin{bmatrix} 1 & 2 & -1 & 0 & 3 \\ 0 & -5 & 2 & 1 & 7 \\ 0 & 0 & 0 & 0 & 0 \\ 0 & 0 & 0 & 0 & 0 \end{bmatrix},$$

由于 $R(A)=2<n=5$，故有非零解，其解等价于下面保留方程组

$$\begin{cases} x_1 + 2x_2 = x_3 - 3x_5, \\ 5x_2 = 2x_3 + x_4 - 7x_5 \end{cases}$$

的解，故　$x_2 = \dfrac{1}{5}(2x_3 + x_4 - 7x_5)$，$x_1 = \dfrac{1}{5}(x_3 - 2x_4 - x_5)$，令 $x_3 = C_1$，$x_4 = C_2$，$x_5 = C_3$ 便得到齐次方程组的一组非零解．

4. 利用初等变换求逆矩阵

在"四、矩阵的逆"一段中，求逆矩阵的方法是利用伴随矩阵，但求伴随矩阵麻烦，现在用初等变换求逆矩阵．利用初等变换求逆矩阵的方法是：将所求的可逆方阵 A_n（$|A| \neq 0$）的右侧添置一个与 A 同阶的单位矩阵 I_n，构成一个 $n \times 2n$ 的矩阵 $[A \mid I]$ 对此矩阵施以初等行变换（不能同时进行列变换），将它的左半部化成单位矩阵后，右半部便成 A^{-1}，即

$$[A \mid I]_{n \times 2n} \xrightarrow{\text{初等行变换}} [I \mid A^{-1}]_{n \times 2n}.$$

例 10.26　设　$A = \begin{bmatrix} 0 & 1 & 2 \\ 1 & 1 & 4 \\ 2 & -1 & 0 \end{bmatrix}$，求 A^{-1}．

解　$\begin{bmatrix} 0 & 1 & 2 & 1 & 0 & 0 \\ 1 & 1 & 4 & 0 & 1 & 0 \\ 2 & -1 & 0 & 0 & 0 & 1 \end{bmatrix} \xrightarrow{r_1 \leftrightarrow r_2} \begin{bmatrix} 1 & 1 & 4 & 0 & 1 & 0 \\ 0 & 1 & 2 & 1 & 0 & 0 \\ 2 & -1 & 0 & 0 & 0 & 1 \end{bmatrix}$

$\xrightarrow{r_3 + (-2)r_1} \begin{bmatrix} 1 & 1 & 4 & 0 & 1 & 0 \\ 0 & 1 & 2 & 1 & 0 & 0 \\ 0 & -3 & -8 & 0 & -2 & 1 \end{bmatrix} \xrightarrow[r_3 + (3)r_2]{r_1 + (-1)r_2} \begin{bmatrix} 1 & 0 & 2 & -1 & 1 & 0 \\ 0 & 1 & 2 & 1 & 0 & 0 \\ 0 & 0 & -2 & 3 & -2 & 1 \end{bmatrix}$

$\xrightarrow[r_2 + r_3]{r_1 + r_3} \begin{bmatrix} 1 & 0 & 0 & 2 & -1 & 1 \\ 0 & 1 & 0 & 4 & -2 & 1 \\ 0 & 0 & -2 & 3 & -2 & 1 \end{bmatrix} \xrightarrow{\left(-\frac{1}{2}\right)r_3} \begin{bmatrix} 1 & 0 & 0 & 2 & -1 & 1 \\ 0 & 1 & 0 & 4 & -2 & 1 \\ 0 & 0 & 1 & -\frac{3}{2} & 1 & -\frac{1}{2} \end{bmatrix},$

故　　　　　$A^{-1} = \begin{bmatrix} 2 & -1 & 1 \\ 4 & -2 & 1 \\ -\dfrac{3}{2} & 1 & -\dfrac{1}{2} \end{bmatrix}.$

读者可自行验证 $AA^{-1} = I$ 成立，即用此种方法求 A^{-1} 是正确的．

请注意,若用初等列变换(不能同时进行行变换),可用下面方式进行:

$$\begin{bmatrix} A \\ I \end{bmatrix}_{2n \times n} \xrightarrow{\text{初等列变换}} \begin{bmatrix} I \\ A^{-1} \end{bmatrix}_{2n \times n}.$$

六*、矩阵的特征值和特征向量

设有线性变换表示为

$$\begin{cases} y_1 = a_{11}x_1 + a_{12}x_2 + \cdots + a_{1n}x_n, \\ y_2 = a_{21}x_1 + a_{22}x_2 + \cdots + a_{2n}x_n, \\ \quad\vdots \qquad\quad \vdots \qquad\quad \vdots \\ y_n = a_{n1}x_1 + a_{n2}x_2 + \cdots + a_{nn}x_n, \end{cases}$$

其系数矩阵为

$$A = \begin{bmatrix} a_{11} & \cdots & a_{1n} \\ \vdots & & \vdots \\ a_{n1} & \cdots & a_{nn} \end{bmatrix},$$

变量可表示成 n 维向量

$$x = \begin{bmatrix} x_1 \\ x_2 \\ \vdots \\ x_n \end{bmatrix}, \quad y = \begin{bmatrix} y_1 \\ y_2 \\ \vdots \\ y_n \end{bmatrix},$$

将线性变换表示成矩阵形式

$$y = Ax.$$

如果向量 y 与向量 x 共线,即

$$y = \lambda x, \quad (\lambda \text{ 为常数}).$$

则称非零向量 x 为特征向量(characteristic vector),而常数 λ 称为对应于特征向量 x 的特征值(characteristic value).于是可将线性变换表示成

$$Ax = \lambda x \quad \text{或} \quad (\lambda I - A)x = 0,$$

上式中的

$$\lambda I - A = \begin{bmatrix} \lambda - a_{11} & -a_{12} & \cdots & -a_{1n} \\ -a_{21} & \lambda - a_{22} & \cdots & -a_{2n} \\ \vdots & \vdots & & \vdots \\ -a_{n1} & -a_{n2} & \cdots & \lambda - a_{nn} \end{bmatrix}$$

叫做 A 的特征矩阵,而 $(\lambda I - A)x = 0$ 可写成如下形式

$$\begin{cases} (\lambda - a_{11})x_1 - a_{12}x_2 - \cdots - a_{1n}x_n = 0, \\ -a_{21}x_1 + (\lambda - a_{22})x_2 - \cdots - a_{2n}x_n = 0, \\ \quad\vdots \qquad\quad \vdots \qquad\quad \vdots \\ -a_{n1}x_1 - a_{n2}x_2 - \cdots + (\lambda - a_{nn})x_n = 0. \end{cases}$$

这是一个具有 n 个未知数 n 个方程的齐次线性方程组,由本章 §10.1 知,它有非零解的充分必要条件是系数行列式

$$|\lambda \boldsymbol{I} - \boldsymbol{A}| = \begin{vmatrix} \lambda - a_{11} & -a_{12} & \cdots & -a_{1n} \\ -a_{21} & \lambda - a_{22} & \cdots & -a_{2n} \\ \vdots & & & \vdots \\ -a_{n1} & -a_{n2} & \cdots & \lambda - a_{nn} \end{vmatrix} = 0.$$

上式是以 λ 为未知数的一元 n 次方程,称为方阵 $\boldsymbol{A}$ 的特征方程.由行列式的性质可知,$|\lambda \boldsymbol{I} - \boldsymbol{A}| = \lambda^n + \alpha_1 \lambda^{n-1} + \cdots + \alpha_n$ 是 λ 的 n 次多项式,记作 $f(\lambda)$,称为方阵 $\boldsymbol{A}$ 的特征多项式.显而易见,$\boldsymbol{A}$ 的特征值就是特征方程的解.

设 λ_0 是方阵 $\boldsymbol{A}$ 的特征值,则一定有 $f(\lambda_0) = |\lambda_0 \boldsymbol{I} - \boldsymbol{A}| = 0$,于是齐次线性方程组

$$(\lambda_0 \boldsymbol{I} - \boldsymbol{A})\boldsymbol{x} = 0$$

有非零解向量,此非零解向量称为对应于特征值 λ_0 的特征向量.这样就给出怎样求特征值和特征向量的方法.

例 10.27 求矩阵

$$\boldsymbol{A} = \begin{bmatrix} 1 & 2 & 2 \\ 2 & 1 & 2 \\ 2 & 2 & 1 \end{bmatrix}$$

的特征值和特征向量.

解 因为特征多项式为

$$f(\lambda) = |(\lambda \boldsymbol{I} - \boldsymbol{A})| = \begin{vmatrix} \lambda - 1 & -2 & -2 \\ -2 & \lambda - 1 & -2 \\ -2 & -2 & \lambda - 1 \end{vmatrix} = (\lambda + 1)^2(\lambda - 5),$$

所以特征值是 -1 和 5.

把特征值 -1 代入齐次线性方程组

$$\begin{cases} (\lambda - 1)x_1 & -2x_2 & -2x_3 = 0, \\ -2x_1 + (\lambda - 1)x_2 & -2x_3 = 0, \\ -2x_1 & -2x_2 + (\lambda - 1)x_3 = 0, \end{cases}$$

得到

$$\begin{cases} -2x_1 - 2x_2 - 2x_3 = 0, \\ -2x_1 - 2x_2 - 2x_3 = 0, \\ -2x_1 - 2x_2 - 2x_3 = 0, \end{cases}$$

解上述线性方程组,得到一组非零解 $x_1 = 1, x_2 = 0, x_3 = -1$.于是 $\lambda = -1$ 对应的特征向量为

$$\boldsymbol{x} = \begin{bmatrix} 1 \\ 0 \\ -1 \end{bmatrix}.$$

同样,把 $\lambda = 5$ 代入齐次线性方程组 $(\lambda \boldsymbol{I} - \boldsymbol{A})\boldsymbol{x} = 0$,可得到

$$\begin{cases} 4x_1 - 2x_2 - 2x_3 = 0, \\ -2x_1 + 4x_2 - 2x_3 = 0, \\ -2x_1 - 2x_2 + 4x_3 = 0. \end{cases}$$

解上述线性方程组,可得到一组非零解 $x_1 = 1, x_2 = 1, x_3 = 1$.于是与 $\lambda = 5$ 对应的特征向量为

$$x = \begin{bmatrix} 1 \\ 1 \\ 1 \end{bmatrix}.$$

显而易见,λ 是特征值,若 x 是 λ 的特征向量,则 kx 满足线性方程组 $(\lambda I - A)kx = 0$,同样 kx 也是 λ 的特征向量$(k \neq 0)$.所以特征向量不能由特征值唯一确定.反之,不同特征值所对应的特征向量决不会相等,也就是说一个特征向量只能属于一个特征值.

10.3 线性空间简介

一、n 维向量空间

1. n 维向量

建立直角坐标系之后,几何空间 R^3 中的一个向量可以用三个有序数来表示

$$a = (x, y, z) \text{ 或 } a = xi + yj + zk.$$

其中 i, j, k 为基本单位向量.

将几何空间中的向量概念推广,我们有

定义 13 n 个有序数 $x_1, x_2, \cdots, x_n$ 组成的数组 $a = (x_1, x_2, \cdots, x_n)$ 称为一个 n 维向量,数 $x_1, x_2, \cdots, x_n$ 叫做 a 的分量,分量是实数的向量称为实向量,分量是复数的向量称复向量,后面我们只讨论实向量.

显然几何空间中的向量 $a = (x, y, z)$ 是一个三维向量,而 $n > 3$ 时向量就没有直观的几何意义,只是沿用几何语言而已.

设 n 维向量

$a = (x_1, x_2, \cdots, x_n), b = (y_1, y_2, \cdots, y_n)$,则当且仅当它们各个对应的分量都相等,即 $x_i = y_i (i = 1, 2, \cdots, n)$ 时称 a 与 b 相等,记成 $a = b$.

分量都是 0 的向量,叫做零向量,记成

$$0 = (0, 0, \cdots, 0).$$

向量 $(-x_i, -x_2, \cdots, -x_n)$ 称为 $a = (x_1, x_2, \cdots, x_n)$ 的负向量,记为 $-a$.

2. 向量的线性运算

类似于三维向量,我们定义 n 维向量的"加法"与"数量乘法"运算.

$a + b = (x_1, x_2, \cdots, x_n) + (y_1, y_2, \cdots, y_n) = (x_1 + y_1, x_2 + y_2, \cdots, x_n + y_n)$,

$\lambda a = \lambda(x_1, x_2, \cdots, x_n) = (\lambda x_1, \lambda x_2, \cdots, \lambda x_n)$.

向量的加法及向量的数量乘法两种运算统称为向量的线性运算.容易验证线性运算满足下列运算规律(设 a, b, c 为 n 维向量,$\lambda \mu \in \mathbf{R}$)

① $a + b = b + a$;

② $(a + b) + c = a + (b + c)$;

③ $a + 0 = a$;

④ $a + (-a) = 0$;

⑤ $1a = a$;

⑥ $\lambda(\mu a) = (\lambda \mu)a$;

⑦ $\lambda(a + b) = \lambda a + \lambda b$;

⑧ $(\lambda+\mu)a=\lambda a+\mu a$.

3. n 维向量空间

定义 14 设 V 是非空的 n 维向量的集合,若 V 对向量的加法及向量乘数这两种运算封闭,则称 V 为一个向量空间.

所谓对运算"封闭"是指,对任何 a、$b\in V$,有 $a+b\in V$;对任何 $a\in V$,$\lambda\in\mathbf{R}$ 有 $\lambda a\in V$.

例 10.28 所有 n 维向量的全体所成的集合 $\mathbf{R}^n$,是一个向量空间,显然它是空 $\mathbf{R}^2$ 和 $\mathbf{R}^3$ 的推广.

例 10.29 集合 $V_1=\{(0,x_2,\cdots,x_n)|x_2,\cdots,x_n\in\mathbf{R}\}$ 是一个向量空间.因为 $\forall a=(0,x_2,\cdots,x_n)$,$b=(0,y_2,\cdots,y_n)\in V_1$,则 $a+b=(0,x_2+y_2,\cdots,x_n+y_n)\in V_1$,$\lambda a=(0,\lambda x_2,\cdots,\lambda x_n)\in V_1$,$\lambda\in\mathbf{R}$.

例 10.30 集合 $V_2=\{1,x_2,\cdots,x_n)|x_2,\cdots,x_n\in\mathbf{R}\}$ 不是向量空间.因为 $\forall a=(1,x_2,\cdots,x_n)$,$b=(1,y_2,\cdots,y_n)\in V_2$,但 $a+b=(2,x_2+y_2,\cdots,x_n+y_n)\notin V_2$.

二、线性空间的概念

定义 15 设 S 是一个非空集合,其元素记为 $\alpha,\beta,\gamma,\cdots$.$K$ 是一个数域,$k,l\in K$.若 $\forall\alpha,\beta\in S$,总有唯一的一个元素 $\gamma\in S$ 与其对应,称为 α 与 β 的和,记成 $\gamma=\alpha+\beta$;又 $\forall k\in K$ 与 $\forall\alpha\in S$,总有唯一的一个元素 $\delta\in S$ 与其对应,称为 k 与 α 的乘积,记成 $\delta=k\alpha$;且这两种运算满足下面 8 条运算规律:

① $\alpha+\beta=\beta+\alpha$;

② $(\alpha+\beta)+\gamma=\alpha+(\beta+\gamma)$;

③ 在 S 中存在零元素 θ,$\forall\alpha\in S$,都有 $\alpha+\theta=\alpha$;

④ $\forall\alpha\in S$,都有 α 的负元素 $\beta\in S$,使 $\alpha+\beta=\theta$,记成 $\beta=-\alpha$;

⑤ $1\alpha=\alpha$;

⑥ $(kl)\alpha=k(l\alpha)$;

⑦ $k(\alpha+\beta)=k\alpha+k\beta$;

⑧ $(k+l)\alpha=k\alpha+l\alpha$.

这样定义了加法和数乘运算的集合 S 称为数域 K 上的一个线性空间.当 K 为实数域时,称 S 为实线性空间;当 K 为复数域时,称 S 为复线性空间.

有时为叙述方便起见,我们也将线性空间 S 称为向量空间,而将 S 中的元素称为向量,只是这里的"向量"不再局限于有序数组了.

例 10.31 设 $P_n[x]$ 是所有次数不超过 n 的多项式的集合,即

$$P_n[x]=\{p(x)=a_nx^n+a_{n-1}x^{n-1}+\cdots+a_1x+a_0|a_n,\cdots,a_0\in K\}$$

对于数域 K,定义加法为常多项式的加法,乘法为通常数与多项式的乘法,则可以验证这两种运算在 $P_n[x]$ 上是封闭的,且满足八条运算规律,故 $P_n[x]$ 是 K 上的线性空间.

例 10.32 设 $C[a,b]$ 为定义在实闭区间 $[a,b]$ 上的连续实函数的全体,K 为实数域,$\forall f,g\in C[a,b]$,$k\in K$,定义

$$(f+g)(x)=f(x)+g(x),\quad (kf)(x)=kf(x),$$

则容易验证 $C[a,b]$ 对上述运算封闭且这两种运算满足 8 条运算规则,故 $C[a,b]$ 是 K 上的线性空间.

例 10.33 设 $Q_n[x]$ 是所有 n 次多项式构成的集合,对于通常的多项式加法和乘数运算不构成线性空间,这是因为 $Q_n[x]$ 对所定义的加法运算不封闭,故它不是线性空间.

例 10.34 求证元素属于实数域 **R** 的全体 $m \times n$ 矩阵作成的集合,对矩阵的加法和用实数去乘的数乘,构成线性空间.

证明 用 V 表此集合

$\forall A, B \in V$,则 $A = (a_{ij})_{m \times n}, B = (b_{ij})_{m \times n}, \quad a_{ij}, b_{ij} \in \mathbf{R}.$

$$A + B = (a_{ij} + b_{ij})_{m \times n},$$

因为 $a_{ij} + b_{ij} \in \mathbf{R}$,故 $A + B \in V.$

$$kA = (ka_{ij})_{m \times n}, \quad k \in \mathbf{R}.$$

因为 $ka_{ij} \in \mathbf{R}$,故 $kA \in V.$

V 对加法和数乘封闭,且在本章第二节已指出矩阵的加法和数乘满足 8 条运算规则.所以 V 是 **R** 上的线性空间.这一线性空间通常记成 $\mathbf{R}^{m \times n}$.

习 题 十

(一) 基本题

1. 计算下列各行列式:

$$(1) \begin{vmatrix} 2 & 1 & 4 & 1 \\ 3 & -1 & 2 & 1 \\ 1 & 2 & 3 & 2 \\ 5 & 0 & 6 & 2 \end{vmatrix}; \quad (2) \begin{vmatrix} 1 & 1 & 1 & 1 \\ 1 & 2 & 3 & 4 \\ 1 & 3 & 6 & 10 \\ 1 & 4 & 10 & 20 \end{vmatrix}; \quad (3) \begin{vmatrix} -ab & ac & ae \\ bd & -cd & de \\ bf & cf & -ef \end{vmatrix}.$$

2. 试写出一个 $n+1$ 阶行列式,使其值与下列行列式 D 值相等:

$$D = \begin{vmatrix} a_{11} & \cdots & a_{1n} \\ \vdots & & \vdots \\ a_{n1} & \cdots & a_{nn} \end{vmatrix}.$$

3. 计算 n 阶行列式:

$$(1) D = \begin{vmatrix} a & b & 0 & \cdots & 0 & 0 \\ 0 & a & b & \cdots & 0 & 0 \\ \vdots & \vdots & \vdots & & \vdots & \vdots \\ 0 & 0 & 0 & \cdots & a & b \\ b & 0 & 0 & \cdots & 0 & a \end{vmatrix}; \quad (2) \begin{vmatrix} 1 & 2 & 3 & \cdots & n-1 & n \\ 1 & -1 & 0 & \cdots & 0 & 0 \\ 0 & 2 & -2 & \cdots & 0 & 0 \\ & & & \vdots & \vdots & \vdots \\ 0 & 0 & 0 & \cdots & n-1 & 1-n \end{vmatrix}.$$

4. 用 Cramer 法则解下列方程组:

$$(1) \begin{cases} x_1 + 2x_2 + x_3 = 5, \\ 2x_1 - x_2 + 3x_3 = 7, \\ 3x_1 + x_2 + x_3 = 6; \end{cases} \quad (2) \begin{cases} x_1 + x_2 + x_3 + x_4 = 5, \\ x_1 + 2x_2 - x_3 + 4x_4 = -2, \\ 2x_1 - 3x_2 - x_3 - 5x_4 = -2, \\ 3x_1 + x_2 + 2x_3 + 11x_4 = 0. \end{cases}$$

5. λ 取何值时,齐次线性方程组

$$\begin{cases} \lambda x_1 + x_2 + x_3 = 0, \\ x_1 + \lambda x_2 + x_3 = 0, \\ 3x_1 - x_2 + x_3 = 0 \end{cases}$$

可能有非零解?

6. 设

$$\boldsymbol{A} = \begin{bmatrix} 1 & 0 & -1 & 2 \\ -1 & 1 & 3 & 0 \\ 0 & 5 & -1 & 4 \end{bmatrix}, \quad \boldsymbol{B} = \begin{bmatrix} 0 & 3 & 4 \\ 1 & 2 & 1 \\ 3 & 1 & -1 \\ -1 & 2 & 1 \end{bmatrix},$$

求 $\boldsymbol{AB} = ?$

7. 设

$$\boldsymbol{A} = \begin{bmatrix} 1 & 1 \\ -2 & 2 \\ 1 & 1 \end{bmatrix}, \quad \boldsymbol{B} = \begin{bmatrix} 2 & 0 \\ 1 & -1 \\ 0 & 1 \end{bmatrix},$$

求 $3\boldsymbol{A} - 2\boldsymbol{B} = ?$

8. 两个非零矩阵的乘积能是零矩阵吗?

9. 设

$$\boldsymbol{A} = \begin{bmatrix} 1 & 2 \\ 0 & 3 \end{bmatrix}, \quad \boldsymbol{B} = \begin{bmatrix} 1 & 0 \\ 1 & 2 \end{bmatrix},$$

检验下面等式是否成立:(1)$\boldsymbol{AB} = \boldsymbol{BA}$;(2)$(\boldsymbol{A} - \boldsymbol{B})(\boldsymbol{A} + \boldsymbol{B}) = \boldsymbol{AA} - \boldsymbol{BB}$.

10. 设

$$\boldsymbol{A} = [1, -1, 2], \quad \boldsymbol{B} = \begin{bmatrix} 2 & -1 & 0 \\ 1 & 1 & 3 \\ 4 & 2 & 1 \end{bmatrix},$$

求 $(\boldsymbol{AB})^{\mathrm{T}}$.

11. 设

$$\boldsymbol{A} = \begin{bmatrix} 2 & 4 \\ 1 & -1 \\ 3 & 1 \end{bmatrix}, \quad \boldsymbol{B} = \begin{bmatrix} 2 & 3 & 1 \\ 2 & 1 & 0 \end{bmatrix},$$

验证 $(\boldsymbol{AB})^{\mathrm{T}} = \boldsymbol{B}^{\mathrm{T}} \boldsymbol{A}^{\mathrm{T}}$.

12. 用伴随矩阵的方法求

$$\boldsymbol{A} = \begin{bmatrix} 1 & 2 & 3 \\ 2 & 2 & 1 \\ 3 & 4 & 3 \end{bmatrix}$$

的逆矩阵.

13. 求

$$\begin{bmatrix} 0 & -1 \\ 1 & 0 \end{bmatrix}^{8}$$

14. 用初等变换的方法求

$$\boldsymbol{A} = \begin{bmatrix} 0 & 1 & 2 \\ 1 & 1 & 4 \\ 2 & -1 & 0 \end{bmatrix}$$

的逆矩阵.

15. 解下列矩阵方程组:

(1) $\begin{bmatrix} 2 & 5 \\ 1 & 3 \end{bmatrix} \begin{bmatrix} x_1 \\ x_2 \end{bmatrix} = \begin{bmatrix} 4 & -6 \\ 2 & 1 \end{bmatrix}$; (2) $\begin{bmatrix} 1 & 4 \\ -1 & 2 \end{bmatrix} \begin{bmatrix} x_1 \\ x_2 \end{bmatrix} \begin{bmatrix} 2 & 0 \\ -1 & 1 \end{bmatrix} = \begin{bmatrix} 3 & 1 \\ 0 & -1 \end{bmatrix}$.

16. 分别求矩阵

$$A = \begin{bmatrix} 1 & 2 & 1 & 5 \\ 2 & -1 & 3 & 7 \\ 3 & 1 & 1 & 6 \end{bmatrix}, \quad B = \begin{bmatrix} 1 & 2 & 3 \\ 1 & 1 & 0 \\ 2 & 3 & 3 \\ 3 & 4 & 3 \end{bmatrix}$$

的秩.

17. 解线性方程组:

$$(1) \begin{cases} 5x_1 - x_2 + 2x_3 + x_4 = 7, \\ 2x_1 + x_2 + 4x_3 - 2x_4 = 1, \\ x_1 - 3x_2 - 6x_3 + 5x_4 = 0; \end{cases} \quad (2) \begin{cases} x_1 + 2x_2 + 3x_3 + x_4 = 5, \\ 2x_1 + 4x_2 - x_4 = 3, \\ -x_1 - 2x_2 + 3x_3 + 2x_4 = 8, \\ x_1 + 2x_2 - 9x_3 - 5x_4 = -21; \end{cases} \quad (3) \begin{cases} x_1 - x_2 + 2x_3 = 1, \\ x_1 - 2x_2 - x_3 = 2, \\ 3x_1 - x_2 + 5x_3 = 3, \\ -2x_1 + 2x_2 + 3x_3 = 4. \end{cases}$$

18. 求线性方程组

$$\begin{cases} (\lambda + 3)x_1 + x_2 + 2x_3 = \lambda, \\ \lambda x_1 + (\lambda - 1)x_2 + x_3 = \lambda, \\ 3(\lambda + 1)x_1 + \lambda x_2 + (\lambda + 3)x_3 = 3 \end{cases}$$

有无数组解、无解、有唯一解时 λ 所取的值.

19. 分别求矩阵

$$A = \begin{bmatrix} 3 & 3 & 2 \\ 1 & 1 & -2 \\ -3 & -1 & 0 \end{bmatrix}, \quad B = \begin{bmatrix} 5 & 0 & 0 \\ 0 & 3 & -2 \\ 0 & -2 & 3 \end{bmatrix}$$

的特征值和特征向量.

20. 验证下面的集合对于所给定的运算是否构成实数域上的线性空间.

(1) 全体实对称矩阵,对矩阵的加法和乘数;

(2) 全体实上三角方阵,对矩阵的加法和乘数;

(3) 平面上不平行于某一向量的全体向量所组成的集合,对向量的加法和乘数;

(4) 主对角线上各元素之和为零的全体 n 阶方阵、对矩阵的加法和乘数;

(5) 集合 $V = \{(a,b) \mid a,b \in \mathbf{R}\}$,对于定义如下的运算.

① $(a,b) + (c,d) = (a,b),$

$k(a,b) = (ka,kb), k \in \mathbf{R}$

② $(a,b) + (c,d) = (a+c,b+d),$

$k(a,b) = (ka,0), k \in \mathbf{R}$

(二) 补充题

1. 计算行列式:

$$\begin{vmatrix} a^2 & (a+1)^2 & (a+2)^2 & (a+3)^2 \\ b^2 & (b+1)^2 & (b+2)^2 & (b+3)^2 \\ c^2 & (c+1)^2 & (c+2)^2 & (c+3)^2 \\ d^2 & (d+1)^2 & (d+2)^2 & (d+3)^2 \end{vmatrix}.$$

2. 计算 n 阶行列式:

$$D_n = \begin{vmatrix} a & & & 1 \\ & \ddots & & \\ & & \ddots & \\ 1 & & & a \end{vmatrix},$$

其中对角线上的元素都是 a,未写出的元素都是 0.

3. 已知 $A = (x_1 \quad x_2 \quad x_3), B = \begin{pmatrix} a_{11} & a_{12} & a_{13} \\ a_{21} & a_{22} & a_{23} \\ a_{31} & a_{32} & a_{33} \end{pmatrix}, C = \begin{pmatrix} x_1 \\ x_2 \\ x_3 \end{pmatrix},$ 求 ABC.

4. 设方阵 A 满足 $A^2 - A - 2E = 0$,证明 A 及 $A + 2E$ 都可逆,并求 A^{-1} 及 $(A + 2E)^{-1}$.

5. 用伴随矩阵的方法求

$$B = \begin{pmatrix} a_1 & & & \\ & a_2 & & \\ & & \ddots & \\ & & & a_n \end{pmatrix}, \ (a_1 a_2 \cdots a_n \neq 0)$$

的逆矩阵.其中未写出的元素都是 0.

6. 解矩阵方程组:

$$\begin{pmatrix} 0 & 1 & 0 \\ 1 & 0 & 0 \\ 0 & 0 & 1 \end{pmatrix} X \begin{pmatrix} 1 & 0 & 0 \\ 0 & 0 & 1 \\ 0 & 1 & 0 \end{pmatrix} = \begin{pmatrix} 1 & -4 & 3 \\ 2 & 0 & -1 \\ 1 & -2 & 0 \end{pmatrix}.$$

7. 设向量组 $A: \boldsymbol{\alpha}_1, \boldsymbol{\alpha}_2, \cdots, \boldsymbol{\alpha}_s$ 的秩为 r_1,向量组 $B: \boldsymbol{\beta}_1, \boldsymbol{\beta}_2, \cdots, \boldsymbol{\beta}_t$ 的秩为 r_2,向量组 $C: \boldsymbol{\alpha}_1, \boldsymbol{\alpha}_2, \cdots, \boldsymbol{\alpha}_s, \boldsymbol{\beta}_1, \boldsymbol{\beta}_2, \cdots, \boldsymbol{\beta}_t$ 的秩为 r_3,证明:

$$\max\{r_1, r_2\} \leqslant r_3 \leqslant r_1 + r_2.$$

8. 解线性方程组:

$$\begin{cases} 2x + y - z + w = 1 \\ 3x - 2y + z - 3w = 4 \\ x + 4y - 3z + 5w = -2 \end{cases}$$

9. 非齐次线性方程组:

$$\begin{cases} -2x_1 + x_2 + x_3 = -2; \\ x_1 - 2x_2 + x_3 = \lambda; \\ x_1 + x_2 - 2x_3 = \lambda^2, \end{cases}$$

当 λ 取何值时有解? 并求出它的全部解.

10. 设 3 阶方阵 A 的特征值为 $\lambda_1 = 1, \lambda_2 = 0, \lambda_3 = -1$,对应的特征向量依次为:

$$P_1 = \begin{pmatrix} 1 \\ 2 \\ 2 \end{pmatrix}; \quad P_2 = \begin{pmatrix} 2 \\ -2 \\ 1 \end{pmatrix}; \quad P_3 = \begin{pmatrix} -2 \\ -1 \\ 2 \end{pmatrix}, 求 A.$$

第十一章 概 率 论

自然界和人类社会中存在着两类不同的现象.一类现象是:在一定条件下,某个结果肯定会出现或者肯定不会出现.例如,标准大气压下,水加热到 100℃ 必然会沸腾;在没有外力的作用下,做匀速直线运动的物体不会改变它的运动形式,等等.这类现象称为确定性现象.前面我们学过的微积分和微分方程研究的都是这类现象.然而,实际中更常见的是另一类现象.例如,新生儿可能是男或是女;用同一仪器多次测量一物体的长度,由于仪器及观察受到环境的影响,所得结果可能略有差异;在同一工艺条件下生产出来的灯泡,其寿命长短不一等.这些现象的共同特点是:在不变的基本条件下,多次试验或观察会出现不同的结果.换言之,对一次试验或观察而言,可能的结果不止一个,究竟会出现哪一个无法预先确定,呈现出一种偶然性,这类现象称为随机现象.

尽管随机现象在个别试验中出现什么结果带有偶然性,但在大量重复试验中却能显示出统计规律性.例如,就人类性别来说,显然男孩和女孩的出生率是接近的.但是如果调查的只是少数几个家庭,男性与女性的比例并不具有规律性,如果调查的对象是一个省市的人,在正常情况下,男性与女性的比例总是接近于 1:1 的,这就是一种统计规律性.又如,个别气体分子的热运动是纷乱无定向的,但作为大量气体分子对器壁不断碰撞的结果,气体的压强是可以确定的,这是大量气体分子运动中的统计规律性的表现.

概率论以随机现象的统计规律性为研究对象,它从数量角度给出随机现象的描述,为人们认识和利用随机现象的规律性提供了有力工具.

11.1 随机事件及其概率

从现在开始,将逐步引进概率论的基本概念.

一、随机事件

对随机现象的研究必然要联系到随机现象的实现和对它的观察.为了叙述方便,我们把进行一次科学试验或对自然现象的一次观察统称为试验.一个试验如果满足:(1)在相同条件下可重复进行;(2)每次试验的可能结果不止一个,但能事先明确所有可能的结果;(3)试验前不能确定哪一个结果会出现.这种试验称为随机试验(random experiment).

例如,掷一枚骰子,观察出现的点数;一射手进行射击,直到击中目标为止,观察其射击情况;在一批灯泡中任取一只,测试其寿命,等等.这些都是随机试验.以后除非声明,所说试验均指随机试验.

定义 1 试验的可能结果,称为随机事件,简称事件(event).

事件通常用大写的英文字母 A、B、C 等来表示.例如掷一枚骰子,记 $A_i = \{$出现 i 点$\}$,$i = 1,2,\cdots,6$;$B = \{$出现的点数小于 3$\}$.则 A_i 和 B 都是事件.

这一试验中,事件 B 由事件 A_1 和 A_2 组合而成,事件 $A_i(i=1,2,\cdots,6)$ 却不能再细分.如果我们关心的只是骰子出现的点数是奇还是偶,那么也可不再细分事件 $C = \{$出现奇数点$\}$ 和

事件 $D=\{$出现偶数点$\}$.这种在一定的研究范围内可不再细分的事件,称为基本事件或简单事件;而由两个或两个以上基本事件组合而成的事件,称为复合事件.

掷骰子试验所对应的基本事件只有有限个.也有某些试验所对应的基本事件可以有无限个,例如前述射击问题,基本事件可选为 $A_i=\{$直到第 i 次才首次击中目标$\}$,$i=1,2,\cdots$.复合事件 $B=\{$不超过 3 次射击,击中目标$\}$ 由基本事件 A_1、A_2 和 A_3 组成.

在一次试验中,有且仅有一个基本事件发生;复合事件发生,当且仅当组成它的基本事件中有一个发生.

在一定条件下必然出现的结果,称为必然事件(certain event),记为 Ω;在一定条件下不可能出现的结果,称为不可能事件(impossible event),记为 $\varnothing$.必然事件和不可能事件实质上都是确定性现象的表现,为了便于讨论,我们把它当做随机事件的两种极端情况来看待.

二、样本空间

把事件和集合的概念联系起来,使之数学化和图形化,有利于研究随机现象.

定义 2 将联系于某试验的每一个基本事件,用一个只含单个元素 ω 的集合 $\{\omega_i\}$ 来表示,ω 称为样本点(sample point).由所有样本点构成的集合,称为样本空间(sample space).

定义 2 建立了基本事件与样本点之间一一对应的关系,因此也建立了事件与集合之间的对应关系,即事件是由那些组成它的基本事件所对应的样本点而构成的集合.例如对掷骰子问题,设 $A_i=\{$出现 i 点$\}$ 是基本事件,用单点集 $\{\omega_i\}$ 表示,$i=1,2,\cdots,6$,则 $B=\{$出现的点数小于 3$\}=\{\omega_1,\omega_2\}$.从而,可用集合的方法讨论事件的关系和运算.

由于样本空间由全体样本点构成,每次试验必出现其中的某个样本点,亦即样本空间作为事件是必然事件,因此用必然事件的记号 Ω 来记之.例如,对上述掷骰子问题,样本空间 $\Omega=\{\omega_1,\omega_2,\cdots,\omega_6\}$;对射击问题,如果用 ω_i 表示"直到第 i 次才首次击中目标",$i=1,2,\cdots$,则 $\Omega=\{\omega_1,\omega_2,\cdots\}$.又因为不包含任何样本点的空集在每次试验中都不会发生,因而它作为事件是不可能事件,所以我们就用空集的记号 $\varnothing$ 作为不可能事件的记号.对于任何一个事件,均可用样本空间的一个子集来表示.

三、事件间的关系和运算

1.事件间的关系

(1) 包含(inclusion):若 A 发生,B 就发生,则说 B 包含 A,记为 $A\subset B$.

(2) 相等(identity):若 $A\subset B$ 又 $B\subset A$,则说 A 等于 B,记为 $A=B$.

2.事件的运算

(1) 交事件(intersection):两个事件 A 和 B 的交(也称为积)事件是指含所有 A、B 共同元素的事件(A 事件发生且 B 事件发生),记为 $A\cdot B$ 或 AB,$A\bigcap B$.例如在图 11-1 中样本点形成的样本空间 Ω 用矩形内的点表示,A、B 圆内的点分别表示事件 A、B,则阴影部分就是 A 和 B 的积事件.

(2) 互斥(或互不相容)事件(mutual exclusive):如果两个事件 A 和 B 的交 $AB=\varnothing$,则称 A、B 是互不相容事件.换言之,如果 A、B 没有任何共同元素,则称 A、B 是互不相容事件.如图 11-2 所示.

(3) 并(或和)事件(union):两个事件 A 和 B 的并事件是指由所有属于 A 或 B 的元素构成的事件.记为 $A+B$(或 $A\bigcup B$).如图 11-3 中的阴影部分.

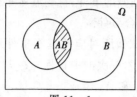

图 11-1

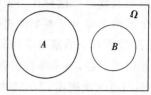

图 11-2

(4) 逆(或对立)事件(remainder event):样本空间 Ω 中事件 A 的逆事件是指由所有属于 Ω 但不属于 A 的元素构成的事件,记为 $\overline{A}$(即 $A+\overline{A}=\Omega, A \cdot \overline{A}=\varnothing$).如图 11-4 中阴影的部分即为 $\overline{A}$.

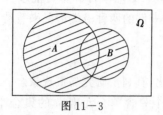

图 11-3

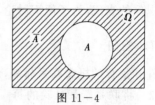

图 11-4

要注意对立事件和互斥事件的区别.

(5) 差事件(subtraction):事件 A 出现,但事件 B 不出现称为 A 与 B 之差,记为 $A-B$.

容易证明下述几个等式成立:

(1) $A\varnothing=\varnothing$;　(2) $A+\varnothing=A$;　(3) $A+\overline{A}=\Omega$;　(4) $A\overline{A}=\varnothing$;

(5) $\overline{\Omega}=\varnothing$;　　(6) $\overline{\varnothing}=\Omega$;　　(7) $\overline{\overline{A}}=A$;　　(8) $\overline{A+B}=\overline{A}\,\overline{B}, \overline{AB}=\overline{A}+\overline{B}$.

例 11.1　设 A、B、C 为 3 个事件,则

(1) 仅 A 发生可表示为 $A\,\overline{B}\,\overline{C}$ 或 $A-B-C$;

(2) A、B、C 都不发生可表示为 $\overline{A} \cdot \overline{B} \cdot \overline{C}$;

(3) A、B、C 不都发生可表示为 $\overline{A \cdot B \cdot C}$ 或 $\overline{A} \cdot \overline{B} \cdot \overline{C}+A\,\overline{B}\,\overline{C}+B\,\overline{A}\,\overline{C}+C\,\overline{A}\,\overline{B}+A \cdot B \cdot \overline{C}+A \cdot C \cdot \overline{B}+B \cdot C \cdot \overline{A}$;

(4) A、B、C 恰有一事件发生可表示为 $A\,\overline{B}\,\overline{C}+\overline{A}\,B\,\overline{C}+\overline{A}\,\overline{B}\,C$;

(5) A、B、C 中不多于一事件发生可表示为 $\overline{A}\,\overline{B}+\overline{B}\,\overline{C}+\overline{A}\,\overline{C}$.

例 11.2　设有 3 人做尿常规化验,用 A 表示至少有 1 人不正常,B 表示 3 人都正常,C 表示 3 人中恰有 1 人不正常.试问哪些是对立事件? 哪些是互斥事件? $B+C, A \cdot C, A-C$ 各表示何实际意义?

解　事件 A 与 B 是对立事件,事件 B 与 C 是互斥事件.$B+C$ 表示至多 1 人不正常,$A \cdot C=C$ 表示恰有 1 人不正常,$A-C$ 表示至少有 2 人不正常.

四、事件的概率

随机事件在一次观测中,可能发生,也可能不发生,似乎看不出什么规律,但是,在同样条件下,经过长期观察或多次试验,可以发现它们具有某种规律性.为了说明问题,我们先引入频率的概念.

1.频率和概率的统计定义

(1) 频率:设在相同条件下,重复进行 n 次试验,事件 A 发生了 m 次,则比值 $\dfrac{m}{n}$ 叫做 A 出

现的频率(frequency),记作 $W(A)$,用公式表示如下:

$$W(A)=\frac{m}{n}=\frac{A\ 发生的次数}{试验的总次数}.$$

医药工作中通常所说的发病率、病死率、治愈率等都是频率,显然,频率具有下列性质:

$$0\leqslant W(A)\leqslant 1.$$

如果事件 A 是必然事件,有 $m=n$,所以必然事件的频率总等于 1;如果事件 A 是不可能事件,则 $m=0$,所以不可能事件的频率总等于 0.

例 11.3　为调查某地区居民患结核病的情况,在该地区抽查了 400 人,发现有 6 人患结核病,所以,该地区居民患结核病的频率为 $\frac{6}{400}=1.5\%$.

(2) 频率的稳定性:经验表明,当试验重复的次数相当大时,事件 A 出现的频率是稳定的.

历史上,统计学家做成千上万次投掷硬币的试验.表 11—1 列出了他们的记录:

表 11—1　　　　　　　　　　　　　　　　**投掷硬币试验结果**

实 验 者	投掷次数	出现"正面向上"的次数 m	频率 $\frac{m}{n}$
Demorgen	2 048	1 061	0.5180
Buffon	4 040	2 048	0.5069
Pearson	12 000	6 019	0.5016
Pearson	24 000	12 012	0.5005

容易看出,投掷次数越多,频率越接近 0.5.

例 11.4　经过大量的统计,人们发现各个英文字母被使用的频率相当稳定,表 11—2 就是一份这方面的统计表:

表 11—2　　　　　　　　　　　　　　　　**英文字母使用频率分布**

字母	空格	E	T	O	A	N	I
频率	0.2	0.105	0.072	0.0654	0.063	0.059	0.055
字母	R	S	H	D	L	C	F
频率	0.054	0.052	0.047	0.035	0.029	0.023	0.0225
字母	U	M	P	Y	W	G	B
频率	0.0255	0.021	0.0175	0.012	0.012	0.011	0.0105
字母	V	K	X	J	Q	Z	
频率	0.008	0.003	0.002	0.001	0.001	0.001	

字母使用频率的研究对于打字机键盘的设计、印刷铅字的铸造、信息的编码、密码的破译等方面都十分有用.

(3) 概率的统计定义:频率的稳定性充分说明随机事件出现的可能性是事件本身固有的一种客观属性,因此可以对它进行度量.下面是概率的统计定义.

定义 3(概率的统计定义)　如果在某一组条件下,当试验次数越来越多时,事件 A 出现的频率稳定在某一常数 p 附近作微小摆动,称常数 p 为事件 A 的概率(probability),记作 $P(A)=p$.并称概率的这种定义为概率的统计定义.

容易看出,频率一般是不确定的数,概率则为确定的数.当试验次数足够多,频率相当稳定时,便可把频率作为概率的近似值

$$P(A)\approx W(A).$$

由于频率总是介于 0 和 1 之间,因而根据概率的定义可知概率有下列性质:

(1) 对于任何事件 A,有 $0 \leqslant P(A) \leqslant 1$;

(2) 对于必然事件 Ω,有 $P(\Omega) = 1$;

(3) 对于不可能事件 $\varnothing$,有 $P(\varnothing) = 0$.

用概率的统计定义求随机事件的概率,需要通过大量的重复试验或观测,再用频率来估计概率,这样做有时很麻烦亦没有必要,可利用事件本身的特性,进行分析计算出该事件的概率.所以引出较为实用的概率的古典定义.

2.古典概型和概率的古典定义

先看例子.掷一枚均匀的骰子,结果可能出现 1 点,也可能出现 2 点,…,也可能出现 6 点.不用做大量重复试验,就利用骰子本身的特性,可知出现 1 点的概率为 $1/6$,…,出现 6 点的概率为 $1/6$.

再如盒中装有 5 个形状、大小、质量相同的球(3 个白球,2 个黑球),从中任取 1 个,问取到白球的概率是多少?既然是"任取",那么 5 个球被取到的机会一样,而白球有 3 个,因此取到白球的概率是 $3/5$.

这一类随机现象比较简单,它具有下列两个特征:

(1) 试验的所有可能结果只有有限个,即样本空间 Ω 只含有有限个(比如为 N 个)样本点,记由这些样本点所给出的基本事件分别为 $A_1, A_2, \cdots, A_N$;

(2) 试验的条件对于出现 $A_1, A_2, \cdots, A_N$ 中的任何一个的有利程度都是均衡的,即事件集合 $\{A_1, A_2, \cdots, A_N\}$ 具有等可能性.

把具有上述特征的随机现象的数学模型称为古典概率模型,简称古典概型,并把具有上述特征的事件组 $A_1, A_2, \cdots, A_N$ 称为基本事件组.

定义 4(概率的古典定义) 设 $A_1, A_2, \cdots, A_N$ 是古典概型中的基本事件组,若 $B = A_{i_1} + A_{i_2} + \cdots + A_{i_M}$,其中 $A_{i_1}, A_{i_2}, \cdots, A_{i_M}$ 是基本事件组 $A_1, A_2, \cdots, A_N$ 中的某些基本事件,则事件 B 的概率为

$$P(B) = \frac{M}{N} = \frac{\text{事件 } B \text{ 包含的基本事件个数}}{\text{基本事件总数}}.$$

例 11.5 掷一颗均匀的骰子,求出现奇数点的概率?

解 因为掷一枚均匀的骰子有 6 种不同的等可能结果,即基本事件总数 $N = 6$.出现奇数点这一事件(记为 C)含有其中的 3 种,那就是出现 1、3、5 点,因此 $M = 3$.所以出现奇数点的概率

$$P(C) = \frac{3}{6} = \frac{1}{2}.$$

例 11.6 瓶中装有 30 片药,其中 6 片已失效,从瓶中任取 5 片,求其中有 2 片失效的概率?

解 记 B 为"任取 5 片中有 2 片失效"这一事件,按题意有:基本事件总数 $N = C_{30}^5 = 142506$,事件 B 包含的基本事件数 $M = C_6^2 C_{24}^3 = 30360$,故

$$P(B) = \frac{C_6^2 C_{24}^3}{C_{30}^5} = \frac{30360}{142506} = 0.2130.$$

五、概率的基本运算法则

在医学统计中通常要考虑很多随机事件,如各种症状(腰痛、发热等),各种疾病(白血病、糖尿病、冠心病等),各种药物的疗效等等.这些事件,有的能同时发生,有的则不能,有些事件是相互独立无关的,有些则是相关的,因此,下面考虑由一些基本事件组成的复合事件的概率问题.

1.概率加法定理

（1）互不相容事件概率的加法定理

定理 1 两个互不相容事件 A 与 B 的和事件的概率等于事件 A 的概率与事件 B 的概率和，即

$$P(A+B)=P(A)+P(B).$$

证明 按概率的古典定义来证明，设试验的可能结果是 N 个基本事件构成的，其中事件 A 包含 M_1 个，事件 B 包含 M_2 个，由于事件 A 与 B 是互不相容的，因而 A 包含的基本事件与 B 包含的基本事件应该是完全不相同的，所以事件 $A+B$ 包含的基本事件共有 M_1+M_2 个，于是得

$$P(A+B)=\frac{M_1+M_2}{N}=\frac{M_1}{N}+\frac{M_2}{N}=P(A)+P(B).$$

这一定理不难推广到有限个两两互不相容事件的情形.

定理 2 若 $A_1,A_2,\cdots,A_n$ 是 n 个两两互不相容的事件，则有

$$P(A_1+A_2+\cdots+A_n)=\sum_{i=1}^{n}P(A_i).$$

为了得到下面两个推论先定义样本空间的分划.

如果 $A_i\subset\Omega(i=1,2,\cdots,n)$，满足：

① $\sum_{i=1}^{n}A_i=\Omega$； ② 对于 $i,j=1,2,\cdots,n$ 且 $i\neq j,A_iA_j=\varnothing$，

则称事件 $A_1,A_2,\cdots,A_n$ 是样本空间 Ω 的一个分划.如图 11-5 所示.

推论 1 若 $A_1,A_2,\cdots,A_n$ 是样本空间的一个分划，则有

$$\sum_{i=1}^{n}P(A_i)=1.$$

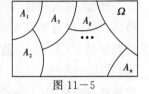
图 11-5

推论 2 事件 A 的逆事件 $\overline{A}$ 的概率为

$$P(\overline{A})=1-P(A).$$

很明显，如果 $P(A)$ 的计算很烦，而 $P(\overline{A})$ 计算容易，用推论 2 可先计算 $P(\overline{A})$，再计算 $P(A)$.

例 11.7 一批针剂共 50 支，其中 45 支是合格品，5 支是不合格品，从这批针剂中取 3 支.求其中有不合格品的概率.

解 将"取出的 3 支针剂中有不合格品"这一事件记为 A，而有 1 支、2 支、3 支不合格品的事件分别记为 A_1,A_2,A_3，显然 A_1,A_2,A_3 是互不相容的，且 $A=A_1+A_2+A_3$.

因为简单事件的总数为 D_{50}^3，所以

$$P(A_1)=\frac{C_5^1\cdot C_{45}^2}{C_{50}^3}=0.2525,$$

$$P(A_2)=\frac{C_5^2\cdot C_{45}^1}{C_{50}^3}=0.023,$$

$$P(A_3)=\frac{C_5^3\cdot C_{45}^0}{C_{50}^3}=0.0005.$$

根据概率加法定理得

$$P(A)=P(A_1)+P(A_2)+P(A_3)=0.2760.$$

另解：事件 A 的逆事件 $\overline{A}$ 是"取出的三支针剂全是合格品"，显然，

$$P(\overline{A})=\frac{C_5^0\cdot C_{45}^3}{C_{50}^3}=0.7240.$$

根据推论2，得：$P(A)=1-P(\overline{A})=1-0.7240=0.2760.$

（2）任意两个事件概率的加法定理

定理 3 设 A,B 为样本空间 Ω 中的任意两个事件,则有

$$P(A\bar{B})=P(A)-P(AB).$$

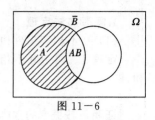

图 11-6

证 因 $A=A\bar{B}+AB$,且 $A\bar{B}$ 和 AB 互不相容,如图 11-6 所示,由定理 1 有

$$P(A)=P(A\bar{B})+P(AB),$$

从而

$$P(A\bar{B})=P(A)-P(AB),$$

同理可得 $\quad P(\bar{A}B)=P(B)-P(AB).$

定理 4 设 A,B 为样本空间 Ω 中的任意两个事件,则有

$$P(A+B)=P(A)+P(B)-P(AB).$$

证 因为 $A+B=A\bar{B}+B$,且 $A\bar{B}$ 与 B 互不相容,所以有

$$P(A+B)=P(A\bar{B})+P(B),$$

再由定理 3 有

$$P(A+B)=P(A)-P(AB)+P(B)=P(A)+P(B)-P(AB).$$

显然,当 A、B 互不相容时,$P(AB)=0$,这时就得到定理 1.

推论 若 A、B、C 是任意三个随机事件,则

$$P(A+B+C)=P(A)+P(B)+P(C)-P(AB)-P(AC)-P(BC)+P(ABC).$$

例如,在治病时,有人以为只要药对某病有效,不进行具体分析,就采用多管齐下、联合用药的方式,以为可以大大提高疗效.事实上,由于个体差异的存在,对于一个病人,设 A_1 药有效的概率是 $P(A_1)$,A_2 药有效的概率是 $P(A_2)$,两药齐用的有效概率显然是

$$P(A_1+A_2)=P(A_1)+P(A_2)-P(A_1A_2),$$

它虽然肯定比 $P(A_1)$ 或 $P(A_2)$ 都大,但若 $P(A_1A_2)$ 很大,那么有效概率就大不了多少.即联合用药收到效益的可能性增加不了多少.而且,任何药物总会有副作用,设 A_1 药对该病人产生不利于病情的副作用的概率是 $P(B_1)$,而 A_2 药是 $P(B_2)$,联合用 A_1、A_2 药会产生的副作用的概率为

$$P(B_1+B_2)=P(B_1)+P(B_2)-P(B_1B_2),$$

如果 $P(B_1B_2)$ 很小,则 $P(B_1+B_2)$ 会比 $P(B_1)$ 或 $P(B_2)$ 大得多,即产生不利于病情的副作用的可能性增大很多.因此,权衡利弊得失,多用一种药未必总是明智的.因此在开处方时应使取得疗效的概率提高,而不利于治病的副作用的概率增加得少,这是医生治病时应该注意考虑的问题.

2.概率乘法定理

（1）条件概率和事件的独立性

在实际问题中,除了要知道事件 A 的概率外,往往还要知道在事件 B 已发生的条件下 A 出现的概率,这种概率叫做事件 A 在事件 B 已发生的条件下的条件概率,记作 $P(A\mid B)$.

例 11.8 掷一颗均匀骰子,问:①出现 2 点的概率;②已知出现的是偶数点的条件下恰是 2 点的概率.

解 记 A 表示出现的是 2 点,B 是出现偶数点,则显然有 $P(A)=\dfrac{1}{6}$;$P(A\mid B)=\dfrac{1}{3}$.

例 11.9 袋里装有大小相同、质量相等的 10 个白球、2 个黑球、3 个红球,问:①随机取出一球是白球的概率;②随机取出一球是红球,放回后再随机取一球恰好是白球的概率;③随机取出一球是红球,不放回、然后再取一球恰是白球的概率.

解 令 A 表示取出的是白球这一事件,B 表示取出的是红球这一事件,则显然有

① $P(A) = \frac{10}{15} = \frac{2}{3}$,② $P(A \mid B) = \frac{10}{15} = \frac{2}{3}$,③ $P(A \mid B) = \frac{10}{14} = \frac{5}{7}$.

在②中,$P(A \mid B) = \frac{2}{3}$,这说明事件 B 发生与否对事件 A 的概率没有影响,这时就说 A 与 B 是相互独立的事件;在③中 $P(A \mid B) = \frac{5}{7} \neq \frac{2}{3} = P(A)$,这说明 B 发生与否对事件 A 的概率是有影响的,这时就说事件 A,B 不相互独立.

定义 5(独立事件的定义) 若事件 A 关于事件 B 的条件概率等于无条件概率,即

$$P(A \mid B) = P(A),$$

则称事件 A 与 B 相互独立.

(2) 概率乘法定理

定理 5 两事件的积事件的概率等于其中一事件的概率与另一事件在前一事件已发生的条件下的概率的乘积,即

$$P(AB) = P(A)P(B \mid A) = P(B)P(A \mid B).$$

证 考虑共有 N 个基本事件的古典概型,其中事件 A 含基本事件 M_1 个,事件 B 含 M_2 个,而 AB 含有 M 个(显然 $M \leqslant M_1, M \leqslant M_2$).如果已知事件 A 发生,则表明 A 所含的 M_1 个基本事件中必有一个发生.这时,可使事件 B 发生的基本事件有且仅有 M 个,此即 AB 所含的那些基本事件.于是有

$$P(B \mid A) = \frac{M}{M_1} = \frac{M/N}{M_1/N} = \frac{P(AB)}{P(A)}, \quad P(A) > 0,$$

由此得

$$P(AB) = P(A)P(B \mid A),$$

同理可得

$$P(AB) = P(B)P(A \mid B).$$

定理 5 可以推广到有限多个事件的情形.例如,对于三个事件 A、B、C 有

$$P(ABC) = P[(AB)C] = P(AB)P(C \mid AB) = P(A)P(B \mid A)P(C \mid AB).$$

定理 6 事件 A、B 独立的充分必要条件是

$$P(AB) = P(A)P(B).$$

证 先证必要性,由定理 5 知

$$P(AB) = P(A)P(B \mid A),$$

又由条件知 A、B 独立,故

$$P(B \mid A) = P(B). \text{得 } P(AB) = P(A)P(B).$$

次证充分性,由条件 $P(AB) = P(A)P(B)$,又 $P(AB) = P(A)P(B \mid A)$,所以

$$P(A)P(B) = P(A)P(B \mid A), \text{得 } P(B) = P(B \mid A),$$

因此 A、B 互相独立.

定理 7 若 A、B 独立,则 A 与 $\bar{B}$ 独立;$\bar{A}$ 与 B 独立;$\bar{A}$ 与 $\bar{B}$ 独立.

证 (只证 A,$\bar{B}$ 独立):由定理 3 知

$$P(A\bar{B}) = P(A) - P(AB) = P(A) - P(A)P(B) = P(A)[1 - P(B)] = P(A)P(\bar{B}),$$

据定理 6 知 A 与 $\bar{B}$ 独立.

同理可证 $\bar{A}$ 与 B 亦独立及 $\bar{A}$ 与 $\bar{B}$ 亦独立.

例 11.10 有 A、B 两射手,若射手 A 的命中率为 0.8[即 $P(A)=0.8$],射手 B 的命中率为 0.9[即 $P(B)=0.9$],求两射手同时向同一目标射击,此目标被击中的概率是多少?

解 问题就是求 $P(A+B)=?$ 由于 A 与 B 是相容的(相容的即不是互斥的),即射手 A 击中目标,射手 B 亦可击中,从而

$$P(A+B)=P(A)+P(B)-P(AB).$$

但 A 与 B 是独立的,即射手 A 击中目标,不影响射手 B 击中目标的概率,故

$$P(AB)=P(A)P(B),$$

所以 $P(A+B)=P(A)+P(B)-P(A)P(B)=0.8+0.9-0.8\times0.9=0.98.$

例 11.11 考虑有两个孩子的家庭,假定男女出生率一样,以 A 表示"第一次出生的是女孩",B 表示"第二次出生的是男孩",求 $P(A)$,$P(B)$,$P(AB)$,并说明 A,B 是否相互独立?

解 两个孩子性别的概率依大小排列共有四种等可能的结果:(女,女)、(女,男)、(男,女)、(男,男).其中有两种结果即(女,女)、(女,男)是使 A 出现的;有两种结果即(女,男)、(男,男)是使 B 出现的;有一种结果即(女,男)是使 AB 出现的.所以

$$P(A)=\frac{2}{4}=\frac{1}{2},\quad P(B)=\frac{2}{4}=\frac{1}{2},\quad P(AB)=\frac{1}{4}.$$

由于 $P(AB)=P(A)P(B)$,所以 A、B 是独立的,即在 A 发生的条件下,不影响 B 的概率.

例 11.12 有一种治疗流行性感冒的新药,在 500 名流行病人中,有的服了这种药(事件 A),有的没有服这种药(事件 $\bar{A}$),经 5 天后,有的痊愈(事件 B),有的未痊愈(事件 $\bar{B}$),各种情况的人数记录如表 $11-3$ 所示:

表 11-3 服药与治愈统计表

疗效	服药(A)	未服药($\bar{A}$)	合计
痊愈(B)	$N_{AB}=170$	$N_{\bar{A}B}=230$	400
未愈($\bar{B}$)	$N_{A\bar{B}}=40$	$N_{\bar{A}\bar{B}}=60$	100
合计	210	290	$N=500$

其中 N_{AB} 表示发生事件"AB"的人数,即服药后痊愈的人数,$N_{\bar{A}B}$,$N_{A\bar{B}}$,$N_{\bar{A}\bar{B}}$ 的意义类似,试判断这种新药对流感是否有效?

解 从观察服药与痊愈这两个事件是否独立着手,如果是相互独立的,则痊愈与否跟服药无关,由于试验共 500 例,试验次数已相当大,故可用频率近似地估计概率:

$$P(B)\approx\frac{N_{AB}+N_{\bar{A}B}}{N}=\frac{400}{500}=80.0\%,\ P(B\mid A)\approx\frac{N_{AB}}{N_{AB}+N_{A\bar{B}}}=\frac{170}{210}=81.0\%,$$

因 $P(B)$ 与 $P(B\mid A)$ 几乎相等,故可认为事件 B 与 A 相互独立,表明此药没有什么疗效.

若 n 个事件 $A_1,A_2,\cdots,A_n$ 中任意 $k(k=1,2,\cdots,n)$ 个事件的积事件的概率等于这 k 个事件概率的乘积,则称这 n 个事件是相互独立的.

例如,若

$$P(AB)=P(A)P(B),\quad P(AC)=P(A)P(C),$$
$$P(BC)=P(B)P(C),\quad P(ABC)=P(A)P(B)P(C)$$

都成立,便称三个事件 A、B、C 是相互独立的,多个事件两两独立不一定相互独立,相互独立一定两两独立.

在实际应用中,事件的独立性往往不是根据定义来判断,而是根据事件的实际意义来判断的.

例 11. 13 某药厂的针剂车间灌装一批合格的注射液,需经四道工序.从长期生产经验知,由于割锯时掉入玻璃屑而成废品的概率为 0.4%,由于安瓿洗涤不洁而成废品的概率为 0.2%,由于灌装时污染剂液而成废品的概率为 0.1%,由于封口不密而成废品的概率为 0.6%,求四道工序全部合格的概率.

解 在这个问题中,一道工序结果的好坏与另一道工序无关,即造成废品的四个因素是相互独立的,生产出合格品的四道工序也是相互独立的,根据相互独立事件概率的乘法公式,所求概率为:

$$(1-0.4\%)(1-0.2\%)(1-0.1\%)(1-0.6\%) = 98.71\%.$$

3.全概率公式

当要计算比较复杂的事件的概率时,往往先将这个复杂事件分解成若干互不相容的事件之和,再设法计算之.

定理 8(全概率公式) 若事件组 $A_1, A_2, \cdots, A_n$ 是样本空间 Ω 的一个分划,即满足:

① $A_1, A_2, \cdots, A_n$ 两两互不相容且 $P(A_i) > 0 (i = 1, 2, \cdots, n)$;

② $A_1 + A_2 + \cdots + A_n = \Omega$.

则对 Ω 中的任一事件 B 皆有

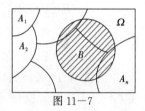

图 11-7

$$P(B) = \sum_{i=1}^{n} P(A_i) P(B \mid A_i).$$

证 因为由图 11-7 可以看出

$$B = B\Omega = B(A_1 + A_2 + \cdots + A_n) = BA_1 + BA_2 + \cdots + BA_n,$$

又因 $BA_1, BA_2, \cdots, BA_n$ 这 n 个事件是互不相容的,于是由加法定理可得

$$
\begin{aligned}
P(B) &= P(BA_1) + P(BA_2) + \cdots + P(BA_n) \\
&= P(A_1)P(B \mid A_1) + P(A_2)P(B \mid A_2) + \cdots + P(A_n)P(B \mid A_n) \\
&= \sum_{i=1}^{n} P(A_i) P(B \mid A_i).
\end{aligned}
$$

这个公式就是全概率公式(total probability).全概率公式在理论和应用中起着重要的作用.

例 11. 14 设某医院仓库中有 10 盒同样规格的 X 光片,已知其中有 5 盒、3 盒、2 盒依次是甲厂、乙厂、丙厂生产的,且甲、乙、丙厂生产的该种 X 光片的次品率依次为 $1/10, 1/15, 1/20$,从这 10 盒中任取 1 盒,再从取出的这盒中任取 1 张 X 光片.求取得正品的概率.

解 令 A_1、A_2、A_3 分别表示取这盒 X 片是甲、乙、丙厂生产的,B 表示 X 光片是正品.则

$$P(A_1) = \frac{5}{10}, \quad P(A_2) = \frac{3}{10}, \quad P(A_3) = \frac{2}{10},$$

$$P(B \mid A_1) = \frac{9}{10}, \quad P(B \mid A_2) = \frac{14}{15}, \quad P(B \mid A_3) = \frac{19}{20},$$

按全概率公式有

$$
\begin{aligned}
P(B) &= P(A_1)P(B \mid A_1) + P(A_2)P(B \mid A_2) + P(A_3)P(B \mid A_3) \\
&= \frac{5}{10} \cdot \frac{9}{10} + \frac{3}{10} \cdot \frac{14}{15} + \frac{2}{10} \cdot \frac{19}{20} = 0.92.
\end{aligned}
$$

4.Bayes(贝叶斯)公式

先看下面的例子:

例 11. 15 如果例 11.14 中抽到的 X 光片是正品,问所抽到的正品依次是甲、乙、丙厂生产的概率各为多少?

解 仍采用解例 11.14 时的记号,要计算 $P(A_1 \mid B), P(A_2 \mid B), P(A_3 \mid B)$,又 $P(B) > 0$,

按条件概率公式和全概率公式有

$$P(A_1 \mid B) = \frac{P(A_1 B)}{P(B)} = \frac{P(A_1)P(B \mid A_1)}{P(A_1)P(B \mid A_1) + P(A_2)P(B \mid A_2) + P(A_3)P(B \mid A_3)}$$

$$= \frac{\frac{5}{10} \cdot \frac{9}{10}}{0.92} = \frac{45}{92},$$

同理可得
$$P(A_2 \mid B) = \frac{28}{92}; \quad P(A_3 \mid B) = \frac{19}{92}.$$

一般地有:

定理 9 如果 $A_1, A_2, \cdots, A_n$ 是样本空间 Ω 的一个分划,B 是任一事件且 $P(A_i) > 0$ $(i = 1, 2, \cdots, n)$,$P(B) > 0$,则有

$$P(A_k \mid B) = \frac{P(A_k B)}{P(B)} = \frac{P(A_k)P(B \mid A_k)}{\sum_{i=1}^{n} P(A_i)P(B \mid A_i)}, \quad k = 1, 2, \cdots, n.$$

上式称为 Bayes 公式.其证明用条件概率公式和全概率公式直接可得.

通常将 $P(A_1), P(A_2), \cdots, P(A_n)$ 称为先验概率,称 $P(A_1 \mid B), P(A_2 \mid B), \cdots,$ $P(A_n \mid B)$ 为后验概率.Bayes 公式便是用先验概率及其条件概率计算后验概率的公式,它被广泛地应用于疾病的计量诊断及临床决策分析.

例 11.16 经大量临床应用知道,某种诊断肝癌的试验有下述效果.若记"试验反应为阳性"的事件为 B,记"患肝癌"的事件为 A,据统计资料,肝癌患者试验反应为阳性的概率为 0.94,即真阳性率为 $P(B \mid A) = 0.94$,非肝癌患者试验为阴性的概率为 0.96,即真阴性概率为 $P(\bar{B} \mid \bar{A}) = 0.96$,对一群人进行癌症普查,假设被试验的人群中(意指某一地区)患肝癌的发病率为 0.003,今有一人经试验反应为阳性,求此人患肝癌的概率?

解 这是 Bayes 公式在 $k = 2$ 时的情况:

$$P(A \mid B) = \frac{P(A)P(B \mid A)}{P(A)P(B \mid A) + P(\bar{A})P(B \mid \bar{A})},$$

现已知
$$P(A) = 0.003, P(B \mid A) = 0.94,$$

$$P(\bar{A}) = 1 - P(A) = 0.997, P(B \mid \bar{A}) = 1 - P(\bar{B} \mid \bar{A}) = 1 - 0.96 = 0.04,$$

代入上式得所求概率为

$$P(A \mid B) = \frac{0.003 \times 0.94}{0.003 \times 0.94 + 0.997 \times 0.04} = 0.066.$$

可见试验为阳性的人确实患肝癌的可能性并不大,仅为 6.6%.

例 11.17 为探讨乳腺肿块的鉴别诊断,调查了 186 个病例,根据病理报告,其中乳癌(A_1)29 例,纤维腺瘤(A_2)92 例,乳腺病(A_3)65 例.由此可得各病的先验概率如下:

$$P(A_1) \approx \frac{29}{186} = 0.1559, \quad P(A_2) \approx \frac{92}{186} = 0.4946, \quad P(A_3) \approx \frac{65}{186} = 0.3495,$$

在各种病发生的条件下,有关重要症候(B_{im})出现的概率 $P(B_{im} \mid A_i)$ 的经验估计如表 11—4 所示,例如,乳癌 29 例中,年龄"小于 40 岁"(记为 B_{11})者 4 例,故 $P(B_{11} \mid A_1) = \frac{4}{29}$

≈ 0.1397；年龄"不小于 40 岁"（记为 B_{12}）者 25 例，故 $P(B_{12} \mid A_1) = \dfrac{25}{29} \approx 0.8621$.

假设有这样一个病例，患者 35 岁，乳腺肿块表面整齐，偏硬，近期未见明显增大，边界不清楚，长约 2cm.该病例所出现的有关症候表现的具体组合可用符号表示如下：

$$B = B_{11} B_{21} B_{32} B_{41} B_{53} B_{61}.$$

表 11-4   乳腺肿块病理统计表

证候表现		乳癌（29 例）		纤维腺瘤（92 例）		乳腺病（65 例）	
		例数	条件概率	例数	条件概率	例数	条件概率
年龄（岁）	$B_{11} < 40$	4	0.1379	74	0.8043	54	0.8308
	$B_{12} \geqslant 40$	25	0.8621	18	0.1957	11	0.1692
肿块表面	B_{21} 整齐	2	0.0690	45	0.4891	30	0.4615
	B_{22} 不整齐	27	0.9310	47	0.5190	35	0.5385
硬度	B_{31} 中	4	0.1379	6	0.0652	12	0.1846
	B_{32} 偏硬	16	0.5517	77	0.8370	49	0.7588
	B_{33} 硬	9	0.3104	9	0.0978	4	0.0616
增大速度	B_{41} 慢	3	0.1034	4	0.0435	16	0.2462
	B_{42} 中	16	0.5517	79	0.8587	46	0.7077
	B_{43} 快	10	0.4338	9	0.0978	3	0.0461
边界	B_{51} 清楚	1	0.0345	51	0.5543	19	0.2932
	B_{52} 欠清楚	24	0.8276	38	0.4130	36	0.5538
	B_{53} 不清楚	4	0.1379	3	0.0327	10	0.1539
肿块长度（cm）	$B_{61} < 2.75$	6	0.2069	69	0.7500	56	0.8615
	$B_{62} > 2.75$	23	0.7931	23	0.2500	9	0.1385

假定各证候表现的出现与否彼此独立，则根据独立事件乘法公式，得

$$P(B) = P(B_{11})P(B_{21})P(B_{32})P(B_{41})P(B_{53})P(B_{61}),$$

在 A_1（乳癌）发生的条件下，B 出现的概率

$$P(B \mid A_1) = P(B_{11} \mid A_1)P(B_{21} \mid A_1)P(B_{32} \mid A_1) \cdot P(B_{41} \mid A_1)P(B_{53} \mid A_1)P(B_{61} \mid A_1)$$
$$= 0.1379 \times 0.0690 \times 0.5517 \times 0.1034 \times 0.1379 \times 0.2069$$
$$= 1.5487 \times 10^{-5},$$

同样可得在 A_2（纤维腺瘤）发生的条件下 B 出现的概率为 $P(B \mid A_2)$ 及在 A_3（乳腺病）发生的条件下 B 出现的概率 $P(B \mid A_3)$：

$$P(B \mid A_2) = 3.5019 \times 10^{-4}, \quad P(B \mid A_3) = 9.4281 \times 10^{-3},$$

于是有

$$P(A_1 \mid B) = \frac{P(A_1 B)}{P(B)} = \frac{P(A_1)P(B \mid A_1)}{P(A_1)P(B \mid A_1) + P(A_2)P(B \mid A_2) + P(A_3)P(B \mid A_3)}$$

$$= \frac{0.1559 \times 1.5487 \times 10^{-5}}{0.1559 \times 1.5487 \times 10^{-5} + 0.4946 \times 3.5019 \times 10^{-4} + 0.3495 \times 9.4281 \times 10^{-3}}$$

$$= \frac{2.414 \times 10^{-5}}{2.414 \times 10^{-5} + 1.7320 \times 10^{-4} + 3.2951 \times 10^{-3}} = 6.920 \times 10^{-3} = 0.00692.$$

同理 $P(A_2 \mid B) = 4.9593 \times 10^{-2} = 0.049593$，$P(A_3 \mid B) = 0.94350$. 因为 $\max\{P(A_1 \mid B), P(A_2 \mid B), P(A_3 \mid B)\} = 0.94350$，所以诊断该患者所患是 A_3（乳腺病），因为是乳腺病的可能性为 94.35%.

如果不要求后验概率,直接比较 $P(A_1 \mid B)$, $P(A_2 \mid B)$, $P(A_3 \mid B)$ 的分子也可得出同样结论.使用分子表达式进行鉴别诊断的方法称为最大似然法.

11.2 随机变量及其概率分布

一、随机变量的概念

随机事件是随机试验的结果,讨论其出现与否的概率问题,是对随机事件的一种"定性"的描述,但是许多随机试验的结果表现为数量,跟实数对应起来.例如测量某一年龄人的身高、体重、血压、心率等,也有一些随机试验的结果虽然一般不直接用数量表示,但可采用数量化的方法,人为地给它以某种数量.例如,急性阑尾炎患者腹部压痛的程度分为"无"、"轻"、"中"、"重"4 等,疗效有"无效"、"有效"、"显效"等.我们可以用"0"、"1"、"2"、"3"表示上面 4 种压痛感,用"0"、"1"、"2"分别表示上述疗效情况.从而随机试验结果亦跟实数对应起来.现给出下面的定义.

定义 6 任何一个随机试验,其结果都可以用一个变量来刻画,试验的结果不同,表现为变量的取值不同,这种变量称为随机变量(random variable).亦可这样来定义:

对于样本空间 Ω 中的任一点 ω,都有唯一的一个实数 $X(\omega)$ 与其对应,把这样的实值单值函数 $X(\omega)$ 称为随机变量.

随机变量通常用字母 X, Y, ζ, η 等来表示.用小写字母 x 表示随机变量 X 的一个具体值.例如上述例子中,压痛感用随机变量 X 来表示,一旦出现"无痛",则规定 $x=0$;出现"轻痛",则规定 $x=1$ 等.

因为随机试验的结果不确定,有一定的概率,所以随机变量的取值有随机性,也有一定的概率,即 $P(X=x_k)=p_k$.因此随机变量与普通函数有本质差异,普通函数是定义在某实数集上,而随机变量是定义在样本空间上的函数,并带有一定的概率.

常见的随机变量有离散型随机变量和非离散型随机变量,而非离散型随机变量又以连续型随机变量最为常见.

定义 7 如果随机变量 X 所有可能取的值能够一一列举出来,则 X 称为离散型随机变量(discrete random variable).如果随机变量 X 的取值为某一个区间或整个数轴上的值,则称 X 为连续型随机变量(continuous random variable).

例如医院每天的就诊人数是离散型随机变量,因为 X 的取值为 $0, 1, 2, \cdots, n$.而人的身高、体重、血压等都是连续型随机变量,因为它们的取值都是在某个区间上.

二、离散型随机变量及其分布

1. 离散型随机变量的概率分布

对离散型随机变量 X 来说不仅要知道它可能取的有限个或可列个值:$x_1, x_2, \cdots, x_k, \cdots$,更重要的是要知道它在取各个值时的概率,即

$$P\{X=x_k\}=p_k \quad (k=1,2,\cdots),$$

其中 p_k 满足

(1) $p_k \geqslant 0 (k=1,2,\cdots)$; (2) $\sum_{k=1}^{\infty} p_k = 1$,

上式称为离散型随机变量 X 的概率分布(probability distribution)或分布律.当概率分布写成

表格形式

$X = x_k$	x_1	$x_2,$	$\cdots$	$x_k,$	$\cdots$
$P\{X = x_k\}$	p_1	$p_2,$	$\cdots$	$p_k,$	$\cdots$

时,就称为随机变量的分布列.它完整地描述了离散型随机变量 X 的概率分布情况.

例 11.18 设盒中有 2 个白球 3 个黑球,从中随机取 3 个球,求抽得白球数的概率分布?

解 令 X 表示从盒中取 3 个球中的白球个数,显然随机变量 X 可能取 $0,1,2$(因为只有 2 个白球).则有

$$P\{X = 0\} = \frac{C_2^0 C_3^3}{C_5^3} = \frac{1}{10} = 0.1, \quad P\{X = 1\} = \frac{C_2^1 C_3^2}{C_5^3} = \frac{2 \times 3}{10} = 0.6,$$

$$P\{X = 2\} = \frac{C_2^2 C_3^1}{C_5^3} = \frac{1 \times 3}{10} = 0.3,$$

或写成

$X = x_k$	0	1	2
p_k	0.1	0.6	0.3

2. 离散型随机变量的累计概率分布(分布函数)

离散型随机变量 X 的概率分布 $P\{X = x_k\} = p_k (k = 0,1,2,\cdots)$ 或分布列

$X = x_k$	x_1	x_2	$\cdots$	$x_k,$	$\cdots$
$P\{X = x_k\} = p_k$	p_1	p_2	$\cdots$	$p_k,$	$\cdots$

可用图 11−8 来表示.其中以横坐标表示随机变量 X 的可取值 x_k,纵坐标表示相应取值的概率 $P\{X = x_k\} = p_k$.

如果将分布列中的 $x_1, x_2, \cdots, x_k \cdots$ 由小到大排列出来,并把分布列中相应的 $P\{X = x_k\}$ 换成 $P\{X \leqslant x_k\}$,即把相应取值概率换成相应取值的累计概率,便得到表格

图 11−8

X	x_1	x_2	$\cdots$	x_k	$\cdots$
$P\{X \leqslant x_i\}$	$P\{X \leqslant x_1\}$	$P\{X \leqslant x_2\}$	$\cdots$	$P\{X \leqslant x_k\}$	$\cdots$

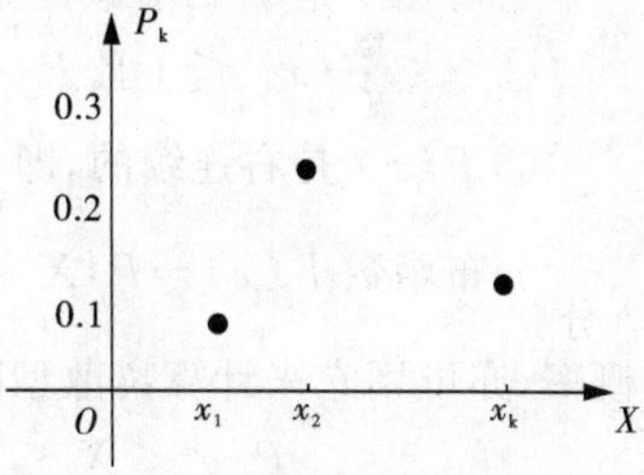

或

$$X: \begin{bmatrix} x_1 & x_2 & \cdots & x_k \\ p_1 & p_1 + p_2 & \cdots & \sum_{i=1}^{k} p_i \end{bmatrix}$$

我们把上面表格称为离散型随机变量 X 的累计概率分布函数(cumulative distribution function)或称分布函数.简记为 $F(x)$.

因此一个具有概率分布的离散型随机变量 X 的累计概率分布函数 $F(x)$ 由

$$F(x) = P\{X \leqslant x\} = \sum_{x_k \leqslant x} p_k$$

给出.

例 11.19 求本节例 11.18 中的概率分布的累计概率分布函数.

$X=x_k$	0	1	2
$P\{X=x_k\}$	0.1	0.6	0.3

解　由于随机变量 X 只可能取值 $0,1,2$,因此当 $x<0$ 时,$\{X\leqslant x\}$ 是不可能事件,故

$$F(x)=P\{X\leqslant x\}=\sum_{x_k\leqslant x}p_k=0.$$

当 $0\leqslant x<1$ 时,$X\leqslant x$ 取到 $x_k=0$,故

$$F(x)=P\{X\leqslant x\}=\sum_{x_k\leqslant x}p_k=P\{X=0\}=0.1;$$

当 $1\leqslant x<2$ 时,$X\leqslant x$ 能取到 $x_1=0,x_2=1$,故

$$F(x)=P\{X\leqslant x\}=P\{X=0\}+P\{X=1\}=0.1+0.6=0.7;$$

当 $x\geqslant 2$ 时,$X\leqslant x$ 能取到 $x_1=0,x_2=1,x_3=2$,故

$$\begin{aligned}F(x)=P\{X\leqslant x\}&=P\{X=0\}\\&+P\{X=1\}+P\{X=2\}\\&=0.1+0.6+0.3=1,\end{aligned}$$

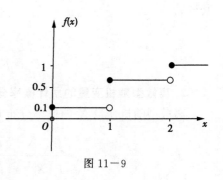

图 11-9

于是得随机变量 X 的分布函数如下(如图 11-9 所示):

$$F(x)=\begin{cases}0, & \text{当 } x<0;\\0.1, & \text{当 } 0\leqslant x<1;\\0.7, & \text{当 } 1\leqslant x<2;\\1, & \text{当 } x\geqslant 2.\end{cases}$$

一般累计概率分布函数 $F(x)=P\{X\leqslant x\}=\sum_{x_k\leqslant x}p_k$ 具有以下性质:

① $F(x)$ 是 x 的非减函数,即当 $x_1<x_2$ 时 $F(x_1)\leqslant F(x_2)$;

② $0\leqslant F(x)\leqslant 1$ 且 $F(-\infty)=\lim\limits_{x\to-\infty}F(x)=0$,　$F(+\infty)=\lim\limits_{x\to+\infty}F(x)=1$;

③ $F(x)$ 是右连续的,即 $\lim\limits_{x\to x_k+0}F(x)=F(x_k)$.

分布函数 $F(x)=P\{X\leqslant x\}=\sum_{x_k\leqslant x}P\{X=x_k\}$ 实际表示随机变量 X 落在 $(-\infty,x]$ 上的概率,亦可用它来计算离散型随机变量 X 落在区间 $(a,b]$ 上的概率:

$$P\{a<X\leqslant b\}=P\{X\leqslant b\}-P\{X\leqslant a\}=F(b)-F(a).$$

例如例 11.19 中的离散型随机变量落在区间 $(0,2]$ 上的概率为 $P\{0<X\leqslant 2\}=F(2)-F(0)=1-0.1=0.9$.

3. 几种常见的离散随机变量的概率分布

(1)二点分布[或(0-1)分布]

定义 8　设随机变量 X 只可能取 0 和 1 两个值,它的概率分布是

$$P\{X=1\}=p,\quad P\{X=0\}=1-p\quad(0<p<1),$$

则称 X 服从(0-1)分布,或称 X 具有(0-1)分布或二点分布(two-point distribution).

二点分布的分布列可写成

X	1	0
p_k	p	$1-p$

例如对药品质量的检验出现"合格与不合格",疗效出现"有效与无效",药检的"阴性与阳性",

对新生婴儿的性别登记的"男性与女性"等都可用(0-1)分布的随机变量来描述,(0-1)分布是经常遇到的一种分布.

例 11.20 瓶中装有 100 片药,其中有 95 片是合格的正品,5 片是失效的,现从中随机取出一片(假定取得每片的机会相同),做出其分布列.

解 现在定义随机变量 X 如下:

$$X = \begin{cases} 1, & \text{当取得正品时;} \\ 0, & \text{当取得次品时,} \end{cases}$$

于是 $P\{X=1\}=0.95, P\{X=0\}=0.05$,

分布列为

X	1	0
p_k	0.95	0.05

即 X 服从二点分布.

(2)Bernoulli(伯努利)试验与二项分布

如果一个随机试验满足下面条件:

① 该实验由 n 次重复试验构成;

② 每次实验只有两个可能的结果:A 及 $\overline{A}$,记 $P(A)=p, p(\overline{A})=1-p=q$;

③ n 次重复试验是独立的,即各次试验的结果互不影响,

则称该试验为 n 重 Bernoulli 试验.它是一种很重要的模型,在医学卫生和其他科学技术领域中都有广泛的应用.对 n 重 Bernoulli 试验有下面的重要事实:

定理 10 在 n 重 Bernoulli 试验中,事件 A 恰好出现 $k(0 \leqslant k \leqslant n)$ 次的概率为

$$P_n(k) = C_n^k p^k (1-p)^{n-k}.$$

以 $n=3, k=2$ 为例来证明此定理:

在 3 次重复试验中事件 A 恰好出现 2 次的方式有以下 C_3^2 种

$$A_1 A_2 \overline{A}_3, \quad A_1 \overline{A}_2 A_3, \quad \overline{A}_1 A_2 A_3,$$

其中 $A_i(i=1,2,3)$ 表示事件 A 在第 i 次试验中发生;$\overline{A}_i(i=1,2,3)$ 表示事件 A 在第 i 次试验中不发生.

由于以上各种方式中任何两种方式都是互不相容的,且各次试验互相独立,于是有

$$\begin{aligned} P_3(2) &= P(A_1 A_2 \overline{A}_3) + P(A_1 \overline{A}_2 A_3) + P(\overline{A}_1 A_2 A_3) \\ &= P(A_1)P(A_2)P(\overline{A}_3) + P(A_1)P(\overline{A}_2)P(A_3) + P(\overline{A}_1)P(A_2)P(A_3) \\ &= 3p^2(1-p)^{3-2} = C_3^2 p^2 q. \end{aligned}$$

例 11.21 在 100 升经消毒的自来水中,只能含有 10 个大肠杆菌,今从中取出 1 升水进行检验,问在这 1 升水中检出 2 个大肠杆菌的概率是多少? 如果果真检出有 2 个大肠杆菌,问这水是否合格?

解 对于每个大肠杆菌来说,只有两种结果,或落入或不落入被取出的这 1 升水中,每个杆菌落入与否是互相独立的,而这 10 个大肠杆菌是否落入可以看做是做了 10 次独立重复试验,落入(事件 A)的概率 $P(A)=0.01$,不落入(事件 $\overline{A}$)的概率 $P(\overline{A})=1-P(A)=0.99$,故所求的概率为:

$$P_{10}(2) = C_{10}^2 (0.01)^2 (0.99)^8 = 0.0041.$$

这一概率很小,小概率事件在试验次数很小时是很难发生的,如果仅做一次这样的检验就

发现有 2 只大肠杆菌,则这水极有可能是不合格的.

定义 9 设随机变量 X 的可能取值为 $0,1,2,\cdots,n$,而其相应的概率为 $P(X=k)=C_n^k p^k q^{n-k}$ $(k=0,1,2,\cdots,n,0\leqslant p\leqslant 1,q=1-p)$.即

$X=x_k$	0	1	2	$\cdots$	n
p_k	q^n	npq^{n-1}	$C_n^2 p^2 q^{n-2}$	$\cdots$	p^n

则称 X 服从参数为 n、p 的二项分布(binomial distribution),记为 $X\sim B(n,p)$.

注:由于 $C_n^k p^k q^{n-k}$ 刚好是二项式 $(p+q)^n$ 的展式中的第 $k+1$ 项,这就是称上述分布为二项分布的原因.又当 $n=1$ 时,分布列为 $\dfrac{X \mid 0 \quad 1}{p_k \mid p \quad q}$,这时二项分布就成为 $(0-1)$ 分布了.

例 11.22 据报道,有 10% 的人对某药有肠道反应,为考核该药疗效,现任选 5 人服用此药,试写出:①随机变量 X(有肠道反应的人数)的概率分布;②不多于 2 人有肠道反应的概率;③有人有反应的概率.

解 设服药后有反应这一事件为 A,故 $P(A)=0.1,P(\overline{A})=0.9$.

这相当于 5 重独立试验,有反应人数 $X\sim B(5,0.1)$,因此

① 概率分布 $P\{X=k\}=C_5^k(0.1)^k(0.9)^{5-k}$, $(k=0,1,2,3,4,5)$,
其分布列为

X	0	1	2	3	4	5
p_k	0.59049	0.32805	0.07290	0.00810	0.00045	0.00001

② $P\{X\leqslant 2\}=\sum_{k=0}^{2}P\{X=k\}=\sum_{k=0}^{2}C_5^k(0.1)^k(0.9)^{5-k}$
$=0.59049+0.32805+0.07290=0.99144.$

③ $P\{X\geqslant 1\}=1-P\{X=0\}=1-0.59049=0.40951.$

例 11.23 设在某制药厂的生产中,出现废品的概率为 0.0074,问从产品中任取 100 件,恰好出现 4 件废品的概率是多少?

解 我们把抽取一件产品看它是否是废品看成一次试验,由于每次抽到的产品都不再放回产品堆中,因此这 100 次试验是不独立的.但当产品的总数很大、且抽查的产品件数相对于产品的总数来说又很小时,可将它们当做独立试验来处理,这样做会有一定的误差,但误差不大.

以 X 记这 100 件产品中出现的废品数,那么 X 是一个随机变量,且有 $X\sim B(100,0.0074)$.于是
$$P\{X=4\}=P_{100}(4)=C_{100}^4(0.0074)^4(1-0.0074)^{96}.$$
要计算这个值很麻烦,下面讲了 Poisson(泊松)分布之后这个问题就可较好地解决了.

（3）Poisson(泊松)分布

定义 10 设随机变量 X 的可能取值为 $0,1,2,\cdots,n,\cdots$,而其相应概率为 $P(X=k)=\dfrac{\lambda^k}{k!}e^{-\lambda}$ $(k=0,1,2,\cdots)$,其中 $\lambda>0$,则称 X 服从参数为 λ 的 Poisson 分布(Poisson distribution),记作 $X\sim P(\lambda)$.

人们发现许多稀疏现象,如稀有元素的含量,废品率极低的抽样检查,低发病的发病人数等都服从 Poisson 分布.

而且有时还可以用它来对二项分布进行近似计算.例如在例 11.23 中,由于 n 很大,计算 $P_n(k)$ 较困难.不过,如果这时 p 很小,那么在理论上可以证明

$$P_n(k) \approx \frac{\lambda^k}{k!} e^{-\lambda} \quad (k=0,1,\cdots,n).$$

其中 $\lambda = np$.这就是著名的二项分布的 Poisson 逼近公式.

若利用此逼近公式来计算例 11.23 的 $P_{100}(4)$ 的值,因此时 $\lambda = n \cdot p = 100 \times 0.0074 = 0.74$,

故
$$P_{100}(4) \approx \frac{(0.74)^4}{4!} e^{-0.74} = 0.005.$$

例 11.24　用车运送 500 件针剂药品,在运输途中药品受损坏的概率为 0.002.求下列事件:在运输途中药品损坏①等于 3 件,②小于 3 件,③多于 3 件,④至少 1 件的概率.

解　设 X 是药品在运输过程中损坏的件数,它是随机变量,并服从二项分布 $X \sim B(500, 0.002)$,由于 $n=500$ 相当大,$p=0.002$ 相当小,因此可用 Poisson 公式近似代替.此时 $\lambda = n \cdot p = 500 \times 0.002 = 1$.

① $P_{500}(3) \approx \frac{1}{3!} e^{-1} = 0.613$,

② $P_{500}(0) + P_{500}(1) + P_{500}(2) \approx e^{-1} + e^{-1} + \frac{e^{-1}}{2}$

$= 0.3679 + 0.3679 + 0.1839 = 0.9197$,

③ 由于事件"损坏药品件数大于 3"和"损坏药品件数不大于 3"是对立事件.故
$$P = 1 - [P_{500}(0) + P_{500}(1) + P_{500}(2) + P_{500}(3)]$$
$$= 1 - \left[0.9197 + \frac{1^3}{3!} e^{-1}\right] = 1 - [0.9197 + 0.0613] = 0.019,$$

④ 由于事件"至少有 1 件药品受损坏"和"没有 1 件药品受损坏"是对立事件.故
$$P = 1 - P_{500}(0) = 1 - \frac{1^0}{0!} e^{-1} = 1 - 0.36788 = 0.632.$$

三、连续型随机变量的概率密度函数和分布函数

1. 连续型随机变量的概率密度函数

类似于离散型随机变量,连续型随机变量也应指出它的取值范围及其对应的取值概率.但是连续型随机变量是在一个范围内连续地取值的(如身高、体重是在某一区间内连续取值的),无法一一列举出来,因而就不能像离散型随机变量那样用分布律来描述.

定义 11　连续型随机变量 X 在 $(-\infty, +\infty)$ 内取值,如果存在可积函数 $f(x)$,对于任意实数 a、$b(a<b)$ 都有

$$P\{a \leqslant X \leqslant b\} = \int_a^b f(x) \mathrm{d}x,$$

则称 $f(x)$ 为 X 的概率密度(probability density).

概率密度具有如下性质:

① $f(x) \geqslant 0$.

② $\int_{-\infty}^{\infty} f(x)\mathrm{d}x = 1$.

③ $\lim\limits_{\Delta x \to 0^+} \dfrac{P\{x \leqslant X \leqslant x + \Delta x\}}{\Delta x} = \lim\limits_{\Delta x \to 0^+} \dfrac{\int_x^{x+\Delta x} f(x)\mathrm{d}x}{\Delta x}$

$= \lim\limits_{\Delta x \to 0^+} \dfrac{f(\xi)\int_x^{x+\Delta x}\mathrm{d}x}{\Delta x} = f(x), \xi \in (x, x+\Delta x)$.

这说明 $f(x)$ 恰好是随机变量 X 落在区间 $[x, x+\Delta x]$ 内的概率与区间长度之比(即"平均取值概率")当 $\Delta x \to 0^+$ 时的极限,这正是称 $f(x)$ 为概率密度的缘故.

类似于离散型随机变量的累计概率分布,亦可讨论连续型随机变量的分布函数.

2. 连续型随机变量的分布函数

上面讨论了概率密度 $f(x)$,由微积分知

$$P\{a \leqslant X \leqslant b\} = \int_a^b f(x)\mathrm{d}x = \int_{-\infty}^b f(x)\mathrm{d}x - \int_{-\infty}^a f(x)\mathrm{d}x,$$

因此 X 落在区间内的概率都可化为形如 $\int_{-\infty}^t f(x)\mathrm{d}x$ 的积分之差,这对今后计算落在区间内的概率有很大方便.

(1) **定义 12** 设 X 是随机变量,对每一实数 x,概率 $P\{X \leqslant x\}$ 是 x 的函数,称函数

$$F(x) = P\{X \leqslant x\} = \int_{-\infty}^x f(t)\mathrm{d}t \qquad (-\infty < x < +\infty)$$

为随机变量 X 的分布函数(distribution function).

(2) 概率密度与分布函数的关系

由 $F(x) = \int_{-\infty}^x f(t)\mathrm{d}t$ 可知概率密度函数 $f(x)$ 在 $(-\infty, x]$ 上的积分就是分布函数,

又由 $\qquad F'(x) = \lim\limits_{\Delta x \to 0} \dfrac{F(x + \Delta x) - F(x)}{\Delta x}$

$= \lim\limits_{\Delta x \to 0} \dfrac{\int_{-\infty}^{x+\Delta x} f(t)\mathrm{d}t - \int_{-\infty}^x f(t)\mathrm{d}t}{\Delta x} = \lim\limits_{\Delta x \to 0} \dfrac{\int_x^{x+\Delta x} f(t)\mathrm{d}t}{\Delta x} = f(x)$

可知分布函数 $F(x)$ 的导数就是概率密度 $f(x)$.

概率密度函数 $f(x)$ 在几何上表示一条曲线,而分布函数 $F(x)$ 是介于曲线 $f(x)$ 与 Ox 轴之间从 $-\infty$ 到 x 的面积(如图 $11-10$ 所示).

(3) 分布函数的性质

① $0 \leqslant F(x) \leqslant 1$.

② $F(+\infty) = \lim\limits_{x \to +\infty} P\{X \leqslant x\} = 1$,即 $\int_{-\infty}^{\infty} f(t)\mathrm{d}t = 1$(概率密度曲线下总面积为 1),$F(-\infty) = \lim\limits_{x \to -\infty} P\{X \leqslant x\} = 0.1$.

(如图 $11-11$ 所示)

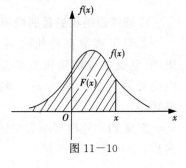

图 $11-10$

③ $P\{a \leqslant X \leqslant b\} = F(b) - F(a) = \int_a^b f(x)\mathrm{d}x$.(如图 $11-12$ 所示)

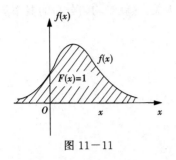

图 11—11

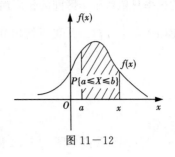

图 11—12

④ 分布函数 $F(x)$ 是不减函数.

因为对于任 $x_1 < x_2$，有 $F(x_2) - F(x_1) = P\{x_1 \leqslant X \leqslant x_2\} > 0$.

⑤ $F(x)$ 是连续的.

值得注意的是，离散型随机变量与连续型随机变量的一个较大区别是连续型随机变量没有分布律，而且连续型随机变量 X 在个别点上的概率为零，即 $P\{X = a\} = 0$，这是因为

$$0 \leqslant P\{X = a\} \leqslant P\{a - \Delta x < X \leqslant a\} = \int_{a - \Delta x}^{a} f(t) \mathrm{d}t \to 0, (\Delta x \to 0).$$

由此可见，在计算连续型随机变量 X 落在某一区间内的概率时，不必计较是开区间还是闭区间.同时还须指出，当事件 A 为不可能事件时，有 $P(A) = 0$，但 $P(A) = 0$ 并不意味着事件 A 一定不发生.

例 11.25 设随机变量 X 具有概率密度 $f(x) = \begin{cases} k\mathrm{e}^{-3x}, & \text{当 } x \geqslant 0; \\ 0, & \text{当 } x < 0, \end{cases}$ 试确定常数 k，并求 $P\{0.1 < X\}$.

解 因 $\int_{-\infty}^{+\infty} f(x)\mathrm{d}x = 1$，故

$$\int_{-\infty}^{+\infty} f(x)\mathrm{d}x = k\int_{0}^{+\infty} \mathrm{e}^{-3x} \mathrm{d}x = k\left[-\frac{1}{3}\mathrm{e}^{-3x}\right]\Big|_{0}^{+\infty} = \frac{k}{3} = 1.$$

从而 $k = 3$，便有 $f(x) = \begin{cases} 3\mathrm{e}^{-3x}, & \text{当 } x \geqslant 0; \\ 0, & \text{当 } x < 0, \end{cases}$ 故

$$P\{0.1 < X\} = 1 - P\{X \leqslant 0.1\} = 1 - \int_{0}^{0.1} 3\mathrm{e}^{-3x} \mathrm{d}x = 1 + \mathrm{e}^{-3x}\Big|_{0}^{0.1}$$

$$= 1 + (\mathrm{e}^{-0.3} - 1) = 0.7408.$$

3. 几种常见的连续型随机变量的分布

（1）均匀分布

定义 13 设连续型随机变量 X 在有限区间 $[a, b]$ 上取值，其概率密度为

$$f(x) = \begin{cases} \dfrac{1}{b - a}, & \text{当 } a \leqslant x \leqslant b; \\ 0, & \text{其他,} \end{cases}$$

则称 X 在区间 $[a, b]$ 上服从均匀分布(uniformly distribution).

注：由于对于任一长度为 l 的子区间 $(c, c+l)$，$a \leqslant c < c+l \leqslant b$，有

$$P\{c \leqslant X \leqslant c+l\} = \int_{c}^{c+l} f(x)\mathrm{d}x = \int_{c}^{c+l} \frac{1}{b-a}\mathrm{d}x = \frac{l}{b-a},$$

这说明随机变量 X 落在区间 $[a, b]$ 中任意等长的子区间内的可能性是相同的，或者说它落在子

区间内的概率只依赖于子区间的长度而与子区间的位置无关,这就是均匀分布的概率意义.

由 $F(x) = \int_{-\infty}^{x} f(t)\mathrm{d}t$ 可得均匀分布的分布函数

$$F(x) = \begin{cases} 0, & \text{当 } x < a; \\ \dfrac{x-a}{b-a}, & \text{当 } a \leqslant x \leqslant b; \\ 1, & \text{当 } x > b. \end{cases}$$

$f(x)$ 及 $F(x)$ 的图形分别如图 11-13 和图 11-14 所示.

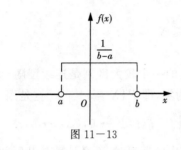

图 11-13

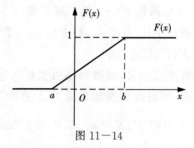

图 11-14

(2)正态分布

定义 14 设连续型随机变量 X 的概率密度为

$$f(x) = \frac{1}{\sqrt{2\pi}\sigma} e^{-\frac{(x-\mu)^2}{2\sigma^2}}, \quad -\infty < x < +\infty,$$

其中 $\sigma > 0$,μ 与 σ 均为常数,则称 X 服从参数为 μ、σ 的正态分布(normal distribution)或 Gauss(高斯)分布,记为 $X \sim N(\mu, \sigma^2)$.

$f(x)$ 的图形如图 11-15 所示,它具有以下性质:

① 曲线关于 $x = \mu$ 对称.这表明对于任意 $h > 0$,$P(\mu - h < X \leqslant \mu) = P(\mu < X \leqslant \mu + h)$.

② 当 $x = \mu$ 时,取到最大值

$$f(\mu) = \frac{1}{\sqrt{2\pi}\sigma},$$

x 离 μ 越远 $f(x)$ 的值越小,且 $\lim\limits_{x \to \infty} f(x) = 0$,这表明同样长度的区间,当区间离 μ 越远,X 落在这个区间上的概率越小如图 11-16 所示.

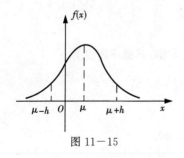

图 11-15

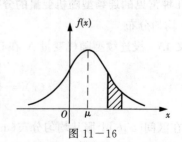

图 11-16

在 $x = \mu \pm \sigma$ 处曲线有拐点,曲线以 Ox 轴为渐近线.

另外,如果固定 σ,改变 μ 的值,则 $f(x)$ 的图形沿着 Ox 轴平行移动,而不改变其形状(见图 11-17),可见正态分布的概率密度 $y = f(x)$ 的位置完全由参数 μ 所确定.

如果固定 μ，改变 σ，则由最大值 $f(\mu)=\dfrac{1}{\sqrt{2\pi}\,\sigma}$ 和曲线 $f(x)$ 与 Ox 轴之间的面积为 1 知，

σ 越小，则 $f(\mu)$ 越大，图形越尖；σ 越大，则 $f(\mu)$ 越小，图形越矮（见图 11−18）.

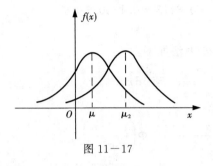

图 11−17

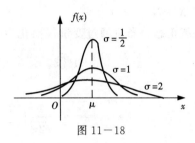

图 11−18

正态分布的分布函数 $F(x)$ 为

$$F(x)=\frac{1}{\sqrt{2\pi}\,\sigma}\int_{-\infty}^{x}\mathrm{e}^{-\frac{(t-\mu)^2}{2\sigma^2}}\,\mathrm{d}t\,,$$

它的图形如图 11−19 所示.

特别，当 $\mu=0$，$\sigma=1$ 时，称 X 服从标准正态分布，记为 $X\sim N(0,1)$，其概率密度和分布函数分别用 $\varphi(x)$ 和 $\Phi(x)$ 表示，有

$$\varphi(x)=\frac{1}{\sqrt{2\pi}}\mathrm{e}^{-\frac{x^2}{2}}$$

和

$$\Phi(x)=\frac{1}{\sqrt{2\pi}}\int_{-\infty}^{x}\mathrm{e}^{-\frac{t^2}{2}}\,\mathrm{d}t\,, \tag{$*$}$$

显然 $\Phi(0)=\dfrac{1}{2}$ 及 $\Phi(-x)=1-\Phi(x)$. 如图 11−20 所示.

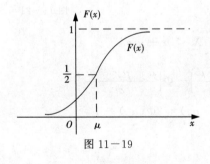

图 11−19

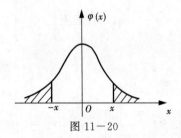

图 11−20

由于（$*$）式右端的积分不能用初等函数表达，但它又常用，因此编制了详细的函数数值表（见本书附表 4）.

下面来研究如何计算服从正态分布的随机变量 X 落在区间 $[x_1,x_2]$ 内的概率：

① $X\sim N(0,1)$

$$P\{x_1\leqslant X\leqslant x_2\}=\frac{1}{\sqrt{2\pi}}\int_{x_1}^{x_2}\mathrm{e}^{-\frac{t^2}{2}}\,\mathrm{d}t=\frac{1}{\sqrt{2\pi}}\int_{-\infty}^{x_2}\mathrm{e}^{-\frac{t^2}{2}}\,\mathrm{d}t-\frac{1}{\sqrt{2\pi}}\int_{-\infty}^{x_1}\mathrm{e}^{-\frac{t^2}{2}}\,\mathrm{d}t$$

$$=\Phi(x_2)-\Phi(x_1).$$

$\Phi(x_1)$ 与 $\Phi(x_2)$ 的数值通过查标准正态分布表即可得到，从而可算出 $P\{x_1\leqslant X\leqslant x_2\}$.

例 11.26 已知 $X \sim N(0,1)$,求 $P\{1 \leqslant X \leqslant 2\}$.

解 $P\{1 \leqslant X \leqslant 2\} = \dfrac{1}{\sqrt{2\pi}} \displaystyle\int_1^2 \mathrm{e}^{-\frac{t^2}{2}} \mathrm{d}t = \Phi(2) - \Phi(1)$,查表得

$$P\{1 \leqslant X \leqslant 2\} = \Phi(2) - \Phi(1) = 0.9773 - 0.8413 = 0.1360.$$

② $X \sim N(\mu, \sigma^2)$

一般正态分布可通过变量代换化为标准正态分布.办法如下:

$$P\{x_1 \leqslant X \leqslant x_2\} = \int_{x_1}^{x_2} \frac{1}{\sqrt{2\pi}\,\sigma} \mathrm{e}^{-\frac{(x-\mu)^2}{2\sigma^2}} \mathrm{d}x$$

$$\xrightarrow[\mathrm{d}x = \sigma \mathrm{d}t]{\text{令} t = \frac{x-\mu}{\sigma}} \frac{1}{\sqrt{2\pi}} \int_{\frac{x_1-\mu}{\sigma}}^{\frac{x_2-\mu}{\sigma}} \mathrm{e}^{-\frac{t^2}{2}} \mathrm{d}t = \Phi\left(\frac{x_2-\mu}{\sigma}\right) - \Phi\left(\frac{x_1-\mu}{\sigma}\right).$$

例 11.27 设 $X \sim N(\mu, \sigma^2)$,试求 $P\{|X-\mu| < \sigma\}$,$P\{|X-\mu| < 2\sigma\}$,$P\{|X-\mu| < 3\sigma\}$.

解 $P\{|X-\mu| < \sigma\} = P\{\mu - \sigma < X < \mu + \sigma\}$

$$= \Phi\left(\frac{\mu+\sigma-\mu}{\sigma}\right) - \Phi\left(\frac{\mu-\sigma-\mu}{\sigma}\right) = \Phi(1) - \Phi(-1) = \Phi(1) - [1 - \Phi(1)]$$

$$= 2\Phi(1) - 1 = 2 \times 0.8413 - 1 = 0.6826,$$

同理 $P\{|X-\mu| < 2\sigma\} = 0.9546$,$P\{|X-\mu| < 3\sigma\} = 0.9974.$

可见,服从正态分布 $N(\mu, \sigma^2)$ 的随机变量 X 落在区间 $(\mu-2\sigma, \mu+2\sigma)$ 内的概率大于 95%,而落在区间 $(\mu-3\sigma, \mu+3\sigma)$ 内的概率大于 99%.在此区间外,随机变量 X 取值的事件几乎不可能发生,这称为 3σ 原则.

例 11.28 设 $X \sim N(\mu, \sigma^2)$,已知 $\alpha = 0.05$,试确定 μ_α 使 $P\left\{\left|\dfrac{X-\mu}{\sigma}\right| < \mu_\alpha\right\} = 1 - \alpha$.

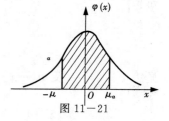

图 11-21

解 本题就是确定 μ_α,使随机变量 $\dfrac{X-\mu}{\sigma}$ 有 95% 的概率落在 $(-\mu_\alpha, \mu_\alpha)$ 之内.如图 11-21 所示.

$$P\left\{\left|\frac{X-\mu}{\sigma}\right| < \mu_\alpha\right\} = P\{\mu - \mu_\alpha\sigma < X < \mu + \mu_\alpha\sigma\}$$

$$= \Phi\left(\frac{\mu+\mu_\alpha\sigma-\mu}{\sigma}\right) - \Phi\left(\frac{\mu-\mu_\alpha\sigma-\mu}{\sigma}\right)$$

$$= \Phi(\mu_\alpha) - \Phi(-\mu_\alpha) = 2\Phi(\mu_\alpha) - 1.$$

题意要求 $P\left\{\left|\dfrac{X-\mu}{\sigma}\right| < \mu_\alpha\right\} = 1 - 0.05 = 0.95$,故

$2\Phi(\mu_\alpha) - 1 = 0.95$,即 $\Phi(\mu_\alpha) = 0.975$.查标准正态分布表可得 $\mu_\alpha = 1.96$.

11.3 随机变量的数字特征

前面我们已经讨论了离散型随机变量的概率分布和累计概率分布函数、连续型随机变量的概率密度和分布函数,显然这些已足以全面地描述随机变量 X 的取值及对应的取值概率.可是在某些实际问题中,还需要知道能集中反映随机变量变化情况的某些数字特征.就像我们把一个年级的每一个同学的身高逐一地都罗列出来,虽然已经很全面,很完整,但有时还不如

写出这个年级的"平均身高""身高的参差程度"更一目了然.这种描述随机变量取值的平均水平的数字特征,统称为位置参数,如数学期望等.而描述随机变量的离散程度、变异大小的数字特征,统称为变异参数,如方差、标准差、变异系数等.下面分别介绍.

一、数学期望及其性质

1. 数学期望的概念

(1) 离散型随机变量的数学期望

1)先看例子.设有五人,其身高分别为 1.55、1.60、1.70、1.80、1.85(单位为 m),则

$$平均身高 = \frac{1}{5}(1.55+1.60+1.70+1.80+1.85)=1.70(\text{m}).$$

又已知全班 30 人,其身高的分布情况为:

X(身高)	1.55	1.60	1.70	1.80	1.85
人次	5	8	10	4	3

则　　平均身高 $= \frac{1}{30}(1.55\times5+1.60\times8+1.70\times10+1.80\times4+1.85\times3)$

$$= 1.55\times\frac{5}{30}+1.60\times\frac{8}{30}+1.70\times\frac{10}{30}+1.80\times\frac{4}{30}+1.85\times\frac{3}{30}\approx1.68(\text{m}).$$

这种平均称为"加权平均".因为 1.70m 的人数量最多,所以权系数 $\frac{10}{30}$ 最大,1.85m 的人数量最少,所以权系数 $\frac{3}{30}$ 最少.

由于随机变量取每个值的概率大小一般不同,相应于概率大的值取到的机会多些,相应于概率小的值取到的机会少一些,所以求随机变量所能取到的各个值的"平均水平"时,对各个值不能同等对待,而应考虑到它的概率分布.

定义 15　设 X 是离散型随机变量,其分布列为:

X	x_1	x_2	$\cdots$	x_n	$\cdots$
p_i	p_1	p_2	$\cdots$	p_n	$\cdots$

则称和 $\sum\limits_{k} x_k p_k$ 为 X 的数学期望(mathematical expectation),记为 $E(X)$ 或 $M(X)$.

2)几种常用的离散随机变量分布的数学期望

① (0−1)分布的数学期望

因为(0−1)分布的分布列为

X	1	0
p_i	p	$1-p$

故　　　　　　　　　$E(X)=1\times p+0\times(1-p)=p.$

② 二项分布的数学期望

因为二项分布的分布列为

X	0	1	$\cdots$	k	$\cdots$	n
p_k	q^n	npq^{n-1}	$\cdots$	$C_n^k p^k q^{n-k}$	$\cdots$	p^n

或　　　　　　　　$P\{X=k\}=C_n^k p^k q^{n-k}, \quad (k=0,1,2,\cdots,n),$

故
$$E(X) = \sum_{k=0}^{n} k C_n^k p^k q^{n-k} = \sum_{k=1}^{n} k C_n^k p^k q^{n-k} = \sum_{k=1}^{n} \frac{kn!}{k!(n-k)!} p^k q^{n-k}$$

$$= \sum_{k=1}^{n} \frac{n(n-1)! \cdot p}{(k-1)![n-1-(k-1)]!} p^{k-1} q^{(n-1)-(k-1)}$$

$$\xrightarrow{\ \diamondsuit k-1 = l\ } np \sum_{l=0}^{n-1} \frac{(n-1)!}{l![(n-1)-l]!} p^l q^{[(n-1)-l]} = np(p+q)^{n-1} = np.$$

③ Poisson 分布的数学期望

因 Pisson 分布的分布律为 $P\{X=k\} = \dfrac{\lambda^k}{k!} e^{-\lambda}, (k=0,1,\cdots)$，可以证明 $E(X)=\lambda$.

例 11.29　甲乙两位外科医生,各自对十名心脏病人进行手术治疗.假定两组病人的年龄、病情等基本相同,用 X_1, X_2 分别表示他们手术成功的人数,且 X_1, X_2 取各个可能值的概率如表 11-5 所示:

表 11-5

X_1	0	1	2	3	4	5	6	7	8	9	10
p_k	0.028	0.121	0.234	0.267	0.200	0.103	0.037	0.009	0.001	0.000	0.000
X_2	0	1	2	3	4	5	6	7	8	9	10
p_k	0.001	0.010	0.044	0.117	0.105	0.247	0.025	0.117	0.044	0.010	0.000

求甲乙两位外科医生手术成功例的数学期望.

解　$E(X_1) = 0 \times 0.028 + 1 \times 0.121 + \cdots + 10 \times 0.000 = 2.998$,

$E(X_2) = 0 \times 0.001 + 1 \times 0.10 + \cdots + 10 \times 0.000 = 4.995$,

可见乙医生的平均手术成功例数高于甲医生,说明乙医生的技术水平高于甲.

例 11.30　在一个 N 人的单位中普查某种疾病,为此进行抽血化验.化验的方式可以有如下两种:(1)分别对每个人的血进行化验,逐一断定是否呈阳性,这总共要化验 N 次;(2)把 k 个人分为一组,同一组的 k 个人的血混合在一起进行化验,如果混合的血液呈阴性反应,就说明 k 个人的血都呈阴性,这样,这 k 个人平均每人只需化验 $\dfrac{1}{k}$ 次,如果混合的血液呈阳性,就对这 k 个人再逐一进行化验,这时,这 k 个人需要 $k+1$ 次,平均每人需要化验 $1+\dfrac{1}{k}$ 次,假定对所有的人来说化验呈阳性的概率都是 p(p 较小),而且不同人之间的反应都是互相独立的,试论证用第二种方式进行化验可以减少化验次数,并讨论 k 取何值时为较佳.

解　记 $q=1-p$,即 q 表示每个人的血呈阴性反应的概率,于是 k 个人混合成的血呈阴性反应的概率为 q^k,呈阳性反应的概率为 $1-q^k$.

按第二种方式化验时,每人的血需化验的次数 X 是随机变量,其分布列为

X	$\dfrac{1}{k}$	$1+\dfrac{1}{k}$
p_i	q^k	$1-q^k$

X 的数学期望为 $E(X) = \dfrac{1}{k} \cdot q^k + \left(1+\dfrac{1}{k}\right)(1-q^k) = 1 - q^k + \dfrac{1}{k}$,所以 N 个人平均需化验的次数为 $N \cdot \left(1 - q^k + \dfrac{1}{k}\right)$,由此可知,只要选择 k,使 $1 - q^k + \dfrac{1}{k} < 1$,即 $q^k - \dfrac{1}{k} > 0$,就能减少

化验次数.当 p 已知时,取适当的 k 使 $E(X)$ 达到较小值,就找到了较佳分组人数.

例如当 $N=1000$,$p=0.1$,即 $q=0.9$ 时,取 $k=4$,就能使 $E(X)$ 达到较小值,此时 1000 人平均只需化验 $1000\times\left(1-0.9^4+\dfrac{1}{4}\right)=594$(次),减少了 40% 的工作量.

由于 $q^k-\dfrac{1}{k}>0$ 的极小值点 k 不好求,故编制表 11-6,给出对一些不同的阳性反应概率 p,按第二种方式化验时的最佳分组人数 k.

表 11-6　　　　　　　　　　较佳分组人数表

阳性反应概率 p	较佳分组人数	阳性反应概率 p	较佳分组人数
0.15	3	0.016	8
0.14	3	0.015	9
0.13	3	0.014	9
0.12	4	0.013	9
0.11	4	0.012	10
0.10	4	0.011	10
0.09	4	0.010	11
0.08	4	0.009	11
0.07	4	0.008	12
0.06	5	0.007	12
0.05	5	0.006	13
0.04	6	0.005	15
0.03	6	0.004	16
0.02	8	0.003	19
0.019	8	0.002	23
0.018	8	0.001	32
0.017	8		

（2）连续型随机变量的数学期望

对于连续型随机变量,若它的概率密度为 $f(x)$,注意到 $f(x)\mathrm{d}x$ 的意义与离散型随机变量中的 p_k 相似,"和号 $\sum$" 变成"积分号 $\int$",自然有下面类似的定义:

定义 16　设连续型随机变量 X 的概率密度为 $f(x)$,若积分 $\displaystyle\int_{-\infty}^{+\infty}xf(x)\mathrm{d}x$ 存在,则称这个积分值为 X 的数学期望或均值,记为 $E[X]$.

下面求均匀分布和正态分布的数学期望:

① 均匀分布的数学期望.

设 X 服从区间 $[a,b]$ 上的均匀分布,那么其概率密度为

$$f(x)=\begin{cases}\dfrac{1}{b-a}, & \text{当 } a\leqslant x\leqslant b;\\[2mm] 0, & \text{其他,}\end{cases}$$

故

$$E(X)=\int_{-\infty}^{+\infty}xf(x)\mathrm{d}x=\int_a^b\frac{x}{b-a}\mathrm{d}x=\frac{1}{b-a}\left.\frac{x^2}{2}\right|_a^b=\frac{a+b}{2}.$$

② 正态分布的数学期望

设 $X \sim N(\mu, \sigma^2)$,则

$$E(X) = \int_{-\infty}^{+\infty} x \frac{1}{\sqrt{2\pi}\sigma} e^{-\frac{(x-\mu)^2}{2\sigma^2}} dx \xrightarrow{\;\diamondsuit \frac{x-\mu}{\sigma} = t\;} \int_{-\infty}^{+\infty} (\mu + \sigma t) \frac{1}{\sqrt{2\pi}} e^{-\frac{t^2}{2}} dt$$

$$= \mu \int_{-\infty}^{+\infty} \frac{1}{\sqrt{2\pi}} e^{-\frac{t^2}{2}} dt + \sigma \int_{-\infty}^{+\infty} t \cdot \frac{1}{\sqrt{2\pi}} e^{-\frac{t^2}{2}} dt = \mu \cdot 1 + 0 = \mu.$$

2. 数学期望的性质

① 常数 C 的数学期望等于 C,即 $E(C) = C$.

因为常量 C 作为随机变量,是一个离散型的,它只有一个可能值 C,故其概率为 1,从而

$$E(C) = C \times 1 = C.$$

② 设 C 是常量,则 $E(CX) = CE(X)$.

证 如果 X 是离散型随机变量,有

$$E(CX) = \sum_{k=0}^{\infty} C x_k p_k = C \sum_{k=0}^{\infty} x_k p_k = CE(X),$$

如果 X 是连续型随机变量,有

$$E(CX) = \int_{-\infty}^{+\infty} C x f(x) dx = C \int_{-\infty}^{+\infty} x f(x) dx = CE(X).$$

③ 两个随机变量的代数和的数学期望等于它们的数学期望的代数和,即

$$E(X_1 \pm X_2) = E(X_1) \pm E(X_2).$$

这一性质可以推广到有限个随机变量的代数和的情况.(证略)

④ 若随机变量 X_1 和 X_2 相互独立,则

$$E(X_1 \cdot X_2) = E(X_1)E(X_2).$$

这一性质也可推广到有限个相互独立的随机变量之积的情况.(证略)

二、方差、标准差、变异系数

1. 方差的概念及其性质

在实际问题中,除了考虑随机变量的数学期望外,还要研究它的分散程度,例如产品的某种特性(如硬度)波动大,说明生产不够稳定;又如生物某种特性(脉搏、血压、细胞)波动大,表示该生物处于病态.而衡量随机变量 X 的分散程度可用 X 与其数学期望 $E(X)$ 之差 $X - E(X)$(称为 X 的离差)来处理,但由于 $X - E(X)$ 可正可负,为了避免正负相互抵消的影响,因此通常用 $E[X - E(X)]^2$ 来描述随机变量 X 的分散程度,即 X 的方差.

(1) 方差的概念

定义 17 设离散型随机变量 X 的分布律为 $P\{X = x_k\} = p_k$, $(k = 1, 2, \cdots)$,则称和数 $\sum_k [x_k - E(X)]^2 p_k$ 为 X 的方差(variance),记为 $D(X)$.设连续型随机变量 X 的分布密度为 $f(x)$,则称 $\int_{-\infty}^{+\infty} [x - E(X)]^2 f(x) dx$ 为 X 的方差,记为 $D(X)$.

将离散型和连续型随机变量 X 的方差统一写成

$$D(X) = E[X - E(X)]^2.$$

(2) 几种常用分布的方差

为了便于计算方差,我们来推导下列计算公式:

$$D(X) = E(X^2) - [E(X)]^2.$$

证 由数学期望的性质①、②、③得

$$D(X) = E[X - E(X)]^2$$
$$= E\{X^2 - 2XE(X) + [E(X)]^2\}$$
$$= E(X^2) - 2E(X)E(X) + [E(X)]^2 = E(X^2) - [E(X)]^2.$$

1)(0−1)分布、二项分布、泊松分布的方差

设 X 服从(0−1)分布,则 $D(X) = pq$,

因为 X 的分布列为 $\dfrac{X \mid 1 \quad 0}{p_k \mid p \quad q}$,则 X^2 也服从(0−1)分布,分布列也是 $\dfrac{X^2 \mid 1 \quad 0}{p_k \mid p \quad q}$,

于是 $E(X^2) = 1 \times p + 0 \times q = p$,而 $E(X) = p$,所以

$$D(X) = E(X^2) - [E(x)]^2 = p - p^2 = p(1-p) = pq.$$

同理可以得到:设 X 服从二项分布,则 $D(X) = npq$;设 X 服从泊松分布,则 $D(X) = \lambda$.

2)均匀分布和正态分布的方差

① 设 X 在 $[a,b]$ 上服从均匀分布,则 $D(X) = \dfrac{1}{12}(b-a)^2$.

证 已知 $E(X) = \dfrac{1}{2}(a+b)$,

又 $E(X^2) = \displaystyle\int_a^b x^2 \dfrac{1}{b-a} \mathrm{d}x = \dfrac{b^3 - a^3}{3(b-a)} = \dfrac{b^2 + ab + a^2}{3}$,

于是

$$D(X) = \frac{b^2 + ab + a^2}{3} - \left(\frac{b+a}{2}\right)^2 = \frac{1}{12}(b-a)^2.$$

② 设 $X \sim N(\mu, \sigma^2)$,则 $D(X) = \sigma^2$.

证 由于 $E(X) = \mu$,故

$$D(X) = \int_{-\infty}^{+\infty} (x-\mu)^2 f(x) \mathrm{d}x = \frac{1}{\sqrt{2\pi}\sigma} \int_{-\infty}^{+\infty} (x-\mu)^2 \mathrm{e}^{\frac{-(x-\mu)^2}{2\sigma^2}} \mathrm{d}x$$

$$\xrightarrow{\diamondsuit \frac{x-\mu}{\sigma} = t} \frac{\sigma^2}{\sqrt{2\pi}} \int_{-\infty}^{+\infty} t^2 \mathrm{e}^{-\frac{t^2}{2}} \mathrm{d}t$$

$$= \frac{\sigma^2}{\sqrt{2\pi}} \left[-t\mathrm{e}^{-\frac{t^2}{2}} \Big|_{-\infty}^{+\infty} + \int_{-\infty}^{+\infty} \mathrm{e}^{-\frac{t^2}{2}} \mathrm{d}t \right] = \frac{\sigma^2}{\sqrt{2\pi}} (0 + \sqrt{2\pi}) = \sigma^2.$$

例 11.31 在同样的条件下,用两种方法测定某一容器内细菌个数(单位:万个),由大量测定结果得到它们的分布律如表 11−7 所示,试比较这两种方法的精度.

表 11−7

细菌个数	48	49	50	51	52
方法 1 概率	0.1	0.1	0.6	0.1	0.1
方法 2 概率	0.2	0.2	0.2	0.2	0.2

解 设用方法 1 与 2 所得到的结果分别为 X_1、X_2,显然它们都是随机变量,容易计算出它们的数学期望都为 50.

为了比较这两种方法的精度,当然是看哪一种方法所得的结果集中于期望的附近,因此计算它们的方差:

方法 1： $D(X_1) = (48-50)^2 \times 0.1 + (49-50)^2 \times 0.1 + (50-50)^2 \times 0.6$
$$+ (51-50)^2 \times 0.1 + (52-50)^2 \times 0.1 = 1.$$

方法 2： $D(X_2) = (48-50)^2 \times 0.2 + (49-50)^2 \times 0.2 + (50-50)^2 \times 0.2$
$$+ (51-50)^2 \times 0.2 + (52-50)^2 \times 0.2 = 2.$$

由此可见方法 1 所得的数值与数学期望的偏离较小,故方法 1 精度好于方法 2.

（3）方差的性质

① 常数的方差等于零,即 $D(C) = 0$.

证 $$D(C) = E[C - E(C)]^2 = E(C-C)^2 = 0.$$

② $D(CX) = C^2 D(X)$,（C 为常数）.

因 $$D(CX) = E[CX - E(CX)]^2 = E[CX - CE(X)]^2$$
$$= E[C(X-E(X))]^2 = C^2 E[X - E(x)]^2 = C^2 D(X).$$

③ 设 X_1, X_2 相互独立,则 $D(X_1 + X_2) = D(X_1) + D(X_2)$.

证 $$D(X_1 + X_2)$$
$$= E[(X_1 + X_2) - E(X_1 + X_2)]^2 = E[(X_1 - E(X_1)) + (X_2 - E(X_2))]^2$$
$$= E[X_1 - E(X_1)]^2 + E[X_2 - E(X_2)]^2 + 2E[(X_1 - E(X_1))(X_2 - E(X_2))].$$

又由于 X_1, X_2 相互独立,因此 $(X_1 - E(X_1)), (X_2 - E(X_2))$ 也是相互独立的,所以按数学期望的性质④知

$$E[(X_1 - E(X_1))(X_2 - E(X_2))] = E(X_1 - E(X_1)) \cdot E(X_2 - E(X_2))$$
$$= [E(X_1) - E(X_1)][E(X_2) - E(X_2)] = 0 \cdot 0 = 0,$$

故 $$D(X_1 + X_2) = D(X_1) + D(X_2).$$

2. 标准差及变异系数

方差 $D(X)$ 表示随机变量 X 取值时以 $E(X)$ 为中心的分散程度.但是,它的量纲是 X 的量纲的平方,应用不方便,所以常采用方差的算术平方根,即用 $\sqrt{D(X)}$ 来计算随机变量 X 取值时以 $E(X)$ 为中心的分散程度,即

定义 18 设随机变量 X 的方差为 $D(X)$,则称 $\sqrt{D(X)}$ 为随机变量 X 的标准差(standard deviation),记作 $\sigma(X)$,即 $\sigma(X) = \sqrt{D(X)}$.

有时在比较两个具有不同量纲的随机变量的分散程度时,单凭它们的标准差的绝对数值的大小不能做出判断,所以类似误差理论中把绝对误差与近似值之比称为相对误差一样,把标准差与期望之比称为 X 的变异系数,即

定义 19 设随机变量 X 的数学期望为 $E(X)$,标准差为 $\sqrt{D(X)}$,则称 $\dfrac{\sqrt{D(X)}}{E(X)}$ 为变异系数(coefficient of variation),记为 $CV(X)$,即 $CV(X) = \dfrac{\sqrt{D(X)}}{E(X)}$.

例 11.32 调查某地区 20 岁男青年,获得身高的数学期望估计值为 166.06 厘米,标准差估计值为 4.95 厘米;体重的数学期望估计值为 53.72 千克,标准差估计值为 4.96 千克.试问:该地区 20 岁男青年身高与体重的变异程度是否可认为相同?

解 该地区 20 岁男青年的身高和体重都是随机变量,分别记为 X_1 和 X_2,已知

$$E(X_1) = 166.06 \text{ 厘米}, \sqrt{D(X_1)} = 4.95 \text{ 厘米},$$

$$E(X_2) = 53.72 \text{ 千克}, \sqrt{D(X_2)} = 4.96 \text{ 千克},$$

故 $CV(X_1) = \dfrac{4.95}{166.06} \times 100\% = 2.98\%$, $CV(X_2) = \dfrac{4.96}{53.72} \times 100\% = 9.21\%$.

可见,体重的变异程度比身高的变异程度大,即胖瘦的相对差异比高矮相对差异大.

11.4* 大数定律和中心极限定理简介

作为本章的末尾,我们简介概率论中基本的极限定理——著名的大数定律和中心极限定理.

一、大数定律

我们知道,在完全相同条件下进行 n 次独立重复试验,事件 A 发生 m 次,则其频率为 $\dfrac{m}{n}$,

并在事件 A 的概率 $P(A)$ 附近摆动,而且当试验次数 n 越多时,频率 $\dfrac{m}{n}$ 就越接近概率 $P(A)$,

这种规律性就是大数定律的背景,现在从理论上叙述.

先介绍一个重要不等式——Chebyshev(切比雪夫)不等式(Chebyshev inequality).

设随机变量 X 有数学期望 $E(X)$ 和方差 σ^2,则有不等式

$$P(|X - E(X)| \geqslant \varepsilon) \leqslant \frac{\sigma^2}{\varepsilon^2}$$

对任意的 $\varepsilon > 0$ 均成立.

证 (只证连续型情况,离散型的读者可自己证明)因为

$$\sigma^2 = D(X) = \int_{-\infty}^{+\infty} |x - E(X)|^2 f(x) \mathrm{d}x$$

$$= \int_{|x-E(X)| \geqslant \varepsilon} |x - E(X)|^2 f(x) \mathrm{d}x + \int_{|x-E(X)| < \varepsilon} |x - E(x)|^2 f(x) \mathrm{d}x$$

$$\geqslant \varepsilon^2 \int_{|x-E(X)| \geqslant \varepsilon} f(x) \mathrm{d}x = \varepsilon^2 P(|X - E(X)| \geqslant \varepsilon),$$

所以得

$$P(|X - E(X)| \geqslant \varepsilon) \leqslant \frac{\sigma^2}{\varepsilon^2}.$$

Chebyshev 不等式的用途较广,下面从几个方面来说明.

(1) 由不等式可以看出,若 σ^2 越小,则随机变量 X 就越接近 $E(X)$,由此可体会数学期望和方差的概率意义,即期望为随机变量的集中位置,方差为随机变量的分散程度.

(2) 因不等式对任意 $\varepsilon > 0$ 均成立,取 $\varepsilon = 3\sigma$,故

$$P(|x - E(X)| \geqslant 3\sigma) \leqslant \frac{\sigma^2}{(3\sigma)^2} = \frac{1}{9}.$$

可见,对任给的分布 $F(x)$,只要期望值 $E(X)$ 与方差 σ^2 存在,则 $F(x)$ 相应的观测值 X 偏离 $E(X)$ 超过 3σ 的概率是很小的,概率小于 $\dfrac{1}{9} = 0.111$ 的事件,可以认为发生的可能性很小,因此,在数据处理时,对非正态总体也可用 3σ 原则剔除异常值.

(3) 下面用此不等式来证明大数定律.

定理 11（大数定律　law of large numbers）

设 $X_1, X_2, \cdots, X_n$ 是一串独立同分布的随机变量，且 $E(X_k) = \mu, D(X_k) = \sigma^2, (k = 1, 2, \cdots, n)$，则对任给的 $\varepsilon > 0$，有

$$\lim_{n \to \infty} P\left(\left| \frac{1}{n} \sum_{k=1}^{n} X_k - \mu \right| \geqslant \varepsilon \right) = 0.$$

证　只对连续型的情况证明.

考虑 $\overline{X}_n = \dfrac{1}{n} \sum_{k=1}^{n} X_k$，则有

$$E(\overline{X}_n) = \mu, \quad D(\overline{X}_n) = \frac{\sigma^2}{n},$$

由 Chebyshev 不等式

$$P(|\overline{X}_n - E(\overline{X}_n)| \geqslant \varepsilon) \leqslant \frac{D(\overline{X}_n)}{\varepsilon^2},$$

即

$$P(|\overline{X}_n - \mu| \geqslant \varepsilon) \leqslant \frac{\sigma^2}{n\varepsilon^2}.$$

令 $n \to \infty$，两边同时取极限，则有

$$\lim_{n \to \infty} P(|\overline{X}_n - \mu| \geqslant \varepsilon) \leqslant \lim_{n \to \infty} \frac{\sigma^2}{n\varepsilon^2} = 0.$$

由于概率是非负的，故必有

$$\lim_{n \to \infty} P(|\overline{X}_n - \mu| \geqslant \varepsilon) = 0.$$

这定理说明，只要 n 充分大，算术平均值 $\overline{X}_n$ 以很大的概率取值接近于期望.

例 11.33　设 m 是 n 重 Bernoulli 试验中事件 A 出现的次数，而 p 是事件 A 在每次试验中出现的概率，令

$$X_k = \begin{cases} 1, & \text{第 } k \text{ 次试验出现 } A; \\ 0, & \text{第 } k \text{ 次试验不出现 } A, \end{cases} \quad (k = 1, 2, \cdots, n).$$

显然 $X_1 + X_2 + \cdots + X_n = m, E(X_k) = P(X_k = 1) = p$，据大数定律知：对任意 $\varepsilon > 0$，都有 $\lim\limits_{n \to \infty} P\left(\left| \dfrac{m}{n} - p \right| \geqslant \varepsilon \right) = 0$，即 A 发生的频率与概率 p 可任意接近.从概率定义来看，这是很自然的.

二、中心极限定理

如果一个随机变量，它是由很多相互独立的随机变量叠加而成，而其中每一个分量在总和中所起的作用都是不大的，那么作为总和的那个随机变量便近似地服从正态分布，这就是中心极限定理的实际内容，有关这方面的定理有多个，这里仅介绍一个所谓独立同分布场合的中心极限定理（central limit theorem）.

定理 12　设 $X_1, X_2, \cdots, X_n \cdots$ 是一列独立同分布的随机变量，则当 $n \to \infty$ 时，对任意 x 都有

$$\lim_{n \to \infty} P\left(\frac{1}{\sigma\sqrt{n}} \sum_{k=1}^{n} (X_k - \mu) \leqslant x \right) = \int_{-\infty}^{x} \frac{1}{\sqrt{2\pi}} e^{-\frac{t^2}{2}} \, dt,$$

其中 $\mu = E(X_k), \sigma = \sqrt{D(X_k)} > 0, k = 1, 2, \cdots, n, \cdots$.

由于这个定理的证明要用到较多的数学知识,在此就不证了.

这定理告诉我们只要 n 充分大,随机变量 $\dfrac{1}{\sigma\sqrt{n}}\sum\limits_{k=1}^{n}(X_k-\mu)$,即 $\dfrac{\sum\limits_{k=1}^{n}X_k-n\mu}{\sqrt{nD(X_k)}}$ 就近似服从

标准正态分布 $N(0,1)$,从而 $\sum\limits_{k=1}^{n}X_k$ 近似服从正态分布,故中心极限定理表明正态分布在概率

论中占有特殊地位,在理论上和应用上都非常重要.

习 题 十 一

(一)基本题

1. 设 A、B、C 表示三个不同的随机事件,将下列事件用 A、B、C 的运算式表示出来.(1)A 与 B 都发生,C 不发生;(2)至少一个事件发生;(3)恰有一个事件发生;(4)不多于两个事件发生.

2. 抽查 4 名肝炎病人,设 A 表示"至少有一名未愈",B 表示"未愈不少于二名",问 $\bar{A}$、$\bar{B}$ 各表示什么事件.

3. 设 A、B、C 表示三个不同的随机事件,试指出下列等式的含义.
   (1)$ABC=A$; (2)$A+B+C=A$; (3)$A-B=A$; (4)$\bar{A}+B=B$.

4. 若事件 A 与 B 互不相容,试问事件 A 与 B 是否对立? 反之如何?

5. 在 10 个病理切片中,有 3 个是确诊患肝癌的,现在随机抽取 4 个,问
   (1)恰有 2 个是确诊患肝癌的概率是多少? (2)4 个全是正常的概率是多少?

6. 若某个人群中患结核病的概率为 0.003,患沙眼的概率为 0.004,现从该人群中任意抽查一人,(1)此人既患结核病又患沙眼的概率为多少? (2)此人既不患结核病又不患沙眼病的概率是多少?

7. 某药治疗某病的治愈率为 60%,今用该药治某病 5 例,问治愈 3 例的概率.

8. 有甲、乙两批种子,发芽率分别为 0.8 及 0.7,在两批种子中各随机抽取一粒,求
   (1)两粒种子都能发芽的概率;(2)至少有一粒能发芽的概率;(3)恰好有一粒种子发芽的概率.

9. 设某地区有甲、乙、丙三种慢性病,该地区老年人中有 20% 患甲病,16% 患乙病,14% 患丙病,其中有 8% 兼患甲病和乙病,5% 兼患甲病和丙病,4% 兼患乙病和丙病,又有 2% 兼患甲病、乙病和丙病,问老年人中有百分之几至少患有一种疾病.

10. 某地区居民的血型分布,A 型 $P(A)=14.5\%$,O 型 $P(O)=50\%$,B 型 $P(B)=31.2\%$,AB 型 $P(C)=4.3\%$,今有一 A 型血型病人需要输血,试问当地居民可给他输血的概率.

11. 假设某种眼疾第一次致盲的概率为 0.4,如果初患未致盲,第二次重患致盲的概率是 0.8,某人患两次该眼病,问致盲的概率是多少?

12. 试比较下列概率的大小:$P(A)$,$P(A+B)$,$P(AB)$,$P(A)+P(B)$.

13. 据调查,在 5271 个男人中有 423 人色盲,在 4729 个女人中有 56 人色盲,试说明不能认为色盲与性别无关联.又据调查,在 50 个聋耳人中有 4 人色盲,在 9950 个非聋耳人中有 796 人色盲,试说明聋耳与色盲无关联.

14. 一批零件共 100 个,次品率为 10%,每次从中任取一个零件.(1)取出后不放回;(2)取出后又放回.求第 2 次才取得正品的概率.

15. 盒中放有 12 个乒乓球,其中 9 个是新的,第一次比赛时,从中任取 3 个来用,用后仍放回盒中;第二次比赛时,再从盒中任取 3 个,求第二次取出的乒乓球都是新乒乓球的概率.

16. 假定患有肺结核的人,通过接受胸部透视,被诊断出患有肺结核的概率为 95%,而未患肺结核的人,通过透视,被误诊为有病的概率为 0.2%.又设某城市居民患肺结核的概率为 0.1%,若从该城市居民中随机地抽出一个人来,通过透视被诊断为有肺结核,问这个人确实患肺结核的概率是多少?

17. 假定用血清甲胎蛋白法诊断肝癌,用 C 表示被检验者患有肝癌这一事件,A 表示被检验者诊断为患有肝癌这一事件,又设在人群中 $P(C)=0.0004$,$P(A\mid C)=0.95$,$P(A\mid \bar{C})=0.10$,现在若有一人被此检验法诊断为患有肝癌,求此人真正患有肝癌的概率 $P(C\mid A)$.

18. 有一乳腺肿块病例,45 岁,乳腺肿块表面不整齐,偏硬,近期有明显增大,边界不清楚,长约 2.8 厘米,试用本章表 11-4 资料和贝叶斯公式鉴别该病人患何种乳病.

19. 证明:如果 $P(A\mid B)=P(A\mid \bar{B})$,则事件 A 与 B 是独立的.

20. 据以往资料分析,小白鼠感染某病的概率为 0.3,现对 20 只健康的小白鼠注射一种新的血清,假如实验的结果最多有 2 只小白鼠受感染,试问这种血清是否有一定的预防效果?

21. 一批零件的次品率为 10%,从中任取 4 个零件,出现的次品数为离散型随机变量 X,它服从二项分布,试求出分布律,分布函数,并画出分布函数图形.

22. 已知某种疾病的发病率为 0.001,某单位共 5000 人,问该单位患有这种疾病的人数超过 5 人的概率为多大?

23. 保险公司的某项寿命保险业务共有 2500 人参加,据调查,他们中每个人在一年里死亡的概率都是 0.2%.如果规定每个参加该项保险的人在 1 月 1 日付保险费 12 元,在这一年中若某受保人死亡,则其家属向保险公司领 2000 元,试问(1)保险公司该项业务亏本的概率是多少?(2)该项业务获利不少于 10000 元的概率是多少?

24. 设随机变量 X 在 (a,b) 上服从均匀分布,其概率密度为:

$$f(x)=\begin{cases} \dfrac{1}{b-a}, & \text{当 } a<x<b; \\ 0, & \text{其他.} \end{cases}$$

试验证 $\displaystyle\int_{-\infty}^{+\infty} f(x)\mathrm{d}x=1$.

25. 某一路公共汽车,严格按时间表运行,其中某一站汽车每隔 5 分钟来一趟.试求乘客在车站等候的时间小于 3 分钟的概率.

26. 设连续型随机变量 X 的分布函数为

$$F(x)=\begin{cases} 0, & x<0; \\ Cx^2, & 0\leqslant x<1; \\ 1, & x\geqslant 1. \end{cases}$$

试求(1)系数 C;(2)X 落在区间 $(0.3,0.7)$ 内的概率;(3)X 的分布密度.

27. 设随机变量的概率密度为

$$f(x)=\begin{cases} \dfrac{A}{\sqrt{1-x^2}}, & \text{当 } \mid x\mid<1; \\ 0, & \text{当 } \mid x\mid\geqslant 1. \end{cases}$$

试求(1)系数 A;(2)随机变量 X 落在区间 $\left[-\dfrac{1}{2},\dfrac{1}{2}\right]$ 内的概率;(3)随机变量 X 的分布函数.

28. 设 $X\sim N(0,1)$.求(1)$P(X<2.2)$,(2)$P(X>1.76)$,(3)$P(X<-0.76)$,(4)$P(\mid X\mid<1.55)$.

29. 设 $X\sim N(\mu,\sigma^2)$,通过查正态分布表求

(1) $P(\mu-0.32\sigma<X<\mu+0.32\sigma)$;(2) $P(\mu+0.96\sigma<X<\mu+1.66\sigma)$;

(3)确定 k 值,使 $P(\mu-k\sigma<X<\mu+k\sigma)=0.95$;

(4)确定 k 值使 $P(X>\mu-k\sigma)=0.99$.

30. 正常人每毫升血液中白细胞数 X 服从正态分布,均值为 7300,标准差 700,现抽检 5 名正常人,求(1)5 人白细胞数都在 $(5000,9000)$ 之间的概率;(2)有 1 人白细胞数在 4000 以下的概率.

31. 调查资料表明,某市 12 岁男孩的身高 X 服从正态分布 $N(143.10,5.97^2)$(单位:厘米),求该市 12 岁男孩身高的 95% 正常值范围.

32. 设随机变量 X 的分布列为

X	-1	0	$\dfrac{1}{2}$	1	2
p_k	$\dfrac{1}{3}$	$\dfrac{1}{6}$	$\dfrac{1}{6}$	$\dfrac{1}{12}$	$\dfrac{1}{4}$

试求(1) $E(X)$,(2)$E(-X+1)$,(3)$E(X^2)$.

33. 设随机变量 X 的概率密度为

$$f(x) = \begin{cases} 2(1-x), & \text{当 } 0 < x < 1; \\ 0, & \text{其他}. \end{cases}$$

试求 $E(X)$, $D(X)$.

34. 设随机变量 X 的分布函数为

$$F(x) = \begin{cases} 0, & x \leqslant -2; \\ \dfrac{x}{4} + \dfrac{1}{2}, & -2 < x \leqslant 2; \\ 1, & x > 2. \end{cases}$$

求它的分布密度,数学期望,方差.

35. 设圆的直径 X 是在区间 (a,b) 上服从均匀分布的随机变量,求圆面积的数学期望和方差.

提示:圆面积——随机变量 $Y = \varphi(X) = \dfrac{\pi X^2}{4}$ 的数学期望,由公式 $E(Y) = \displaystyle\int_a^b \varphi(x) f(x) \mathrm{d}x$ 计算.

36. 据数学期望定义,证明

(1) $E(X-Y) = E(X) - E(Y)$;

(2) 偏差 $X - E(X)$ 的数学期望为零.

37. 在自动控制系统等实际问题中,常用数学期望都是 0、方差都是 σ^2 的相互独立随机变量 $X_1, X_2, X_3, \cdots,$ X_n 来代表随机干扰或噪声.设 $X = \dfrac{1}{n}(X_1 + X_2 + \cdots + X_n)$,试计算 $E(X)$ 和 $D(X)$.

38. 设随机变量 X 的概率密度函数为
$$f(x) = A\mathrm{e}^{-|x|}, \quad (-\infty < x < +\infty),$$

试求(1)常数 A;(2) $P(0 < X < 1)$;(3) $E(X)$ 和 $D(X)$;(4) $E\left[\dfrac{X+1}{2}\right]$, $D\left[\dfrac{X+3}{2}\right]$.

39. 某厂生产的大输液有 20% 是澄明度不良品,今从其中随机抽取 5 瓶.设所得澄明度不良品的瓶数是随机变量 ξ,求 ξ 的概率分布、数学期望、方差、标准差以及变异系数.

(二)补充题

1. 用某种药物对患有胃溃疡的 512 个病人进行治疗.结果 368 人有明显疗效,现有某胃溃疡病人欲服此药,你能对其效果作何估计?

2. 已知 $P(\bar{A}) = 0.3$,$P(B) = 0.4$,$P(A\bar{B}) = 0.5$,求 $P(B \mid A \cup \bar{B})$.

3. 已知 $P(A) = \dfrac{1}{4}$,$P(B \mid A) = \dfrac{1}{3}$,$P(A \mid B) = \dfrac{1}{2}$,求 $P(A \cup B)$.

4. 据以往资料表明,某一个三口之家,患有某种传染病的概率有以下规律:

　　$P\{\text{孩子得病}\} = 0.6$,

　　$P\{\text{母亲得病} \mid \text{孩子得病}\} = 0.5$,

　　$P\{\text{父亲得病} \mid \text{母亲及孩子得病}\} = 0.4$.

求母亲及孩子得病但父亲未得病的概率.

5. 设一人群有 37.5% 的人血型为 A 型,20.9% 为 B 型,33.7% 为 O 型,7.9% 为 AB 型.已知能允许输血的血型配对如表 11-8 所列.现在在人群中任选一人为输血者,再任选一人为需要输血者,问输血能成功的概率是多少?

表 11－8

输血者 受血者	A 型	B 型	AB 型	O 型
A 型	√	×	√	√
B 型	×	√	√	√
AB 型	√	√	√	√
O 型	×	×	×	√

注：√:允许输血　　×:不允许输血

6. 已知男人中有 5% 是色盲患者,女人中有 0.25% 是色盲患者.今从男女人数相等的人群中随机地挑选一人,恰好是色盲患者,问此人是男性的概率是多少？

7. 设实验室器皿中产生甲类细菌和乙类细菌的机会是相同的,若某次实验中产生了 $2n$ 个细菌,求(1)至少有一个甲类细菌的概率;(2)甲、乙两类细菌各占其半的概率.

8. 研究了英格兰在 1875～1951 年期间,在矿山发生导致 10 人或 10 人以上死亡的事故的频繁程度,得知相继两次事故之间的时间 T(以日计)服从指数分布,其概率密度为

$$f_T(t) = \begin{cases} \dfrac{1}{241}e^{-t/241}, & t > 0; \\ 0, & \text{其他}, \end{cases}$$

求分布函数 $F_T(t)$,并求概率 $P\{50 < T < 100\}$.

9. 设 k 在 $(0,5)$ 服从均匀分布.求方程 $4x^2 + 4kx + k + 2 = 0$ 有实根的概率.

10. 某地区 18 岁的女青年的血压[收缩压,以 mmHg(1 mmHg≈9.80665Pa)计]服从 $N(110,12^2)$.在该地区任选一 18 岁的女青年,测量她的血压 X.

(1) 求 $P\{X \leqslant 105\}$,$P\{100 < X \leqslant 120\}$;(2)确定最小的 x,使 $P\{X < x\} \leqslant 0.05$.

第十二章　数　理　统　计

概率论(theory of probability)和数理统计(mathematical statistics)是研究客观现象统计规律性的数学学科.在大量同类的客观现象中,就其个别现象来说,它的结果是不肯定的,但从整个集体现象来说,却遵守一定的规律性,这种规律性叫做统计规律性.概率论和数理统计的任务,就在于透过大量表面的偶然性去发现内部隐藏着的规律,通过随机性去认识确定性,通过偶然性去认识必然性.随机性和确定性、偶然性和必然性的矛盾,是概率论和数理统计研究的主要矛盾.

作为数学学科来说,概率论属于"纯粹数学",而以概率论为基础的数理统计则是"应用数学"的重要分支,用概率论解决实际问题的方法叫做数理统计方法,两者的联系十分密切,很难严格划分界限.如果将概率论比喻成"几何学",数理统计则为"测量学".

生物学、医学中存在着大量的随机现象,概率论与数理统计理论为研究这些随机现象提供了许多有效的数学模型,它们包括:灭种问题、数量遗传学、竞争现象、传染病扩散、癌细胞扩散等.在研究实际问题的同时,也丰富了数理统计方法本身,形成了"生物统计"、"卫生统计"等边缘学科.

12.1　数理统计的一些基本知识

一、样本的概念

1. 总体、个体与样本(或子样)

总体(population)、个体(individual)与样本(sample)是数理统计中常用的名词.所谓总体是指某一次统计分析工作中所欲研究的对象的全体,而个体则为所欲研究的全体对象中的一个单位.比如,我们要考察某地区全体居民的身高情况,则该地区所有人的身高便构成一个总体,而每个人的身高就是一个个体.

总体的性质由其中各个个体的性质而定,因此,为了对总体做出合乎实际的数量估计,必须对它的个体进行观测.显然,最好是对每个个体都加以观察.但是,这样做不仅因工作量过大或客观条件不足而无法实施,而且有时是不允许的.例如使用某种新药治疗高血压的病人,我们很难让所有高血压的病人都服用此药而观察其疗效;又如,带有破坏性的产品检验当然更不能逐一进行.

在这些情况下,我们只能用适当的方法在总体中抽取一部分进行观测.这些被抽出的个体的集合叫样本(或子样,下同).样本所含的个体数目称为样本的容量或大小(sample size).

所谓适当的方法,就是说我们在抽样时,应使样本具有较强的代表性,而不能凭人们主观去选取.常用的一种抽样方法就是随机抽样,它要求使总体的每一个个体都有同等的机会被抽取.通常可用编号抽签的方法或利用随机数表来实现,也可调用计算机标准程序库中产生随机数的子程序[①].用随机抽样的方法得到的样本叫随机样本(random sample).今后,凡用到"抽样"及"样本"等名词而不加说明时,将永远认为是"随机抽样"及"随机样本".

---

① 计算机产生的随机数称为伪随机数.

最后做两点说明：

（1）上面我们说："某地区全体人员的身高是一个总体"．就是说，我们要研究的是人的身高这一指标，而不是别的什么指标，如体重、年龄等等．代表总体的指标是一个随机变量 ξ．为方便起见，今后我们把 ξ 与总体等同起来．我们将不加区别地使用"总体具有分布 $F(x)$"、"ξ 具有分布 $F(x)$"、"总体 ξ 具有分布 $F(x)$"这些术语．

（2）为对总体进行研究，我们需要从总体中抽取一个容量为 n 的样本 $x_1, x_2, \cdots, x_n$．在抽样之前，每个 x_i 的值可以是 ξ 所能取的值中的任一个，我们不能准确地预言它的值，因而每个 x_i 可以看成为与 ξ 具有相同分布的随机变量．而在抽样之后，x_i 的值则完全确定为一个常数．这常数是对 x_i 的一次观察值，我们仍记它为 x_i．也就是说，当我们从总体中抽取样本 $x_1, x_2, \cdots, x_n$ 时，我们是在对同一个 ξ 进行 n 次独立的观察．今后，我们将不加区别地使用"从总体中抽取样本 $x_1, x_2, \cdots, x_n$"和"对 ξ 进行 n 次独立的观察"这两个术语．

有时容量为 n 的样本记为 $\xi_1, \xi_2, \cdots, \xi_n$，这时对 $\xi_i (1 \leqslant i \leqslant n)$ 同上述一样都应有"二重"的看法．一方面作为试验的可能结果，ξ_i 是随机变数，ξ_i 和 ξ 有相同的分布；另一方面在统计分析的具体过程中，ξ_i 是既成观察数据，也就是试验的既成结果，因而 ξ_i 是确定的数据．

2. 大样本与小样本

从总体中抽取容量为 n 的一个样本 $x_1, x_2, \cdots, x_n$ 时，一般认为当 $n \geqslant 50$ 时称该样本为大样本（large sample），而当 $n < 50$ 时称该样本为小样本（small sample）．严格说来，没有一般的标准来规定大样本与小样本．一个样本的容量究竟算大还是算小和检验哪个参数有关，还和所用的统计量的分布收敛到极限分布的快慢有关，如果在统计量中有的参数是用它的估计值去代替，那么对这些参数也应作同样性质的考虑．例如在关于期望的检验或估计中，$n > 30$ 就可算大样本；但是如果涉及二阶以上的矩，则必须 $n > 100$ 才能算得上大样本．

我们常指的统计方法，是指概率论的数理统计方法，其基本特点就是从样本（观测资料）出发来推断母体的种种性质．

二、数理统计学的基本内容

如上所述，数理统计的任务就是利用样本来推断母体（即总体），由此决定了数理统计的基本内容应包括统计观察方法的设计、统计资料的分析和统计规律的实际应用三个方面．

统计观察方法的设计方面的研究在数理统计学中形成试验设计和抽样方法两个分支．统计资料分析（analysis of statistical data）是数理统计的主体部分，其核心内容就是本章将概略介绍的统计推断论（statistical inference）．方差分析（analysis of variance）和回归分析（analysis of regression）可以说是在两类重要的典型情况下的统计推断．统计规律的实际应用除上述统计分析的直接应用外，还有控制和预测理论等．

统计推断论主要包括参数估计（parametric estimation）和假设检验（hypothesis testing）两部分内容．参数估计就是从样本出发估计母体分布的均值（mean）、方差（variance）、均方差（mean square deviation）、相关系数（coefficient of correlation）等参数．假设检验就是根据样本和其他已知条件对母体做出某种假设（例如假设母体服从某种分布，假设母体的均值等于某数等），而后检验所作假设是否正确．

三、经验分布

下面的内容直观而较繁杂，为了便于说清问题，我们结合一个实例进行讲解．设从一母体中抽取一个大样本

$$x_1, x_2, \cdots, x_n \quad (n \geqslant 50),$$

例如某医院对健康女学生随机抽样 100 名,分别测定其血清总蛋白含量,测得 100 个数据(如表 12-1 所示).为研究问题方便,我们将这 100 个数据加以整理分组.一般是把 $x_1, x_2, \cdots, x_n$

表 12-1　　　　　　　　　　　　100 名女学生血清总蛋白含量　　　　　　　　　　克%

7.43	7.88	6.88	7.80	7.04	8.05	8.05	6.97	7.12	7.35
7.95	7.56	7.50	7.88	7.20	7.20	7.20	7.43	7.12	7.20
7.50	7.35	7.88	7.43	7.58	6.50	7.43	7.12	6.97	6.80
7.35	7.50	7.20	6.43	7.58	8.03	6.97	7.43	7.35	7.35
7.58	7.58	6.88	7.65	7.04	7.12	8.12	7.50	7.04	6.80
7.04	7.20	7.65	7.43	7.65	7.76	6.73	7.20	7.50	7.43
7.35	7.95	7.35	7.47	6.50	7.65	8.16	7.54	7.27	7.27
6.72	7.65	7.27	7.04	7.72	6.88	6.10	6.73	6.73	7.27
7.58	7.35	7.50	7.27	7.35	7.35	7.27	8.16	7.03	7.43
7.35	7.95	7.04	7.65	7.27	7.72	8.43	7.50	7.65	7.04

的取值区间分成若干个相等的小区间,每个小区间中包含的数据就是一组.根据经验,一般以分为 10 组至 20 组为宜.组数太少,计算结果就欠准确;组数太多,则会增加计算上不必要的麻烦.分组时首先找出数据中的最大值和最小值,而后适当选一个比最小值稍小的数 a 和一个比最大值稍大的数 b,(a, b) 就是数据的取值区间.例如表 12-1 的 100 个数据中,最大值是 8.43,最小值是 6.43.如果我们取 $(6.40, 8.60)$ 为区间 (a, b),选择小区间长度为 0.20.这样就把区间 $(6.40, 8.60)$ 分为 11 等分即 11 组.第 1 组为 $(6.40, 6.60)$;第 2 组为 $(6.60, 6.80)$;…;第 11 组为 $(8.40, 8.60)$.每组的左端点叫组下限,右端点叫组上限.组上限与组下限之差叫做组距(grouping interval).此例中组距等于 0.20.统计样本落入各组的频数可以采用选举唱票的办法.表 12-2 就是统计 100 个血清总蛋白含量落入 11 个组的频数所得的结果.

表 12-2　　　　　　　　　　血清总蛋白含量频数分布表

组下限　组上限	划　记	频　数
6.40～6.60	正	3
6.60～6.80	正	5
6.80～7.00	正正	8
7.00～7.20	正正正	11
7.20～7.40	正正正正正	25
7.40～7.60	正正正正正	24
7.60～7.80	正正	10
7.80～8.00	正正	7
8.00～8.20	正正	6
8.20～8.40		0
8.40～8.60	正	1

在样本较大的情况,为了计算的方便,用各组的组中值代表该组各数据的值.以 x_i 表示第 i 组的组中值:$x_i = \dfrac{\text{组上限} + \text{组下限}}{2}$.表 12-3 是把 100 个血清总蛋白含量数据分为 11 个组的组中值,各组的频数和相对频率,累积频数(cumulative frequency)和相对累积频率(cumulative relative frequency)的计算结果.表 12−3 中第 i 组的频数以 f_i 表示,第 i 组的累积频数是第 1 组至第 i 组频数之和,即 $\sum_{j=1}^{i} f_j$.第 i 组的相对频率即 $\dfrac{f_i}{n}=\dfrac{f_i}{100}$.而第 i 组的相对累积频率是第 1 组至第 i 组相对频率之和,即 $\dfrac{1}{n}\sum_{j=1}^{i} f_j$.表 12−3 通常叫做样本频数及频率分布表.

表 12−3   频数及相对频率分布表

组中值 x_i	频数 f_i	累 积 频 数	相对频率(%)	累积相对频率(%)
6.50	3	3	3	3
6.70	5	8	5	8
6.90	8	16	8	16
7.10	11	27	11	27
7.30	25	52	25	52
7.50	24	76	24	76
7.70	10	86	10	86
7.90	7	93	7	93
8.10	6	99	6	99
8.30	0	99	0	99
8.50	1	100	1	100

为了直观地表示样本的分布情况,还可以进一步将频数及频率的分布图示出来.常用的图示法有两种:①多角形图.以组中值 x_i 为横坐标,以对应的频数(或相对频率)为纵坐标,在直角坐标系中取点,然后以直线段连接相邻的点,即得一条表示分布的折线,称为频数(或相对频率)多角形图,图 12−1 就是表 12−3 的多角形图.②直方图(或组织图),在坐标系中以各组距作底边,对应的频数(频率)为高作矩形,即得频数(或相对频率)分布的直方图.图 12−2 就是表 12−3 的直方图.

容易看出图 12−1 和图 12−2 的图形很近似于正态分布(normal distribution)的密度函数图像,医学中大多数常见的随机变量都是服从正态分布的,若把第 i 组的相对频率值 $\dfrac{f_i}{n}$ 除以组距 d(此例中 $d=0.20$),则 $\dfrac{f_i}{nd}$ 就相当于 x_i 点的分布密度值.

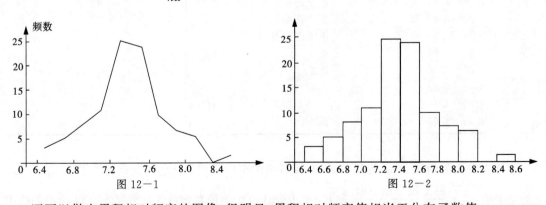

图 12−1   图 12−2

还可以做出累积相对频率的图像,很明显,累积相对频率值相当于分布函数值.

以上是分组整理数据的方法,适用于大样本.为了研究数据的分布规律,还有下述不分组

的方法也是常用的:设从某一母体中抽得样本(大、小均可)

$$\xi_1, \xi_2, \cdots, \xi_n.$$

首先把样本中的数据按递升次序重新排列为

$$\xi_{r_1} \leqslant \xi_{r_2} \leqslant \cdots \leqslant \xi_{r_n}. \tag{12-1-1}$$

(12-1-1)中的 $\xi_{r_i} (1 \leqslant i \leqslant n)$ 为原样本的第 r_i 个元素,定义经验分布函数如下

$$F_n(x) = \begin{cases} 0, & (x \leqslant \xi_{r_1}). \\ \dfrac{k}{n}, & (\xi_{r_k} < x \leqslant \xi_{r_{k+1}}). \\ 1, & (x > \xi_{r_n}). \end{cases} \tag{12-1-2}$$

显然,当 $\xi_{r_2}, \xi_{r_2}, \cdots, \xi_{r_n}$ 的值固定时,$F_n(x)$ 是不减的、左连续的阶梯形函数,$F_n(x)$ 的示意图如图 12-3 所示.

上述经验分布函数以及采用分组方法的频数和频率分布,累积频数和累积频率分布,统称经验分布.

这里产生一个理论上和实际上都极为重要的问题:当 n 无限增大时,经验分布(即样本的分布)是否一定趋于理论分布(即母体分布).可以证明,当样本的容量 n 足够大时,从样本算得的经验分布函数 $F_n(x)$ 与理论分布函数 $F(x)$ 之间只有很小的差别.

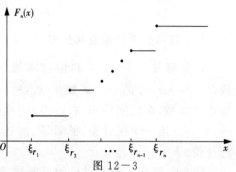

图 12-3

四、样本的数字特征

取子样 $\xi_1, \xi_2, \cdots, \xi_n$,按式(12-1-2)所示确定经验分布函数 $F_n(x)$,把 $\xi_1, \xi_2, \cdots, \xi_n$ 看成是按 $F_n(x)$ 分布的离散型随机变数 η_n 的 n 个可能值,则 η_n 的分布可以表示为 $P\{\eta_n = \xi_i\} = \dfrac{1}{n}(i = 1, 2, \cdots, n)$,$\eta_n$ 的数字特征就叫做子样的数字特征或叫做样本的数字特征.下面列出一些重要的样本的数字特征的计算公式.

(1) 样本均值为

$$\bar{\xi} = \frac{1}{n} \sum_{i=1}^{n} \xi_i.$$

(2) 样本方差为

$$S_{\xi}^2 = \frac{1}{n} \sum_{i=1}^{n} (\xi_i - \bar{\xi})^2.$$

(3) 样本均方差(标准差)为

$$S_{\xi} = \sqrt{\frac{1}{n} \sum_{i=1}^{n} (\xi_i - \bar{\xi})^2}.$$

(4) 设取一个二元随机变数 (ξ, η) 的子样 $(\xi_1, \eta_1), (\xi_2, \eta_2), \cdots, (\xi_n, \eta_n)$,用类似于一元情形的讨论可知子样的均值为 $(\bar{\xi}, \bar{\eta})$,其中

$$\bar{\xi} = \frac{1}{n} \sum_{i=1}^{n} \xi_i, \quad \bar{\eta} = \frac{1}{n} \sum_{i=1}^{n} \eta_i.$$

子样的方差为 (S_ξ^2, S_η^2), 其中

$$S_\xi^2 = \frac{1}{n} \sum_{i=1}^n (\xi_i - \bar{\xi})^2, S_\eta^2 = \frac{1}{n} \sum_{i=1}^n (\eta_i - \bar{\eta})^2.$$

子样的协方差为

$$S_{\xi, \eta} = \frac{1}{n} \sum_{i=1}^n (\xi_i - \bar{\xi})(\eta_i - \bar{\eta}).$$

子样的相关系数为

$$r_{\xi, \eta} = \frac{S_{\xi, \eta}}{S_\xi \cdot S_\eta} = \frac{\displaystyle\sum_{i=1}^n (\xi_i - \bar{\xi})(\eta_i - \bar{\eta})}{\sqrt{\displaystyle\sum_{i=1}^n (\xi_i - \bar{\xi})^2 \sum_{j=1}^n (\eta_j - \bar{\eta})^2}}.$$

五、样本的统计量及其分布

在数理统计中,为了利用样本推断母体,常常需要用到样本 $\xi_1, \xi_2, \cdots, \xi_n$ 的一些函数,$\xi_1, \xi_2, \cdots, \xi_n$ 的一个函数 $f(\xi_1, \xi_2, \cdots, \xi_n)$ 就叫做样本的一个统计量(statistic),f 一般是连续函数. 在二元样本 $(\xi_1, \eta_1), (\xi_2, \eta_2), \cdots, (\xi_n, \eta_n)$ 的情况,$2n$ 元函数 $f(\xi_1, \eta_1, \xi_2, \eta_2, \cdots, \xi_n, \eta_n)$ 是一个统计量. 很明显,前述样本的均值、方差、相关系数等数字特征都是样本统计量.

样本中每个 ξ_i 作为试验的可能结果都是随机变数,因此样本的统计量也是随机变数. 下面我们研究几种有重要应用的样本统计量的分布.

1. 样本均值的分布

设样本为 $\xi_1, \xi_2, \cdots, \xi_n$, 样本值 $\bar{\xi} = \frac{1}{n} \sum_{i=1}^n \xi_i$, 若母体是正态分布,则 $\xi_i \sim N(a, \sigma)(i = 1, 2, \cdots, n)$ 且 $\xi_1, \xi_2, \cdots, \xi_n$ 相互独立,我们可以证明 $\bar{\xi}$ 也服从正态分布,且 $E\bar{\xi} = E\left(\frac{1}{n} \sum_{i=1}^n \xi_i\right) = \frac{1}{n} \sum_{i=1}^n E\xi_i = \frac{1}{n} \cdot na = a$,

$$D\bar{\xi} = D\left(\frac{1}{n} \sum_{i=1}^n \xi_i\right) = \frac{1}{n^2} \sum_{i=1}^n D\xi_i = \frac{1}{n^2} n\sigma^2 = \frac{\sigma^2}{n},$$

即

$$\bar{\xi} \sim N\left(a, \frac{\sigma}{\sqrt{n}}\right). \tag{12-1-3}$$

当母体是其他分布时,对于小样本,问题没有一般的确定解答,对于大样本,由中心极限定理知当母体方差 σ^2 有限而不为 0 时,仍以 a 表示母体均值,有

$$\lim P\left\{\frac{\sum_{i=1}^n \xi_i - na}{\sigma\sqrt{n}} < x\right\} = \frac{1}{\sqrt{2\pi}} \int_{-\infty}^x e^{-\frac{t^2}{2}} dt,$$

亦即

$$\lim P\left\{\frac{n(\bar{\xi} - a)}{\sigma} < x\right\} = \frac{1}{\sqrt{2\pi}} \int_{-\infty}^x e^{-\frac{t^2}{2}} dt,$$

上式说明,对于大样本,近似地有

$$\frac{\sqrt{n}\,(\bar{\xi}-a)}{\sigma} \sim N(0,1).$$

这也就说明对于大样本,不管母体分布如何,(12-1-3)式总是成立的.

2. χ^2-分布、χ-分布

设 $(x_1, x_2, \cdots, x_n)$ 为来自正态总体 $N(\mu,\sigma)$ 的样本,则统计量

$$\chi^2 = \frac{1}{\sigma^2}\sum_{i=1}^{n}(x_i-\mu)^2$$

称为自由度为 n 的 χ^2 变量,其概率分布称为自由度为 n 的 χ^2-分布,分布密度为:

$$\chi^2(x;n) = \begin{cases} 0, & x < 0, \\ \dfrac{1}{2^{\frac{n}{2}}\Gamma\left(\dfrac{n}{2}\right)} x^{\frac{n}{2}-1}\mathrm{e}^{-\frac{x}{2}}, & x \geqslant 0. \end{cases}$$

统计量

$$\chi = \frac{1}{\sigma}\sqrt{\sum_{i=1}^{n}(x_i-\mu)^2}$$

称为自由度为 n 的 χ 变量,其概率分布称为自由度为 n 的 χ-分布,分布密度为:

$$\chi(x;n) = \begin{cases} 0, & x < 0, \\ \dfrac{1}{2^{\frac{n}{2}}\Gamma\left(\dfrac{n}{2}\right)} x^{n-1}\mathrm{e}^{-\frac{x^2}{2}}, & x \geqslant 0. \end{cases}$$

由 χ^2-分布的定义可推知统计量

$$Y = \frac{1}{\sigma^2}\sum_{i=1}^{n}(x_i-\bar{x})^2$$

服从自由度为 $n-1$ 的 χ^2-分布.

3. t-分布

设 $(x_1, x_2, \cdots, x_n)$ 为来自正态总体 $N(\mu,\sigma)$ 的样本,则统计量

$$T = \frac{\bar{x}-\mu}{\dfrac{S}{\sqrt{n-1}}} \quad (\text{其中 } S = \sqrt{\frac{1}{n}\sum_{i=1}^{n}(x_i-\bar{x})^2})$$

称为自由度为 $n-1$ 的 t 变量,其分布密度为

$$t = \frac{\Gamma\left(\dfrac{n}{2}\right)}{\sqrt{(n-1)\pi}\,\Gamma\left(\dfrac{n-1}{2}\right)}\left(1+\frac{x^2}{n-1}\right)^{-\frac{n}{2}}.$$

这时又称 T 服从自由度为 $n-1$ 的 t-分布.

4. F-分布

设 $(x_1, x_2, \cdots, x_{n_1})$,$(y_1, y_2, \cdots, y_{n_2})$ 为来自正态总体 $N(\mu,\sigma)$ 的两个样本,且 n_1 个 x_i $(i=1, 2, \cdots, n_1)$ 及 n_2 个 $y_j (j=1, 2, \cdots, n_2)$ 相互独立,则统计量

$$F = \frac{\frac{1}{n_1 - 1} \sum_{i=1}^{n_1} (x_i - \bar{x})^2}{\frac{1}{n_2 - 1} \sum_{j=1}^{n_2} (y_j - \bar{y})^2} \quad \left(\bar{x} = \frac{1}{n_1} \sum_{i=1}^{n_1} x_i , \bar{y} = \frac{1}{n_2} \sum_{j=1}^{n_2} y_j \right)$$

的分布密度为：

$$f(x; n_1 - 1, n_2 - 1) = \begin{cases} 0, & x \leqslant 0, \\ \dfrac{\Gamma\left(\dfrac{n'_1 + n'_2}{2}\right)}{\Gamma\left(\dfrac{n'_1}{2}\right) \Gamma\left(\dfrac{n'_2}{2}\right)} n'_1{}^{\frac{n'_1}{2}} \; n'_2{}^{\frac{n'_2}{2}} \dfrac{x^{\frac{n'_1}{2} - 1}}{(n'_1 x + n'_2)^{\frac{n'_1 + n'_2}{2}}}, & x > 0. \end{cases}$$

（其中 $n'_1 = n_1 - 1, n'_2 = n_2 - 1$）

这时称 F 服从自由度 $(n_1 - 1, n_2 - 1)$ 的 F-分布.其中 $n_1 - 1$ 称为第一自由度, $n_2 - 1$ 称为第二自由度.

关于 χ^2-分布、t-分布、F-分布的公式本段不予推导.

12.2 参 数 估 计

一、参数的点估计

当应用抽样方法解决实际问题时,常常需要利用样本来估计母体的均值、方差等参数.例如在本章 12.1 节中,我们可用 100 名女学生血清中总蛋白含量的平均值去估计母体的均值. 一般地说,设 $F(x, \theta)$ 为总体 ξ 的分布函数,其中 x 是变元, θ 为未知的参数, $\xi_1, \xi_2, \cdots, \xi_n$ 为取自总体 ξ 的样本.

定义 1 如果取样本 $\xi_1, \xi_2, \cdots, \xi_n$ 的一个函数 $\hat{\theta}(\xi_1, \xi_2, \cdots, \xi_n)$ 来作为未知参数 θ 的估计量,则称 $\hat{\theta}(\xi_1, \xi_2, \cdots, \xi_n)$ 为 θ 的点估计(point estimation).

当取样本 $\xi_1, \xi_2, \cdots, \xi_n$ 的一个观察值时, $\hat{\theta}$ 是一个数(或一个点).

下面介绍几种常用的点估计方法.

1. 数字特征法(矩方法)

样本来自总体,样本统计量也必然在一定程度上反映出总体参数的特征.如以样本均值 $\bar{\xi} = \frac{1}{n} \sum_{i=1}^{n} \xi_i$ 作为总体均值(数学期望)的估计量,以样本方差 $S^2 = \frac{1}{n} \sum (\xi_i - \bar{\xi})^2$ 作为总体方差的估计量,这样做不仅直观易于理解,而且有一定的理论基础.

$\bar{\xi}$ 又称为一阶原点矩, S^2 又称为二阶中心矩.在定义了样本与总体的各阶矩之后,可以证明当样本容量 n 无限增大时,样本矩与其相应的总体矩任意接近的概率趋于 1.

这种用样本矩去估计总体矩的方法是最古老的一种方法,称为数字特征法.

2. 顺序统计量法

样本中位数 $\bar{\bar{\xi}}, \bar{\xi}$ 定义为样本的函数,对于样本的一个实现,将它按大小次序排列,取居中的一个数为 $\bar{\xi}$ 的观察值,并记作

$$\bar{\xi} = \begin{cases} \xi_{k+1}, & \text{若 } n = 2k + 1, \\ \dfrac{1}{2}(\xi_k + \xi_{k+1}), & \text{若 } n = 2k. \end{cases}$$

3. 极大似然估计法

例 12.1　为了估计用新法繁殖养鱼后湖中的总鱼数,我们从湖中抓出 1000 条鱼标上记号,然后放回湖中,以后再从湖中抓出 1000 条鱼,发现其中有 100 条是带记号的,这里两次抓鱼都可看成是随机样本.

设 N 为湖中鱼数,n 为第一次抓出的鱼数,即带有记号的鱼数,r 为第二次抓出的鱼数. k 为第二次抓出的带有记号的鱼数.

湖中有 N 条鱼,第二次捕出 r 条鱼,故总的情形有 C_N^r 种. n 条有记号的鱼中取出 k 条共有 C_n^k 种,$N-n$ 条无记号的鱼中第二次取出了 $r-k$ 条无记号的,共有 C_{N-n}^{r-k},故第二次捕出 k 条带记号的鱼有 $C_n^k C_{N-n}^{r-k}$ 种.于是有

$$P(\xi = k) = \frac{C_n^k C_{N-n}^{r-k}}{C_N^r}, 后式记为 L(N).$$

式中 N 是个未知数,可称它为参数,我们认为 N 应该使得 $P(\xi = k)$ 达到最大.这种估计 N 的思想是统计估计的典型想法,称它为最大似然估计法(maximum likelihood estimation method).为具体决定 N,我们考虑比值

$$R(N) = \frac{L(N)}{L(N-1)} = \frac{(N-n)(N-r)}{(N-n-r+k)N} = \frac{N^2 - Nn - Nr + rn}{N^2 - Nn - Nr + kN}.$$

这个比值当 $kN < rn$ 时大于 1,当 $kN > rn$ 时小于 1.这表明当 $N < \dfrac{rn}{k}$ 时,$L(N)$ 是 N 的上升函数;当 $N > \dfrac{rn}{k}$ 时,$L(N)$ 是 N 的下降函数.于是 $N = \dfrac{rn}{k}$ 时,$L(N)$ 达到最大值,故取 $\hat{N} = \left[\dfrac{rn}{k}\right] = 10\ 000$,即湖中的鱼估计为 10 000 条.

一般地说,设 $(x_1, x_2, \cdots, x_n)$ 为 $(\xi_1, \xi_2, \cdots, \xi_n)$ 的观察值,总体密度为 $f(x, \theta)$(θ 为参数),以 dx_i 表示含 x_i 的一个小区间($i = 1, 2, \cdots, n$),$\prod\limits_{i=1}^{n} dx_i$ 表诸小区间的 n 维区域.于是样本 $(\xi_1, \xi_2, \cdots, \xi_n)$ 落在 $\prod\limits_{i=1}^{n} dx_i$ 中的概率为 $\prod\limits_{i=1}^{n} f(x_i, \theta) dx_i$.最大似然方法估计就是要确定 θ 之估计量 $\hat{\theta}$,使这个概率为最大.

令
$$L(\theta) = \prod_{i=1}^{n} f(x_i, \theta),$$

等价地,需确定 θ 使 $L(\theta)$ 达到最大或使 $\ln L(\theta)$ 达到最大,$L(\theta)$ 称为似然函数(likelihood function).

若 ξ 是离散型随机变量,则 $L(\theta)$ 为概率

$$P_\theta\{\xi_1 = x_1, \xi_2 = x_2, \cdots, \xi_n = x_n\} = \prod_{i=1}^{n} P_\theta\{\xi_i = x_i\}.$$

例 12.2　在血吸虫地区,随机抽取 75 人检查,发现其中 10 人确患血吸虫病,试估计该地区血吸虫发病率.

解　设发病率为 p,抽样 75 人,其结果可用随机变量表示如下

$$\xi_i = \begin{cases} 1, & \text{第 } i \text{ 次抽得血吸虫病患者,} \\ 0, & \text{第 } i \text{ 次抽得未患血吸虫病者.} \end{cases}$$

则 $P(\xi_i = 1) = p$,$P(\xi_i = 0) = q = 1 - p$,$i = 1, 2, \cdots, 75$.因 $f(x_i, p) = P(\xi_i = x_i) = p^{x_i}(1-p)^{1-x_i}$,故似然函数为:

$$L = \prod_{i=1}^{75} p^{x_i}(1-p)^{1-x_i} = p^{\sum\limits_{i=1}^{75} x_i}(1-p)^{n-\sum\limits_{i=1}^{75} x_i}.$$

令 $\bar{x} = \dfrac{1}{75}\sum\limits_{i=1}^{75} x_i$,则有 $\ln L = n \cdot \bar{x}\ln p + n(1-\bar{x})\ln(1-p).$

故 $$\frac{d}{dp}\ln L = \frac{n\bar{x}}{p} - \frac{n(1-\bar{x})}{1-p} = \frac{n(\bar{x}-p)}{p(1-p)},$$

令 $\dfrac{d}{dp}\ln L = 0$,解得 p 的极大似然估计值为:

$$\dot{p} = \bar{x} = \frac{1}{75}\sum_{i=1}^{75} x_i = \frac{10}{75} = \frac{2}{15}.$$

二、估计量的衡量标准

对于一个被估计的参数,用什么样的统计量作为它的估计量,这是一个估计量的构造问题.在同一个被估计参数的许多可能的估计量中,哪一个是最好的估计呢? 所谓"好"的标准又是什么? 下面仅就 3 个最一般的标准即无偏性、有效性、一致性分别加以介绍.

我们知道,估计量是个随机变量,由不同观察结果求得的参数估计值是不同的,而我们要确定一个估计量的好坏就不能仅仅根据某一次试验的结果来衡量,而是希望它在多次试验结果中经常与被估计参数的真值偏离较小,也就是说,希望它在待定参数附近摆动,且尽可能摆动得小.这便是我们评价估计量"好"与"坏"的标准.如图 12-4 所示。

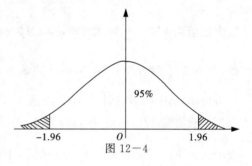

图 12-4

为此,我们先看看总体均值 μ 的估计量样本均值 $\bar{x}$ 是否具有这种性质? 回答是肯定的.

由于 $\bar{x}$ 的数学期望

$$E(\bar{x}) = E\left(\frac{1}{n}\sum_{i=1}^{n} x_i\right) = \frac{1}{n}\sum_{i=1}^{n} E(x_i) = \frac{1}{n}\sum_{i=1}^{n}\mu_i = \mu.$$

所以 $\bar{x}$ 确实是围绕着 μ 摆动的.

又 $\bar{x}$ 和 μ 的偏差在样本容量充分大时,可以充分地小,因为对任意的 $\varepsilon > 0$

$$P\{|\bar{x}-\mu| > \varepsilon\} = P\left\{\left|\frac{1}{n}\sum_{i=1}^{n} x_i - \mu\right| > \varepsilon\right\}.$$

由辛钦大数定律知这个概率是趋向于零的.

现在讨论一般的情况,要求估计量有下述性质:

1. 无偏性

无偏性对估计量的一个最基本的要求是 $\hat{\theta}$ 围绕被估参数 θ 摆动,其数学期望应等于被估参数.

定义 2 设 $\hat{\theta}$ 为未知参数 θ 的估计量,若 $E(\hat{\theta}) = \theta$,则称 $\hat{\theta}$ 为 θ 的无偏估计量.

例 12.3 设 $(x_1, x_2, \cdots, x_n)$ 为来自数学期望 μ 的总体 x,则 $\bar{x} = \dfrac{1}{n}\sum\limits_{i=1}^{n} x_i$ 为 μ 的无偏估计量.

例 12.4　设 $(x_1, x_2, \cdots, x_n)$ 为来自数学期望 μ 的总体 x，设统计量

$$\varphi_1(x_1, x_2, \cdots, x_n) = x_i \, (i = 1, 2, \cdots, n),$$

$$\varphi_2(x_1, x_2, \cdots, x_n) = \sum_{i=1}^{n} a_i x_i \left(\sum_{i=1}^{n} a_i = 1 \right)$$

都是 μ 的无偏估计量.

2. 有效性

从上面的例 12.3、例 12.4 我们看到 $\bar{x}, x_i, \sum_{i=1}^{n} a_i x_i$ 都是数学期望 μ 的无偏估计量，因此单从无偏性这一标准还不能分辨出这三个估计量哪一个最好.于是需要我们去比较同一参数 θ 的两个无偏估计量 $\hat{\theta}_1, \hat{\theta}_2$，如果 $\hat{\theta}_1$ 较 $\hat{\theta}_2$ 更密集在 θ 附近，我们就认为 $\hat{\theta}_1$ 较 $\hat{\theta}_2$ 理想.而估计量 $\hat{\theta}$ 密集在 θ 附近的程度通常是用平方误差 $E[(\hat{\theta} - \theta)^2]$ 来衡量的.因为 $\hat{\theta}$ 是无偏的，故

$$E[(\hat{\theta} - \theta)^2] = E[(\hat{\theta} - E(\hat{\theta}))^2] = D(\hat{\theta}).$$

从这个意义上来说，无偏估计量是以方差小者为好，即较为有效.

定义 3　设 $\hat{\theta}_1, \hat{\theta}_2$ 是同一参数 θ 的无偏估计量，若 $D(\hat{\theta}_1) < D(\hat{\theta}_2)$，则称估计量 $\hat{\theta}_1$ 较 $\hat{\theta}_2$ 有效.

不难验证，$\bar{x}$ 较 $\sum_{i=1}^{n} a_i x_i$ 有效.事实上，$D\left(\sum_{i=1}^{n} a_i x_i \right) = \sum_{i=1}^{n} a_i^2 D(x_i) = D(x) \sum_{i=1}^{n} a_i^2$，由许瓦兹(Schwartz)不等式，不难得到

$$D(x) \sum_{i=1}^{n} a_i^2 \geqslant D(x) \cdot \frac{1}{n} \left(\sum_{i=1}^{n} a_i \right)^2 = \frac{1}{n} D(x) = D(\bar{x}),$$

所以

$$D\left(\sum_{i=1}^{n} a_i x_i \right) \geqslant D(\bar{x}).$$

由此可见，$\bar{x}$ 较 $\sum_{i=1}^{n} a_i x_i$ 有效.这也就是我们采用 $\bar{x}$ 估计 μ 的一个理由.

3. 一致性

无偏性，有效性是在样本容量 n 确定的情况下讨论的.一个估计量即使是无偏的而且方差较小也还不够，因为我们总希望当样本观察次数增加时估计量会在某种意义下越来越接近被估计的参数.有时虽然估计量是有偏的，但仍希望它能随样本容量增大越能精确地估计未知参数.这样，一个好的估计量与被估计量任意接近的可能性随着容量 n 的无限增大应当会越来越大，由此对估计量又有所谓一致性的要求.

定义 4　若对任意 $\varepsilon > 0$，有

$$\lim_{n \to \infty} P(|\hat{\theta} - \theta| > \varepsilon) = 0,$$

则称 $\hat{\theta}_n$ 为 θ 的一致性估计量.

这个定义表明，当 $\hat{\theta}_n$ 依概率收敛于 θ 时，$\hat{\theta}_n$ 是 θ 的一致性估计.

例 12.5　设以 $\bar{x}$ 作为 $E(x)$ 的估计量.根据大数定理，当 $n \to \infty$ 时有

$$P\left(\left| \frac{1}{n} \sum_{i=1}^{n} x_i - E(x) \right| > \varepsilon \right) \to 0.$$

故 $\bar{x}$ 依概率收敛于 $E(x)$，即 $\bar{x}$ 是 $E(x)$ 的一致性估计.

例 12.6　设有一批产品，为估计其废品率 P，随机取一样本 $(x_1, x_2, \cdots, x_n)$，其中

$$x_i = \begin{cases} 1, & \text{取得废品,} \\ 0, & \text{取得合格品,} \end{cases} i = 1, 2, \cdots, n.$$

若取 $\hat{p} = \bar{x} = \dfrac{1}{n}\sum\limits_{i=1}^{n} x_i$，则 $E(\hat{p}) = E(\bar{x}) = p$.所以，$\hat{p}$ 是 p 的无偏估计量，又

$$D(\hat{p}) = D(\bar{x}) = \frac{1}{n^2}\sum_{i=1}^{n} D(x_i) = \frac{1}{n^2}[np(1-p)] = \frac{p(1-p)}{n},$$

再由切比雪夫不等式：

$$P\{|\hat{p}-p|<\varepsilon\} = P\{|\bar{x}-p|<\varepsilon\} > 1 - \frac{1}{\varepsilon^2} D(\bar{x}) = 1 - \frac{1}{\varepsilon^2}\frac{p(1-p)}{n}.$$

故

$$\lim_{n\to\infty} P\{|\hat{p}-p|<\varepsilon\} = 1.$$

所以，$\hat{p} = \bar{x}$ 是废品率 p 的一致而且是无偏的估计量.

三、参数的区间估计

1. 均值的区间估计(大样本情况)、估计下限和估计上限、估计的准确度和信度

设母体均值为 a(未知)，均方差为 σ，在大样本情况下，当母体正态分布时，有 $\bar{\xi} \sim N\left(a, \dfrac{\sigma}{\sqrt{n}}\right)$，

当母体为其他分布时，按中心极限定理，也近似地有 $\bar{\xi} \sim N\left(a, \dfrac{\sigma}{\sqrt{n}}\right)$.由此得 $\dfrac{\sqrt{n}(\bar{\xi}-a)}{\sigma} \sim N(0,1)$，

从而有(图 12—4)$P\left\{\left|\dfrac{\sqrt{n}(\bar{\xi}-a)}{\sigma}\right| < 1.96\right\} = 95\%$，

也就是

$$P\left\{\bar{\xi}-1.96\cdot\frac{\sigma}{\sqrt{n}} < a < \bar{\xi}+1.96\cdot\frac{\sigma}{\sqrt{n}}\right\} = 95\%. \tag{12-2-1}$$

当 σ 已知时，由(12—2—1)式可对母体的均值做区间估计.当 σ 未知时(实际上 σ 往往是未知的)，因为是大样本，可以用 $\sqrt{\dfrac{n}{n-1}} S_\xi = \sqrt{\dfrac{1}{n-1}\sum\limits_{i=1}^{n}(\xi_i-\bar{\xi})^2}$ 来代替 σ[其中 $S_\xi = \sqrt{\dfrac{1}{n}\sum\limits_{i=1}^{n}(\xi_i-\bar{\xi})^2}$ 为均方差或标准差]得

$$P\left\{\bar{\xi}-1.96\cdot\frac{S_\xi}{\sqrt{n-1}} < a < \bar{\xi}+1.96\cdot\frac{S_\xi}{\sqrt{n-1}}\right\} = 95\%. \tag{12-2-2}$$

也可用 S_ξ 任替 σ 得

$$P\left\{\bar{\xi}-1.96\cdot\frac{S_\xi}{\sqrt{n}} < a < \bar{\xi}+1.96\cdot\frac{S_\xi}{\sqrt{n}}\right\} = 95\%. \tag{12-2-3}$$

例 12.7 对某地区随机调查 180 名 20 岁男青年的身高，得均数 $\bar{\xi} = 167.10$ 厘米，标准差 $S_\xi = 4.90$ 厘米，试对该地区 20 岁男青年平均身高做区间估计(准确度要求 95%).

解 应用公式(12—2—3)得

$$估计下限 = \bar{\xi}-1.96\cdot\frac{S_\xi}{\sqrt{n}} = 167.10 - 1.96\times\frac{4.90}{\sqrt{180}} = 166.38(\text{cm}),$$

$$估计上限 = \bar{\xi}+1.96\cdot\frac{S_\xi}{\sqrt{n}} = 167.10 + 1.96\times\frac{4.90}{\sqrt{180}} = 167.82(\text{cm}).$$

即该地区 20 岁男青年身高的均值在区间(166.38,167.82)内的概率(准确度)为 95%.

一般，我们根据样本估计母体参数 θ，得

$$P\{\hat{\theta}_1 < \theta < \hat{\theta}_2\} = 1 - \alpha \qquad (12-2-4)$$

时,称概率 $1-\alpha$ 为估计的准确度,而称 α 为估计的信度,$(\hat{\theta}_1, \hat{\theta}_2)$ 叫 θ 的估计区间,$\hat{\theta}_1$ 叫估计下限,$\hat{\theta}_2$ 叫估计上限.在(12-2-1)式中,准确度为 95%,信度 $\alpha = 1 - 95\% = 5\%$.

2. 正态母体均值的区间估计(小样本情况)

设母体为正态分布 $N(a, \sigma)$,a 和 σ 均未知.取一小样本 $(\xi_1, \xi_2, \cdots, \xi_n)$,由于 n 小,用 S_ξ 或 $\dfrac{n}{n-1} S_\xi$ 代替 σ 误差太大,故不宜前述(12-2-2)或(12-2-3)作均值的区间估计,由本章

12.1节知统计量 $\sqrt{n-1}\,\dfrac{\bar{\xi} - a}{S_\xi}$ 是自由度为 $n-1$ 的 t 变数,利用 t 分布进行估计效果较好.

设取信度为 α,按等式 $P\{|t| \geqslant t_\alpha\} = \alpha$ 查自由度为 $n-1$ 的 t 分布表可确定 t_α 值,则有

$$P\left\{\left|\frac{\sqrt{n-1}\,(\bar{\xi} - \alpha)}{S_\xi}\right| < t_\alpha\right\} = 1 - \alpha.$$

也就是(如图 12-5 所示)

$$P\left\{\bar{\xi} - \frac{t_\alpha \cdot S_\xi}{\sqrt{n-1}} < \alpha < \bar{\xi} + \frac{t_\alpha \cdot S_\xi}{\sqrt{n-1}}\right\} = 1 - \alpha. \quad (12-2-5)$$

利用(12-2-5)式可对母体均值 α 做区间估计.

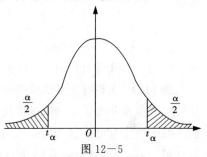

图 12-5

例 12.8 随机抽取 6 名女工,测其收缩压(单位毫米汞柱,1 毫米汞柱 $=9.8$ 帕)资料为 118,122,98,104,122,122,试对女工收缩压之均值做区间估计(信度 α 取 0.05).

解
$$\bar{\xi} = \frac{1}{6}\sum_{i=1}^{6}\xi_i = 114.33.$$

$$S_\xi = \sqrt{\frac{1}{6}\sum_{i=1}^{6}(\xi_i - \bar{\xi})^2} = \sqrt{\frac{\displaystyle\sum_{i=1}^{6}\xi_i^2 - \frac{\left(\displaystyle\sum_{i=1}^{6}\xi_i\right)^2}{6}}{6}} = \sqrt{\frac{563.33}{6}} = 9.69.$$

查自由度为 $6-1=5$ 的 t 分布表得 $t_{(5)0.05} = 2.571$,

$$\frac{t_\alpha \cdot S_\xi}{\sqrt{n-1}} = \frac{2.571 \times 9.69}{\sqrt{5}} = 11.14.$$

估计下限:$\bar{\xi} - \dfrac{t_\alpha \cdot S_\xi}{\sqrt{n-1}} = 114.33 - 11.14 = 103.19$,

估计上限:$\bar{\xi} + \dfrac{t_\alpha \cdot S_\xi}{\sqrt{n-1}} = 114.33 + 11.14 = 125.47$,

故均值的区间为(103.19, 125.47).

3. 两母体均值之差的区间估计(大样本情况)

设有两母体 ξ 与 η,$E\xi = a$ 与 $E\eta = b$ 均未知.取两大样本 $\xi_1, \xi_2, \cdots, \xi_{n1}$ 与 $\eta_1, \eta_2, \cdots, \eta_{n2}$,要求对两母体均值之差做区间估计.

由 1 的讨论知近似地有 $\bar{\xi} \sim N\left(a, \dfrac{S_\xi}{\sqrt{n_1}}\right)$,$\bar{\eta} \sim N\left(b, \dfrac{S_\xi}{\sqrt{n_2}}\right)$.可以证明 $\bar{\xi} - \bar{\eta} \sim$

$N\left(a - b, \sqrt{\dfrac{\sigma_1^2}{n_1} + \dfrac{\sigma_2^2}{n_2}}\right)$.由于是大样本,以 S_ξ^2 和 S_η^2 分别代替 σ_1^2 和 σ_2^2,误差不会很大,由此得

$\bar{\xi}-\bar{\eta}\sim N\left(a-b,\sqrt{\dfrac{S_{\xi}^{2}}{n_{1}}+\dfrac{S_{\eta}^{2}}{n_{2}}}\right)$,故有

$$\frac{\bar{\xi}-\bar{\eta}-(a-b)}{\sqrt{\dfrac{S_{\xi}^{2}}{n_{1}}+\dfrac{S_{\eta}^{2}}{n_{2}}}}\sim N(0,1).$$

取定信度 α,按下式从标准正态分布表上确定 u_{α}:

$$P\left\{\left|\frac{\bar{\xi}-\bar{\eta}-(a-b)}{\sqrt{\dfrac{S_{\xi}^{2}}{n_{1}}+\dfrac{S_{\eta}^{2}}{n_{2}}}}\right|<u_{\alpha}\right\}=1-\alpha,$$

亦即

$$P\left\{\bar{\xi}-\bar{\eta}-u_{\alpha}\sqrt{\frac{S_{\xi}^{2}}{n_{1}}+\frac{S_{\eta}^{2}}{n_{2}}}<a-b<\bar{\xi}-\bar{\eta}+u_{\alpha}\sqrt{\frac{S_{\xi}^{2}}{n_{1}}+\frac{S_{\eta}^{2}}{n_{2}}}\right\}=1-\alpha, \qquad (12-2-6)$$

由(12-2-6)式即可以对 $a-b$ 做区间估计.

例 12.9 为研究正常成年男女血液红细胞均数之差别,检查了某地 25～29 岁正常成年男子 156 名,正常成年女子 74 名,得男性红细胞均数为 465.13 万/mm³,标准差为 54.80 万/mm³;女性红细胞均数为 422.16 万/mm³,标准差为 44.20 万/mm³.试对两均数差做区间估计(信度 5%).

解 $n_{1}=156,\bar{\xi}=465.13$ 万/mm³,$S_{\xi}=54.80$ 万/mm³;

$n_{2}=74,\bar{\eta}=422.16$ 万/mm³,$S_{\eta}=44.20$ 万/mm³,

$5\%\div2=0.025$,查正态分布表得 $u=1.96$,

$$u\cdot\sqrt{\frac{S_{\xi}^{2}}{n_{1}}+\frac{S_{\eta}^{2}}{n_{2}}}=1.96\cdot\sqrt{45.65}=1.96\times6.76=13.24,$$

$\bar{\xi}-\bar{\eta}=465.13-422.16=42.97,42.97-13.24=29.73,\quad 42.97+13.24=56.21.$

故在信度 5% 下的均数差的区间估计为(29.73,56.21).

4. 两正态母体均值之差的区间估计(小样本情况)

设 $\xi\sim N(a,\sigma),\eta\sim N(b,\sigma),a,b,\sigma$ 均未知,取两小样本 $\xi_{1},\xi_{2},\cdots,\xi_{n1};\eta_{1},\eta_{2},\cdots,\eta_{n2}$,我们来对两母体均值之差 $a-b$ 做区间估计.

由于 n_{1} 和 n_{2} 小,用 S_{ξ}^{2} 和 S_{η}^{2} 估计 σ^{2} 误差太大,故不宜应用上述(12-2-6)式做区间估计,由本章 12.1 节知统计量

$$\frac{\bar{\xi}-\bar{\eta}-(a-b)}{\sqrt{\dfrac{n_{1}S_{\xi}^{2}+n_{2}S_{\eta}^{2}}{n_{1}+n_{2}-2}\left(\dfrac{1}{n_{1}}+\dfrac{1}{n_{2}}\right)}}$$

是自由度为 $n_{1}+n_{2}-2$ 的 t 变量.利用 t 分布做区间估计效果较好.

取信度 α,按等式 $P\{|t|>t_{\alpha}\}=\alpha$ 查自由度为 $n_{1}+n_{2}-2$ 的 t 分布表确定 t_{α} 值,则有

$$P\left\{\left|\frac{\bar{\xi}-\bar{\eta}-(a-b)}{\sqrt{\dfrac{n_{1}S_{\xi}^{2}+n_{2}S_{\eta}^{2}}{n_{1}+n_{2}-2}\left(\dfrac{1}{n_{1}}+\dfrac{1}{n_{2}}\right)}}\right|<t_{\alpha}\right\}=1-\alpha,$$

也就是

$$P\left\{\bar{\xi}-\bar{\eta}-t_{\alpha}\sqrt{\frac{n_{1}S_{\xi}^{2}+n_{2}S_{\eta}^{2}}{n_{1}+n_{2}-2}\left(\frac{1}{n_{1}}+\frac{1}{n_{2}}\right)}<a-b<\bar{\xi}-\bar{\eta}+\right.$$

$$t_a\sqrt{\frac{n_1S_\xi^2+n_2S_\eta^2}{n_1+n_2-2}\left(\frac{1}{n_1}+\frac{1}{n_2}\right)}\Big\}=1-\alpha. \tag{12-2-7}$$

例 12.10　某农场在 20 块大小相同、肥力均匀的试验田上种植花生,其中 10 块加施钾肥,其他耕种措施相同,结果产量如下(单位:千克):

施钾肥的每块产量 ξ:62,57,65,60,63,58,57,60,60,58;

未施钾肥的每块产量 η:56,59,56,57,58,57,60,55,57,55.

由经验知 $\xi\sim N(a,\sigma)$,$\eta\sim N(b,\sigma)$(a,b,σ 均未知),试对 $a-b$ 做区间估计(信度 $\alpha=5\%$).

解　由样本可以算出 $n_1=10$,$\bar\xi=60$,$n_1S_\xi^2=64$;$n_2=10$,$\bar\eta=57$,$n_2S_\eta^2=24$.

查 t 分布表,自由度 $n_1+n_2-2=10+10-2=18$,信度 $\alpha=5\%$ 时,$t_a=2.101$,算出 $\bar\xi-\bar\eta=$

$60-57=3$,$\sqrt{\frac{n_1S_\xi^2+n_2S_\eta^2}{n_1+n_2-2}\left(\frac{1}{n_1}+\frac{1}{n_2}\right)}=\sqrt{\frac{64+24}{18}\left(\frac{1}{10}+\frac{1}{10}\right)}=0.989$,

代入(12-2-7)式得

$$P\{3-2.101\times0.989<a-b<3+2.101\times0.989\}=95\%.$$

即

$$P\{0.92<a-b<5.08\}=95\%.$$

即施钾肥能使每块试验田平均产量增加 0.92 千克至 5.08 千克的概率为 95%.

5. 总体率的区间估计(大样本情况)

设总体容量为 N,其中具有某种特点的个体数为 M,则 $P=\dfrac{M}{N}$,称为具有某种特点的个体的总体率.与此相仿,若样本的容量为 n,其中具有某种特点的个体数为 m,则 $p=\dfrac{m}{n}$,称为具有某种特点的个体的样本率.

样本率的均数:$E(p)=E\left(\dfrac{m}{n}\right)=\dfrac{1}{n}E(m)=\dfrac{1}{n}\cdot np=p$.

样本率的方差:$D(p)=D\left(\dfrac{m}{n}\right)=\dfrac{1}{n^2}D(m)=\dfrac{1}{n^2}np(1-p)=\dfrac{p(1-p)}{n}$.

从而在大样本的情形下,可将样本率 p 作为总体率的估计(由 §12.2,一,3 亦知 p 是 P 的最大似然估计),于是 P 的标准差近似于 $\sqrt{\dfrac{p(1-p)}{n}}$.

当我们令

$$\xi_i=\begin{cases}1, & \text{当个体具有某种特点,}\\0, & \text{当个体不具有某种特点.}\end{cases}$$

则有 $m=\sum\limits_{i=1}^n\xi_i$,$\bar\xi=\dfrac{1}{n}\sum\limits_{i=1}^n\xi_i=\dfrac{m}{n}=p$,根据中心极限定理,当 n 足够大时有 $\bar\xi=p\sim$

$N\left(p,\sqrt{\dfrac{p(1-p)}{n}}\right)$,故 p 近似地服从 $N\left(p,\sqrt{\dfrac{p(1-p)}{n}}\right)$.如令

$u=\dfrac{\bar\xi-p}{\sqrt{\dfrac{p(1-p)}{n}}}$,则 u 服从 $N(0,1)$.对于预定的 α,按下式确定 u_a

$$P\left\{\left|\frac{\bar{\xi}-p}{\sqrt{\dfrac{p(1-p)}{n}}}\right|>u_{\alpha}\right\}=\alpha.$$

即

$$P\left\{p-u_{\alpha}\sqrt{\frac{p(1-p)}{n}}<\bar{\xi}<p+u_{\alpha}\sqrt{\frac{p(1-p)}{n}}\right\}=1-\alpha. \qquad (12-2-8)$$

利用(12-2-8)式可以对总体率作准确度为 $1-\alpha$ 的区间估计.

例 12.11 随机调查了某校 200 名沙眼患者,经用某种疗法治疗一定时期后治愈 168 人,试对总体治愈率做区间估计(信度为 5%).

解 样本治愈率为 $p=\dfrac{168}{200}=0.84$,对于 $a=0.05$,

$$u_{\alpha}\sqrt{\frac{p(1-p)}{n}}=1.96\times\sqrt{\frac{0.84(1-0.84)}{200}}=0.051,$$

$$0.84-0.051=78.9\%,0.84+0.051=89.1\%.$$

故治愈率落在区间(78.9%,89.1%)的概率为 95%.

12.3 假 设 检 验

一、基本原理与检验步骤

1. 基本原理

假设检验就是根据所抽得的样本,运用统计分析的方法来对总体的某假设 H 做出接受或拒绝的决定.其依据是"小概率事件在一次试验中是不可能出现的",推断原理,简称小概率事件原理(principle of small probability event).尽管这个原理在实际中有可能不真,但却是我们进行假设检验的逻辑推断的出发点与根据.

举一个简单的例子.袋中有黄豆、黑豆共 100 粒,仅知其中之一种为 95 粒,另一种为 5 粒.今允许到袋中摸取 1 粒豆子,要推断袋中是 95 粒黄豆,还是 95 粒黑豆.

于是,我们做出假设 H_0(称之为原假设):"其中有 95 粒是黄豆".今摸取豆子一粒,若为黑豆,因得黑豆的概率仅为 5%,故为一小概率事件.再根据"小概率事件在一次试验中是不可能出现的"原理,因而我们怀疑 H_0 的正确性,从而拒绝它,即做出 95 粒不是黄豆的推断.

显然我们的推断可能犯错误,即袋中确为 95 粒黄豆,而我们却摸取了发生概率仅为 5% 的黑豆.问题是我们必须根据样本做出一种推断,我们要在是否拒绝 H_0 上选择一个较为合理的判断,于是我们自然选择拒绝 H_0 的判断.

如果我们摸出的是一粒黄豆,将做出何种推断呢? 此时一个大概率事件(big probability event)发生了.根据"小概率事件原理"我们可以做出"没有充分的理由拒绝原假设"的推断,能否进而得出接受原假设的结论呢? 请再看下面的例子.

例 12.12 设从带有未知均值 μ 的一个正态 $N(\mu,1)$ 母体中抽取一个容量 $n=16$ 的随机样本.算得样本均值 $\bar{\xi}=0.1$,要求判断假设 $H_0:\mu=0$.

如果假设 $H_0(\mu=0)$ 成立,则 $\bar{\xi}$ 服从 $N\left(0,\dfrac{1}{\sqrt{16}}\right)$,$\dfrac{\bar{\xi}-0}{\dfrac{1}{4}}=4\bar{\xi}\sim N(0,1)$.查表得到

$$P\{|\bar{\xi}|\geqslant 0.1\}=P\{4|\bar{\xi}|\geqslant 0.4\}\approx 2\times 0.345=0.690.$$

在这里 $|\bar{\xi}|$ 大于等于观察值的概率比 0.05 大得多，因而我们没有充分理由拒绝 $H_0(\mu=0)$，但并不能不加分析地得出 H_0 是正确的。

一般来说，一种检验(称为显著性检验)只能做出一方面决定，如果在假设 H_0 为正确的假定下，出现的事件概率小于或等于 α(通常 α 取一些标准值 0.05，0.01 等)，那么我们能够拒绝 H_0；如果出现的事件概率大于 α，那么我们只能说，没有充分的理由拒绝 H_0，或者说实验结果与假设无显著差异。此时冒昧地接受 H_0 就显得是一种武断，我们特别提出这一点，是因为在这方面往往发生误解。

现在我们回到前面摸豆子问题的例子上来。因为例中要么是 95 粒黄豆，要么是 95 粒黑豆，二者必居其一。此时只要在摸前再做出另一种假设 H_1：即袋中有 95 粒黑豆，该假设称之为备择假设。若我们在一次摸取中得到了一粒黄豆，这时对原假设来说是发生了一个大概率事件，而对备择假设来说却发生了一个 5% 的小概率事件。于是尽管我们没有充分理由推翻原假设，却有充分依据推翻备择假设，既然备择假设被推翻，即否定了袋为 95 粒黑豆，则必是 95 粒黄豆，即接受原假设了。

对于后一个例子，问题就不那么简单了，要接受原假设 $H_0(\mu=0)$ 有一定的困难，除非我们对母体有进一步的了解，比如，还知道母体均数 μ 或者等于 0，或者等于 1，两者必居其一。在这一前提下，我们可以做出备择假设 $H_1(\mu=1)$，可能通过拒绝备择假设而接受原假设。

事实上由备择假设 $\xi\sim N(1,1)$，得 $\bar{\xi}\sim N\left(1,\dfrac{1}{\sqrt{16}}\right)$，故 $\dfrac{\bar{\xi}-1}{\dfrac{1}{4}}\sim N(0,1)$

$$P\left\{\left|\frac{\bar{\xi}-1}{\frac{1}{4}}\right|\geqslant\left|\frac{0.1-1}{\frac{1}{4}}\right|\right\}=P\left\{\left|\frac{\bar{\xi}-1}{\frac{1}{4}}\right|\geqslant 3.6\right\}<0.01.$$

这是小概率，因而拒绝备择假设而接受原假设。

总之，要接受一种假设单凭一个假设是不够的，从逻辑上讲，没有备择假设就无法接受原假设。

无论哪一种假设检验都可能犯错误，如图 12—6 所示绘制了正常人与肝炎病患者的转氨酶指标分布的密度曲线：A 为正常人，B 为肝炎病患者。

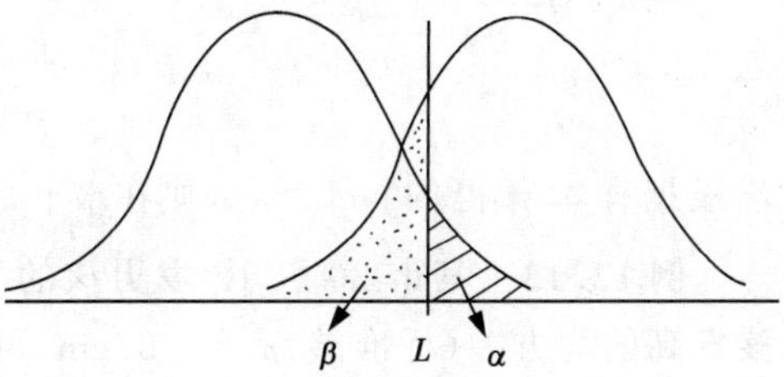

图 12—6

医生可以确定一个标准 L，当在人群中随机抽取一人，假设为正常人(原假设 H_0)，如果其转氨酶指标超过 L，判断为肝炎病患者，显然正常人的指标有时也超过 L，这时就犯了错误，统计学上称之为第一类错误，或弃真(对于 H_0 为真而言)的错误，医学上称之为假阳性的错误。犯错误的大小等于斜线部分的面积 α。如果假设为肝炎病患者(备择假设 H_1)，其指标小于 L，这时对于 H_1 来说发生了一小概率，因而拒绝是肝炎病人的假设，做出该人为正常人的判断。然而肝炎病患者有时转氨酶不高，这种错误的判断在统计学上称之为第二类错误，或存伪(对于 H_0 不真而言)的错误，医学上称之为假阴性的错误，犯错误的大小等于点迹部分的面积 β。

由此看来,第一类错误 α 与第二类错误 β 是相互制约的,减少 α 便增大了 β,如图 12—6 所示,如果医生将转氨酶标准 L 增大,虽减少了将正常人错判为病人的概率,却增大了将病人错判为正常人的概率.如果某医生将标准右移到无穷远点,此时犯第一类错误的概率减少到零,犯第二类错误的概率增大到 1,即世上所有人都被判断为正常人,转氨酶指标也就毫无意义了.

2. 假设的检验步骤

我们仅就一种假设的检验步骤叙述如下:

(1) 提出假设 H_0. 即写明所要检验的假设 H_0 的具体内容.

(2) 引进统计量 根据 H_0 的内容选取合适的统计量.

(3) 确定统计量的分布 设 H_0 为真,找出所引进统计量的精确分布(适用于小样本)或渐近分布(适用于大样本).

(4) 根据观察到的样本值算出统计量.

(5) 确定显著性水平 即给定某概率 α,根据问题的要求,可取 $\alpha = 0.10, 0.05, 0.01$ 等,这些值称为显著性水平或信度.

(6) 确定假设的拒绝域 根据统计量的分布,由所给定的 α,确定出弃舍区域(即拒绝假设的区域) w,其中 $P(w) = \alpha$,如果由第(4)项里所算出的统计量的值落于 w 中,则在显著性水平为 α 的情况下(简称在水平 α 下)拒绝假设 H_0,否则就不拒绝接受它.

二、小样本参数检验

对总体分布的某些参数进行假设检验,即参数检验.当统计量的精确分布为已知时,可采用小样本参数检验.这种情况主要产生于总体的分布为正态时.

1. 设总体 ξ 有分布 $N(a, \sigma)$,检验假设 $H_0: a = a_0$

(1) 已知 σ 设从总体中抽取样本 $\xi_1, \xi_2, \cdots, \xi_n$.若 H_0 为真,则样本均数 $\bar{\xi}$ 有分布 $N\left(a_0, \dfrac{\sigma}{\sqrt{n}}\right)$.故 $\mu = \dfrac{\bar{\xi} - a_0}{\dfrac{\sigma}{\sqrt{n}}}$ 有分布 $N(0, 1)$.如给定 α 值,则可由正态分布表查得 λ_α,使得

$$P(|\mu| > \lambda_\alpha) = \alpha, \tag{12-3-1}$$

若根据样本算得的 $|\mu| > \lambda_\alpha$,则在水平 α 下拒绝 H_0.图 12—7 中的阴影部分即代表拒绝区域 w.

例 12.13   某市 20 名 12 岁男孩的平均身高 $\bar{\xi} = 143.10\mathrm{cm}$,从有关资料得该市 12 岁男孩身高的均方差(标准差)$\sigma = 5.67\mathrm{cm}$,可不可以认为该市 12 岁男孩身高均值 $a_0 = 140\mathrm{cm}$,(α 取 0.05).

$$\mu = \frac{143.10 - 140}{\dfrac{5.67}{\sqrt{20}}} = \frac{3.10}{1.268} = 2.44,$$

$$\mu_{0.05} = 1.96, \quad |\mu| = 2.44 > 1.96.$$

故不能认为该市 12 岁男孩身高的均值为 140cm.

(2) 未知 σ 若 H_0 为真,考虑统计量 $t = \sqrt{n-1}\dfrac{\bar{\xi} - a_0}{S_\xi}$,由本章 §12.1 知 t 有分布 t_{n-1},故对于给定的 α,可由 t 分布表查得 λ_α,使

$$P(|t| > \lambda_\alpha) = \alpha. \tag{12-3-2}$$

若由样本值算得 $|t| > \lambda_\alpha$,则在水平 α 下拒绝 H_0.图 12—8 中阴影部分即代表弃舍区域 w.

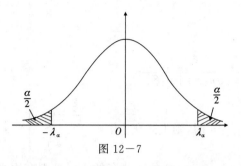
图 12-7

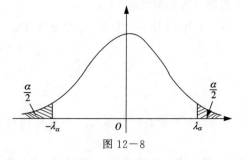
图 12-8

例 12.14 应用克矽平治疗硅沉着病患者 10 名,治疗前后血红蛋白的含量之差服从正态分布.今测得 10 名病人,其差值为 $2.7, -1.2, -1.0, 0, 0.7, 2.0, 3.7, -0.6, 0.8, -0.3$(单位克%),问该药是否有效.

解 假设 H_0:该药无效,即均数 $a_0 = 0, \bar{\xi} = \dfrac{6.8}{10} = 0.68$.

$$S_\xi = \sqrt{\frac{\sum(\xi_i - \bar{\xi})^2}{10}}$$

$$= \sqrt{\frac{\sum \xi_i^2 - \dfrac{\left(\sum \xi_i\right)^2}{10}}{10}}$$

$$= \sqrt{\frac{2.9 - \dfrac{(6.8)^2}{10}}{10}}$$

$$= \sqrt{\frac{24.376}{10}} = 1.56.$$

$$t = \sqrt{9} \cdot \frac{0.68 - 0}{1.56} = 1.31.$$

查 t 值表 $\lambda_{(9)} 0.05 = 2.262$,

$1.31 < 2.262$.

故我们没有充分理由否定原假设,即没有充分的理由认为该药有效.

由此看到,虽然服药后血红蛋白比服药前平均增加了 0.68(克%),但统计上无显著意义.

2. 设 ξ 有分布 $N(a_1, \sigma)$,η 有分布 $N(a_2, \sigma)$,检验假设 $H_0: a_1 = a_2$

今从 ξ, η 中分别抽取样本 $\xi_1, \xi_2, \cdots, \xi_n$ 及 $\eta_1, \eta_2, \cdots, \eta_{n2}$,并记 $S_\xi^2 = \dfrac{1}{n_1} \sum\limits_{i=1}^{n_1}(\xi_i - \bar{\xi})^2$,$S_\eta^2 = \dfrac{1}{n_2} \sum\limits_{i=1}^{n_2}(\eta_i - \bar{\eta})^2$.

(1) A 已知 σ,若 H_0 为真,令 $a = a_1 = a_2$,则 $\bar{\xi}$ 有分布 $N\left(a, \dfrac{\sigma}{\sqrt{n_1}}\right)$,$\bar{\eta}$ 有分布 $N\left(a, \dfrac{\sigma}{\sqrt{n_2}}\right)$,

$\bar{\xi} - \bar{\eta}$ 有分布 $N\left(0, \sqrt{\dfrac{1}{n_1} + \dfrac{1}{n_2}}\,\sigma\right)$.故 $\mu = \dfrac{\bar{\xi} - \bar{\eta}}{\sigma\sqrt{\dfrac{1}{n_1} + \dfrac{1}{n_2}}}$ 有分布 $N(0,1)$,这样就化为 1(1)的情况了,

可按前述的方法来检验 H_0.

（2）未知 σ，若 H_0 为真，可考虑统计量

$$t = \sqrt{\frac{n_1 n_2 (n_1 + n_2 - 2)}{n_1 + n_2}} \cdot \frac{\bar{\xi} - \bar{\eta}}{\sqrt{n_1 S_\xi^2 + n_2 S_\eta^2}}.$$

由本章 12.1 节知 t 有分布 $t_{n_1 + n_2 - 2}$ $\left(\text{特别当 } n_1 = n_2 = n \text{ 时，则上式化为 } t = \dfrac{\bar{\xi} - \bar{\eta}}{\sqrt{\dfrac{S_\xi^2 + S_\eta^2}{n - 1}}}\right)$ 对于给

定的 α，若由样本值算出的 $|t|$ 值大于等于自由度为 $n_1 + n_2 - 2$ 的 t 分布的 λ_α 值，则在水平 α 下拒绝 H_0，即两个总体的平均值 a_1 与 a_2 不同.

例 12.15 设有甲、乙两种安眠药，今欲比较它们的治疗效果，以 ξ 表示失眠患者服甲药后睡眠时间延长的时数，η 表示服乙药后的延长时数.今独立观察 20 名患者，其中 10 人服甲药后延长睡眠时数为 $x_1, x_2, \cdots, x_{10}$；服乙药的 10 人延长睡眠时数为 $y_1, y_2, \cdots, y_{10}$.这些数据如表 12-4：

表 12-4

x_1	x_2	x_3	x_4	x_5	x_6	x_7	x_8	x_9	x_{10}
1.9	0.8	1.1	0.1	−0.1	4.4	5.5	1.6	4.6	3.4
y_1	y_2	y_3	y_4	y_5	y_6	y_7	y_8	y_9	y_{10}
0.7	−1.6	−0.2	−1.2	−0.1	3.4	3.7	0.8	0.0	2.0

设 ξ, η 分别有分布 $N(a_1, \sigma), N(a_2, \sigma)$，$\sigma$ 未知，则问题化为检验 $H_0: a_1 = a_2$（取 $\alpha = 0.10$）.

解 由表算得 $\bar{x} = 2.33, \bar{y} = 0.75, S_1^2 = 3.61, S_2^2 = 2.89$.由于本例的 $n_1 = n_2 = n = 10$，故统计量

$$t = \frac{\bar{x} - \bar{y}}{\sqrt{\dfrac{S_1^2 + S_2^2}{n - 1}}} = 1.86.$$

由 t 分布表查得自由度 $N = 18$ 的 $\lambda_{0.10} = 1.73$，因 $1.86 > 1.73$，故在水平 0.10 下拒绝 H_0，即可认为这两种药的疗效不相等.

三、大样本参数检验

1. 检验假设 $H_0: a = a_0$

设总体 ξ 遵从某一分布（不一定正态），其平均值为 a，标准差为 σ.从总体中抽取容量为 n 的样本 $x_1, x_2, \cdots, x_n$，我们要检验假设 $H_0: a = a_0$.

（1）已知 σ，若 H_0 为真，则样本平均数 $\bar{x}$ 有渐近正态分布 $N\left(a_0, \dfrac{\sigma}{\sqrt{n}}\right)$，因此对于给定的 α，可由正态分布表找到 λ_α，于是当 n 较大时（一般要求 $n > 30$）有

$$P\left(\left|\frac{\bar{x} - a_0}{\dfrac{\sigma}{\sqrt{n}}}\right| > \lambda_\alpha\right) \approx \alpha.$$

如果由样本值算得的 $\left|\dfrac{\overline{x}-a}{\frac{\sigma}{\sqrt{n}}}\right| \geqslant \lambda_a$，则在水平 α 下拒绝 H_0.

例 12.16　设总体 ξ 遵从某一分布，此分布的平均值 a 未知，标准差 $\sigma=5$，从该总体中抽取一个容量为 50 的样本，算得样本平均值 $\overline{x}=2$，要检验假设 $H_0:a=0$.

解　若 H_0 为真，则 $\overline{x}$ 渐近正态分布 $N\left(0,\dfrac{5}{\sqrt{50}}\right)$，若取 $\alpha=0.05$，则 $\lambda_a=1.96$.

因
$$\left|\frac{\overline{x}-a_0}{\frac{\sigma}{\sqrt{n}}}\right|=\frac{2}{\frac{5}{\sqrt{50}}}=2\sqrt{2}\approx 2.82>1.96,$$

故在水平 0.05 下拒绝 H_0.

（2）未知 σ，当 σ 未知时，只要样本的容量 n 足够大（要求 $n>100$），我们可以用样本的标准差 S_ξ 来代替 σ，则问题就与（1）的情况完全类似.若由样本算得的 $\left|\dfrac{\overline{x}-a_0}{\frac{S_\xi}{\sqrt{n}}}\right|>\lambda_a$，则在水平 α 下拒绝 H_0.

例 12.17　今有一容量 $n=150$ 的样本，根据其样本值算得 $\overline{x}=0.4$ 及 $S_\xi=4$，总体的平均值 a 及标准差 σ 均未知，检验假设 $H_0:a=0$，取 $\alpha=0.05$.

解　$\lambda_a=1.96$，而 $\left|\dfrac{\overline{x}-a_0}{\frac{S_\xi}{\sqrt{n}}}\right|=\dfrac{0.4}{\frac{4}{\sqrt{150}}}=1.225$，

因 $1.225<1.96$，故不拒绝 H_0.

2. 设 ξ,η 为两个总体，其分布不一定是正态，它们的平均值分别为 a_1,a_2；标准差 σ_1,σ_2 未知，检验假设 $H_0:a_1=a_2$

今从两总体中分别抽取样本 $x_1,x_2,\cdots,x_{n_1}$；$y_1,y_2,\cdots,y_{n_2}$，由于 σ_1,σ_2 未知，我们分别用两个样本的标准差 S_1,S_2 来代替.若 H 为真，以 a 表 a_1,a_2 的公共值，则当样本容量足够大时（n_1,n_2 均需大于 100），样本平均 $\overline{x}$ 渐近正态 $N\left(a,\dfrac{S_1}{\sqrt{n_1}}\right)$，$\overline{y}$ 渐近正态 $N\left(a,\dfrac{S_2}{\sqrt{n_2}}\right)$，故 $\overline{x}-\overline{y}$ 渐近正态 $N\left(0,\sqrt{\dfrac{S_1}{n_1}+\dfrac{S_2}{n_2}}\right)$，如果 $\left|\dfrac{\overline{x}-\overline{y}}{\sqrt{\frac{S_1^2}{n_1}+\frac{S_2^2}{n_2}}}\right|>\lambda_a$，则在水平 α 下拒绝 H_0.

值得指出的是：以上的方法只有在大样本的条件下才有效，因为我们涉及两个方面的近似：

（1）样本的平均值为渐近正态分布；

（2）某些总体参数（如 σ）用样本算出的相应值（S）来代替.

至于样本的容量多大才算是大样本，这并无严格的标准.通常在应用中，当与平均值打交道时，对于 $n>30$，近似程度一般就很好了；而对于方差，则 n 要大于 100 才行.

四、非参数检验

前面所讨论的统计推断问题，都假定母体的分布函数为已知，其中仅含有有限个未知参数，而我们的目的是对于这些未知参数进行推断——估计或检验.这类统计问题我们通常称为

参数估计或参数假设检验问题.但是,在许多实际场合,母体分布的函数形式往往不知道,或者知道得很少.例如仅知道母体分布是连续型分布或是离散型分布.对此前面所介绍的参数统计推断方法就不再能用.因此需要引进另一些统计方法,要求这些方法不依赖于关于母体分布的具体形式.也就是说它自由于关于母体分布的假设.这种方法通常称为分布自由的或非参数方法.

①本段介绍一种中位数(madian)的方阵(square matrix)检验法①,该方法操作简便,计算量小,且具有抑制(适当修正)第二类错误等优点.

中位数是表示数据集中趋势的指标之一,对于两个未知分布函数的连续母体,该法可比较检验其中位数的大小,假如进一步知道母体具有对称分布(无须知道具体的分布形式),此法又可作为比较它们的数学期望的方法,因为此时数学期望等于中位数.我们知道正态分布、t 分布、均匀分布等都是对称分布的.

方法与步骤:

(1) 根据信度 α 而确定方阵的阶 k,例如当 $\alpha=0.05$ 时取 7 阶方阵,$\alpha=0.01$ 时取 9 阶方阵,其他如表 12-5 所示.

表 12-5　　　　　　　　　　　　方阵阶的选择

信度 α	0.5	0.44	0.33	0.23	0.15	0.10	0.05	0.03	0.01
方阵阶 k	1	2	3	4	5	6	7	8	9

(2) 从母体 A 中随机地抽取 k^2 个元素,并且随机地排列成方阵

$$W_a = \begin{bmatrix} a_{11} & \cdots & a_{1k} \\ \vdots & & \vdots \\ a_{k1} & \cdots & a_{kk} \end{bmatrix},$$

同样从母体 B 中随机地抽取 k^2 个元素,并且随机地排列成方阵

$$W_b = \begin{bmatrix} b_{11} & \cdots & b_{1k} \\ \vdots & & \vdots \\ b_{k1} & \cdots & b_{kk} \end{bmatrix}.$$

(3) 在方阵 W_a 中选取各行的大数,再从这 k 个大数中选取最小者,记为 a_k^*;从各列中选取小数,再从这 k 个小数中选出最大者,记为 a_{k*}.在方阵 W_b 中选取各行的小数,再从这 k 个小数中选出最大者,记为 b_{k*};从各列中选取大数,再从这 k 个大数中选出最小者,记为 b_k^*.

(4) 设母体 A 的中位数是 μ_a,母体 B 的中位数是 μ_b,假设检验的结果如表 12-6 所示.

表 12-6　　　　　　　　　　　　假设检验的结果

	(一)	(二)	(三)	(四)
四种情况	$a_k^* > b_{k*}$ $a_{k*} < b_k^*$	$a_k^* > b_{k*}$ $a_{k*} \geqslant b_k^*$	$a_k^* \leqslant b_{k*}$ $a_{k*} < b_k^*$	$a_k^* = b_{k*} = a_{k*} = b_k^*$
结　论	不显著 $\mu_a = \mu_b$	显　著 $\mu_a > \mu_b$	显　著 $\mu_a < \mu_b$	不显著 $\mu_a = \mu_b$

① 此方法由张惠安教授于 1982 年发明.

例 12.18 本科生与培训生两个大班参加同一试题的高等数学测试(成绩未列出),试问其水平有无显著差异($\alpha=0.05$).

因为 $\alpha=0.05$,由表 12—5 取 7 阶方阵.

我们从本科生中随机抽取 $7\times7=49$ 名学生的成绩并随机地排成一个 7 阶方阵 $\boldsymbol{W}_a$

$$\boldsymbol{W}_a=\begin{bmatrix} 100 & 92 & 95 & 99 & 92 & 100 & 100 \\ 72 & 100 & 100 & 100 & 90 & 85 & 95 \\ 97 & 95 & 90 & 85 & 100 & 92 & 87 \\ 100 & 95 & 95 & 80 & 73 & 100 & 77 \\ 90 & 93 & 57 & 95 & 100 & 70 & 89 \\ 97 & 90 & 100 & 97 & 73 & 80 & 100 \\ 82 & 100 & 87 & 97 & 100 & 100 & 97 \end{bmatrix} \begin{matrix} \text{max} \\ 100 \\ 100 \\ 100 \\ 100 \\ 100 \\ 100 \\ 100 \end{matrix}$$

$$\text{min} \quad 72 \quad 92 \quad 57 \quad 80 \quad 73 \quad 70 \quad 77$$

故 $a_7^*=100, a_{7*}=92$.

同样从培训生中得一个 7 阶方阵 $\boldsymbol{W}_b$

$$\boldsymbol{W}_b=\begin{bmatrix} 18 & 55 & 42 & 52 & 50 & 40 & 37 \\ 50 & 30 & 73 & 50 & 85 & 68 & 34 \\ 65 & 28 & 55 & 38 & 32 & 59 & 40 \\ 50 & 29 & 38 & 36 & 48 & 44 & 24 \\ 38 & 45 & 75 & 32 & 70 & 43 & 16 \\ 38 & 30 & 38 & 77 & 31 & 43 & 40 \\ 50 & 60 & 60 & 43 & 55 & 18 & 65 \end{bmatrix} \begin{matrix} \text{min} \\ 18 \\ 30 \\ 28 \\ 24 \\ 16 \\ 30 \\ 18 \end{matrix}$$

$$\text{max} \quad 65 \quad 60 \quad 75 \quad 77 \quad 85 \quad 68 \quad 65$$

故 $b_{7*}=30, b_7^*=60$.

因为 $a_7^*=100 > b_{7*}=30, a_{7*}=92 \geqslant b_7^*=60$,由表 12—6 得 $\mu_a > \mu_b$,即在信度 $\alpha=0.05$ 下我们认为水平有显著差异,本科生的数学水平高于培训生的数学水平.

12.4 单因素方差分析

方差分析(analysis of variance)是数理统计的一个基本方法,它广泛应用在生物学、医学的各个分支,是科学研究中分析数据的有效工具.

方差分析在 20 世纪 20 年代首先由英国统计学家费舍尔(R.A.Fisher)应用于农业实验,经过几十年的发展,到现在内容已十分丰富.本节拟讨论关于单因素方差分析,至于两个或更多个因素的方差分析,解决问题的基本思想方法是类似的.

一、问题的提出

问题的实质是比较多个总体的问题.例如,在某种产品的工艺条件中,我们仅考虑温度对产品质量的影响,而让其余条件保持不变.取温度为 $50℃$,$60℃$,$70℃$,$80℃$,我们要问：通过在 50～80℃ 范围内的试验，温度对产品质量有无显著的影响？这就是一个比较四个总体的问题.

问题的一般提法为，设有 r 个独立的正态分布，它们有相同的方差 σ^2，但未知的数学期望 $m_1, m_2, \cdots, m_r$ 可能不同.现在对每个总体作一组独立的观察，而得样本 $x_{i1}, \cdots, x_{ni}(i=1,2,3,\cdots,r)$.试根据这 r 组观察值来检验假设 $H_0: m_1 = m_2 = \cdots = m_r$.

如上面提出的温度对产品质量的影响问题，就可用 $\xi_1, \xi_2, \xi_3, \xi_4$ 来代表 4 种不同温度条件下的产品质量.若 H_0 不真，便说明 4 种温度的平均产品质量不相同，也就是说不同的温度对产品质量有显著的影响.于是我们可以挑选合适的温度来提高产品质量.

当 $r=2$ 时，此问题已在前面讨论过，下面讨论一般情况的解法：

二、解法
令

$$\overline{x}_i = \frac{1}{n_i} \sum_{j=1}^{n_i} x_{ij} \quad (i=1,2,\cdots,r), \tag{12-4-1}$$

$$n = \sum_{i=1}^{r} n_i, \tag{12-4-2}$$

$$\overline{x} = \frac{1}{n} \sum_{i=1}^{r} \sum_{j=1}^{n_i} x_{ij} = \frac{1}{n} \sum_{i=1}^{r} n_i \overline{x}_i. \tag{12-4-3}$$

上述符号的意义是明显的，$\overline{x}_i$ 是第 i 组样本的平均值，$\overline{x}$ 是所有 x_{ij} 的平均值.我们分别称这些平均值为组平均和总平均.

考察恒等式

$$\sum_{i=1}^{r} \sum_{j=1}^{n_i} (x_{ij} - \overline{x})^2 = \sum_{i=1}^{r} \sum_{j=1}^{n_i} (x_{ij} - \overline{x}_i + \overline{x}_i - \overline{x})^2$$

$$= \sum_{i=1}^{r} \sum_{j=1}^{n_i} (x_{ij} - \overline{x}_i)^2 + 2 \sum_{i=1}^{r} \sum_{j=1}^{n_i} (x_{ij} - \overline{x}_i)(\overline{x}_i - \overline{x}) + \sum_{i=1}^{r} \sum_{j=1}^{n_i} (\overline{x}_i - \overline{x})^2. \tag{12-4-4}$$

由 $(12-4-1)$，$(12-4-3)$ 知

$$\sum_{i=1}^{n} \sum_{j=1}^{nr} (x_{ij} - \overline{x}_i)(\overline{x}_4 - \overline{x}) = \sum_{i=1}^{r} (x_i - \overline{x}) \sum_{j=1}^{n_i} (x_{ij} - \overline{x}_i) = 0,$$

故 $(12-4-4)$ 式为

$$\sum_{i=1}^{r} \sum_{j=1}^{n_i} (x_{ij} - \overline{x})^2 = \sum_{i=1}^{r} \sum_{j=1}^{n_i} (\overline{x}_i - \overline{x})^2 + \sum_{i=1}^{r} \sum_{j=1}^{n_i} (x_{ij} - \overline{x}_i)^2$$

$$= \sum_{i=1}^{r} n_i (\overline{x}_i - \overline{x})^2 + \sum_{i=1}^{r} \sum_{j=1}^{n_i} (x_{ij} - \overline{x}_i)^2. \tag{12-4-5}$$

将 $(12-4-5)$ 式简记为

$$Q = Q_1 + Q_2. \tag{12-4-6}$$

其中 $Q = \sum_{i=1}^{r} \sum_{j=1}^{n_i} (x_{ij} - \overline{x})^2, Q_1 = \sum_{i=1}^{r} n_i (\overline{x}_i - \overline{x})^2, Q_2 = \sum_{i=1}^{r} \sum_{j=1}^{n_i} (x_{ij} - \overline{x}_i)^2.$

为计算方便，通常采用下面的式子来计算 Q, Q_1 和 Q_2

$$Q = \sum_{i=1}^{r} \sum_{j=1}^{n_i} (x_{ij} - \overline{x})^2 = \sum_{i=1}^{r} \sum_{j=1}^{n_i} x_{ij}^2 - 2 \sum_{i=1}^{r} \sum_{j=1}^{n_i} x_{ij} \overline{x} + \sum_{i=1}^{r} \sum_{j=1}^{n_i} \overline{x}^2$$

$$= \sum_{i=1}^{r} \sum_{j=1}^{n_i} x_{ij}^2 - 2n \overline{x}^2 + n \overline{x}^2 = \sum_{i=1}^{r} \sum_{j=1}^{n_i} x_{ij}^2 - n \overline{x}^2 = \sum_{i=1}^{r} \sum_{j=1}^{n_i} x_{ij}^2 - \frac{1}{n} \left(\sum_{i=1}^{r} \sum_{j=1}^{n_i} x_{ij} \right)^2,$$

即
$$Q = \sum_{i=1}^{r} \sum_{j=1}^{n_i} x_{ij}^2 - \frac{1}{n}\left(\sum_{i=1}^{r} \sum_{j=1}^{n_i} x_{ij}\right)^2.$$

同样
$$Q_1 = \sum_{i=1}^{r} n_i(\overline{x}_i - \overline{x})^2 = \sum_{i=1}^{r} n_i \overline{x}_i^2 - 2\sum n_i \overline{x}_i \overline{x} + \sum_{i=1}^{r} n_i \overline{x}^2$$

$$= \sum \frac{1}{n_i}\left(\sum_{j=1}^{n_i} x_{ij}\right)^2 - n\overline{x}^2 = \sum_{i=1}^{r} \frac{1}{n_i}\left(\sum_{j=1}^{n_i} x_{ij}\right)^2 - \frac{1}{n}\left(\sum_{i=1}^{r} \sum_{j=1}^{n_i} x_{ij}\right)^2.$$

即
$$Q_1 = \sum_{i=1}^{r} \frac{1}{n_i}\left(\sum_{j=1}^{n_i} x_{ij}\right)^2 - \frac{1}{n}\left(\sum_{i=1}^{r} \sum_{j=1}^{n_i} x_{ij}\right)^2.$$

而 $Q_2 = Q - Q_1.$

我们把所有观察值 x_{ij} 与总平均 $\overline{x}$ 的离差平方和 Q 分成了两项之和：第一项 Q_1 是每个组平均与总平均的离差的平方(加权)和，称为组间平方和．第二项 Q_2 是每个 x_{ij} 与其组平均的离差的平方和，称为组内平方和．组间平方和 Q_1 的大小反映了各总体数学期望之间的差异程度，即各种不同试验条件的影响，组内平方和 Q_2 则反映了试验误差(试验过程中各种偶然因素造成的误差)的影响.

若 H_0 为真，即 $m_1 = m_2 = \cdots = m_r$，那么全体样本可看做来自同一正态总体 $N(m, \sigma)$，在此基础上，我们可以证明(证明略) $F = \dfrac{Q_1/(r-1)}{Q_2/(n-r)}$ 有分布 $F_{r-1, n-r}$，于是利用以前多次用过的方法，对已给的 $\alpha(0 < \alpha < 1)$，可以从 F 分布表中找到一个数 λ_0，使

$$P(F > \lambda_\alpha) = \alpha.$$

若由样本值算得 $F > \lambda_\alpha$ 时，则在水平 α 下拒绝 H_0，否则就不予拒绝.

例 12.19 为研究棉布，府绸，的确良，尼龙 4 种衣料内棉花吸附硼氢化钠量(r)，每种衣料各做 5 次检验，结果如表 12-7 所示，试检验各种衣料间棉花吸附十硼氢量有没有显著差别.

表 12-7　　　　　　4 种衣料内棉花吸附硼氢化钠量(r)检验结果

	棉　　布	府　　绸	的　确　良	尼　　龙	合　　计
x_{ij}	2.33	2.48	3.06	4.00	
	2.00	2.34	3.06	5.13	
	2.93	2.68	3.00	4.61	
	2.73	2.34	2.66	2.80	
	2.33	2.22	3.06	3.60	
$\sum\limits_{j} x_{ij}$	12.32	12.06	14.84	20.14	59.36$(\sum x)$
n	5	5	5	5	20(N)
$\overline{x}_i$	2.464	2.412	2.968	4.028	2.968(x)
$\sum\limits_{j} x_{ij}^2$	30.8956	29.2124	44.1664	84.3690	188.6434$\left(\sum\limits_{ij} x_{ij}^2\right)$

解 此例的 $n = 20, r = 4, n_i = 5(i = 1, 2, 3, 4)$，用 m_1, m_2, m_3, m_4 分别代表 4 种衣料间棉花吸附硼氢化钠量，检验假设：$m_1 = m_2 = m_3 = m_4$

$$Q = \sum_{ij} (x_{ij} - \overline{x})^2 = \sum_{ij} x_{ij}^2 - \frac{\left(\sum\limits_{ij} x_{ij}\right)^2}{n}.$$

记

$$C = \frac{\left(\sum\limits_{ij} x_{ij}\right)^2}{n},$$

$$Q_总 = 188.6434 - \frac{(59.36)^2}{20} = 188.6434 - 176.1805 = 12.4629,$$

$$Q_{组间} = \sum_{i=1}^{r} \frac{1}{n_i} \left(\sum_{j=1}^{n_i} x_{ij}\right)^2 - C = \frac{1}{5}(12.32^2 + 12.06^2 + 14.84^2 + 20.14^2)$$

$$- \frac{(59.36)^2}{20} = 184.6142 - 176.1805 = 8.4337.$$

$$Q_{组内} = 12.4629 - 8.4337 = 4.0292,$$

$$Q_总 \text{ 的自由度} = n - 1 = 20 - 1 = 19,$$

$$Q_{组间} \text{ 的自由度} = r - 1 = 4 - 1 = 3,$$

$$Q_{组内} \text{ 的自由度} = n - r = 20 - 4 = 16,$$

$$F = \frac{Q_{组间}/3}{Q_{组内}/16} = \frac{8.4337/3}{4.0292/16} = \frac{2.8112}{0.2518} = 11.1644.$$

查表

$$\lambda_{(3,16)0.05} = 3.24, \quad \lambda_{(3,16)0.01} = 5.29.$$

前者是显著的界限,后者医学上常称为非常显著的界限.

因 $F > \lambda$,则 4 组均数间的差别有非常显著的意义,即拒绝假设 $H_0: m_1 = m_2 = m_3 = m_4$.

至于是所有均数都有显著差异还是哪两组之间有显著差异,本例无从鉴别.

注意:当我们说各种衣料间棉花吸附硼氢化钠量有显著差别时,不是指所有的各种衣料,而是仅指上述的 4 种衣料.

在各种显著性检验的实际应用中,$\alpha = 0.05, 0.01$,诸显著水平是通用的(回归分析时例外,α 取值要大些),至于到底选取哪一种水平,依赖于问题的要求,通常称一个值小于 $\lambda_{0.05}$ 者为不显著;超过 $\lambda_{0.05}$ 而不到 $\lambda_{0.01}$ 者为显著;超过 $\lambda_{0.01}$ 者为特别显著或非常显著.显著的记为"$*$",特别显著的记为"$**$".

为清楚起见,把上述的计算结果列于表 12—8 中.

表 12—8 　　　　　4 种衣料内棉花吸附硼氢化钠量(r)方差分析结果

差异来源	平方和	自由度	平均平方和	F 值	临界值	显著性
组间	$Q_1 = 8.4337$	$r - 1 = 3$	$Q_1/(r-1) = 2.8112$	$\dfrac{Q_1/(r-1)}{Q_2/(n-r)}$	$\lambda_{0.01}$	$**$
组内	$Q_2 = 4.0292$	$n - r = 16$	$Q_2/(n-r) = 0.2518$	$= 11.1644$	$= 5.29$	
总和	12.4629					

12.5 回归分析

一切客观事物都是互相联系和具有内部规律的,而且每一事物的运动都和它的周围其他事物互相联系和互相影响.事物之间的这种联系和影响反映到数学上,就是变量与变量之间的互相联系和互相依存关系.变量之间的关系可大致分为两类:一类是确定性关系;一类是非确定性关系.数学的一个重要任务是从数量上来揭露、表达和分析这些关系.回归分析(regression analysis)就是一种处理变量与变量之间关系的数学方法,它和方差分析一样,也是数据处理中最常用的统计方法.

确定性关系的特点是变量之间的关系可以用函数关系来表达,例如当温度一定时,容器中气体的压强与体积的反比关系,就是一种函数关系.而非确定性关系则不然,例如,一个人的血压与年龄有关,然而,同一年龄的不同个体血压也会有差异,不能惟一地由年龄决定,儿童的身长与体重之间的关系也是如此.

变量之间既存在着密切的关系,但又不能由一个(或几个)变量的数值精确地求出另一个变量的值(这个变量实际上就是随机变量).我们称这类变量之间的关系为相关关系.

造成这种情况的原因在于:影响一个量的因素是很多的,其中有些是属于人们一时还没有认识或掌握的,有些是已认识但暂时还无法控制或测量的,再加上在测定一些变量的量值时或多或少都有些误差,所有这些偶然性因素的综合作用就造成了变量之间关系的不确定性.

回归分析是一种处理变量的相关关系的数理统计方法.研究变量间的相关关系,确定回归函数,以及由此预测和控制变量的变化范围等就是回归分析的重要内容.

研究两个变量间的相关关系称为一元回归分析,研究多个变量间的相关关系称为多元回归分析.在此,我们仅讨论一元回归.

一、一元线性回归

在回归分析中,最简单也是最基本的情形就是线性回归,对一元线性回归而言,就是通常所谓配直线的问题.

设随机变量 Y 与随机变量 X 之间存在着某种相关关系.这里,X 是可以控制或可以精确观察的变量,如年龄、试验时的温度等,为方便计,我们干脆不把 X 看成随机变量,而当做通常的自变量.

这里的样本是指:对于 X 的取定的一组不全相同的值 $x_1, x_2, \cdots, x_a$ 做独立试验,得到 n 对数据 $(x_1, y_1), (x_2, y_2), \cdots, (x_n, y_n)$,其中 y_i 是在 $x = x_i$ 时随机变量 Y 所取的值.把这些数据看成是直角坐标系 xOy 中的点 $A_1(x_1, y_1)$, $A_2(x_2, y_2), \cdots, A_n(x_n, y_n)$.并把这些点画在坐标平面上,如图 12-9 所示.从图上可以看出,如果这些点大致接近于一条直线,我们就认为 x 与 y 之间是线性关系.设函数关系为

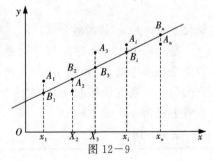

图 12-9

$$y = ax + b,$$

其中 a 与 b 为待定常数.

现在的问题是如何根据这 n 对数据确定常数 a 与 b.由代数可知,只要把两个点的坐标分别代入函数式,就得到一个关于 a, b 的二元一次方程组,从而可以确定 a 与 b,但是在这 n 个点中,没有理由认为某两个点比其余点更具有"代表性".合理的办法是,应该使求得的 a, b 值能使每个点 A_i 与直线 $y = ax + b$ 的偏差最小.但是由于点 A_i 可能在直线

上方,也可能在直线下方,偏差就有正有负.为了避免在对偏差求和时,正与负相互抵消,所以不能直接对偏差求和.

设在直线上与点 $A_i(i=1,2,\cdots,n)$ 横坐标相同的点为 B_i,即

$$B_1(x_1,ax_1+b),B_2(x_2,ax_2+b),\cdots,B_n(x_n,ax_n+b).$$

点 A_i 与 $B_i(i=1,2,\cdots,n)$ 的距离

$$d_i=|ax_i+b-y_i|$$

称为实际值与理论值的误差.为避免绝对值给进一步分析讨论带来的不便,又要保证求和时不会正负抵消,我们考虑取常数 a,b,使

$$S=\sum_{i=1}^{n}(ax_i+b-y_i)^2$$

最小来保证每个偏差的绝对值都很小,这种方法就叫做最小二乘法(least square method).

下面用求二元函数的极值的方法,求 a 与 b 的值.

因为 S 是 a,b 的二元函数,所以由极值存在的必要条件有

$$\begin{cases} S_a'=2\sum_{i=1}^{n}x_i(ax_i+b-y_i)=0, \\ S_b'=2\sum_{i=1}^{n}(ax_i+b-y_i)=0, \end{cases} \quad 即是 \begin{cases} \sum_{i=1}^{n}x_i(ax_i+b-y_i)=0, \\ \sum_{i=1}^{n}(ax_i+b-y_i)=0. \end{cases}$$

将括号内各项进行整理合并,并把未知数 a,b 分离出来,便得

$$\begin{cases} a\sum_{i=1}^{n}x_i^2+b\sum_{i=1}^{n}x_i=\sum_{i=1}^{n}x_iy_i, \\ a\sum_{i=1}^{n}x_i+nb=\sum_{i=1}^{n}y_i. \end{cases} \tag{12-5-1}$$

例 12.20 对两个相关的变量 x,y 进行测量,得到的数据如表 12-9 所示:

表 12-9

x	1	2	3	4	6
y	−1	0	0.5	1	2.5

试建立 $y=f(x)$ 的经验公式.

解 将表 12-9 中的每一对数据作为点的坐标,在直角坐标系中描点,如图 12-10 所示,从图中看到这些点大致在一条直线邻近,所以这两个变量为线性关系.设直线方程为 $y=ax+b$.

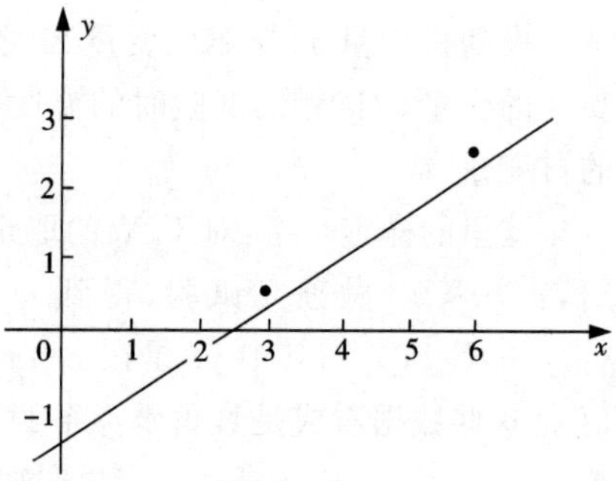

图 12-10

表 12-10

i	1	2	3	4	5	$\sum\limits_{i=1}^{5}$
x_i	1	2	3	4	6	16
y_i	−1	0	0.5	1	2.5	3
x_i^2	1	4	9	16	6.25	36.25
x_iy_i	−1	0	1.5	4	15	19.5

为了方便,将表 12-10 中数据代入公式 (12-5-1),得

$$\begin{cases} 36.25a+16b=19.5, \\ 16a+5b=3. \end{cases}$$

解此方程组,得

$$a=-0.662,b=2.718.$$

于是所求的经验公式为

$$y=-0.662x+2.718.$$

例 12.21　某医院研究某种代乳粉的营养价值时,用大白鼠做试验,得到大白鼠的进食量(克)和大白鼠体重增加(克)的关系的原始数据如表 12－11 所示,试求体重增加量与进食量的相互关系.

表 12－11

编号	1	2	3	4	5	6	7	8	9	10
进食量 x	820	780	720	867	690	787	934	679	639	820
体重增加 y	165	158	130	180	134	167	186	145	120	158

解　将表中每一对数据在直角坐标中描点,如图 12－11 所示,从图中可以看到,这些点大致在一条直线邻近.所以设该直线的方程为

$$y = ax + b.$$

代入公式(12－5－1)得

$$\begin{cases} 6060476a + 7736b = 1210508, \\ 7736a + 10b = 1543. \end{cases}$$

解此方程组,得

$$a = 0.2219, b = -17.36.$$

故体重增加量与进食量的相互关系为

$$y = 0.2219x - 17.36.$$

列表 12－12 计算如下:

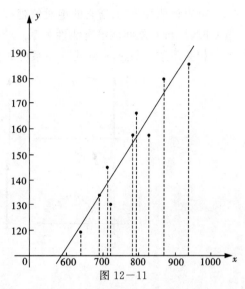

图 12－11

表 12－12

编号 i	进食量 x_i	体重增加 y_i	x_i^2	$x_i y_i$
1	820	165	672400	135300
2	780	158	608400	123240
3	720	130	518400	93600
4	867	180	751689	156060
5	690	134	476100	92460
6	787	169	619369	131429
7	934	186	872356	173724
8	679	145	461041	98455
9	639	120	408321	76680
10	820	158	672400	129560
$\sum\limits_{i=1}^{10}$	7736	1543	6060476	1210508

二、相关系数

从前面所述的求回归直线的过程看来,对任何一组试验数据 $(x_i, y_i)(i = 1, 2, \cdots, n)$,不管是否有线性相关关系,都可以用最小二乘法形式上求得 y 对 x 的回归直线,这就产生了一

个问题:y 与 x 是否真有线性相关关系? 为了回答这个问题,主要靠实践经验和专业知识,但数学上也有辅助的办法,这就是考察 x 与 y 之间相关系数的大小.

相关系数定义为:

$$r = \frac{\sum_{i=1}^{n}(x_i - \bar{x})(y_i - \bar{y})}{\sqrt{\sum_{i=1}^{n}(x_i - \bar{x})^2 \sum_{i=1}^{n}(y_i - \bar{y})^2}}.$$

这是一个描述两个变量线性关系的密切程度的数量性指标.

可以证明 $|r| \leqslant 1$.当 r 的绝对值越接近 1 时,x 与 y 的线性关系就越好;当 r 的绝对值接近 0 时,x 与 y 之间就没有线性关系.

相关系数 r 与 x,y 的线性关系可如图 12—12 所示.

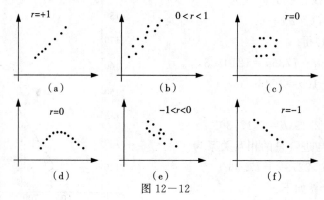

图 12—12

三、一元非线性回归

在许多医药学的问题中,经验公式不一定都是线性关系,而是较复杂的指数关系或幂函数的关系.那么如何建立这些类型的经验公式呢? 我们下面通过一个例题来说明.

例 12.22 在研究单分子化学反应速度时,得到下列数据(表 12—13):

表 12—13

i	1	2	3	4	5	6	7	8
t_i	3	6	9	12	15	18	21	24
y_i	57.6	41.9	31.0	22.7	16.6	12.2	8.9	6.5

其中 t 表示从实验开始起算的时间,y 表示反应混合物中物质的量.根据上述数据试建立经验公式 $y = f(t)$.

解 将所给数据在直角坐标系中描点,如图 12—13 所示.我们发现这些点不在一直线附近,而大致接近一条指数曲线,所以 $y = f(t)$ 应是指数函数

$$y = k e^{mt},$$

其中 k 和 m 是常数,为了验证这个结论,在 $y = k e^{mt}$ 的两边取常用对数,得

$$\lg y = (m \lg e)t + \lg k,$$

记 $m \lg e = a$,$\lg k = b$,则上式写作

$$\lg y = at + b.$$

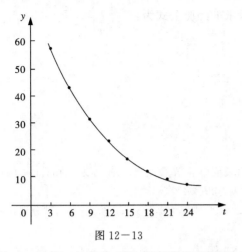

图 12-13

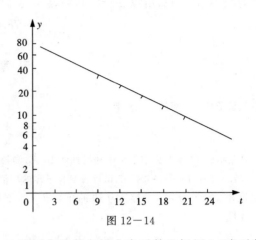

图 12-14

于是 $\lg y$ 就是 t 的线性函数.然后把表中数据 (t_i,y_i) 所对应的各点描在半对数坐标纸上(半对数坐标纸的横轴与普通直角坐标相同,而纵轴上各点处所标明的数字的对数是该点到原点的距离),如图 12-14 所示,从图上看到这些点大致在一条直线上,这就验证了 $y=f(t)$ 是指数函数.

下面用前面讨论过的最小二乘法求 k 和 m.要注意的是公式(12-5-1)中的 y_i 现在为 $\lg y_i$,于是公式(12-5-1)变为

$$\begin{cases} a\sum\limits_{i=1}^{8}t_i^2+b\sum\limits_{i=1}^{8}t_i=\sum\limits_{i=1}^{8}t_i\lg y_i, \\ a\sum\limits_{i=1}^{8}t_i+8b=\sum\limits_{i=1}^{8}\lg y_i. \end{cases} \qquad (12-5-1')$$

列表 12-14 计算.

表 12-14

i	t_i	t_i^2	y_i	$\lg y_i$	$t_i\lg y_i$
1	3	9	57.6	1.7604	5.2812
2	6	36	41.9	1.6222	9.7332
3	9	81	31.0	1.4914	13.4226
4	12	144	22.7	1.3560	16.2720
5	15	225	16.6	1.2201	18.3015
6	18	324	12.2	1.0864	19.5552
7	21	441	8.9	0.9494	19.9374
8	24	576	6.5	0.8129	19.5096
$\sum\limits_{i=1}^{8}$	108	1836	197.4	10.2988	122.0127

把 $\sum\limits_{i=1}^{8}t_i^2=1836,\sum\limits_{i=1}^{8}t_i=108,\sum\limits_{i=1}^{8}\lg y_i=10.3,\sum\limits_{i=1}^{8}t_i\lg y_i=122,$ 代入公式(12-5-1'),得

$$\begin{cases} 1836a+108b=122, \\ 108a+8b=10.3. \end{cases}$$ 解此方程组,得

$$\begin{cases} a=m\lg e=-0.0451, \\ b=\lg k=1.8964. \end{cases}$$

因为 $\lg e = 0.4343$,所以 $m = 0.1038$,$k = 78.78$,所求的经验公式为:

$$y = 78.78 e^{-0.1038t}.$$

习 题 十 二

1. 验证子样方差可按下式计算:

$$S_\xi^2 = \frac{1}{n} \sum_{i=1}^n \xi_i^2 - \bar{\xi}^2.$$

2. 从某地区 14 岁的男中学生中随机抽选 10 人,测得其身长值如下(单位厘米):160.5,157,153,154.5,158,157.5,154,156.5,163,157.试计算身长子样的均值,方差,均方差.

3. 设对总体 X 得到一个容量为 10 的样本值(4.5,2.0,1.0,1.5,3.5,4.5,6.5,5.0,3.5,4.0),试分别计算统计量

$$\overline{X} = \frac{1}{n} \sum_{i=1}^n X_i \ \text{及} \ S^2 = \frac{1}{n} \sum_{i=1}^n (X_i - X)^2 \ \text{的值}.$$

4. 设 X 服从指数分布

$$f(x) = \begin{cases} \lambda e^{-\lambda x}, & x > 0, \\ 0, & x \leqslant 0. \end{cases}$$

$(x_1, x_2, \cdots, x_n)$ 为 X 的一组样本观察值,求参数 λ 的极大似然估计值.

5. 设 $(X_1, X_2, \cdots, X_n)$ 为来自数学期望 μ 的总体 X,证明统计量

$$\varphi_1(X_1, X_2, \cdots, X_n) = X_i \quad (i = 1, 2, \cdots, n);$$

$$\varphi_2(X_1, X_2, \cdots, X_n) = \sum_{i=1}^n \alpha_i X_i \quad (\sum_{i=1}^n \alpha_i = 1)$$

都是 μ 的无偏估计量.

6. 糖厂用自动机器包装糖,每包糖质量服从正态分布.某日开工后抽测 9 包糖质量为(单位:千克):99.3,98.7,100.5,101.2,98.3,99.7,99.5,102.1,100.5.试对该日自动机包装糖的每包质量均值做区间估计.(信度 $\alpha = 5\%$)

7. 某灯泡厂为提高灯泡耐用时数进行了技术革新,从用原规程制造的灯泡中随机抽出 50 个,测试并算出平均耐用时数为 1230,均方差为 80;从用革新规程制造的灯泡中随机抽出 50 个,测试并算出平均耐用时数为 1280,均方差为 94,试对革新后灯泡耐用时数的均值与原灯泡耐用时数的均值之差做区间估计(信度 5%)。

8. 已知某炼铁厂的铁水含量在正常情况下服从正态分布 $N(4.55, 0.108)$.现在测了 5 炉铁水,其含碳量分别为:4.28,4.40,4.42,4.35,4.37.问:如果均方差没有改变,总体均值有无变化($a = 0.05$)?

9. 某糖厂用自动打包机包装糖,每包质量遵从正态分布,其标准质量为 $\mu_0 = 100$ 千克.某日开工后,测得 9 包质量如下:99.3,98.7,100.5,101.2,98.3,99.7,99.5,102.1,100.5.那么这一天打包机的工作是否正常? 即所打糖包的总体平均质量 μ 是否为 100 千克(取 $\alpha = 0.05$)?

10. 某灯泡厂用四种不同材料的灯丝制成四批灯泡,除灯丝材料不同外,其他生产条件完全一样.今由四批灯泡中分别随机抽取一小子样测试灯泡耐用时间(小时),得结果如表 12-15 所示,试按信度 5% 推断四批灯泡的耐用时间有无显著差异.

11. 有三部机床 A,B,C 制造同一产品,对每部机床各统计 5 天的日产量,结果如表 12-16 所示.试用方差分析判断 3 部机床的日产量有无显著差异?(信度 1%)

表 12-15

灯泡种类 i	1	2	3	4
耐用时数 x_{ij}	1 600	1 580	1 460	1 510
	1 610	1 640	1 550	1 520
	1 650	1 640	1 600	1 530
	1 680	1 700	1 620	1 570
	1 700	1 750	1 640	1 600
	1 720		1 660	1 680
	1 800		1 740	
			1 820	
n_i	7	5	8	6

12. 设在工厂设备未损耗前,对 3 种制缸设备 A, B, C 的日产量观测多次,结果统计如表 12－17 所示.可否认为设备 A 的日产量比 B 和 C 的少? 试按 5% 的信度检验之.

表 12－16

机　床	日　产　量
A	41, 48, 41, 49, 57
B	65, 57, 54, 72, 64
C	45, 51, 56, 48, 48

表 12－17

设备	日　产　量	合计	平均
A	84, 60, 40, 47, 34	265	53.0
B	67, 92, 95, 40, 98, 60, 59, 108, 86	705	78.3
C	46, 93, 100	239	79.7

13. 某种产品加工前含水率(%)与加工后含水率(%)的测试结果如表 12－18 所示,试用回归分析方法来研究加工后含水率 y 与加工前含水率 x 的关系、即建立经验公式.

表 12－18

证件编号 i	1	2	3	4	5	6	7	8	9	10
加工前含水率 x_i	16.7	18.2	18.2	17.9	17.4	16.6	17.2	17.7	15.7	17.1
加工后含水率 y_i	17.1	18.4	18.6	18.5	18.2	17.1	18.0	18.2	16.0	17.5

14. 某种机器零件的加工需要经过两道工序,x 表示 1 个零件在第一道工序中出现的疵点数,y 表示在第二道工序中出现的疵点数,某日测得 8 个零件的 x 与 y 如表 12－19 所示.

试对这些数据求出经验公式.

表 12－19

x	0	1	3	6	8	5	4	2
y	1	3	2	5	4	3	4	1

15. 某矿山所产矿石中含有两种重要成分 A 和 B,随机取 10 个样品进行分析,其结果列于表 12－20 中,试求 B 对 A 的经验方程.

表 12－20

样品号 i	1	2	3	4	5	6	7	8	9	10
$A(\%)$	67	54	72	64	39	22	58	43	46	34
$B(\%)$	24	15	23	19	16	11	20	16	17	13

附　　表

附表 1　简明不定积分表

一、含有 $a+bx$ 的积分

1. $\displaystyle\int (a+bx)^n\,dx =$

$$\begin{cases} \dfrac{(a+bx)^{n+1}}{b(n+1)}+C & \text{当 } n\neq -1 \\[2mm] \dfrac{1}{b}\ln|a+bx|+C & \text{当 } n=-1 \end{cases}$$

2. $\displaystyle\int \dfrac{x\,dx}{a+bx} = \dfrac{1}{b^2}[bx-a\ln|a+bx|]+C$

3. $\displaystyle\int \dfrac{x^2\,dx}{a+bx} = \dfrac{1}{b^3}$

$$\left[\dfrac{1}{2}(a+bx)^2-2a(a+bx)+a^2\ln|a+bx|\right]+C$$

4. $\displaystyle\int \dfrac{x\,dx}{(a+bx)^2} = \dfrac{1}{b^2}\left[\dfrac{a}{a+bx}+\ln|a+bx|\right]+C$

5. $\displaystyle\int \dfrac{x^2\,dx}{(a+bx)^2} = \dfrac{1}{b^3}\left[(a+bx)-2a\ln|a+bx|-\dfrac{a^2}{a+bx}\right]+C$

6. $\displaystyle\int \dfrac{dx}{x(a+bx)} = -\dfrac{1}{a}\ln\left|\dfrac{a+bx}{x}\right|+C$

7. $\displaystyle\int \dfrac{dx}{x^2(a+bx)} = -\dfrac{1}{ax}+\dfrac{b}{a^2}\ln\left|\dfrac{a+bx}{x}\right|+C$

8. $\displaystyle\int \dfrac{dx}{x(a+bx)^2} = \dfrac{1}{a(a+bx)}-\dfrac{1}{a^2}\ln\left|\dfrac{a+bx}{x}\right|+C$

二、含有 $\sqrt{a+bx}$ 的积分

9. $\displaystyle\int x\sqrt{a+bx}\,dx = \dfrac{2}{15b^2}(3bx-2a)(a+bx)^{3/2}+C$

10. $\displaystyle\int x^2\sqrt{a+bx}\,dx = \dfrac{2}{105b^3}(15b^2x^2-12abx+8a^2)$
$(a+bx)^{3/2}+C$

11. $\displaystyle\int \dfrac{x\,dx}{\sqrt{a+bx}} = \dfrac{2}{3b^2}(bx-2a)\sqrt{a+bx}+C$

12. $\displaystyle\int \dfrac{x^2\,dx}{\sqrt{a+bx}} = \dfrac{2}{15b^3}(3b^2x^2-4abx+8a^2)\sqrt{a+bx}+C$

13. $\displaystyle\int \dfrac{dx}{x\sqrt{a+bx}} = \begin{cases} \dfrac{1}{\sqrt{a}}\ln\left|\dfrac{\sqrt{a+bx}-\sqrt{a}}{\sqrt{a+bx}+\sqrt{a}}\right|+C & \text{当 } a>0 \\[3mm] \dfrac{2}{\sqrt{-a}}\arctan\sqrt{\dfrac{a+bx}{-a}}+C & \text{当 } a<0 \end{cases}$

14. $\displaystyle\int \dfrac{dx}{x^2\sqrt{a+bx}} = -\dfrac{\sqrt{a+bx}}{ax}-\dfrac{b}{2a}\int \dfrac{dx}{x\sqrt{a+bx}}$

15. $\displaystyle\int \dfrac{\sqrt{a+bx}}{x}\,dx = 2\sqrt{a+bx}+a\int \dfrac{dx}{x\sqrt{a+bx}}$

16. $\displaystyle\int \dfrac{\sqrt{a+bx}}{x^2}\,dx = -\dfrac{\sqrt{a+bx}}{x}+\dfrac{b}{2}\int \dfrac{dx}{x\sqrt{a+bx}}$

三、含有 $a^2\pm x^2$ 的积分

17. $\displaystyle\int \dfrac{dx}{(a^2+x^2)^n} = \begin{cases} \dfrac{1}{a}\arctan\dfrac{x}{a}+C & \text{当 } n=1 \\[3mm] \dfrac{x}{2(n-1)a^2(a^2+x^2)^{n-1}}+\dfrac{2n-3}{2(n-1)a^2}\displaystyle\int \dfrac{dx}{(a^2+x^2)^{n-1}} & \text{当 } n>1 \end{cases}$

18. $\displaystyle\int \dfrac{x\,dx}{(a^2+x^2)^n} = \begin{cases} \dfrac{1}{2}\ln|a^2+x^2|+C & \text{当 } n=1 \\[3mm] -\dfrac{1}{2(n-1)(a^2+x^2)^{n-1}}+C & \text{当 } n>1 \end{cases}$

19. $\displaystyle\int \dfrac{dx}{a^2-x^2} = \dfrac{1}{2a}\ln\left|\dfrac{a+x}{a-x}\right|+C$

四、含有 $\sqrt{a^2-x^2}$ 的积分

20. $\displaystyle\int \sqrt{a^2-x^2}\,dx = \dfrac{x}{2}\sqrt{a^2-x^2}+\dfrac{a^2}{2}\arcsin\dfrac{x}{a}+C$

21. $\displaystyle\int x\sqrt{a^2-x^2}\,dx = -\dfrac{1}{3}(a^2-x^2)^{3/2}+C$

22. $\displaystyle\int x^2\sqrt{a^2-x^2}\,dx = \dfrac{x}{8}(2x^2-a^2)\sqrt{a^2-x^2}+\dfrac{a^4}{8}\arcsin\dfrac{x}{a}+C$

23. $\int \dfrac{dx}{\sqrt{a^2-x^2}} = \arcsin \dfrac{x}{a} + C$

24. $\int \dfrac{x\,dx}{\sqrt{a^2-x^2}} = -\sqrt{a^2-x^2} + C$

25. $\int \dfrac{x^2\,dx}{\sqrt{a^2-x^2}} = -\dfrac{x}{2}\sqrt{a^2-x^2} + \dfrac{a^2}{2}\arcsin \dfrac{x}{a} + C$

26. $\int (a^2-x^2)^{3/2}\,dx = \dfrac{x}{8}(5a^2-2x^2)\sqrt{a^2-x^2} + \dfrac{3a^4}{8}$
$$\arcsin \dfrac{x}{a} + C$$

27. $\int \dfrac{dx}{(a^2-x^2)^{3/2}} = \dfrac{x}{a^2\sqrt{a^2-x^2}} + C$

28. $\int \dfrac{x\,dx}{(a^2-x^2)^{3/2}} = \dfrac{1}{\sqrt{a^2-x^2}} + C$

29. $\int \dfrac{x^2\,dx}{(a^2-x^2)^{3/2}} = \dfrac{x}{\sqrt{a^2-x^2}} - \arcsin \dfrac{x}{a} + C$

30. $\int \dfrac{dx}{x\sqrt{a^2-x^2}} = -\dfrac{1}{a}\ln\left| \dfrac{a+\sqrt{a^2-x^2}}{x} \right| + C$

31. $\int \dfrac{dx}{x^2\sqrt{a^2-x^2}} = -\dfrac{\sqrt{a^2-x^2}}{a^2 x} + C$

32. $\int \dfrac{dx}{x^3\sqrt{a^2-x^2}} = -\dfrac{\sqrt{a^2-x^2}}{2a^2x^2} -$
$$\dfrac{1}{2a^3}\ln\left| \dfrac{a+\sqrt{a^2-x^2}}{x} \right| + C$$

33. $\int \dfrac{\sqrt{a^2-x^2}}{x}\,dx = \sqrt{a^2-x^2} -$
$$a\ln\left| \dfrac{a+\sqrt{a^2-x^2}}{x} \right| + C$$

34. $\int \dfrac{\sqrt{a^2-x^2}}{x^2}\,dx = -\dfrac{\sqrt{a^2-x^2}}{x} - \arcsin \dfrac{x}{a} + C$

五、含有 $\sqrt{x^2\pm a^2}$ 的积分

35. $\int \sqrt{x^2\pm a^2}\,dx = \dfrac{x}{2}\sqrt{x^2\pm a^2} \pm \dfrac{a^2}{2}\ln | x$

36. $\int x\sqrt{x^2\pm a^2}\,dx = \dfrac{1}{3}(x^2\pm a^2)^{3/2} + C$

37. $\int x^2\sqrt{x^2\pm a^2}\,dx = \dfrac{x}{8}(2x^2\pm a^2)\sqrt{x^2\pm a^2} - \dfrac{a^4}{8}\ln | x+\sqrt{x^2\pm a^2} | + C$

38. $\int \dfrac{x\,dx}{\sqrt{x^2\pm a^2}} = \sqrt{x^2\pm a^2} + C$

39. $\int \dfrac{x^2\,dx}{\sqrt{x^2\pm a^2}} = \dfrac{x}{2}\sqrt{x^2\pm a^2} \mp \dfrac{a^2}{2}\ln | x+\sqrt{x^2\pm a^2} | + C$

40. $\int (x^2\pm a^2)^{3/2}\,dx = \dfrac{x}{8}(2x^2\pm 5a^2)\sqrt{x^2\pm a^2} + \dfrac{3a^4}{8}\ln | x+\sqrt{x^2\pm a^2} | + C$

41. $\int \dfrac{dx}{(x^2\pm a^2)^{3/2}} = \pm\dfrac{x}{a^2\sqrt{x^2\pm a^2}} + C$

42. $\int \dfrac{x\,dx}{(x^2\pm a^2)^{3/2}} = \dfrac{1}{\sqrt{x^2\pm a^2}} + C$

43. $\int \dfrac{x^2\,dx}{(x^2\pm a^2)^{3/2}} = -\dfrac{x}{\sqrt{x^2\pm a^2}} + \ln | x+\sqrt{x^2\pm a^2} | + C$

44. $\int \dfrac{dx}{x^2\sqrt{x^2\pm a^2}} = \mp\dfrac{\sqrt{x^2\pm a^2}}{a^2 x} + C$

45. $\int \dfrac{dx}{x^3\sqrt{x^2+a^2}} = -\dfrac{\sqrt{x^2-a^2}}{2a^2x^2} + \dfrac{1}{2a^3}\ln\left| \dfrac{a+\sqrt{x^2+a^2}}{x} \right| + C$

46. $\int \dfrac{dx}{x^3\sqrt{x^2-a^2}} = \dfrac{\sqrt{x^2-a^2}}{2a^2x^2} + \dfrac{1}{2a^2}\arccos \dfrac{a}{x} + C$

47. $\int \dfrac{\sqrt{x^2+a^2}}{x}\,dx = \sqrt{x^2+a^2} - a\ln\left| \dfrac{a\sqrt{x^2+a^2}}{x} \right| + C$

48. $\int \dfrac{\sqrt{x^2-a^2}}{x}\,dx = \sqrt{x^2-a^2} - a\arccos \dfrac{a}{x} + C$

49. $\int \dfrac{\sqrt{x^2\pm a^2}}{x^2}\,dx = -\dfrac{\sqrt{x^2\pm a^2}}{x} + \ln | x + \sqrt{x^2\pm a^2} | + C$

50. $\int \dfrac{\mathrm{d}x}{x\sqrt{x^2+a^2}} = \dfrac{1}{a}\ln\left|\dfrac{x}{a+\sqrt{x^2+a^2}}\right| + C$ 51. $\int \dfrac{\mathrm{d}x}{x\sqrt{x^2-a^2}} = \dfrac{1}{a}\arccos\dfrac{a}{x} + C$

六、含有 $a+bx+cx^2$ 的积分

52. $\int \dfrac{\mathrm{d}x}{a+bx+cx^2} = \begin{cases} \dfrac{2}{\sqrt{4ac-b^2}}\arctan\dfrac{2cx+b}{\sqrt{4ac-b^2}} + C_1 & \text{当 } b^2 < 4ac \\[4mm] \dfrac{1}{\sqrt{b^2-4ac}}\ln\left|\dfrac{-\sqrt{b^2-4ac}+b+2cx}{\sqrt{b^2-4ac}+b+2cx}\right| + C_2 & \text{当 } b^2 > 4ac \end{cases}$

七、含有 $\sqrt{a+bx+cx^2}$ 的积分

53. $\int \dfrac{\mathrm{d}x}{\sqrt{a+bx+cx^2}} = \begin{cases} \dfrac{1}{\sqrt{c}}\ln|2cx+b+2\sqrt{c(a+bx+cx^2)}| + C_1 & \text{当 } c > 0 \\[4mm] \dfrac{-1}{\sqrt{-c}}\arcsin\dfrac{2cx+b}{\sqrt{b^2-4ac}} + C_1 & \text{当 } c < 0, \ b^2 > 4ac \end{cases}$

54. $\int \sqrt{a+bx+cx^2}\,\mathrm{d}x = \dfrac{2cx+b}{4c}\sqrt{a+bx+cx^2} + \dfrac{4ac-b^2}{8c}\int\dfrac{\mathrm{d}x}{\sqrt{a+bx+cx^2}}$

55. $\int \dfrac{x\,\mathrm{d}x}{\sqrt{a+bx+cx^2}} = \dfrac{1}{c}\sqrt{a+bx+cx^2} - \dfrac{b}{2c}\int\dfrac{\mathrm{d}x}{\sqrt{a+bx+cx^2}}$

八、含有三角函数的积分

56. $\int \sin^2 ax\,\mathrm{d}x = \dfrac{1}{2a}(ax-\sin ax\cos ax) + C$

66. $\int \sec^n x\,\mathrm{d}x = \dfrac{\tan x\sec^{n-2}x}{n-1} + \dfrac{n-2}{n-1}\int\sec^{n-2}x\,\mathrm{d}x$

57. $\int \cos^2 ax\,\mathrm{d}x = \dfrac{1}{2a}(ax+\sin ax\cos ax) + C$

67. $\int \csc^n x\,\mathrm{d}x = -\dfrac{\cot x\csc^{n-2}x}{n-1} + \dfrac{n-2}{n-1}\int\csc^{n-2}x\,\mathrm{d}x$

58. $\int \sin^n x\,\mathrm{d}x = -\dfrac{1}{n}\sin^{n-1}x\cos x + \dfrac{n-1}{n}\int\sin^{n-2}x\,\mathrm{d}x$

68. $\int \sec x\tan x\,\mathrm{d}x = \sec x + C$

59. $\int \cos^n x\,\mathrm{d}x = \dfrac{1}{n}\cos^{n-1}x\sin x + \dfrac{n-1}{n}\int\cos^{n-2}x\,\mathrm{d}x$

69. $\int \csc x\cot x\,\mathrm{d}x = -\csc x + C$

60. $\int \tan x\,\mathrm{d}x = -\ln|\cos x| + C$

70. $\int \sin ax\sin bx\,\mathrm{d}x = -\dfrac{\sin(a+b)x}{2(a+b)} + \dfrac{\sin(a-b)x}{2(a-b)} + C$

61. $\int \cot x\,\mathrm{d}x = \ln|\sin x| + C$

62. $\int \tan^n x\,\mathrm{d}x = \dfrac{\tan^{n-1}x}{n-1} - \int\tan^{n-2}x\,\mathrm{d}x$

71. $\int \sin ax\cos bx\,\mathrm{d}x = -\dfrac{\cos(a+b)x}{2(a+b)} - \dfrac{\cos(a-b)x}{2(a-b)} + C$

63. $\int \cot^n x\,\mathrm{d}x = -\dfrac{\cot^{n-1}x}{n-1} - \int\cot^{n-2}x\,\mathrm{d}x$

72. $\int \cos ax\cos bx\,\mathrm{d}x = \dfrac{\sin(a+b)x}{2(a+b)} + \dfrac{\sin(a-b)x}{2(a-b)} + C$

64. $\int \sec x\,\mathrm{d}x = \ln|\sec x+\tan x| + C$

65. $\int \csc x\,\mathrm{d}x = -\ln|\csc x+\cot x| + C$

73. $\int \sin^m x\cos^n x\,\mathrm{d}x = \dfrac{\sin^{m+1}x\cos^{n-1}x}{m+n} + \dfrac{n-1}{m+n}\int\sin^m x\cos^{n-2}x\,\mathrm{d}x = -\dfrac{\sin^{m-1}x\cos^{n+1}x}{m+n} + \dfrac{m-1}{m+n}\int\sin^{m-1}x\cos^n x\,\mathrm{d}x$

74. $\int \dfrac{\mathrm{d}x}{a+b\cos x} = \begin{cases} \dfrac{2}{\sqrt{a^2-b^2}}\arctan\left(\sqrt{\dfrac{a-b}{a+b}}\tan\dfrac{x}{2}\right) + C & \text{当 } a^2 > b^2 \\[4mm] \dfrac{1}{\sqrt{b^2-a^2}}\ln\left|\dfrac{b+a\cos x+\sqrt{b^2-a^2}\sin x}{a+b\cos x}\right| + C & \text{当 } a^2 < b^2 \end{cases}$

九、含有反三角函数的积分

75. $\int \arcsin \dfrac{x}{a} dx = x \arcsin \dfrac{x}{a} + \sqrt{a^2 - x^2} + C$
$\qquad - \dfrac{x}{4}\sqrt{a^2 - x^2} + C$

76. $\int x \arcsin \dfrac{x}{a} dx = \left(\dfrac{1}{2}x^2 - \dfrac{1}{4}a^2\right)\arcsin \dfrac{x}{a} + x\sqrt{a^2 - x^2}/4 + C$

80. $\int x^2 \arccos \dfrac{x}{a} dx = \dfrac{x^3}{3}\arccos \dfrac{x}{a} - (x^2 + 2a^2)\sqrt{a^2 - x^2}/9 + C$

77. $\int x^2 \arcsin \dfrac{x}{a} dx = \dfrac{x^3}{3}\arcsin \dfrac{x}{a} + (x^2 + 2a^2)\sqrt{a^2 - x^2}/9 + C$

81. $\int \arctan \dfrac{x}{a} dx = x \arctan \dfrac{x}{a} - \dfrac{a}{2}\ln(a^2 + x^2) + C$

82. $\int x \arctan \dfrac{x}{a} dx = \dfrac{1}{2}(x^2 + a^2)\arctan \dfrac{x}{a} - \dfrac{ax}{2} + C$

78. $\int \arccos \dfrac{x}{a} dx = x \arccos \dfrac{x}{a} - \sqrt{a^2 - x^2} + C$

79. $\int x \arccos \dfrac{x}{a} dx = \left(\dfrac{x^2}{2} - \dfrac{a^2}{4}\right)\arccos \dfrac{x}{a}$

83. $\int x^2 \arctan \dfrac{x}{a} dx = \dfrac{x^3}{3}\arctan \dfrac{x}{a} - \dfrac{ax^2}{6} + a^3\ln(a^2 + x^2)/6 + C$

十、含有指数函数,对数函数的积分

84. $\int x e^{ax} dx = \dfrac{1}{a^2}e^{ax}(ax - 1) + C$

85. $\int x^2 e^{ax} dx = e^{ax}\left(\dfrac{x^2}{a} - \dfrac{2x}{a^2} + \dfrac{2}{a^2}\right) + C$

86. $\int x^n e^{ax} dx = \dfrac{1}{a}x^n e^{ax} - \dfrac{n}{a}\int x^{n-1} e^{ax} dx$

87. $\int \dfrac{dx}{b + c e^{ax}} = \dfrac{1}{b}x - \dfrac{1}{ab}\ln|b + c e^{ax}| + C \quad ab \neq 0$

88. $\int \dfrac{x e^{ax} dx}{(1 + ax)^2} = \dfrac{e^{ax}}{a^2(1 + ax)} + C$

89. $\int e^{ax} \sin bx\, dx = \dfrac{1}{a^2 + b^2}e^{ax}(a\sin bx - b\cos bx) + C$

90. $\int e^{ax} \cos bx\, dx = \dfrac{1}{a^2 + b^2}e^{ax}(a\cos bx + b\sin bx) + C$

91. $\int \ln x\, dx = x \ln|x| = x + c$

92. $\int (\ln x)^2 dx = x(\ln|x|)^2 - 2x\ln|x| + 2x + C$

93. $\int (\ln x)^3 dx = x(\ln|x|)^3 - 3x(\ln|x|)^2 + 6x\ln|x| - 6x + C$

94. $\int x^m \ln x\, dx = x^{m+1}\left[\dfrac{\ln|x|}{m + 1} - \dfrac{1}{(m + 1)^2}\right] + C$
$\qquad m \neq -1$

附表 2 二项分布表

$$Q(n, k, p) = \sum_{i=k}^{n} C_n^i p^i (1 - p)^{n-i}$$

n	k	p 0.01	0.02	0.04	0.06	0.08	0.1	0.2	0.3	0.4	0.5	p k	n
5	5			0.00000	0.00000	0.00000	0.00001	0.00032	0.00243	0.01024	0.03125	5	5
	4	0.00000	0.00000	0.00001	0.00006	0.00019	0.00046	0.00672	0.03078	0.08704	0.18750	4	
	3	0.00001	0.00008	0.00060	0.00197	0.00453	0.00856	0.05792	0.16308	0.31744	0.50000	3	
	2	0.00098	0.00384	0.01476	0.03187	0.05436	0.08146	0.26272	0.47178	0.66304	0.81250	2	
	1	0.04901	0.09608	0.18463	0.26610	0.34092	0.40951	0.67232	0.83193	0.92224	0.96875	1	
10	10								0.00001	0.00010	0.00098	10	10
	9							0.00000	0.00014	0.00168	0.01074	9	
	8						0.00000	0.00008	0.00159	0.01229	0.05469	8	
	7			0.00000	0.00000	0.00001	0.00086	0.01059	0.05476	0.17188	7	
	6			0.00000	0.00001	0.00004	0.00015	0.00637	0.04735	0.16624	0.37695	6	
	5		0.00000	0.00002	0.00015	0.00059	0.00163	0.03279	0.15027	0.36690	0.62305	5	
	4	0.00000	0.00003	0.00044	0.00203	0.00580	0.01280	0.12087	0.35039	0.61772	0.82813	4	
	3	0.00011	0.00086	0.00621	0.01884	0.04008	0.07019	0.32220	0.61722	0.83271	0.94531	3	

n	k	0.01	0.02	0.04	0.06	0.08	0.1	0.2	0.3	0.4	0.5	p k	n
	2	0.00427	0.01618	0.05815	0.11759	0.18788	0.26390	0.62419	0.85069	0.95364	0.98926	2	
	1	0.09562	0.18293	0.33517	0.46138	0.56561	0.65132	0.89263	0.97175	0.99395	0.99902	1	
15	15									0.00000	0.00003	15	15
	14								0.00000	0.00003	0.00049	14	
	13								0.00001	0.00028	0.00369	13	
	12							0.00000	0.00009	0.00193	0.01758	12	
	11							0.00001	0.00067	0.00935	0.05923	11	
	10							0.00011	0.00365	0.03383	0.15088	10	
	9					0.00000	0.00000	0.00079	0.01524	0.09505	0.30362	9	
	8				0.00000	0.00001	0.00003	0.00424	0.05001	0.21310	0.50000	8	
	7			0.00000	0.00001	0.00008	0.00031	0.01806	0.13114	0.39019	0.69638	7	
	6		0.00000	0.00001	0.00015	0.00070	0.00225	0.06105	0.27838	0.59678	0.84912	6	
	5	0.00000	0.00001	0.00022	0.00140	0.00497	0.01272	0.16423	0.48451	0.78272	0.94077	5	
	4	0.00001	0.00018	0.00245	0.01036	0.02731	0.05556	0.35184	0.70313	0.90950	0.98242	4	
	3	0.00042	0.00304	0.02029	0.05713	0.11297	0.18406	0.60198	0.87317	0.97289	0.99631	3	
	2	0.00963	0.03534	0.11911	0.22624	0.34027	0.45096	0.83287	0.96473	0.99483	0.99951	2	
	1	0.13994	0.26143	0.45791	0.60471	0.71370	0.79411	0.96482	0.99525	0.99953	0.99997	1	
20	20										0.00000	20	20
	19									0.00000	0.00002	19	
	18									0.00001	0.00020	18	
	17								0.00000	0.00005	0.00129	17	
	16								0.00001	0.00032	0.00591	16	
	15								0.00004	0.00161	0.02069	15	
	14							0.00000	0.00026	0.00647	0.05766	14	
	13							0.00002	0.00128	0.02103	0.13159	13	
	12							0.00010	0.00514	0.05653	0.25172	12	
	11						0.00000	0.00056	0.01714	0.12752	0.41190	11	
	10					0.00000	0.00001	0.00259	0.04796	0.24466	0.58810	10	
	9				0.00000	0.00001	0.00006	0.00998	0.11333	0.40440	0.74828	9	
	8			0.00000	0.00001	0.00009	0.00042	0.03214	0.22773	0.58411	0.86841	8	
	7			0.00001	0.00011	0.00064	0.00239	0.08669	0.39199	0.74999	0.94234	7	
	6		0.00000	0.00010	0.00087	0.00380	0.01125	0.19579	0.58363	0.87440	0.97931	6	
	5	0.00000	0.00004	0.00096	0.00563	0.01834	0.04317	0.37035	0.76249	0.94905	0.99409	5	
	4	0.00004	0.00060	0.00741	0.02897	0.07062	0.13295	0.58855	0.89291	0.98404	0.99871	4	
	3	0.00100	0.00707	0.04386	0.11497	0.21205	0.32307	0.79392	0.96452	0.99639	0.99980	3	
	2	0.01686	0.05990	0.18966	0.33955	0.48314	0.60825	0.93082	0.99236	0.99948	0.99998	2	
	1	0.18209	0.33239	0.55800	0.70989	0.81131	0.87842	0.98847	0.99920	0.99996	1.00000	1	
25	25											25	25
	24										0.00000	24	
	23										0.00001	23	
	22									0.00000	0.00008	22	
	21									0.00001	0.00046	21	
	20									0.00005	0.00204	20	
	19								0.00000	0.00028	0.00732	19	
	18								0.00002	0.00121	0.02164	18	
	17								0.00010	0.00433	0.05388	17	
	16							0.00000	0.00045	0.01317	0.11476	16	
	15							0.00001	0.00178	0.03439	0.21218	15	

续表

n	k	0.01	0.02	0.04	0.06	0.08	0.1	0.2	0.3	0.4	0.5	p / k	n
25	14							0.00008	0.00599	0.07780	0.34502	14	
	13							0.00037	0.01747	0.15377	0.50000	13	
	12						0.00000	0.00154	0.04425	0.26772	0.65498	12	
	11					0.00000	0.00001	0.00556	0.09780	0.41423	0.78782	11	
	10				0.00000	0.00001	0.00008	0.01733	0.18944	0.57538	0.88524	10	
	9				0.00001	0.00008	0.00046	0.04677	0.32307	0.72647	0.94612	9	
	8			0.00000	0.00007	0.00052	0.00226	0.10912	0.48815	0.84645	0.97836	8	
	7		0.00000	0.00004	0.00051	0.00277	0.00948	0.21996	0.65935	0.92643	0.99268	7	25
	6		0.00001	0.00038	0.00306	0.01229	0.03340	0.38331	0.80651	0.97064	0.99796	6	
	5	0.00000	0.00012	0.00278	0.01505	0.04514	0.09799	0.57933	0.90953	0.99053	0.99954	5	
	4	0.00011	0.00145	0.01652	0.05976	0.13509	0.23641	0.76601	0.96676	0.99763	0.99992	4	
	3	0.00195	0.01324	0.07648	0.18711	0.32317	0.46291	0.90177	0.99104	0.99957	0.99999	3	
	2	0.02576	0.08865	0.26419	0.44734	0.60528	0.72879	0.97261	0.99843	0.99995	1.00000	2	
	1	0.22218	0.39654	0.63960	0.78709	0.87564	0.92821	0.99622	0.99987	1.00000	1.00000	1	
30	30											30	
	29											29	
	28											28	
	27										0.00000	27	
	26										0.00003	26	
	25									0.00000	0.00016	25	
	24									0.00001	0.00072	24	
	23									0.00005	0.00261	23	
	22								0.00000	0.00022	0.00806	22	
	21								0.00001	0.00086	0.02139	21	
	20								0.00004	0.00285	0.04937	20	
	19								0.00016	0.00830	0.10024	19	
	18							0.00000	0.00063	0.02124	0.18080	18	
	17							0.00001	0.00212	0.04811	0.29233	17	
	16							0.00005	0.00637	0.09706	0.42777	16	
30	15							0.00023	0.01694	0.17537	0.57223	15	30
	14							0.00090	0.04005	0.28550	0.70767	14	
	13						0.00000	0.00311	0.08447	0.42153	0.81920	13	
	12					0.00000	0.00002	0.00949	0.15932	0.56891	0.89976	12	
	11				0.00000	0.00001	0.00009	0.02562	0.26963	0.70853	0.95063	11	
	10				0.00001	0.00007	0.00045	0.06109	0.41119	0.82371	0.97861	10	
	9			0.00000	0.00005	0.00041	0.00202	0.12865	0.56848	0.90599	0.99194	9	
	8			0.00902	0.00030	0.00197	0.00778	0.23921	0.71862	0.95648	0.99739	8	
	7		0.00000	0.00015	0.00167	0.00825	0.02583	0.39303	0.84048	0.98282	0.99928	7	
	6	0.00000	0.00003	0.00106	0.00795	0.02929	0.07319	0.57249	0.92341	0.99434	0.99984	6	
	5	0.00001	0.00030	0.00632	0.03154	0.08736	0.17549	0.54477	0.96985	0.99849	0.99997	5	
	4	0.00022	0.00289	0.03059	0.10262	0.21579	0.35256	0.87729	0.99068	0.99969	1.00000	4	
	3	0.00332	0.02172	0.11690	0.26760	0.43460	0.58865	0.95582	0.99789	0.99995	1.00000	3	
	2	0.03615	0.12055	0.33882	0.54453	0.70421	0.81630	0.98948	0.99969	1.00000	1.00000	2	
	1	0.26030	0.45452	0.70614	0.84374	0.91803	0.95761	0.99876	1.00000	1.00000	1.00000	1	

附表 3　Poisson 分布表

（函数 $P_\lambda(m) = \dfrac{\lambda^m}{m!} e^{-\lambda}$ 数值表）

m \ λ	0.1	0.2	0.3	0.4	0.5	0.6	0.7	0.8	0.9
0	0.9048	0.8187	0.7408	0.6703	0.6065	0.5488	0.4966	0.4493	0.4066
1	0.0905	0.1638	0.2222	0.2681	0.3033	0.3293	0.3476	0.3595	0.3659
2	0.0045	0.0164	0.0333	0.0536	0.0758	0.0988	0.1217	0.1438	0.1647
3	0.0002	0.0011	0.0033	0.0072	0.0126	0.0198	0.0284	0.0383	0.0494
4		0.0001	0.0003	0.0007	0.0016	0.0030	0.0050	0.0077	0.0111
5				0.0001	0.0002	0.0004	0.0007	0.0012	0.0020
6							0.0001	0.0002	0.0003

m \ λ	1.0	1.5	2.0	2.5	3.0	3.5	4.0	4.5	5.0
0	0.3679	0.2231	0.1353	0.0821	0.0498	0.0302	0.0183	0.0111	0.0067
1	0.3679	0.3347	0.2707	0.2052	0.1494	0.1057	0.0733	0.0500	0.0337
2	0.1839	0.2510	0.2707	0.2565	0.2240	0.1850	0.1465	0.1125	0.0842
3	0.0613	0.1255	0.1805	0.2138	0.2240	0.2158	0.1954	0.1687	0.1404
4	0.0153	0.0471	0.0902	0.1336	0.1680	0.1888	0.1954	0.1898	0.1755
5	0.0031	0.0141	0.0361	0.0668	0.1008	0.1322	0.1563	0.1708	0.1755
6	0.0005	0.0035	0.0120	0.1278	0.0504	0.0771	0.1042	0.1281	0.1462
7	0.0001	0.0008	0.0034	0.0099	0.0216	0.0386	0.0595	0.0824	0.1045
8		0.0001	0.0009	0.0031	0.0081	0.0169	0.0198	0.0463	0.0653
9			0.0002	0.0009	0.0027	0.0066	0.0132	0.0232	0.0363
10				0.0002	0.0008	0.0023	0.0053	0.0104	0.0181
11				0.0001	0.0002	0.0007	0.0019	0.0043	0.0082
12					0.0001	0.0002	0.0006	0.0016	0.0034
13						0.0001	0.0002	0.0006	0.0013
14							0.0001	0.0002	0.0005
15								0.0001	0.0002
16									0.0001

m \ λ	6	7	8	9	10	m (λ=20)	p (λ=20)	m (λ=20)	p (λ=20)
0	0.0025	0.0009	0.0003	0.0001		5	0.0001	20	0.0888
1	0.0149	0.0064	0.0027	0.0011	0.0005	6	0.0002	21	0.0846
2	0.0446	0.0223	0.0107	0.0050	0.0023	7	0.0005	22	0.0769
3	0.0892	0.0521	0.0286	0.0150	0.0076	8	0.0013	23	0.0669
4	0.1339	0.0912	0.0573	0.0337	0.0189	9	0.0029	24	0.0557
5	0.1606	0.1277	0.0916	0.0607	0.0378	10	0.0058	25	0.0446
6	0.1606	0.1490	0.1221	0.0911	0.0631	11	0.0106	26	0.0343
7	0.1377	0.1490	0.1396	0.1171	0.0901	12	0.0176	27	0.0254
8	0.1033	0.1304	0.1396	0.1318	0.1126	13	0.0271	28	0.0182
9	0.0688	0.1014	0.1241	0.1318	0.1251	14	0.0382	29	0.0125
10	0.0413	0.0710	0.0993	0.1186	0.1251	15	0.0517	30	0.0083
11	0.0225	0.0452	0.0722	0.0970	0.1137	16	0.0646	31	0.0054
12	0.0113	0.0264	0.0481	0.0728	0.0948	17	0.0760	32	0.0034
13	0.0052	0.0142	0.0296	0.0504	0.0729	18	0.0844	33	0.0020
14	0.0022	0.0071	0.0169	0.0324	0.0521	19	0.0888	34	0.0012
15	0.0009	0.0033	0.0090	0.0194	0.0347			35	0.0007
16	0.0003	0.0015	0.0045	0.0109	0.0217			36	0.0004

续表

m \ λ	6	7	8	9	10	$\lambda=20$			
						m	p	m	p
17	0.0001	0.0006	0.0021	0.0058	0.0128			37	0.0002
18		0.0002	0.0009	0.0029	0.0071			38	0.0001
19		0.0001	0.0004	0.0014	0.0037			39	0.0001
20			0.0002	0.0006	0.0019				
21			0.0001	0.0003	0.0009				
22				0.0001	0.0004				
23					0.0002				
24					0.0001				

$\lambda=30$				$\lambda=40$				$\lambda=50$			
m	p	m	p	m	p	m	p	m	p	m	p
10		30	0.0726	15		40	0.0630	25		50	0.0563
11		31	0.0703	16		41	0.0614	26	0.0001	51	0.0552
12	0.0001	32	0.0659	17		42	0.0585	27	0.0001	52	0.0531
13	0.0002	33	0.0599	18	0.0001	43	0.0544	28	0.0002	53	0.0501
14	0.0005	34	0.0529	19	0.0001	44	0.0495	29	0.0004	54	0.0464
15	0.0010	35	0.0453	20	0.0002	45	0.0440	30	0.0007	55	0.0422
16	0.0019	36	0.0378	21	0.0004	46	0.0382	31	0.0011	56	0.0377
17	0.0034	37	0.0306	22	0.0007	47	0.0325	32	0.0017	57	0.0330
18	0.0057	38	0.0242	23	0.0012	48	0.0271	33	0.0026	58	0.0285
19	0.0089	39	0.0186	24	0.0019	49	0.0221	34	0.0038	59	0.0241
20	0.0134	40	0.0139	25	0.0031	50	0.0177	35	0.0054	60	0.0201
21	0.0192	41	0.0102	26	0.0047	51	0.0139	36	0.0075	61	0.0165
22	0.0261	42	0.0073	27	0.0070	52	0.0107	37	0.0102	62	0.0133
23	0.0341	43	0.0051	28	0.0100	53	0.0081	38	0.0134	63	0.0106
24	0.0426	44	0.0035	29	0.0139	54	0.0060	39	0.0172	64	0.0082
25	0.0511	45	0.0023	30	0.0185	55	0.0043	40	0.0215	65	0.0063
26	0.0590	46	0.0015	31	0.0238	56	0.0031	41	0.0262	66	0.0048
27	0.0655	47	0.0010	32	0.0298	57	0.0022	42	0.0312	67	0.0036
28	0.0702	48	0.0006	33	0.0361	58	0.0015	43	0.0363	68	0.0026
29	0.0726	49	0.0004	34	0.0425	59	0.0010	44	0.0412	69	0.0019
		50	0.0002	35	0.0485	60	0.0007	45	0.0458	70	0.0014
		51	0.0001	36	0.0539	61	0.0005	46	0.0498	71	0.0010
		52	0.0001	37	0.0583	62	0.0003	47	0.0530	72	0.0007
				38	0.0614	63	0.0002	48	0.0552	73	0.0005
				39	0.0630	64	0.0001	49	0.0563	74	0.0003
						65	0.0001			75	0.0002
										76	0.0001
										77	0.0001
										78	0.0001

附表 4　正态分布的密度函数表

$$\varphi(u) = \frac{1}{\sqrt{2\pi}} e^{-\frac{u^2}{2}}$$

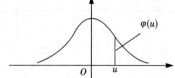

u	0.00	0.01	0.02	0.03	0.04	0.05	0.06	0.07	0.08	0.09	u
0.0	0.3989	0.3989	0.3989	0.3983	0.3986	0.3984	0.3982	0.3980	0.3977	0.3973	0.0
0.1	0.3970	0.3965	0.3961	0.3956	0.3951	0.3945	0.3939	0.3932	0.3925	0.3918	0.1
0.2	0.3910	0.3902	0.3894	0.3885	0.3876	0.3867	0.3857	0.3847	0.3836	0.3825	0.2
0.3	0.3814	0.3802	0.3790	0.3778	0.3765	0.3752	0.3739	0.3725	0.3712	0.3697	0.3
0.4	0.3683	0.3668	0.3653	0.3637	0.3621	0.3605	0.3589	0.3572	0.3555	0.3538	0.4
0.5	0.3521	0.3503	0.3485	0.3467	0.3448	0.3429	0.3410	0.3391	0.3372	0.3352	0.5
0.6	0.3332	0.3312	0.3292	0.3271	0.3251	0.3230	0.3209	0.3187	0.3166	0.3144	0.6
0.7	0.3123	0.3101	0.3079	0.3056	0.3034	0.3011	0.2989	0.2966	0.2943	0.2920	0.7
0.8	0.2897	0.2874	0.2850	0.2827	0.2803	0.2780	0.2756	0.2732	0.2709	0.2685	0.8
0.9	0.2661	0.2637	0.2613	0.2589	0.2565	0.2541	0.2516	0.2492	0.2468	0.2444	0.9
1.0	0.2420	0.2396	0.2371	0.2347	0.2323	0.2299	0.2275	0.2251	0.2227	0.2203	1.0
1.1	0.2179	0.2155	0.2131	0.2107	0.2083	0.2059	0.2036	0.2012	0.1989	0.1965	1.1
1.2	0.1942	0.1919	0.1895	0.1872	0.1849	0.1826	0.1804	0.1781	0.1758	0.1736	1.2
1.3	0.1714	0.1691	0.1669	0.1647	0.1626	0.1604	0.1582	0.1561	0.1539	0.1518	1.3
1.4	0.1497	0.1476	0.1456	0.1435	0.1415	0.1394	0.1374	0.1354	0.1334	0.1315	1.4
1.5	0.1295	0.1276	0.1257	0.1238	0.1219	0.1200	0.1182	0.1163	0.1145	0.1127	1.5
1.6	0.1109	0.1092	0.1074	0.1057	0.1040	0.1023	0.1006	0.09893	0.09728	0.09566	1.6
1.7	0.09405	0.09246	0.09089	0.08933	0.08780	0.08628	0.08478	0.08329	0.08183	0.08038	1.7
1.8	0.07895	0.07754	0.07614	0.07477	0.07341	0.07206	0.07074	0.06943	0.06814	0.06687	1.8
1.9	0.06562	0.06438	0.06316	0.06195	0.06077	0.05959	0.05844	0.05730	0.05618	0.05508	1.9
2.0	0.05399	0.05292	0.05186	0.05082	0.04930	0.04879	0.04780	0.04682	0.04586	0.04491	2.0
2.1	0.04393	0.04307	0.04217	0.04128	0.04041	0.03955	0.03871	0.03788	0.03706	0.03626	2.1
2.2	0.03547	0.03470	0.03394	0.03319	0.03246	0.03174	0.03103	0.03034	0.02965	0.02893	2.2
2.3	0.02833	0.02768	0.02705	0.02643	0.02582	0.02522	0.02463	0.02406	0.02349	0.02294	2.3
2.4	0.02239	0.02186	0.02134	0.02033	0.02033	0.01984	0.01936	0.01888	0.01842	0.01797	2.4
2.5	0.01753	0.01709	0.01667	0.01625	0.01585	0.01545	0.01506	0.01468	0.01431	0.01394	2.5
2.6	0.01358	0.01323	0.01289	0.01256	0.01223	0.01191	0.01160	0.01130	0.01100	0.01071	2.6
2.7	0.01042	0.01014	$0.0^2 9871$	$0.0^2 9606$	$0.0^2 9347$	$0.0^2 9094$	$0.0^2 8846$	$0.0^2 8605$	$0.0^2 8370$	$0.0^2 8140$	2.7
2.8	$0.0^2 7915$	$0.0^2 7697$	$0.0^2 7483$	$0.0^2 7274$	$0.0^2 7071$	$0.0^2 6873$	$0.0^2 6679$	$0.0^2 6491$	$0.0^2 6307$	$0.0^2 6127$	2.8
2.9	$0.0^2 5953$	$0.0^2 5782$	$0.0^2 5616$	$0.0^2 5454$	$0.0^2 5296$	$0.0^2 5143$	$0.0^2 4993$	$0.0^2 4847$	$0.0^2 4705$	$0.0^2 4567$	2.9
3.0	$0.0^2 4432$	$0.0^2 4301$	$0.0^2 4173$	$0.0^2 4049$	$0.0^2 3928$	$0.0^2 3810$	$0.0^2 3695$	$0.0^2 3584$	$0.0^2 3475$	$0.0^2 3370$	3.0
3.1	$0.0^2 3267$	$0.0^2 3167$	$0.0^2 3070$	$0.0^2 2975$	$0.0^2 2884$	$0.0^2 2794$	$0.0^2 2707$	$0.0^2 2623$	$0.0^2 2541$	$0.0^2 2461$	3.1
3.2	$0.0^2 2384$	$0.0^2 2309$	$0.0^2 2236$	$0.0^2 2165$	$0.0^2 2096$	$0.0^2 2029$	$0.0^2 1964$	$0.0^2 1901$	$0.0^2 1840$	$0.0^2 1780$	3.2
3.3	$0.0^2 1723$	$0.0^2 1667$	$0.0^2 1612$	$0.0^2 1560$	$0.0^2 1508$	$0.0^2 1459$	$0.0^2 1411$	$0.0^2 1364$	$0.0^2 1319$	$0.0^2 1275$	3.3
3.4	$0.0^2 1232$	$0.0^2 1191$	$0.0^2 1151$	$0.0^2 1112$	$0.0^2 1075$	$0.0^2 1033$	$0.0^2 1003$	$0.0^3 9689$	$0.0^3 9358$	$0.0^3 9037$	
3.5	$0.0^3 8727$	$0.0^3 8426$	$0.0^3 8135$	$0.0^3 7853$	$0.0^3 7581$	$0.0^3 7317$	$0.0^3 7061$	$0.0^3 6814$	$0.0^3 6575$	$0.0^3 6343$	3.5
3.6	$0.0^3 6119$	$0.0^3 5902$	$0.0^3 5693$	$0.0^3 5490$	$0.0^3 5294$	$0.0^3 5105$	$0.0^3 4921$	$0.0^3 4744$	$0.0^3 4573$	$0.0^3 4403$	3.6
3.7	$0.0^3 4248$	$0.0^3 4093$	$0.0^3 3944$	$0.0^3 3800$	$0.0^3 3661$	$0.0^3 3526$	$0.0^3 3396$	$0.0^3 3271$	$0.0^3 3149$	$0.0^3 3032$	3.7
3.8	$0.0^3 2919$	$0.0^3 2810$	$0.0^3 2705$	$0.0^3 2604$	$0.0^3 2506$	$0.0^3 2411$	$0.0^3 2320$	$0.0^3 2232$	$0.0^3 2147$	$0.0^3 2065$	3.8
3.9	$0.0^3 1987$	$0.0^3 1910$	$0.0^3 1837$	$0.0^3 1766$	$0.0^3 1698$	$0.0^3 1633$	$0.0^3 1569$	$0.0^3 1508$	$0.0^3 1449$	$0.0^3 1393$	3.9
4.0	$0.0^3 1338$	$0.0^3 1286$	$0.0^3 1235$	$0.0^3 1186$	$0.0^3 1140$	$0.0^3 1094$	$0.0^3 1051$	$0.0^3 1009$	$0.0^4 9687$	$0.0^4 9299$	4.0

u	0.00	0.01	0.02	0.03	0.04	0.05	0.06	0.07	0.08	0.09	u
4.1	$0.0^4 8926$	$0.0^4 8567$	$0.0^4 8222$	$0.0^4 7890$	$0.0^4 7570$	$0.0^4 7263$	$0.0^4 6967$	$0.0^4 6633$	$0.0^4 6410$	$0.0^4 6147$	4.1
4.2	$0.0^4 5894$	$0.0^4 5652$	$0.0^4 5418$	$0.0^4 5194$	$0.0^4 4979$	$0.0^4 4772$	$0.0^4 4573$	$0.0^4 4382$	$0.0^4 4199$	$0.0^4 4023$	4.2
4.3	$0.0^4 3854$	$0.0^4 3691$	$0.0^4 3535$	$0.0^4 3386$	$0.0^4 3242$	$0.0^4 3104$	$0.0^4 2972$	$0.0^4 2845$	$0.0^4 2723$	$0.0^4 2606$	4.3
4.4	$0.0^4 2494$	$0.0^4 2387$	$0.0^4 2284$	$0.0^4 2185$	$0.0^4 2090$	$0.0^4 1999$	$0.0^4 1912$	$0.0^4 1829$	$0.0^4 1749$	$0.0^4 1672$	4.4
4.5	$0.0^4 1593$	$0.0^4 1528$	$0.0^4 1461$	$0.0^4 1396$	$0.0^4 1334$	$0.0^4 1275$	$0.0^4 1213$	$0.0^4 1164$	$0.0^4 1112$	$0.0^4 1062$	4.5
4.6	$0.0^4 1014$	$0.0^5 9634$	$0.0^5 9248$	$0.0^5 8830$	$0.0^5 8430$	$0.0^5 8047$	$0.0^5 7631$	$0.0^5 7331$	$0.0^5 6996$	$0.0^5 6676$	4.6
4.7	$0.0^5 6370$	$0.0^5 6077$	$0.0^5 5797$	$0.0^5 5530$	$0.0^5 5274$	$0.0^5 5030$	$0.0^5 4796$	$0.0^5 4573$	$0.0^5 4360$	$0.0^5 4156$	4.7
4.8	$0.0^5 3961$	$0.0^5 3775$	$0.0^4 3593$	$0.0^5 3428$	$0.0^5 3267$	$0.0^5 3112$	$0.0^5 2965$	$0.0^5 2324$	$0.0^5 2690$	$0.0^5 2561$	4.8
4.9	$0.0^5 2439$	$0.0^5 2322$	$0.0^5 2211$	$0.0^5 2105$	$0.0^5 2003$	$0.0^5 1907$	$0.0^5 1814$	$0.0^5 1727$	$0.0^5 1643$	$0.0^5 1563$	4.9

附表 5　标准正态分布函数表

$$\Phi(u) = \frac{1}{\sqrt{2\pi}} \int_{-\infty}^{\mu} e^{-\frac{x^2}{2}} \, dx \quad (u \geqslant 0)$$

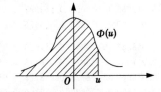

μ	0.00	0.01	0.02	0.03	0.04	0.05	0.06	0.07	0.08	0.09	μ
0.0	0.5000	0.5040	0.5080	0.5120	0.5160	0.5199	0.5239	0.5279	0.5319	0.5359	0.0
0.1	0.5398	0.5438	0.5478	0.5517	0.5557	0.5596	0.5636	0.5675	0.5714	0.5753	0.1
0.2	0.5793	0.5832	0.5871	0.5910	0.5948	0.5987	0.6026	0.6064	0.6103	0.6141	0.2
0.3	0.6179	0.6217	0.6255	0.6293	0.6331	0.6368	0.6406	0.6443	0.6480	0.6517	0.3
0.4	0.6554	0.6591	0.6628	0.6664	0.6700	0.6736	0.6772	0.6808	0.6844	0.6879	0.4
0.5	0.6915	0.6950	0.6985	0.7019	0.7054	0.7088	0.7123	0.7157	0.7190	0.7224	0.5
0.6	0.7257	0.7291	0.7324	0.7357	0.7389	0.7422	0.7454	0.7486	0.7517	0.7549	0.6
0.7	0.7580	0.7611	0.7642	0.7673	0.7703	0.7734	0.7764	0.7794	0.7823	0.7852	0.7
0.8	0.7881	0.7910	0.7939	0.7967	0.7995	0.8023	0.8051	0.8078	0.8106	0.8133	0.8
0.9	0.8159	0.8186	0.8212	0.8238	0.8264	0.8289	0.8315	0.8340	0.8365	0.8389	0.9
1.0	0.8413	0.8438	0.8461	0.8485	0.8508	0.8531	0.8554	0.8577	0.8599	0.8621	1.0
1.1	0.8643	0.8665	0.8686	0.8708	0.8729	0.8749	0.8770	0.8790	0.8810	0.8830	1.1
1.2	0.8849	0.8869	0.8888	0.8907	0.8925	0.8944	0.8962	0.8980	0.8997	0.90147	1.2
1.3	0.90320	0.90490	0.90658	0.90824	0.90988	0.91149	0.91309	0.91466	0.91621	0.91774	1.3
1.4	0.91924	0.92073	0.92220	0.92364	0.92507	0.92647	0.92785	0.92922	0.93056	0.93189	1.4
1.5	0.93319	0.93448	0.93574	0.93699	0.93822	0.93943	0.94062	0.94179	0.94295	0.94408	1.5
1.6	0.94520	0.94630	0.94738	0.94845	0.94950	0.95053	0.95154	0.95254	0.95352	0.95449	1.6
1.7	0.95543	0.95637	0.95728	0.95818	0.95907	0.95994	0.96080	0.96164	0.96246	0.96327	1.7
1.8	0.96407	0.96485	0.96562	0.96638	0.96712	0.96784	0.96856	0.96926	0.96995	0.97062	1.8
1.9	0.97128	0.97193	0.97257	0.97320	0.97381	0.97441	0.97500	0.97558	0.97615	0.97670	10.9
2.0	0.97725	0.97778	0.97831	0.97882	0.97932	0.97982	0.98030	0.98077	0.98124	0.98169	2.0
2.1	0.98214	0.98257	0.98300	0.98341	0.98382	0.98422	0.98461	0.98500	0.98537	0.98574	2.1
2.2	0.98610	0.98645	0.98679	0.98713	0.98745	0.98778	0.98809	0.98840	0.98870	0.98899	2.2
2.3	0.98928	0.98956	0.98983	$0.9^2 0097$	$0.9^2 0358$	$0.9^2 0613$	$0.9^2 0863$	$0.9^2 1106$	$0.9^2 1344$	$0.9^2 1576$	2.3
2.4	$0.9^2 1802$	$0.9^2 2024$	$0.9^2 2240$	$0.9^2 2451$	$0.9^2 2656$	$0.9^2 2857$	$0.9^2 3053$	$0.9^2 3244$	$0.9^2 3431$	$0.9^2 3613$	2.4
2.5	$0.9^2 3790$	$0.9^2 3963$	$0.9^2 4132$	$0.9^2 4297$	$0.9^2 4457$	$0.9^2 4614$	$0.9^2 4766$	$0.9^2 4915$	$0.9^2 5060$	$0.9^2 5201$	2.5
2.6	$0.9^2 5339$	$0.9^2 5473$	$0.9^2 5604$	$0.9^2 5731$	$0.9^2 5855$	$0.9^2 5975$	$0.9^2 6093$	$0.9^2 6207$	$0.9^2 6319$	$0.9^2 6427$	2.6
2.7	$0.9^2 6533$	$0.9^2 6636$	$0.9^2 6736$	$0.9^2 6833$	$0.9^2 6928$	$0.9^2 7020$	$0.9^2 7110$	$0.9^2 7197$	$0.9^2 7282$	$0.9^2 7365$	2.7
2.8	$0.9^2 7445$	$0.9^2 7523$	$0.9^2 7599$	$0.9^2 7673$	$0.9^2 7744$	$0.9^2 7814$	$0.9^2 7882$	$0.9^2 7948$	$0.9^2 8012$	$0.9^2 8874$	2.8

续表

μ	0.00	0.01	0.02	0.03	0.04	0.05	0.06	0.07	0.08	0.09	μ
2.9	0.9^28134	0.9^28193	0.9^28250	0.9^28305	0.9^28389	0.9^28411	0.9^28462	0.9^28511	0.9^28559	0.9^28605	2.9
3.0	0.9^28650	0.9^28694	0.9^28736	0.9^28777	0.9^28817	0.9^28856	0.9^28893	0.9^28930	0.9^28965	0.9^28999	3.0
3.1	0.9^30324	0.9^30646	0.9^30957	0.9^31260	0.9^31553	0.9^31836	0.9^32112	0.9^32378	0.9^32636	0.9^32886	3.1
3.2	0.9^33129	0.9^33363	0.9^33590	0.9^33810	0.9^34024	0.9^34230	0.9^34429	0.9^34623	0.9^34810	0.9^34991	3.2
3.3	0.9^35166	0.9^35335	0.9^35499	0.9^35658	0.9^35811	0.9^35959	0.9^36103	0.9^36242	0.9^36376	0.9^36505	3.3
3.4	0.9^36631	0.9^36752	0.9^36869	0.9^36982	0.9^37091	0.9^37197	0.9^37299	0.9^37398	0.9^37493	0.9^37585	3.4
3.5	0.9^37674	0.9^37759	0.9^37842	0.9^37922	0.9^37999	0.9^38074	0.9^38146	0.9^38215	0.9^38282	0.9^38347	3.5
3.6	0.9^38409	0.9^38469	0.9^38527	0.9^38583	0.9^38637	0.9^38689	0.9^38739	0.9^38787	0.9^38834	0.9^38879	3.6
3.7	0.9^38922	0.9^38964	0.9^40039	0.9^40426	0.9^40799	0.9^41158	0.9^41504	0.9^41838	0.9^42159	0.9^42469	3.7
3.8	0.9^42765	0.9^43052	0.9^43327	0.9^43593	0.9^43848	0.9^44094	0.9^44331	0.9^44558	0.9^44777	0.9^44988	3.8
3.9	0.9^45190	0.9^45385	0.9^45573	0.9^45753	0.9^45926	0.9^46092	0.9^46253	0.9^46406	0.9^46554	0.9^46696	3.9
4.0	0.9^46833	0.9^46964	0.9^47090	0.9^47211	0.9^47327	0.9^47439	0.9^47546	0.9^47649	0.9^47748	0.9^47843	4.0
4.1	0.9^47934	0.9^48022	0.9^48106	0.9^48186	0.9^48263	0.9^48338	0.9^48409	0.9^48477	0.9^48542	0.9^48605	4.1
4.2	0.9^48665	0.9^48723	0.9^48778	0.9^48832	0.9^48882	0.9^48931	0.9^48978	0.9^50226	0.9^40655	0.9^51066	4.2
4.3	0.9^51460	0.9^51837	0.9^52199	0.9^52545	0.9^52876	0.9^53193	0.9^53497	0.9^53788	0.9^54066	0.9^54332	4.3
4.4	0.9^54587	0.9^54831	0.9^55065	0.9^55288	0.9^55502	0.9^55706	0.9^55902	0.9^56089	0.9^56268	0.9^56439	4.4
4.5	0.9^56602	0.9^56759	0.9^56908	0.9^57051	0.9^57187	0.9^57318	0.9^57442	0.9^57561	0.9^57675	0.9^57784	4.5
4.6	0.9^57888	0.9^57987	0.9^58081	0.9^58172	0.9^58258	0.9^58340	0.9^58419	0.9^50404	0.9^58566	0.9^58634	4.6
4.7	0.9^58699	0.9^58761	0.9^58821	0.9^58877	0.9^58931	0.9^58983	0.9^60320	0.9^60789	0.9^61225	0.9^61661	4.7
4.8	0.9^62067	0.9^62453	0.9^62822	0.9^63173	0.9^63508	0.9^63827	0.9^64131	0.9^64420	0.9^64696	0.9^64958	4.8
4.9	0.9^65208	0.9^65446	0.9^65673	0.9^65889	0.9^66094	0.9^66289	0.9^66475	0.9^66652	0.9^66821	0.9^66981	4.9

附表6 χ^2 分布的上侧分位数表

$$P(\chi^2 > \chi^2_{1-\alpha}) = \alpha$$

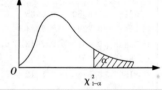

df \ α	0.99	0.98	0.95	0.90	0.80	0.70	0.50	0.30	0.20	0.10	0.05	0.02	0.01	0.001	df
1	0.0^3157	0.0^3628	0.0^2393	0.0158	0.0642	0.148	0.455	1.074	1.642	2.706	3.841	5.412	6.635	10.828	1
2	0.0201	0.0404	0.103	0.211	0.446	0.713	1.386	2.408	3.219	4.605	5.991	7.824	9.210	13.816	2
3	0.115	0.185	0.352	0.584	1.005	1.424	2.366	3.665	4.642	6.251	7.815	9.837	11.345	16.266	3
4	0.297	0.429	0.711	1.064	1.649	2.195	3.357	4.878	5.989	7.779	9.488	11.668	12.277	18.467	4
5	0.554	0.752	1.145	1.610	2.343	3.000	4.351	6.064	7.289	9.236	11.070	13.388	15.068	20.515	5
6	0.872	1.134	1.635	2.204	3.070	3.828	5.348	7.231	8.558	10.645	12.592	15.033	16.812	22.458	6
7	1.239	1.564	2.167	2.833	3.822	4.671	6.346	8.383	9.803	12.017	14.067	16.622	18.475	24.322	7
8	1.646	2.032	2.733	3.490	4.594	5.527	7.344	9.524	11.030	13.362	15.507	18.168	20.090	26.125	8
9	2.088	2.532	3.325	4.168	5.380	6.393	8.343	10.656	12.242	14.684	16.919	19.679	21.666	27.877	9
10	2.558	3.059	3.940	4.865	6.179	7.267	9.342	11.781	13.442	15.987	18.307	21.161	23.209	29.588	10
11	3.053	3.609	4.575	5.578	6.989	8.148	10.341	12.899	14.631	17.275	19.675	22.618	24.725	31.264	11
12	3.571	4.178	5.226	6.304	7.807	9.034	11.340	14.011	15.812	18.549	21.026	24.054	26.217	32.909	12
13	4.107	4.765	5.892	7.042	8.634	9.926	12.340	15.119	16.985	19.812	22.362	25.472	27.688	34.528	13
14	4.660	5.368	6.571	7.790	9.467	10.821	13.339	16.222	18.151	21.064	23.685	26.873	29.141	36.123	14
15	5.229	5.985	7.261	8.547	10.307	11.721	14.339	17.322	19.311	22.307	24.996	28.259	30.578	37.697	15
16	5.812	6.614	7.962	9.312	11.152	12.624	15.338	18.418	20.465	23.542	26.296	29.633	32.000	39.252	16
17	6.408	7.255	8.672	10.085	12.002	13.531	16.338	19.511	21.615	24.769	27.587	30.995	33.409	40.790	17
18	7.015	7.906	9.390	10.865	12.857	14.440	17.338	20.601	22.760	25.989	28.869	32.346	34.805	42.312	18

α / df	0.99	0.98	0.95	0.90	0.80	0.70	0.50	0.30	0.20	0.10	0.05	0.02	0.01	0.001	α / df
19	7.633	8.567	10.117	11.651	13.716	15.352	18.338	21.689	23.900	27.204	30.144	33.687	36.191	43.820	19
20	8.260	9.237	10.851	12.443	14.578	16.266	19.337	22.775	25.038	28.412	31.410	35.020	37.566	45.315	20
21	8.897	9.915	11.591	13.240	15.445	17.182	20.337	23.858	26.171	29.615	32.671	36.343	38.932	46.797	21
22	9.542	10.600	12.338	14.041	16.314	18.101	21.337	24.939	27.301	30.813	33.924	37.659	40.289	48.268	22
23	10.196	11.293	13.091	14.848	17.187	19.021	22.337	26.018	28.429	32.007	35.172	38.968	41.638	49.728	23
24	10.856	11.992	13.848	15.659	18.062	19.943	23.337	27.096	29.553	33.196	36.415	40.270	42.980	51.179	24
25	11.524	12.697	14.611	16.473	18.940	20.867	24.337	28.172	30.675	34.382	37.652	41.566	44.314	52.618	25
26	12.198	13.409	15.379	17.292	19.820	21.792	25.336	29.246	31.795	35.563	38.885	42.856	45.642	54.052	26
27	12.879	14.125	16.151	18.114	20.703	22.719	26.336	30.319	32.912	36.741	40.113	44.140	46.963	55.476	27
28	13.565	14.847	16.928	18.939	21.588	23.647	27.336	31.391	34.027	37.916	41.337	45.419	48.278	56.893	28
29	14.256	15.574	17.708	19.768	22.475	24.577	28.336	32.461	35.139	39.087	42.557	46.693	49.588	58.301	29
30	14.953	16.306	18.493	20.599	23.364	25.508	29.336	33.530	36.250	40.256	43.773	47.962	50.892	59.703	30

附表 7 t 分布的双侧分位数表

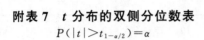

$$P(|t|>t_{1-\alpha/2})=\alpha$$

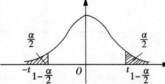

α / df	0.9	0.8	0.7	0.6	0.5	0.4	0.3	0.2	0.1	0.05	0.02	0.01	0.001	α / df
1	0.158	0.325	0.510	0.727	1.000	1.376	1.963	3.078	6.314	12.706	31.821	63.657	636.619	1
2	0.142	0.289	0.445	0.617	0.816	1.061	1.386	1.886	2.920	4.303	6.965	9.925	31.598	2
3	0.137	0.277	0.424	0.584	0.765	0.978	1.250	1.638	2.353	3.182	4.541	5.841	12.924	3
4	0.134	0.271	0.414	0.569	0.741	0.941	1.190	1.533	2.132	2.776	3.747	4.604	8.610	4
5	0.132	0.267	0.408	0.559	0.727	0.920	1.156	1.476	2.015	2.571	3.365	4.032	6.859	5
6	0.131	0.265	0.404	0.553	0.718	0.906	1.134	1.440	1.943	2.447	3.143	3.707	5.959	6
7	0.130	0.263	0.402	0.549	0.711	0.896	1.119	1.415	1.895	2.365	2.998	3.499	5.405	7
8	0.130	0.262	0.399	0.546	0.706	0.889	1.108	1.397	1.860	2.306	2.896	3.355	5.041	8
9	0.129	0.261	0.398	0.543	0.703	0.883	1.100	1.383	1.833	2.262	2.821	3.250	4.781	9
10	0.129	0.260	0.397	0.542	0.700	0.879	1.093	1.372	1.812	2.228	2.764	3.169	4.587	10
11	0.129	0.260	0.396	0.540	0.697	0.876	1.088	1.363	1.796	2.201	2.718	3.106	4.437	11
12	0.128	0.259	0.395	0.539	0.695	0.873	1.083	1.356	1.782	2.179	2.681	3.055	4.318	12
13	0.128	0.259	0.394	0.538	0.694	0.870	1.079	1.350	1.771	2.160	2.650	3.012	4.221	13
14	0.128	0.258	0.393	0.537	0.692	0.868	1.076	1.345	1.761	2.145	2.624	2.977	4.140	14
15	0.128	0.258	0.393	0.536	0.691	0.866	1.074	1.341	1.753	2.131	2.602	2.947	4.073	15
16	0.128	0.258	0.392	0.535	0.690	0.865	1.071	1.337	1.746	2.120	2.583	2.921	4.015	16
17	0.128	0.257	0.392	0.534	0.689	0.863	1.069	1.333	1.740	2.110	2.567	2.898	3.965	17
18	0.127	0.257	0.392	0.534	0.688	0.862	1.067	1.330	1.734	2.101	2.552	2.878	3.922	18
19	0.127	0.257	0.391	0.533	0.688	0.861	1.066	1.328	1.729	2.093	2.539	2.861	3.883	19
20	0.127	0.257	0.391	0.533	0.687	0.860	1.064	1.325	1.725	2.086	2.528	2.845	3.850	20
21	0.127	0.257	0.391	0.532	0.686	0.859	1.063	1.323	1.721	2.080	2.518	2.831	3.819	21
22	0.127	0.256	0.390	0.532	0.686	0.858	1.061	1.321	1.717	2.074	2.508	2.819	3.792	22
23	0.127	0.256	0.390	0.532	0.685	0.858	1.060	1.319	1.714	2.069	2.500	2.807	3.767	23
24	0.127	0.256	0.390	0.531	0.685	0.857	1.059	1.318	1.711	2.064	2.492	2.797	3.745	24
25	0.127	0.256	0.390	0.531	0.684	0.856	1.058	1.316	1.708	2.060	2.485	2.787	3.725	25
26	0.127	0.256	0.390	0.531	0.684	0.856	1.058	1.315	1.706	2.056	2.479	2.779	3.707	26

续表

df / α	0.9	0.8	0.7	0.6	0.5	0.4	0.3	0.2	0.1	0.05	0.02	0.01	0.001	α / df
27	0.127	0.256	0.389	0.531	0.684	0.855	1.057	1.314	1.703	2.052	2.473	2.771	3.690	27
28	0.127	0.256	0.389	0.530	0.683	0.855	1.056	1.313	1.701	2.048	2.467	2.763	3.674	28
29	0.127	0.256	0.389	0.530	0.683	0.854	1.055	1.311	1.699	2.045	2.462	2.756	3.659	29
30	0.127	0.256	0.389	0.530	0.683	0.854	1.055	1.310	1.697	2.042	2.457	2.750	3.646	30
40	0.126	0.255	0.388	0.529	0.681	0.851	1.050	1.303	1.684	2.021	2.423	2.704	3.551	40
60	0.126	0.254	0.387	0.527	0.679	0.848	1.046	1.296	1.671	2.000	2.390	2.660	3.460	60
120	0.126	0.254	0.386	0.526	0.677	0.845	1.041	1.289	1.658	1.980	2.358	2.617	3.373	120
∞	0.126	0.253	0.385	0.524	0.674	0.842	1.036	1.282	1.645	1.960	2.326	2.576	3.291	∞

附表8 F 检验的临界值表

$$P(F > F_{1-\alpha}) = \alpha$$

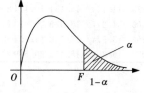

$\alpha = 0.10$

df_1 / df_2	1	2	3	4	5	6	7	8	9	10	15	20	30	50	100	200	500	∞	df_1 / df_2
1	39.9	49.5	53.6	55.8	57.2	58.2	58.9	59.4	59.9	60.2	61.2	61.7	62.3	62.7	63.0	63.2	63.3	63.3	1
2	8.53	9.00	9.16	9.24	9.29	9.33	9.35	9.37	9.38	9.39	9.42	9.44	9.46	9.47	9.48	9.49	9.49	9.49	2
3	5.54	5.46	5.39	5.34	5.31	5.28	5.27	5.25	5.24	5.23	5.20	5.18	5.17	5.15	5.14	5.14	5.14	5.13	3
4	4.54	4.32	4.19	4.11	4.05	4.01	3.98	3.95	3.94	3.92	3.87	3.84	3.82	3.80	3.78	3.77	3.76	3.76	4
5	4.06	3.78	3.62	3.52	3.45	3.40	3.37	3.34	3.32	3.30	3.24	3.21	3.17	3.15	3.13	3.12	3.11	3.10	5
6	3.78	3.46	3.29	3.18	3.11	3.05	3.01	2.98	2.96	2.94	2.87	2.84	2.80	2.77	2.75	2.73	2.73	2.72	6
7	3.59	3.26	3.07	2.96	2.88	2.83	2.78	2.75	2.72	2.70	2.63	2.59	2.56	2.52	2.50	2.48	2.48	2.47	7
8	3.46	3.11	2.92	2.81	2.73	2.67	2.62	2.59	2.56	2.54	2.46	2.42	2.38	2.35	2.32	2.31	2.30	2.29	8
9	3.36	3.01	2.81	2.69	2.61	2.55	2.51	2.47	2.44	2.42	2.34	2.30	2.25	2.22	2.19	2.17	2.17	2.16	9
10	3.28	2.92	2.73	2.61	2.52	2.46	2.41	2.38	2.35	2.32	2.24	2.20	2.16	2.12	2.09	2.07	2.06	2.06	10
11	3.23	2.86	2.66	2.54	2.45	2.39	2.34	2.30	2.27	2.25	2.17	2.12	2.08	2.04	2.00	1.99	1.98	1.97	11
12	3.18	2.81	2.61	2.48	2.39	2.33	2.28	2.24	2.21	2.19	2.10	2.06	2.01	1.97	1.94	1.92	1.91	1.90	12
13	3.14	2.76	2.56	2.43	2.35	2.28	2.23	2.20	2.16	2.14	2.05	2.01	1.96	1.92	1.88	1.86	1.85	1.85	13
14	3.10	2.73	2.52	2.39	2.31	2.24	2.19	2.15	2.12	2.10	2.01	1.96	1.91	1.87	1.83	1.82	1.80	1.80	14
15	3.07	2.70	2.49	2.36	2.27	2.21	2.16	2.12	2.09	2.06	1.97	1.92	1.87	1.83	1.79	1.77	1.76	1.76	15
16	3.05	2.67	2.46	2.33	2.24	2.18	2.13	2.09	2.06	2.03	1.94	1.89	1.84	1.79	1.76	1.74	1.73	1.72	16
17	3.03	2.64	2.44	2.31	2.22	2.15	2.10	2.06	2.03	2.00	1.91	1.86	1.81	1.76	1.73	1.71	1.69	1.69	17
18	3.01	2.62	2.42	2.29	2.20	2.13	2.08	2.04	2.00	1.98	1.89	1.84	1.78	1.74	1.70	1.68	1.67	1.66	18
19	2.99	2.61	2.40	2.27	2.18	2.11	2.06	2.02	1.98	1.96	1.86	1.81	1.76	1.71	1.67	1.65	1.64	1.63	19
20	2.97	2.59	2.38	2.25	2.16	2.09	2.04	2.00	1.96	1.94	1.84	1.79	1.74	1.69	1.65	1.63	1.62	1.61	20
22	2.95	2.56	2.35	2.22	2.13	2.06	2.01	1.97	1.93	1.90	1.81	1.76	1.70	1.65	1.61	1.59	1.58	1.57	22
24	2.63	2.54	2.33	2.19	2.10	2.04	1.98	1.94	1.91	1.88	1.78	1.73	1.67	1.62	1.58	1.56	1.54	1.53	24
26	2.91	2.52	2.31	2.17	2.08	2.01	1.96	1.92	1.88	1.86	1.76	1.71	1.65	1.59	1.55	1.53	1.51	1.50	26
28	2.89	2.50	2.29	2.16	2.06	2.00	1.94	1.90	1.87	1.84	1.74	1.69	1.63	1.57	1.53	1.50	1.49	1.48	28
30	2.88	2.49	2.28	2.14	2.05	1.98	1.93	1.88	1.85	1.82	1.72	1.67	1.61	1.55	1.51	1.48	1.47	1.46	30
40	2.84	2.44	2.23	2.09	2.00	1.93	1.87	1.83	1.79	1.76	1.66	1.61	1.54	1.48	1.43	1.41	1.39	1.38	40
50	2.81	2.41	2.20	2.06	1.97	1.90	1.84	1.80	1.76	1.73	1.63	1.57	1.50	1.44	1.39	1.36	1.34	1.33	50
60	2.79	2.39	2.18	2.04	1.95	1.87	1.82	1.77	1.74	1.71	1.60	1.54	1.48	1.41	1.36	1.33	1.31	1.29	60
80	2.77	2.37	2.15	2.02	1.92	1.85	1.79	1.75	1.71	1.68	1.57	1.51	1.44	1.38	1.32	1.28	1.26	1.24	80
100	2.76	2.36	2.14	2.00	1.91	1.83	1.78	1.73	1.70	1.66	1.56	1.49	1.42	1.35	1.29	1.26	1.23	1.21	100

续表

df_1 df_2	1	2	3	4	5	6	7	8	9	10	15	20	30	50	100	200	500	∞	df_1 df_2
200	2.73	2.33	2.11	1.97	1.88	1.80	1.75	1.70	1.66	1.63	1.52	1.46	1.38	1.31	1.24	1.20	1.17	1.14	200
500	2.72	2.31	2.10	1.96	1.86	1.79	1.73	1.68	1.64	1.61	1.50	1.44	1.36	1.28	1.21	1.16	1.12	1.09	500
∞	2.71	2.30	2.03	1.94	1.85	1.77	1.72	1.67	1.63	1.60	1.49	1.42	1.34	1.26	1.18	1.13	1.08	1.00	∞

$\alpha = 0.05$

df_1 df_2	1	2	3	4	5	6	7	8	9	10	12	14	16	18	20	df_1 df_2
1	161	200	216	225	230	234	237	239	241	242	244	245	246	247	248	1
2	18.5	19.0	19.2	19.2	19.3	19.3	19.4	19.4	19.4	19.4	19.4	19.4	19.4	19.4	19.4	2
3	10.1	9.55	9.28	9.12	9.01	8.94	8.89	8.85	8.81	8.79	8.74	8.71	8.69	8.67	8.66	3
4	7.71	6.94	6.59	6.39	6.26	6.16	6.09	6.04	6.00	5.96	5.91	5.87	5.84	5.82	5.80	4
5	6.61	5.79	5.41	5.19	5.05	4.95	4.88	4.82	4.77	4.74	4.68	4.64	4.60	4.58	4.56	5
6	5.99	5.14	4.76	4.53	4.39	4.28	4.21	4.15	4.10	4.06	4.00	3.96	3.92	3.90	3.87	6
7	5.59	4.74	4.35	4.12	3.97	3.87	3.79	3.73	3.68	3.64	3.57	3.53	3.49	3.47	3.44	7
8	5.32	4.46	4.07	3.84	3.69	3.58	3.50	3.44	3.39	3.35	3.28	3.24	3.20	3.17	3.15	8
9	5.12	4.26	3.86	3.63	3.48	3.37	3.29	3.23	3.18	3.14	3.07	3.03	2.99	2.96	2.94	9
10	4.96	4.10	3.71	3.48	3.33	3.22	3.14	3.07	3.02	2.98	2.91	2.86	2.83	2.80	2.77	10
11	4.84	3.98	3.59	3.36	3.20	3.09	3.01	2.95	2.90	2.85	2.79	2.74	2.70	2.67	2.65	11
12	4.75	3.89	3.49	3.26	3.11	3.00	2.91	2.85	2.80	2.75	2.69	2.64	2.60	2.57	2.54	12
13	4.67	3.81	3.41	3.18	3.03	2.92	2.83	2.77	2.71	2.67	2.60	2.55	2.51	2.48	2.46	13
14	4.60	3.74	3.34	3.11	2.96	2.85	2.76	2.70	2.65	2.60	2.53	2.48	2.44	2.41	2.39	14
15	4.54	3.68	3.29	3.06	2.90	2.79	2.71	2.64	2.59	2.54	2.48	2.42	2.38	2.35	2.33	15
16	4.49	3.63	3.24	3.01	2.85	2.74	2.66	2.59	2.54	2.49	2.42	2.37	2.33	2.30	2.28	16
17	4.45	3.59	3.20	2.96	2.81	2.70	2.61	2.55	2.49	2.45	2.38	2.33	2.29	2.26	2.23	17
18	4.41	3.55	3.16	2.93	2.77	2.66	2.58	2.51	2.46	2.41	2.34	2.29	2.25	2.22	2.19	18
19	4.38	3.52	3.13	2.90	2.74	2.63	2.54	2.48	2.42	2.38	2.31	2.26	2.21	2.18	2.16	19
20	4.35	3.49	3.10	2.87	2.71	2.60	2.51	2.45	2.39	2.35	2.28	2.22	2.18	2.15	2.12	20
21	4.32	3.47	3.07	2.84	2.68	2.57	2.49	2.42	2.37	2.32	2.25	2.20	2.16	2.12	2.10	21
22	4.30	3.44	3.05	2.82	2.66	2.55	2.46	2.40	2.34	2.30	2.23	2.17	2.13	2.10	2.07	22
23	4.28	3.42	3.03	2.80	2.64	2.53	2.44	2.37	2.32	2.27	2.20	2.15	2.11	2.07	2.05	23
24	4.26	3.40	3.01	2.78	2.62	2.51	2.42	2.36	2.30	2.25	2.18	2.13	2.09	2.05	2.03	24
25	4.24	3.39	2.99	2.76	2.60	2.49	2.40	2.34	2.28	2.24	2.16	2.11	2.07	2.04	2.01	25
26	4.23	3.37	2.98	2.74	2.59	2.47	2.39	2.32	2.27	2.22	2.15	2.09	2.05	2.02	1.99	26
27	4.21	3.35	2.96	2.73	2.57	2.46	2.37	2.31	2.25	2.20	2.13	2.08	2.04	2.00	1.97	27
28	4.20	3.34	2.95	2.71	2.56	2.45	2.36	2.29	2.24	2.19	2.12	2.06	2.02	1.99	1.96	28
29	4.18	3.33	2.93	2.70	2.55	2.43	2.35	2.28	2.22	2.18	2.10	2.05	2.01	1.97	1.94	29
30	4.17	3.32	2.92	2.69	2.53	2.42	2.33	2.27	2.21	2.16	2.09	2.04	1.99	1.96	1.93	30
32	4.15	3.29	2.90	2.67	2.51	2.40	2.31	2.24	2.19	2.14	2.07	2.01	1.97	1.94	1.91	32
34	4.13	3.28	2.88	2.65	2.49	2.38	2.29	2.23	2.17	2.12	2.05	1.99	1.95	1.92	1.89	34
36	4.11	3.26	2.87	2.63	2.48	2.36	2.28	2.21	2.15	2.11	2.03	1.98	1.93	1.90	1.87	36
38	4.10	3.24	2.85	2.62	2.46	2.35	2.26	2.19	2.14	2.09	2.02	1.96	1.92	1.88	1.85	38
40	4.08	3.23	2.84	2.61	2.45	2.34	2.25	2.18	2.12	2.08	2.00	1.95	1.90	1.87	1.84	40
42	4.07	3.22	2.83	2.59	2.44	2.32	2.24	2.17	2.11	2.06	1.99	1.93	1.89	1.86	1.83	42
44	4.06	3.21	2.82	2.58	2.43	2.31	2.23	2.16	2.10	2.05	1.98	1.92	1.88	1.84	1.81	44
46	4.05	3.20	2.81	2.57	2.42	2.30	2.22	2.15	2.09	2.04	1.97	1.91	1.87	1.83	1.80	46
48	4.04	3.19	2.80	2.57	2.41	2.29	2.21	2.14	2.08	2.03	1.96	1.90	1.86	1.82	1.79	48
50	4.03	3.18	2.79	2.56	2.40	2.29	2.20	2.13	2.07	2.03	1.95	1.89	1.85	1.81	1.78	50

续表

df_2 \ df_1	1	2	3	4	5	6	7	8	9	10	12	14	16	18	20	df_1 \ df_2
60	4.00	3.15	2.76	2.53	2.37	2.25	2.17	2.10	2.04	1.99	1.92	1.86	1.82	1.78	1.75	60
80	3.96	3.11	2.72	2.49	2.33	2.21	2.13	2.06	2.00	1.95	1.88	1.82	1.77	1.73	1.70	80
100	3.94	3.09	2.70	2.46	2.31	2.19	2.10	2.03	1.97	1.93	1.85	1.79	1.75	1.71	1.68	100
125	3.92	3.07	2.68	2.44	2.29	2.17	2.08	2.01	1.96	1.91	1.83	1.77	1.72	1.69	1.65	125
150	3.90	3.06	2.66	2.43	2.27	2.16	2.07	2.00	1.94	1.89	1.82	1.76	1.71	1.67	1.64	150
200	3.89	3.04	2.65	2.42	2.26	2.14	2.06	1.98	1.93	1.88	1.80	1.74	1.69	1.66	1.62	200
300	3.87	3.03	2.63	2.40	2.24	2.13	2.04	1.97	1.91	1.86	1.78	1.72	1.68	1.64	1.61	300
500	3.86	3.01	2.62	2.39	2.23	2.12	2.03	1.96	1.90	1.85	1.77	1.71	1.66	1.62	1.59	500
1000	3.85	3.00	2.61	2.38	2.22	2.11	2.02	1.95	1.89	1.84	1.76	1.70	1.65	1.61	1.58	1000
∞	3.84	3.00	2.60	2.37	2.21	2.10	2.01	1.94	1.88	1.83	1.75	1.69	1.64	1.60	1.57	∞

df_2 \ df_1	22	24	26	28	30	35	40	45	50	60	80	100	200	500	∞	df_1 \ df_2
1	249	249	249	250	250	251	251	251	252	252	252	253	254	254	254	1
2	19.5	19.5	19.5	19.5	19.5	19.5	19.5	19.5	19.5	19.5	19.5	19.5	19.5	19.5	19.5	2
3	8.65	8.64	8.63	8.62	8.62	8.60	8.59	8.59	8.58	8.57	8.56	8.55	8.54	8.53	8.53	3
4	5.79	5.77	5.76	5.75	5.75	5.73	5.72	5.71	5.70	5.69	5.67	5.66	5.65	5.64	5.63	4
5	4.54	4.53	4.52	4.50	4.50	4.48	4.46	4.45	4.44	4.43	4.41	4.41	4.39	4.37	4.37	5
6	3.86	3.84	3.83	3.82	3.81	3.79	3.77	3.76	3.75	3.74	3.72	3.71	3.69	3.68	3.67	6
7	3.43	3.41	3.40	3.39	3.38	3.36	3.34	3.33	3.32	3.30	3.29	3.27	3.25	3.24	3.23	7
8	3.13	3.12	3.10	3.09	3.08	3.06	3.04	3.03	3.02	3.01	2.99	2.97	2.95	2.94	2.93	8
9	2.92	2.90	2.89	2.87	2.86	2.84	2.83	2.81	2.80	2.79	2.77	2.76	2.73	2.72	2.71	9
10	2.75	2.74	2.72	2.71	2.70	2.68	2.66	2.65	2.64	2.62	2.60	2.59	2.56	2.55	2.54	10
11	2.63	2.61	2.59	2.58	2.57	2.55	2.53	2.52	2.51	2.49	2.47	2.46	2.43	2.42	2.40	11
12	2.52	2.51	2.49	2.48	2.47	2.44	2.43	2.41	2.40	2.38	2.36	2.35	2.32	2.31	2.30	12
13	2.44	2.42	2.41	2.39	2.38	2.36	2.34	2.33	2.31	2.30	2.27	2.26	2.23	2.22	2.21	13
14	2.37	2.35	2.33	2.32	2.31	2.28	2.27	2.25	2.24	2.22	2.20	2.19	2.16	2.14	2.13	14
15	2.31	2.29	2.27	2.26	2.25	2.22	2.20	2.19	2.18	2.16	2.14	2.12	2.10	2.08	2.07	15
16	2.25	2.24	2.22	2.21	2.19	2.17	2.15	2.14	2.12	2.11	2.08	2.07	2.04	2.02	2.01	16
17	2.21	2.19	2.17	2.16	2.15	2.12	2.10	2.09	2.08	2.06	2.03	2.02	1.99	1.97	1.96	17
18	2.17	2.15	2.13	2.12	2.11	2.08	2.06	2.05	2.04	2.02	1.99	1.98	1.95	1.93	1.92	18
19	2.13	2.11	2.10	2.08	2.07	2.05	2.03	2.01	2.00	1.98	1.96	1.94	1.91	1.89	1.88	19
20	2.10	2.08	2.07	2.05	2.04	2.01	1.99	1.98	1.97	1.95	1.92	1.91	1.88	1.86	1.84	20
21	2.07	2.05	2.04	2.02	2.01	1.98	1.96	1.95	1.94	1.92	1.89	1.88	1.84	1.82	1.81	21
22	2.05	2.03	2.01	2.00	1.98	1.96	1.94	1.92	1.91	1.89	1.86	1.85	1.82	1.80	1.78	22
23	2.02	2.00	1.99	1.97	1.96	1.93	1.91	1.90	1.88	1.86	1.84	1.82	1.79	1.77	1.76	23
24	2.00	1.98	1.97	1.95	1.94	1.91	1.89	1.88	1.86	1.84	1.82	1.80	1.77	1.75	1.73	24
25	1.98	1.96	1.95	1.93	1.92	1.89	1.87	1.86	1.84	1.82	1.80	1.78	1.75	1.73	1.71	25
26	1.97	1.95	1.93	1.91	1.90	1.87	1.85	1.84	1.82	1.80	1.78	1.76	1.73	1.71	1.69	26
27	1.95	1.93	1.91	1.90	1.88	1.86	1.84	1.82	1.81	1.79	1.76	1.74	1.71	1.69	1.67	27
28	1.93	1.91	1.90	1.88	1.87	1.84	1.82	1.80	1.79	1.77	1.74	1.73	1.69	1.67	1.65	28
29	1.92	1.90	1.88	1.87	1.85	1.83	1.81	1.79	1.77	1.75	1.73	1.71	1.67	1.65	1.64	29
30	1.91	1.89	1.87	1.85	1.84	1.81	1.79	1.77	1.76	1.74	1.71	1.70	1.66	1.64	1.62	30
32	1.88	1.86	1.85	1.83	1.82	1.79	1.77	1.75	1.74	1.71	1.69	1.67	1.63	1.61	1.59	32
34	1.86	1.84	1.82	1.80	1.80	1.77	1.75	1.73	1.71	1.69	1.66	1.65	1.61	1.59	1.57	34
36	1.85	1.82	1.81	1.79	1.78	1.75	1.73	1.71	1.69	1.67	1.64	1.62	1.59	1.56	1.55	36
38	1.83	1.81	1.79	1.77	1.76	1.73	1.71	1.69	1.68	1.65	1.62	1.61	1.57	1.54	1.53	38
40	1.81	1.79	1.77	1.76	1.74	1.72	1.69	1.67	1.66	1.64	1.61	1.59	1.55	1.53	1.51	40

续表

df_1 / df_2	22	24	26	28	30	35	40	45	50	60	80	100	200	500	∞	df_1 / df_2
42	1.80	1.78	1.76	1.74	1.73	1.70	1.68	1.66	1.65	1.62	1.59	1.57	1.53	1.51	1.49	42
44	1.79	1.77	1.75	1.73	1.72	1.69	1.67	1.65	1.63	1.61	1.58	1.56	1.52	1.49	1.48	44
46	1.78	1.76	1.74	1.72	1.71	1.68	1.65	1.64	1.62	1.60	1.57	1.55	1.51	1.48	1.46	46
48	1.77	1.75	1.73	1.71	1.70	1.67	1.64	1.62	1.61	1.59	1.56	1.54	1.49	1.47	1.45	48
50	1.76	1.74	1.72	1.70	1.69	1.66	1.63	1.61	1.60	1.58	1.54	1.52	1.48	1.46	1.44	50
60	1.72	1.70	1.68	1.66	1.65	1.62	1.59	1.57	1.56	1.53	1.50	1.48	1.44	1.41	1.39	60
80	1.68	1.65	1.63	1.62	1.60	1.57	1.54	1.52	1.51	1.48	1.45	1.43	1.38	1.35	1.32	80
100	1.65	1.63	1.61	1.59	1.57	1.54	1.52	1.49	1.48	1.45	1.41	1.39	1.34	1.31	1.28	100
125	1.63	1.60	1.58	1.57	1.55	1.52	1.49	1.47	1.45	1.42	1.39	1.36	1.31	1.27	1.25	125
150	1.61	1.59	1.57	1.55	1.53	1.50	1.48	1.45	1.44	1.41	1.37	1.34	1.29	1.25	1.22	150
200	1.60	1.57	1.55	1.53	1.52	1.48	1.46	1.43	1.41	1.39	1.35	1.32	1.26	1.22	1.19	200
300	1.58	1.55	1.53	1.51	1.50	1.46	1.43	1.41	1.39	1.36	1.32	1.30	1.23	1.19	1.15	300
500	1.56	1.54	1.52	1.50	1.48	1.45	1.42	1.40	1.38	1.34	1.30	1.28	1.21	1.16	1.11	500
1000	1.55	1.53	1.51	1.49	1.47	1.44	1.41	1.38	1.36	1.33	1.29	1.26	1.19	1.13	1.08	1000
∞	1.54	1.52	1.50	1.48	1.46	1.42	1.39	1.37	1.35	1.32	1.27	1.24	1.17	1.11	1.00	∞

$\alpha = 0.01$

df_1 / df_2	1	2	3	4	5	6	7	8	9	10	12	14	16	18	20	df_1 / df_2
1	405	500	540	563	576	586	593	598	602	606	611	614	617	619	621	1
2	98.5	99.0	99.2	99.2	99.3	99.3	99.4	99.4	99.4	99.4	99.4	99.4	99.4	99.4	99.4	2
3	34.1	30.8	29.5	28.7	28.2	27.9	27.7	27.5	27.3	27.2	27.1	26.9	26.8	26.8	26.7	3
4	21.2	18.0	16.7	16.0	15.5	15.2	15.0	14.8	14.7	14.5	14.4	14.2	14.2	14.1	14.0	4
5	16.3	13.3	12.1	11.4	11.0	10.7	10.5	10.3	10.2	10.1	9.89	9.77	9.68	9.61	9.55	5
6	13.7	10.9	9.78	9.15	8.75	8.47	8.26	8.10	7.98	7.87	7.72	7.60	7.52	7.45	7.40	6
7	12.2	9.55	8.45	7.85	7.46	7.19	6.99	6.84	6.72	6.62	6.47	6.36	6.27	6.21	6.16	7
8	11.3	8.65	7.59	7.01	6.63	6.37	6.18	6.03	5.91	5.81	5.67	5.56	5.48	5.41	5.36	8
9	10.6	8.02	6.99	6.42	6.06	5.80	5.61	5.47	5.35	5.26	5.11	5.00	4.92	4.86	4.81	9
10	10.0	7.56	6.55	5.99	5.64	5.39	5.20	5.06	4.94	4.85	4.71	4.60	4.52	4.46	4.41	10
11	9.65	7.21	6.22	5.67	5.32	5.07	4.89	4.74	4.63	4.54	4.40	4.29	4.21	4.15	4.10	11
12	9.33	6.93	5.95	5.41	5.06	4.82	4.64	4.50	4.39	4.30	4.16	4.05	3.97	3.91	3.86	12
13	9.07	6.70	5.74	5.21	4.86	4.62	4.44	4.30	4.19	4.10	3.96	3.86	3.78	3.71	3.66	13
14	8.86	6.51	5.56	5.04	4.70	4.46	4.28	4.14	4.03	3.94	3.80	3.70	3.62	3.56	3.51	14
15	8.68	6.36	5.42	4.89	4.56	4.32	4.14	4.00	3.89	3.80	3.67	3.56	3.49	3.42	3.37	15
16	8.53	6.23	5.29	4.77	4.44	4.20	4.03	3.89	3.78	3.69	3.55	3.45	3.37	3.31	3.26	16
17	8.40	6.11	5.18	4.67	4.34	4.10	3.93	3.79	3.68	3.59	3.46	3.35	3.27	3.21	3.16	17
18	8.29	6.01	5.09	4.58	4.25	4.01	3.84	3.71	3.60	3.51	3.37	3.27	3.19	3.13	3.08	18
19	8.18	5.93	5.01	4.50	4.17	3.94	3.77	3.63	3.52	3.43	3.30	3.19	3.12	3.05	3.00	19
20	8.10	5.85	4.94	4.43	4.10	3.87	3.70	3.56	3.46	3.37	3.23	3.13	3.05	2.99	2.94	20
21	8.02	5.78	4.87	4.37	4.04	3.81	3.64	3.51	3.40	3.31	3.17	3.07	2.99	2.93	2.88	21
22	7.95	5.72	4.82	4.31	3.99	3.76	3.59	3.45	3.35	3.26	3.12	3.02	2.94	2.88	2.83	22
23	7.88	5.66	4.76	4.26	3.94	3.71	3.54	3.41	3.30	3.21	3.07	2.97	2.89	2.83	2.78	23
24	7.82	5.61	4.72	4.22	3.90	3.67	3.50	3.36	3.26	3.17	3.03	2.93	2.85	2.79	2.74	24
25	7.77	5.57	4.68	4.18	3.86	3.63	3.46	3.32	3.22	3.13	2.99	2.89	2.81	2.75	2.70	25
26	7.72	5.53	4.64	4.14	3.82	3.59	3.42	3.29	3.18	3.09	2.96	2.86	2.78	2.72	2.66	26
27	7.68	5.49	4.60	4.11	3.78	3.56	3.39	3.26	3.15	3.06	2.93	2.82	2.75	2.68	2.63	27
28	7.64	5.45	4.57	4.07	3.75	3.53	3.36	3.23	3.12	3.03	2.90	2.79	2.72	2.65	2.60	28
29	7.60	5.42	4.54	4.04	3.73	3.50	3.33	3.20	3.09	3.00	2.87	2.77	2.69	2.62	2.57	29

续表

df_1 df_2	1	2	3	4	5	6	7	8	9	10	12	14	16	18	20	df_1 df_2
30	7.56	5.39	4.51	4.02	3.70	3.47	3.30	3.17	3.07	2.98	2.84	2.74	2.66	2.60	2.55	30
32	7.50	5.34	4.46	3.97	3.65	3.43	3.26	3.13	3.02	2.93	2.80	2.70	2.62	2.55	2.50	32
34	7.44	5.29	4.42	3.93	3.61	3.39	3.22	3.09	2.98	2.89	2.76	2.66	2.58	2.51	2.46	34
36	7.40	5.25	4.38	3.89	3.57	3.35	3.18	3.05	2.95	2.86	2.72	2.62	2.54	2.48	2.43	36
38	7.35	5.21	4.34	3.86	3.54	3.32	3.15	3.02	2.92	2.83	2.69	2.59	2.51	2.45	2.40	38
40	7.31	5.18	4.31	3.83	3.51	3.29	3.12	2.99	2.89	2.80	2.66	2.56	2.48	2.42	2.37	40
42	7.28	5.15	4.29	3.80	3.49	3.27	3.10	2.97	2.86	2.78	2.64	2.54	2.46	2.40	2.34	42
44	7.25	5.12	4.26	3.78	3.47	3.24	3.08	2.95	2.84	2.75	2.62	2.52	2.44	2.37	2.32	44
46	7.22	5.10	4.24	3.76	3.44	3.22	3.06	2.93	2.82	2.73	2.60	2.50	2.42	2.35	2.30	46
48	7.20	5.08	4.22	3.74	3.43	3.20	3.04	2.91	2.80	2.72	2.58	2.48	2.40	2.33	2.28	48
50	7.17	5.06	4.20	3.72	3.41	3.19	3.02	2.89	2.79	2.70	2.56	2.46	2.38	2.32	2.27	50
60	7.08	4.98	4.13	3.65	3.34	3.12	2.95	2.82	2.72	2.63	2.50	2.39	2.31	2.25	2.20	60
80	6.96	4.88	4.04	3.56	3.26	3.04	2.87	2.74	2.64	2.55	2.42	2.31	2.23	2.17	2.12	80
100	6.90	4.82	3.98	3.51	3.21	2.99	2.82	2.69	2.59	2.50	2.37	2.26	2.19	2.12	2.07	100
125	6.84	4.78	3.94	3.47	3.17	2.95	2.79	2.66	2.55	2.47	2.33	2.23	2.15	2.08	2.03	125
150	6.81	4.75	3.92	3.45	3.14	2.92	2.76	2.63	2.53	2.44	2.31	2.20	2.12	2.06	2.00	150
200	6.76	4.71	3.88	3.41	3.11	2.89	2.73	2.60	2.50	2.41	2.27	2.17	2.09	2.02	1.97	200
300	6.72	4.68	3.85	3.38	3.08	2.86	2.70	2.57	2.47	2.38	2.24	2.14	2.06	1.99	1.94	300
500	6.69	4.65	3.82	3.36	3.05	2.84	2.68	2.55	2.44	2.36	2.22	2.12	2.04	1.97	1.92	500
1000	6.66	4.63	3.80	3.34	3.04	2.82	2.66	2.53	2.43	2.34	2.20	2.10	2.02	1.95	1.90	1000
∞	6.63	4.61	3.78	3.32	3.02	2.80	2.64	2.51	2.41	2.32	2.18	2.08	2.00	1.93	1.88	∞